U0868427

小儿基础重症支持

第 二 版

Pediatric Fundamental Critical Care Support

Second Edition

ZHEJIANG UNIVERSITY PRESS
浙江大学出版社

Society of Critical Care Medicine
The Intensive Care Professionals

图书在版编目(CIP)数据

小儿基础重症支持(第二版)/(美)莫林·麦登(Maureen A. Madden)主编;章伟芳等主译.—杭州:浙江大学出版社,2018.3(2022.2重印)

(国际医药研究前沿优秀专译著)

书名原文:Pediatric Fundamental Critical Care Support,Second Edition

ISBN 978-7-308-16292-0

Ⅰ.①小… Ⅱ.①莫… ②章… Ⅲ.①小儿疾病—险症—诊疗 ②小儿疾病—险症—护理 Ⅳ.①R720.597 ②R473.72

中国版本图书馆CIP数据核字(2016)第241765号

《小儿基础重症支持(第二版)》由浙江大学出版社与美国重症医学会(SCCM)于2015年8月协议出版。

美国重症医学会保留该书所有权利。本书由美国重症医学会授权浙江大学出版社出版,未经出版者许可不得以任何方式抄袭、复制或节录任何部分。

浙江省版权局著作权合同登记图字:11-2015-255号

小儿基础重症支持(第二版)

[美]莫林·麦登(Maureen A. Madden) 主 编

章伟芳 张晨美 谈林华 孙晓英 主 译

责任编辑 张 鸽

文字编辑 林允照

责任校对 潘晶晶 孙颜红

封面设计 黄晓意

出版发行 浙江大学出版社

(杭州市天目山路148号 邮政编码310007)

(网址:http://www.zjupress.com)

排 版 杭州朝曦图文设计有限公司

印 刷 广东虎彩云印刷有限公司绍兴分公司

开 本 889mm×1194mm 1/16

印 张 29.75

字 数 800千

版 印 次 2018年3月第1版 2022年2月第3次印刷

书 号 ISBN 978-7-308-16292-0

定 价 238.00元

版权所有 翻印必究 印装差错 负责调换

浙江大学出版社发行中心联系方式:0571—88925591;http://zjdxcbs.tmall.com

小儿基础重症支持

（第二版）

浙江大学医学院附属儿童医院翻译团队编译

主　审

杜立中　舒　强

主　译

章伟芳　张晨美　谈林华　孙晓英

翻译人员（按姓氏笔画排序）

王秀敏　叶　盛　叶　璟　宁铂涛

杨子浩　吴小花　吴秀静　邱芸香

余　佳　张　凌　张园园　陆亚红

陈小泉　陈振杰　范佳杰　周　欢

胡　蕾　施珊珊　徐玮泽　傅藏藏

楼晓芳

Pediatric Fundamental Critical Care Support, *Second Edition* 由美国重症医学会于 2013 年出版，版权归其所有，不作为美国任何官方材料使用。

未经版权持有人书面许可，不得以任何方式或通过任何媒体（包括以印刷制品或电子版式）复制本书的任意部分。

本书所表达的仅为作者的个人观点，并不代表美国重症医学会的意见和看法。

作为商品名称或商品来源用途时仅用于提供信息，并不意味着已获得美国重症医学会的认可。

本书意在为书中所提到的相关内容提供准确信息。但是，请注意，美国重症医学会并没有参与到书中所涉及的医疗、法律、财务、会计或其他专业服务中，因此，美国重症医学会申明不承担与本出版物内容有关或无关的任何第三方相关责任。本出版物中的信息可以随时变更而不需另行通知，本书的内容也不应代表相关领域医疗专家的专业意见。无论美国重症医学会还是本书作者，都不会对本书内容做出任何担保，也未授权任何个人或者团体对本书内容做出任何声明。如果需要专家帮助，请寻求在相关领域有丰富经验和专业能力的医生的意见。本书所涉及的药物适应证、不良反应和适宜剂量可能发生变化，请读者务必在使用前仔细阅读由所用药物生产商所提供的包装上的使用说明书和用药指南。

总编辑：Katie Brobst

地址：Society of Critical Care Medicine Headquarters
500 Midway Drive
Mount Prospect，IL60056 USA
电话：+1-847-827-6869
传真：+1-847-827-6886
网址：www.sccm.org

52 国际标准书号：978-0-936145-90-7

Pediatric Fundamental Critical Care Support（*Second Edition*）

编辑

Maureen A. Madden，MSN，CPNP-AC，CCRN，FCCM
Assistant Professor of Pediatrics
UMDNJ-Robert Wood Johnson Medical School
Pediatric Critical Care Nurse Practitioner
RWJUH- Bristol Myers Squibb Children's Hospital
New Brunswick，New Jersey，USA
（没有财务或知识产权纠纷）

Pediatric Fundamental Critical Care Support（*Second Edition*）筹备委员会和作者

Colonel Daniel B. Bruzzini，MD，FAAP，FCCM
United States Air Force
Wright-Patterson Air Force Base
Ohio，USA
（没有财务或知识产权纠纷）

Edward E. Conway，Jr，MD，MS，FAAP，FCCM
Professor and Chairman Chief，Pediatric Critical Care Medicine
Pediatrician-in-Chief
Milton and Bernice Stern Department of Pediatrics
Beth Israel Medical Center
New York，New York，USA
（没有财务或知识产权纠纷）

Michael O. Gayle，BS，MB，FCCM
Associate Professor，Pediatrics
University of Florida College of Medicine
Chief，Division of Hospital Pediatrics
Chief，Division of Pediatric Critical Care Medicine
Medical Director，Wolfson Children's Hospital Outreach Program
Jacksonville，Florida，USA
（没有财务或知识产权纠纷）

Rodrigo Mejia，MD，FCCM
Director，Pediatric Critical Care Service
Professor of Pediatrics
Children's Cancer Hospital at
The University of Texas MD Anderson Cancer Center
Houston，Texas，USA
（没有财务或知识产权纠纷）

Mohan R. Mysore，MD，FAAP，FCCM
Director/Clinical Service Chief
Pediatric Critical Care Medicine
Professor of Pediatrics，UNMC College of Medicine
Children's Hospital & Medical Center
Omaha，Nebraska，USA
（没有财务或知识产权纠纷）

Ellen J. Pringle，RRT-NPS，RPFT，CNE
Education Coordinator，Simulation Center
University of Texas MD Anderson Cancer Center
Office of Performance Improvement
Houston，Texas，USA
（没有财务或知识产权纠纷）

Karl L. Serrao，MD，FAAP，FCCM
Professor of Anesthesiology and Pediatrics
University of Texas Medical Branch at Galveston
Pediatric Critical Care Medicine
Driscoll Children's Hospital
Corpus Christi，Texas，USA
（没有财务或知识产权纠纷）

Pediatric Fundamental Critical Care Support (*Second Edition*)

作者

Joseph R. Angelo, MD
Assistant Professor
Department of Pediatrics
Division of Pediatric Nephrology
University of Texas Health Center at Houston
University of Texas MD Anderson Cancer Center
Houston, Texas, USA
(没有财务或知识产权纠纷)

Beth A. Ballinger, MD
Assistant Professor
Medical Director, General Surgical and Trauma Intensive Care Unit
Trauma, Critical Care and General Surgery
Mayo Clinic
Rochester, Minnesota, USA
(没有财务或知识产权纠纷)

Gregory H. Botz, MD, FCCM
Distinguished Teaching Professor
Professor of Anesthesiology and Critical Care Medicine
University of Texas MD Anderson Cancer Center
Houston, Texas, USA
(没有财务或知识产权纠纷)

Dana A. Braner, MD, FCCM
Chief, Division of Critical Care
Alice K. Fax Professor of Pediatric Critical Care
Vice Chair Inpatient
Doernbecher Children's Hospital
Portland, Oregon, USA
(没有财务或知识产权纠纷)

Joseph A. Carcillo, MD
Professor of Critical Care Medicine and Pediatrics
University of Pittsburgh School of Medicine
UPMC-Children's Hospital of Pittsburgh
Pittsburgh, Pennsylvania, USA
(没有财务或知识产权纠纷)

Linda C. Carl, EdD, MSN, RN
Professor, Graduate Nursing School
Kaplan University
Chicago, Illinois, USA
(没有财务或知识产权纠纷)

Arthur Cooper, MD, MS, FACS, FAAP, FAHA, FCCM
Professor of Surgery
Columbia University College of Physicians and Surgeons
Director of Trauma and Pediatric Surgical Services
Harlem Hospital Center
New York, New York, USA
(没有财务或知识产权纠纷)

Guillermo De Angulo, MD, FAAP
Clinical Associate Professor of Pediatrics
Herbert Wertheim College of Medicine
Florida International University
Miami Children's Hospital
Miami, Florida, USA
(没有财务或知识产权纠纷)

Werther Brunow de Carvalho, MD, PhD
Full Professor of Intensive Care/Neonatology at the Children's Institute
University of São Paulo Faculty of Medicine
Clinics Hospital
São Paulo, Brazil
(没有财务或知识产权纠纷)

Aaron J. Donoghue, MD, MSCE
Assistant Professor of Pediatrics and Critical Care Medicine
Perelman School of Medicine at the University of Pennsylvania
Philadelphia, Pennsylvania, USA
(没有财务或知识产权纠纷)

Elizabeth A. Farrington, PharmD, FCCM, BCPS
Pediatric Pharmacist Ⅲ
New Hanover Regional Medical Center
Wilmington, North Carolina, USA
（没有财务或知识产权纠纷）

Kate Felmet, MD
Assistant Professor of Critical Care Medicine and Pediatrics
Children's Hospital of Pittsburgh
Pittsburgh, Pennsylvania, USA
（没有财务或知识产权纠纷）

Jose Roberto Fioretto, MD, PhD
Associate Professor of Pediatrics
Pediatric Critical Care Medicine
Botucatu Medical School
São Paulo State University
São Paulo, Brazil
（没有财务或知识产权纠纷）

Jeremy S. Garrett, MD
Associate Professor of Pediatrics
Pediatric Critical Care Medicine
Saint Louis University School of Medicine
Cardinal Glennon Children's Medical Center
St. Louis, Missouri, USA
（没有财务或知识产权纠纷）

Ana Lía Graciano, MD, FAAP
Associate Clinical Professor
Academic Division Chief, Pediatric Critical Care
University of California San Francisco-Fresno
Children's Hospital of Central California
Fresno, California, USA
（没有财务或知识产权纠纷）

Chhavi Katyal, MD
Pediatric Critical Care Medicine
Children's Hospital at Montefiore
Assistant Professor of Pediatrics
Albert Einstein College of Medicine
Bronx, New York, USA
（没有财务或知识产权纠纷）

Keith C. Kocis, MD, MS, FAAP, FACC, FCCM
Professor of Anesthesia, Pediatrics and Biomedical Engineering (Adjunct)
Division of Pediatric Cardiology
PCCM Fellowship Director
The University of North Carolina at Chapel Hill
Chapel Hill, North Carolina, USA
（没有财务或知识产权纠纷）

Robert E. Lynch, MD, PhD, FCCM
Director, Pediatric Critical Care
Mercy Children's Hospital
Creve Coeur, Missouri, USA
（没有财务或知识产权纠纷）

Vinay M. Nadkarni, MD, FCCM
Medical Director, Center for Simulation, Advanced Education and Innovation
The Children's Hospital of Philadelphia
Philadelphia, Pennsylvania, USA
（没有财务或知识产权纠纷）

Regina S. Okhuysen-Cawley, MD
University of Texas MD Anderson Cancer Center
Houston, Texas, USA
（没有财务或知识产权纠纷）

Pascal Owusu-Agyemang, MD
Assistant Professor
University of Texas MD Anderson Cancer Center
Houston, Texas, USA
（没有财务或知识产权纠纷）

Michele C. Papo, MD, MPH, FCCM
Medical Director, Pediatric ICU
Medical City Children's Hospital
Dallas, Texas, USA
（没有财务或知识产权纠纷）

Sujatha Rajan, MD
Assistant Professor, Pediatric Infectious Diseases
Cohen Children's Medical Center of New York
Hofstra/North Shore-LIJ School of Medicine
New Hyde Park, New York, USA
（没有财务或知识产权纠纷）

Elizabeth Rebello, MD
Assistant Professor
Department of Anesthesiology and Perioperative Medicine
Division of Anesthesiology and Critical Care
University of Texas MD Anderson Cancer Center
Houston, Texas, USA
(没有财务或知识产权纠纷)

Ramon J. Rivera, MD
Associate Professor of Anesthesiology
University of Texas Medical Branch at Galveston
Pediatric Intensivist
Anesthesiology Associates
Driscoll Children's Hospital
Corpus Christi, Texas, USA
(没有财务或知识产权纠纷)

Lorry G. Rubin, MD
Chief, Pediatric Infectious Diseases
Cohen Children's Medical Center of New York
Hofstra/North Shore-LIJ School of Medicine
New Hyde Park, New York, USA
(没有财务或知识产权纠纷)

James Schneider, MD
Pediatric Critical Care Medicine
Cohen Children's Medical Center of New York
Hofstra/North Shore-LIJ School of Medicine
New Hyde Park, New York, USA
(没有财务或知识产权纠纷)

Kevin Schooler, MD, PhD
Assistant Professor of Anesthesiology and Pediatrics
University of Texas Medical Branch
Galveston, Texas, USA
Pediatric Critical Care Driscoll Children's Hospital
Corpus Christi, Texas, USA
(没有财务或知识产权纠纷)

Shinpei Shibata, MD
Assistant Professor
Division of Pediatric Critical Care
Oregon Health & Science University
Portland, Oregon, USA
(没有财务或知识产权纠纷)

Jayesh Thakker, MD
Associate Professor, Department of Pediatrics
University of Nebraska Medical Center
Medical Director, PICU
The Nebraska Medical Center
Pediatric Critical Care Medicine
Children's Specialty Physicians
Children's Hospital & Medical Center
Omaha, Nebraska, USA
(没有财务或知识产权纠纷)

Alexis A. Topjian, MD
Assistant Professor of Anesthesiology and Critical Care
Attending Physician
The Children's Hospital of Philadelphia
Philadelphia, Pennsylvania, USA
Grants: National Institutes of Health U01 for Therapeutic Hypothermia After Pediatric Cardiac Arrest Trial National Institute of Neurological Disorders and Stroke K23 Scientist Development Program (Subawards)

Henry Michael Ushay, MD, PhD, FCCM
Medical Director, Pediatric Critical Care Unit
Children's Hospital at Montefiore
Bronx, New York, USA
(没有财务或知识产权纠纷)

致 谢

感谢以下人员对 *Pediatric Fundamental Critical Care Support*（*Second Edition*）的出版所做出的贡献，包括核对材料及提供宝贵的意见。

M. Ruth Abelt, MS, CPNP-AC
Director of Advanced Level Practitioners
Baylor College of Medicine
Texas Children's Hospital
Houston, Texas, USA
（没有财务或知识产权纠纷）

Adeyinka Adebayo, MD, FAAP
Division of Pediatric Critical Care
The Brooklyn Hospital Center
Brooklyn, New York, USA
Assistant Professor of Clinical Pediatrics
Weill Medical College of Cornell University
New York, New York, USA
（没有财务或知识产权纠纷）

Ayman Al Eyadhy, MD
Head, Pediatric Intensive Care Unit
Assistant Professor & Consultant Department of Pediatrics
College of Medicine, King Saud University
Riyadh, Saudi Arabia
（没有财务或知识产权纠纷）

Grace M. Arteaga, MD, FAAP
Pediatric Critical Care Medicine
Pediatric Transport Medical Director
Mayo Clinic
Rochester, Minnesota, USA
（没有财务或知识产权纠纷）

Sangita Basnet, MD, FAAP
Assistant Professor of Clinical Pediatrics
Chief, Division of Pediatric Critical Care Medicine
Southern Illinois University School of Medicine
Medical Director, Pediatric Critical Care Unit
St. John's Children's Hospital
Springfield, Illinois, USA
（没有财务或知识产权纠纷）

Rahul Bhatia, MD
Assistant Professor
Pediatrics, Pediatric Critical Care
Associate Residency Program Director, Pediatrics
Loyola University Medical Center
Maywood, Illinois, USA
（没有财务或知识产权纠纷）

Bronwyn Bishop
Senior Registered Nurse, NICU
Royal Darwin Hospital
Tiwi, Northern Territory, Australia
（没有财务或知识产权纠纷）

Naomi B. Bishop, MD
Assistant Professor
Division of Critical Care Medicine
Department of Pediatrics
Weill Cornell Medical College
New York, New York, USA
（没有财务或知识产权纠纷）

Yonca Bulut, MD
Professor of Pediatrics
Division of Pediatric Critical Care
Department of Pediatrics
Mattel Children's Hospital, UCLA
Los Angeles, California, USA
（没有财务或知识产权纠纷）

Andrew Clift, MD, MBBS (Hon), BMedSci (Hon), MPH, FACTM, AFFTM, FACRRM, DRANZCOG, DCH, JCCA, PostGradDip US (echocardiography), CCPU
President & Founder
The Children's Sanctuary
Siem Reap, Kingdom of Cambodia
（没有财务或知识产权纠纷）

Michael Karadsheh, MD, FAAP
Assistant Professor of Pediatrics
Division of Pediatric Critical Care
University of Arizona
Tucson, Arizona, USA
（没有财务或知识产权纠纷）

Martha C. Kutko, MD, FAAP, FCCM
Attending Physician, Pediatric Critical Care Medicine
Hackensack University Medical Center
Hackensack, New Jersey, USA
Associate Professor, Department of Pediatrics
UMDNJ-New Jersey Medical School
Newark, New Jersey, USA
（没有财务或知识产权纠纷）

Jong Lee, MD, FACS, FCCM
Associate Professor of Surgery
Annie Laurie Howard Chair in Burn Surgery
Associate Director of Burn Services
Program Director, Surgical Critical Care Fellowship
University of Texas Medical Branch
Galveston, Texas, USA
（没有财务或知识产权纠纷）

David Markenson, MD, MBA, FAAP, FACEP
Medical Director, Disaster Medicine and Regional Emergency Services
Westchester Medical Center
Valhalla, New York
Professor of Pediatrics, Maria Fareri Children's Hospital
New York Medical College
Director, Center for Disaster Medicine
Professor of Clinical Public Health
School of Health Sciences and Practice and Institute of Public Health
New York Medical College
Valhalla, New York, USA
（没有财务或知识产权纠纷）

Riza V. Mauricio, PhD, RN, CPNP-AC, CCRN
Pediatric ICU Nurse Practitioner
The Children's Hospital of the University of Texas
MD Anderson Cancer Center
Houston, Texas, USA
（没有财务或知识产权纠纷）

Michael P. Miller, MD, FAAP, FCCP
Director Pediatric Critical Care
New Hampshire's Hospital for Children
Manchester, New Hampshire, USA
（没有财务或知识产权纠纷）

Suzi Nou, MBBS, BMedSci, FANZCA
Specialist Anaesthetist
Royal Darwin Hospital
Tiwi, Northern Territory, Australia
（没有财务或知识产权纠纷）

Toni M. Petrillo-Albarano, MD, FAAP, FCCM
Associate Professor of Pediatrics
Emory University School of Medicine
Director, PICU
Director, Pediatric Critical Care Medicine Fellowship
Co-medical Director, Children's Transport
Children's Healthcare of Atlanta at Egleston
Atlanta, Georgia, USA
（没有财务或知识产权纠纷）

Louisdon Pierre, MD, MBA, FAAP, FCCM
Director, Pediatric Critical Care
The Brooklyn Hospital Center
Brooklyn, New York, USA
Assistant Professor of Clinical Pediatrics
Weill Medical College of Cornell University
New York, New York, USA
（没有财务或知识产权纠纷）

Brad Poss, MD, MMM
Professor of Pediatrics
Division of Pediatric Critical Care
University of Utah School of Medicine
Salt Lake City, Utah, USA
（没有财务或知识产权纠纷）

Hariprem Rajasekhar, MD
Pediatric Critical Care
Robert Wood Johnson University Hospital
New Brunswick, New Jersey, USA
（没有财务或知识产权纠纷）

Alexandre T. Rotta, MD, FAAP, FCCM
Chief, Division of Pediatric Critical Care
Rainbow Babies & Children's Hospital
Professor of Pediatrics
Case Western Reserve University
School of Medicine
Cleveland, Ohio, USA
（没有财务或知识产权纠纷）

Brian Spain, MBBS, MRCA, FANZCA
Director, Department of Anaesthesia
Royal Darwin Hospital
Tiwi, Northern Territory, Australia
（没有财务或知识产权纠纷）

Fernando Stein, MD, FCCM
Associate Professor
Baylor College of Medicine
Texas Children's Hospital
Houston, Texas, USA
（没有财务或知识产权纠纷）

Todd Sweberg, MD
Attending Physician
Pediatric Critical Care Medicine
Cohen Children's Medical Center of New York
Hofstra/North Shore-LIJ School of Medicine
New Hyde Park, New York, USA
（没有财务或知识产权纠纷）

M. Hossein Tcharmtchi, MD
Associate Professor
Director, Fellowship Training Program
Pediatric Critical Care Medicine
Department of Pediatrics
Baylor College of Medicine
Texas Children's Hospital
Houston, Texas, USA
（没有财务或知识产权纠纷）

Christopher M. Watson, MD, MPH
Department of Anesthesiology and
Critical Care Medicine
Johns Hopkins University School of Medicine
Baltimore, Maryland, USA
（没有财务或知识产权纠纷）

目　录

第一章

危重症患儿评估

目　标

- 复习儿童和成年人间的解剖和生理差异。
- 应用 DIRECT 方法——评估、干预、重新评估、有效沟通和团队合作。
- 识别呼吸衰竭，描述不同类型休克的临床特点。
- 讨论辅助检查在儿童心肺评估中的作用。
- 解释如何对儿童的生理状态进行快速评估。
- 应用儿科早期预警评分(Pediatric early warning score，PEWS)系统地检测早期病情恶化情况。
- 讨论脓毒血症的早期识别和治疗。

病例分析

女婴，3 月龄，由父母送来急诊室，1 周前出现鼻腔充血、咳嗽、喘息、咳嗽后呕吐、液体摄入不足、呼吸急促及发热。到达急诊室时，患儿生命体征显示：心率 182 次/min，呼吸 72 次/min，动脉血氧饱和度 87%，体温 101.7°F(38.7℃)。患儿烦躁、呻吟、呼吸急促，呼吸时伴有肋下和肋间凹陷。毛细血管再充盈时间延长 3s。急诊室医务人员利用能输送 45%氧气的文丘里面罩给予沙丁胺醇(舒喘灵)雾化吸入治疗。

评估

—根据儿科早期预警评分(PEWS)(见表 1-1)，该患儿的生理状态如何？

—最有可能的和最坏的可能诊断是什么？

干预

—最直接的治疗策略是什么？

重新评估

—目前的治疗策略有效吗？

—患儿需要更多的沙丁胺醇(舒喘灵)雾化和(或)其他治疗措施吗？

有效沟通

—当患儿病情发生变化时，谁来发现，又如何告知其他相关人员？

—哪里是管理和照顾该患儿最好的场所？

团队合作

—你打算怎样来实施这些治疗策略？

—谁来做？做什么？什么时候做？

表 1-1 儿科早期预警评分(PEWS)[a]

项　目	0	1	2	3	分　数
行为	活泼/适中	睡着	烦躁	嗜睡/意识模糊或对疼痛反应降低	
心血管	肤色红，或毛细血管再充盈时间为 1～2s	肤色苍白或灰暗，或毛细血管再充盈时间为 3s	肤色苍灰或发紫，或毛细血管再充盈时间为 4s，或心率较正常加快 20 次/min	肤色苍灰或发紫，花斑，或毛细血管再充盈时间>5s，或心率较正常加快 30 次/min 或心动过缓	
呼吸	在正常范围，没有吸气性凹陷	超过正常的 10 次/min，或动用辅助呼吸肌，或 FiO_2>30%，或氧流量>3L/min	超过正常的 20 次/min，或有吸气性凹陷，或 FiO_2>40%，或氧流量>6L/min	低于正常范围超过 5 次/min 伴有吸气性凹陷，或呻吟，或 FiO_2>50%，或氧流量>8L/min	
总分					

注：[a] 评分从最严重的参数开始；需每 15 分钟做雾化(包括持续雾化)1 次或术后持续性呕吐者额外加 2 分；当使用普通鼻导管时，用氧流量来进行评分；当使用高流量鼻导管时，用吸入氧浓度来评分。

人群类别	年　龄	静息时心率(次/min)	静息时呼吸(次/min)
新生儿	出生～1 月龄	100～180	40～60
婴儿	1～12 月龄	100～180	35～40
幼儿	13 月龄～3 岁	70～110	25～30
学龄前儿童	4～6 岁	70～110	21～23
学龄儿童	7～12 岁	70～110	19～21
青少年	13～19 岁	55～90	16～18

注：转载许可，© 2010 American Academy of Pediatrics. Akre M, Finkelstein M, Erickson M, et al. Sensitivity of the pediatric early warning score to identify patient deterioration. *Pediatrics*, 2010,125:e763-e769.

一、引　言

本章将讨论儿童与成年人相比在成熟度、解剖、生理上的差异以及对休克、创伤、疾病的不同反应。本章还引入了重要的儿科基础重症支持(Pediatric Fundamental Critical Care Support, PFCCS)的课程学习和管理理念，即 DIRECT：观测(Detection，D)，干预(Intervene，I)，重新评估(Reappraise，R)，有效沟通(Effective communication，E)，团队合作(Teamwork，T)，见图 1-1。

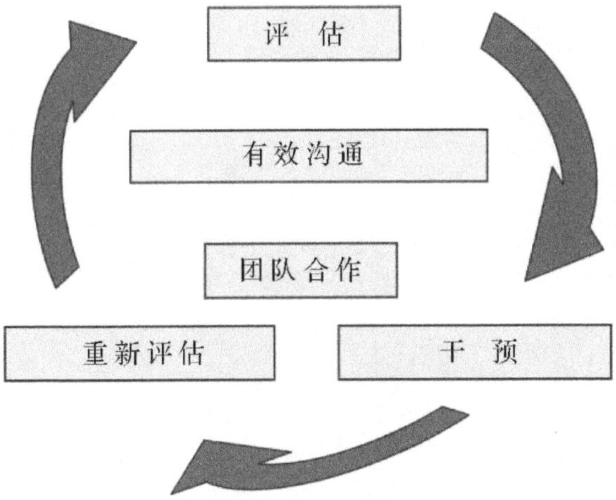

图 1-1　DIRECT 方法

观测：利用病史、体格检查和 PEWS 系统来提醒重症监护团队注意儿童的生理状态。这些项目用来指导合理的实验室和影像学评估，以便确立一个初步/推测诊断、鉴别诊断、最坏的可能诊断。

干预：这是治疗疾病、减少伤害的工作流程，牢记重症监护格言，尽量降低病死率及死亡率。

重新评估：确保根据疾病和（或）伤害的严重程度进行的治疗是恰当的。

有效沟通：医疗界伤害和死亡的最大原因是沟通错误。患儿病情越复杂，团队成员之间观点、看法的交流就越重要，那样才能专业且迅速地完成多种时间紧迫性强的任务。

团队合作：当训练有素的多学科医疗团队能很好地协同工作，以满足危重症患儿的治疗需要时，患儿最受益。

在前面所给出的病例中，患儿的 PEWS 为 5 分，即：烦躁＝2 分；毛细血管再充盈时间 3s＝1 分；45％氧气和呼吸频率超过正常的 20 次/min＝2 分。PEWS 的临界值定义为大于 4，有利于早期识别生理状况的恶化。团队必须认识到这一点，通过提供呼吸支持，并不断重新评估患儿对治疗的反应，如对静脉注射（IV）液体和沙丁胺醇（舒喘灵）雾化吸入治疗的反应。而最佳的临床效果需要团队成员间的相互沟通和协作。

二、常规检查

常规检查是体格检查的最重要部分，在看见患儿时就开始，很好地总结及回答了一个既简单又基本的问题——“这个小孩生病了吗？”。PEWS 专注于儿科患儿的行为、心血管和呼吸状况，加快了评估过程。因为年幼的患儿无法用语言来表达一些具体的病痛，医疗服务提供者除了从父母或监护人那里取得信息外，尚需依靠一般和特殊的检查来评估患儿。尽管许多疾病的早期征象很微妙、难发现，但早期识别能增加干预成功的可能性，而且可以避免许多更严重的后果。如果医疗服务提供者一开始就错过某些不典型的体征，就有可能面临患儿病情的突然恶化。实际上，一个看似突然的病情变化恰恰反映了生理的连续性改变。在一般检查中，需考虑的患儿各主要方面的内容见表 1-2。

> ！
> 儿童的一般表现可以帮助观察者立即判断出是否存在严重疾病。
> ！

表 1-2 一般检查

项　目	症状体征
皮肤	• 黏膜和甲床失去正常的粉红色 • 出现斑点 • 皮肤温暖或发凉 • 毛细血管再充盈时间延长，但必须在肢体末端高于患儿心脏水平时测定，以免对充盈时间评估错误
呼吸	• 呼吸缓慢/急促 • 呻吟 • 闻及喘鸣 • 鼻翼翕动/呼噜声 • 肋间凹陷
脱水体征	• 婴儿前囟凹陷 • 无泪 • 双眼凹陷 • 皮肤弹性差 • 黏膜干燥
意识	• 清醒、警觉 • 对语言有反应 • 只对疼痛刺激有反应 • 无反应
颜色	• 发绀 • 手足发绀（室温过低时也可能出现） • 中央性发绀 • 黄疸 • 苍白

临床体检时，应允许患儿保持自我感觉舒适的体位。对于1岁以内的婴儿，可由父母亲或照护者抱着小孩体检。生病时，患儿往往不能找到舒适的体位，不应该强迫患儿采取与他们决定的体位不同的姿势，因为那样做，可能会危害患儿脆弱的气道，尤其是在有会厌炎、严重的喉气管支气管炎（格鲁布性喉头炎）或异物阻塞时。

患儿最初可能表现出烦躁不安加剧，随后反应下降，逐渐乏力和嗜睡。这些在缺氧、失代偿性休克和低血糖时出现。对于患儿所表现出的抑制的精神状态，需要对其呼吸系统和心血管系统进行快速评估。当患儿无潜在先天性心脏缺损或创伤时，呼吸衰竭往往先于心血管衰竭出现。尤其是在患儿有“摇晃婴儿综合征”（即非意外创伤）时，患儿身体受伤的症状微乎其微甚至被忽视。对于大多数婴儿，可以通过观察其注视对象（特别是父母的脸）的能力来评估其警觉性。婴儿在1月龄时就应该会转向声源，水平地和垂直地跟

> !
>
> 儿童的活动能力和反应能力通常反映了其脑灌注水平。
>
> !

踪对象。年龄较大的儿童(8 月龄至 2 岁)应该会对陌生人表现出焦虑,能清楚地辨认出他们的父母或照顾者。

三、呼吸系统和气道

呼吸衰竭在婴幼儿期特别常见,这是由于婴幼儿下列几个方面未发育成熟。

- 婴幼儿中枢神经系统受体和呼吸驱动的效应机制。
- 婴幼儿胸壁稳定性、呼吸肌力量、传导性气道和肺泡毛细血管复合体。

新生儿对低氧血症的呼吸反应是双相的——起初是呼吸加快,然后是呼吸浅慢和肺换气不足。尽管中枢和外周化学感受器对 O_2 和 CO_2 的感受调节正常,这种反应过程也会发生。这种先呼吸加快继而呼吸浅慢的反应是可以通过早期识别和干预进行预防的。

> **!** 呼吸停止是儿童心搏、呼吸骤停最常见的原因。 **!**

(一)解剖和生理因素

婴幼儿的胸部软骨部分较成年人多,因此,顺应性更强。有呼吸窘迫的婴幼儿通过增加呼吸做功来增大潮气量不太有效,因为胸腔内负压增加使得胸壁向内回缩,这将导致通气潮气量降低,间接增加呼吸做功和软组织的回缩。另外,由于婴幼儿的肋骨呈水平位,胸廓的前后平面吸气位移下降,进一步降低了胸腔波纹管效应的效率。

小儿胸部膈肌的水平肌肉嵌入点类似于那些患慢性阻塞性肺部疾病的成年人及与之有关的扁平膈肌。吸气时,小儿胸腔下部往内凹陷,导致吸气容量降低。出生后几年内,未成熟的肋间肌不能协助主动通气,因此,主幼通气更多地依赖于膈肌的功能和移动。膈肌运动的代偿受胃膨胀、腹胀、外科手术和其他因素的影响,可很快进展成呼吸功能受损。

小儿的肺直至 6～8 岁才能完全成熟。童年时期,肺泡大小和数量会大幅增加,肺顺应性也会增加,总肺活量中的潮气量在童年时恒定在 6～8mL/kg。当患儿呼吸功能受损时,因为儿童吸气时间短,需要内在或外部提供的高流量气流来传送潮气量。解剖上较窄的传导性气道会产生高气道阻力,若伴有炎症、水肿、黏液、支气管痉挛、细支气管炎等,气道就会进一步缩窄。泊肃叶定律显示,气道阻力与其半径的4 次方成反比。因此,降低气道半径的 50%,会增加阻力 16 倍(见第二章,图 2-1)。如此高的外周气道阻力还可能改变呼气、诱导气道的动力关闭和自身呼气末正压(内源性 PEEP)。婴幼儿的闭合容量包括在功能残气量中,因此,在潮气量呼吸时气道易于关闭。这些因素结合在一起,使患儿具有较少的呼吸储备。因此,如果不采取措施,则患儿可能迅速处于失代偿状态,导致心搏、呼吸骤停。

大多数患儿死亡(尤其是小于 1 岁的患儿)是由感染、中毒、外伤、溺水、窒息或婴儿猝死综合征导致的呼吸障碍所致的。

(二)体　检

鼻翼翕动、呼吸急促、呻吟(呼气时,部分声门紧闭以防止肺泡塌陷)、吸气性凹陷是呼吸做功增加的征象,是患儿试图维持足够的每分通气量和肺氧合,对肺与气道阻力的代偿反应。考虑到儿童胸壁的顺应性,吸气性凹陷可以很明显,包括肋下、肋间和胸骨上凹陷。呼吸急促是患儿的一个重要疾病症状,而呼吸过慢则是呼吸停止的不良前驱症状。

> **!** 呼吸过慢是呼吸停止的不良前驱症状。

> **!** 呼吸窘迫表现为鼻翼翕动、呼吸急促、呻吟、吸气性凹陷等。

呼吸频率的剧烈变化有很多原因(见表 1-3)。正常婴儿或儿童的呼吸频率具有年龄依赖性(见附录一)。需始终警惕昏睡或反应不佳的患儿的“正常”呼吸速率。小儿的大脑代谢比成年人的更活跃。精神状态是氧合、通气和灌注不足的一个敏感指标。正如前面所提到的,一个患儿的舒适体位通常是允许有足够气体交换的体位。例如,一个有上呼吸道阻塞(如会厌炎)的患儿通常会试图身体前倾,或采取像三脚架的姿势。根据泊肃叶定律,这姿势有利于降低气流速度和吸入空气的黏滞性以促进层流,而不是湍流,从而减小气流阻力和随后的呼吸做功。临床上为方便检查将患儿与父母分开,如果患儿因此变得烦躁(哭),呼吸气流速度就会增加,可能导致气体湍流,从而增加气道阻力,甚至可使部分气道阻塞(例如会厌炎或异物阻塞)转变成完全的气道阻塞。

表 1-3　引起呼吸频率变化的原因

呼吸类型	原　因
呼吸急促	• 发烧 • 疼痛和焦虑 • 低血容量 • 呼吸道疾病 • 代谢性酸中毒 • 心力衰竭 • 药物不良作用 • 高黏滞综合征
呼吸过慢	• 体温过低 • 中枢神经系统损伤 • 药物引起的抑郁症 • 神经肌肉疾病 • 严重的休克 • 代谢紊乱

呼吸时,胸部的形状和运动将提醒观察者患儿是否有一些潜在的呼吸系统问题。胸廓畸形,如漏斗胸、鸡胸或脊柱侧弯,提示可能存在限制性肺疾病或肺发育不全和(或)异常的呼吸动力学。胸廓的不对称抬动可以通过直接观察和通过放在患儿胸部的手掌的抬动来感觉到。胸廓不对称抬动表示肺部有不均等的气体进入和严重的病理基础(见表 1-4)。通过听诊呼吸音,可判断气体吸入的对称性和充分性,也可以监测到其他呼吸音,如喘息音、爆破音、摩擦音等。听诊难易不一,主要依据儿童合作程度和周边环境而定。因为小儿胸壁比成年人薄,呼吸音很容易听到,但不容易定位,易受其他声音的

表 1-4 胸廓运动不对称的原因

序 号	原 因
1	单侧气胸
2	单侧胸腔积液
3	异物吸入与过度通气
4	主支气管的黏液堵塞
5	大叶性肺不张

干扰而影响准确听诊。插管后，在检查呼吸音的对称性时，最好是在腋前线听诊而不是锁骨中线，以尽量减小对侧呼吸音传导的影响以致错误地认为双侧呼吸音对等。然而，当患儿情绪激动哭泣时，不可能准确听诊。

> ！
>
> 发绀是患儿低氧血症的一个弱指标。
>
> ！

一般来说，如果存在皮肤和甲床发绀，则表明存在低氧血症，但对低氧血症患儿，发绀可以是后期表现。发绀依赖于患儿的总血红蛋白浓度，因为只有非氧合血红蛋白＞5g/dL 时，才能在临床上观察到发绀。因为儿童血红蛋白浓度比成年人低，或者在因外伤引起的实际失血状态下，当临床出现发绀时，血氧含量已降至非常低的水平。氧合作用取决于平均气道压力和吸入氧浓度。

脉搏血氧仪的出现使我们能够无创测量血氧饱和度。通过脉搏血氧饱和度不能准确评估通气情况，但通过呼气末 CO_2 的测定能准确评估通气情况。CO_2 分析仪的优点请参阅表 1-5。

> ！
>
> 对于呼吸窘迫的患儿，应允许其选择舒适的体位。
>
> 每分通气量＝呼吸速率×潮气量。
>
> ！

肺泡通气量主要负责清除 CO_2，也代表每分通气量，而后者是呼吸速率和潮气量的乘积。

当每分通气量不足时，患儿仍有可能保持正常的血氧饱和度，特别是在供给氧气的情况下。

因此，在临床评估中，应包括精神状态、胸部运动、呼吸速率、呼吸做功和 CO_2 图，这对确定每分钟适当的 CO_2 通气量至关重要。另一个重要的呼吸监测辅助检查是动脉血气以及经皮 CO_2 监测(如果可用)。

表 1-5 CO_2 分析仪的优点

序 号	优 点	序 号	优 点
1	在通气情况下，行无创监测	4	测量呼吸频率和呼吸节律
2	气管插管移位或阻塞时，首先报警	5	确认并持续监控放置在气管内的气管导管的位置
3	肺泡 CO_2 与动脉 CO_2 相关	6	用 CO_2 波形检测下呼吸道阻塞情况

(三)气道评估

病例分析

患儿，男，15 月龄，被带到急诊室，因窒息事件后突然发生呼吸急促(呼吸频率为 45 次/min)，胸壁凹陷，烦躁不安，听诊有哮鸣音，没有发绀，毛细血管再充盈时间为 1～2s。胸片显示右肺前后方向充气过度，右侧卧位。患儿被送往手术室行支气管镜检查以便取出可能的异物。

评估

—患儿为什么会喘息？

—他的 PEWS 是多少？

—在评估该患儿时，哪些无创监测可能是有用的？

干预

—如果不允许这名患儿选择自己舒适的体位会发生什么情况？

—在送往手术室的途中，应该让他的父母陪在身边以便让患儿保持安静吗？

重新重估

—支气管镜检查是最好的初始干预措施吗？

有效沟通

—所有团队成员都应尽力使患儿安静，并让他自己采取舒适的体位，这点很重要。

团队合作

—当气道完全堵塞时，团队成员需具有确保气道通畅的能力。

—稳定孩子的病情，直到异物经支气管镜取出。

在所给病例中，患儿的 PEWS 如下：烦躁＝2 分，粉红色＝0 分，胸壁凹陷＝2 分，总分＝4 分。这是一个由异物吸入造成呼吸道阻塞和呼吸受损的病例。有时，这些相同的症状和体征会被误认为是气道反应性疾病的指标。

首先，考虑的是让患儿找到一个舒适的体位。当发生气道阻塞时（如化学物质摄入烧伤），患儿经常喜欢张开双臂取前倾坐位（即三脚架的姿势）。如果患儿无意识或反应迟钝，则头部的位置是至关重要的。在创伤情况下，颈椎的稳定固定（避免意外移动、过伸、屈曲）是降低医源性脊髓损伤风险必不可少的。2 岁以下的幼儿有一个相对较大的枕骨，导致颈部向前弯曲，当被放在一个坚实的床垫或坚硬的板上时，可能阻塞气道和（或）进一步加剧颈椎损伤，因此，首选吸气位，可以通过微微倾斜后脑勺和（或）在肩膀下方放置一个毛巾卷来实现。对于 2 岁以上幼儿，可以通过在孩子的枕骨下面放置毛巾卷或被单来实现吸气位。婴儿，特别是 2 月龄以下的，常用鼻子呼吸，简易吸痰往往是缓解气道阻塞的一个重要措施，尤其是呼吸道合胞病毒感染的婴儿。对于先天性后鼻孔闭锁的病例，新生儿期有进食困难，安静时会发绀，哭吵时表现为粉红色，在先天畸形手术矫正前一直需要一个口咽通道和（或）俯卧位，以保持气道畅通。在处理外伤时，需要以身长为基础的体重设备和应急药物带（比如 Broselow 胶带）。对快速确定合适的设备和药物剂量，协助插管是非常重要的。

> **!**
>
> 鼻翼翕动是婴儿呼吸窘迫的敏感指标。单纯吸引鼻腔是保持气道通畅的重要措施。

呼吸道代偿（发绀、呼吸急促、鼻翼翕动和胸壁凹陷）的第一步措施是给氧。可使用以下任何一种设备：非重复吸入面罩、普通面罩、文丘里面罩、鼻导管、氧气罩或氧帐等（见第二章）。脉搏血氧饱和度及动脉血气测量可以用来评估氧气供给是否足够或过量。毛细血管血气测量值近似动脉血气 pH 值和动脉血 CO_2 水平，但不能提供准确的动脉血氧浓度。缺氧和氧过多都是有害的，应尽量避免。

儿童的耗氧率和静息能量消耗是成年人的 2～3 倍。当儿童出现呼吸窘迫时，应该首先使用非重复吸入面罩给予 100％氧气吸入；然后，测定吸入氧气的浓度。通常，在进行动脉血气分析时，动脉氧合目标是80～100mmHg，这相当于脉搏血氧饱和度的94%～98%。使用最合适和耐受性最好的氧气输送设备，供给的氧气应该经过加温和湿化，以避免口咽、鼻咽部黏膜干燥。气道梗阻、吸入和呼吸暂停严重将会对患儿的呼吸功能产生损害。

小儿呼吸道的解剖结构使小儿（尤其婴幼儿）易患气道阻塞，特别是在体位不正确时。2岁以下的幼儿除了枕骨大、舌头也相对大、会厌又大又软、咽喉位置较前之外，加之下咽部张力较低，导致反应低下的患儿呼吸道不通畅，因为他们无法将这些软组织分开（请参阅第二章，其中详细介绍了影响小儿气管插管的因素）。

幼儿气道阻塞的常见原因有病毒性喉炎、细菌性气管炎、异物吸入；而在流感嗜血杆菌B型疫苗免疫计划成功的国家，很少见到会厌炎。临床检查可帮助确定梗阻的部位。胸廓入口上方的气道阻塞往往会导致喘鸣（吸气噪声），且多发生在病毒性喉炎或气管拔管后喉头水肿时。对这些喘鸣的患儿，可能用外消旋肾上腺素（0.05mg/kg，最大剂量为0.5mg，并将其加入3mL生理盐水中配成溶液）雾化和静推类固醇激素（地塞米松0.5mg/kg，每6小时最大剂量为10mg）有效果。

哮喘不是喘息和胸腔内下呼吸道阻塞的唯一原因。呼吸道合胞病毒性毛细支气管炎的婴幼儿可能出现类似的症状，有时用支气管扩张剂有效。对于喘息性哮喘病的患儿，应该给予氧气、β受体激动剂和糖皮质激素（甲泼尼龙1～2mg/kg，最高剂量为60mg）吸入，也可以是异丙托溴铵、抗胆碱能药的雾化吸入。上、下呼吸道阻塞和对氧气要求低（如哮喘、毛细支气管炎）的患儿受益于吸入氦氧混合物（一般为30%氧气，70%氦）来改善通过狭窄气道的层流。低黏性的或密度较小的吸入性混合物，在以高流速通过疾病导致的狭窄气道时不太可能有阻塞性湍流。

如果这些治疗方法无效，那么诊断就需考虑异物吸入或血管环阻塞[主动脉和（或）其分支包裹气管]。血管环阻塞通常发生于2～5岁幼儿。由于异物的阀门作用阻碍受影响的肺在呼气时放气，因此，空气虽能通过阻塞部位而被吸入体内，但却不能经过阻塞部位呼出体外。异物吸入及血管环两者都应引起高度怀疑，以便在儿童年龄组中做出正确的诊断。

（四）呼吸衰竭

呼吸窘迫的儿童发展到呼吸衰竭会表现为呼吸做功增加，直到呼吸肌疲劳不能够再代偿。小儿呼吸衰竭的原因通常可以按年龄层面进行分类。在早产儿中，呼吸衰竭由肺不成熟所致的呼吸暂停或呼吸窘迫综合征引起，由于表面活性物质不足和无效的胸部运动导致了肺不张及气体交换受损。对于足月新生儿，细菌性肺炎、脓毒血症、胎粪吸入和先天性气道异常是呼吸衰竭的最常见病因。对于婴幼儿，下呼吸道肺炎、毛细支气管炎、哮喘、异物吸入，以及感染引起的上呼吸道梗阻是呼吸衰竭常见的病因。年长儿的呼吸衰竭病因与成年人相似。呼吸衰竭的治疗开始于早期识别和气道保护，在救治过程中应配备所有必需的设备，并使其处于功能状态，这对于安全且成功的气管插管极为重要（见第二章）。

无创监测血氧饱和度已成为评价呼吸窘迫患儿不可缺少的手段。通过脉搏血氧仪和呼气末CO_2监测仪，就可以客观地监测氧合和通气。辅助检查，比如胸片、动脉血气，以及其他一些项目总结见表1-6。这些都有助于确诊呼吸衰竭，阐明其病因，监测治疗的反应。但这些工具不能替代临床检查。医务人员的临床评估和判断对识别患儿是否濒临呼吸衰竭是最有价值的。

表 1-6　评估呼吸状态的辅助项目

项　目	评　估
动脉血气(室内空气下)	低氧血症,低 PaO_2[<60mmHg(<8.0kPa)] 高碳酸血症,高 $PaCO_2$[>45mmHg(>6.0kPa)] 酸中毒,pH<7.35 碱中毒,pH>7.45 在血红蛋白水平低时,足够的 PaO_2 并不意味着足够的氧合 pH>7.35 和 $PaCO_2$ 35～45mmHg,而患儿有呼吸做功明显增加症状是呼吸衰竭的前兆
经皮氧饱和度(S_pO_2)	无创监测血氧饱和度 供氧时的氧合目标为 94%～98% 监测对治疗的氧合反应,避免缺氧和高氧
血红蛋白	CaO_2=(Hb×1.34×SaO_2)+溶解氧(0.0031×PaO_2) DO_2=CaO_2×心排血量
CO_2 图	从鼻导管、ETT 或气管切开插管中测量呼出的 CO_2 无创监测肺泡 CO_2 的通气情况,以判断相关的动脉血 CO_2 值 确认和监控 ETT 放置位置 通过波形显示检测下呼吸道阻塞 确定生理无效腔
峰呼气流速	在强迫呼气时产生的最大气流 下呼吸道梗阻(哮喘)时降低 监测支气管扩张剂的治疗 执行时需要配合,所以可能只对年长儿有用
胸片	气道梗阻 气胸和(或)胸腔积液 肺实质疾病 肺不张 容积伤

注:Hb 指血红蛋白;ETT 指气管插管;CaO_2 指动脉血氧浓度;SaO_2 指动脉血氧饱和度;DO_2 指氧输送

(五)机械通气

当用正压复苏皮囊面罩或机械通气来供氧和通气时,必须避免因肺组织过度膨胀所造成的肺容积伤,患儿很容易换气不足或换气过度。在用复苏皮囊面罩或气管插管通气支持时,需密切观察患儿胸廓的抬动和膨胀,以确保通气充足但不至于过量。在设定机械通气的潮气量时,应该使用理想的体重,特别是肥胖的患儿。此外,应先选择低容量再根据胸廓抬动、从上到下各肺叶的呼吸音听诊、临床病情的改善情况,逐步提高潮气量,这样对避免肺容积伤很重要。典型的患儿潮气量范围为 6～8mL/kg。常规机械通气通常分为压力通气和容量通气。传统上,对新生儿和婴幼儿用压力通气，因为用早期的机械通气设备无法提供准确的小潮气量。随着微型化技术的进步，呼吸机可以输送低至3mL的小潮气量给极低出生体重儿（见表1-7）。此外，为了尽量减少呼吸机介导的肺损伤（见第五章），充分利用压力通气和容量通气的不同优势，在新的机械通气模式中，两者间的界线也已经模糊（如压力调节的容量控制模式）。对于患儿，应更多地关注呼吸系统监护，因为在出现大多数心血管衰竭前，往往先出现呼吸衰竭。观测、干预、不断重新评估患儿的呼吸道，并与团队成员进行有效的沟通，对于降低科发病率和死亡率是非常重要的。

表1-7 体重<5kg婴儿的机械通气初始设置

初始模式	选择容量控制或压力限制
潮气量	4～6mL/kg；或直接根据理想体重设置容量控制和间接选择吸气峰压限制，一般为20～24cmH₂O
时间限制	吸气时间：新生儿0.25～0.4s，婴儿0.5～0.6s。对顺应性不太好的肺可以设置较长的吸气时间，因为僵硬的肺呼气时间常很短
呼吸频率	30～40次/min，作为呼吸暂停时的备用频率
呼气末正压	5～7cmH₂O，防止呼气末肺不张

四、心血管系统

（一）解剖和生理因素

儿童的每千克体重循环血容量比成人高，但由于体型小，所以其绝对容量较低。因此，与成年人相比，患儿对即使少量的失血，耐受力也较差，输血需根据患儿的病情、生命体征、继续失血情况、输注浓缩红细胞的风险，以及当前血细胞比容和预期血细胞比容来决定（见表1-8）。

表1-8 不同年龄和性别儿童血红蛋白/血细胞比容值

血细胞比容根据红细胞平均体积和红细胞计数进行计算（电子位移或激光）

年 龄	参考值（常规） 浓缩红细胞百分数 （红细胞/全血细胞×100%）	参考值（SI） 体积分数 （红细胞/全血细胞）
0～30d	44%～70%	0.44～0.70
1～23月龄	32%～42%	0.32～0.42
2～9岁	33%～43%	0.33～0.43
10～17岁（男）	36%～47%	0.36～0.47
10～17岁（女）	35%～45%	0.35～0.45
18～99岁（男）	42%～52%	0.42～0.52
18～99岁（女）	37%～47%	0.37～0.47

表 1-8 不同年龄和性别儿童血红蛋白/血细胞比容值(续表)

年　龄	血红蛋白(g/dL)	血红蛋白(mmol/L)
0～30d	15.0～24.0	2.32～3.72
1～23 月龄	10.5～14.0	1.63～2.17
2～9 岁	11.5～14.5	1.78～2.25
10～17 岁(男)	12.5～16.1	1.93～2.50
10～17 岁(女)	12.0～15.0	1.86～2.32
18～99 岁(男)	13.5～18.0	2.09～2.79
18～99 岁(女)	12.5～16.0	1.93～2.48

注：经许可后改编，© 2011 Elsevier. Table 708-6. In：Kliegman RM，Stanton BF，Geme Ⅲ JW，et al，eds. *Nelson Textbook of Pediatrics*. 19th ed. Philadelphia，PA：Saunders，2011.

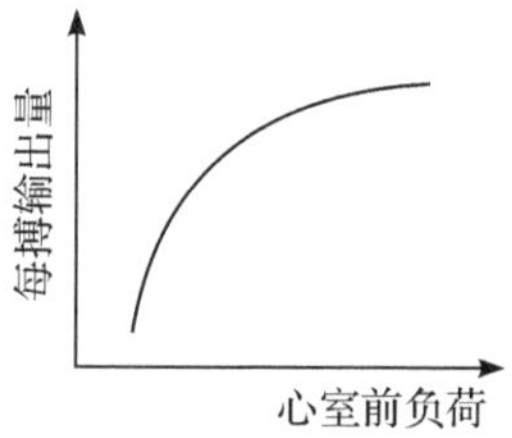

图 1-2　Frank-Starling 曲线：心肌收缩力与充盈压的关系

心排血量取决于心率和每搏输出量，其公式按如下所示：心排血量＝心率×每搏输出量。每搏输出量取决于心脏的前负荷、收缩性、后负荷。Frank-Starling 曲线(见图 1-2)描绘出心脏收缩力随着前负荷(静脉回流)的变化而发生改变的能力。

儿童尤其是 1 岁以下的婴儿迷走神经张力较强。当喉镜碰到咽后壁或气管插管吸引导管接触小儿气管隆突时，会刺激支配心脏房室结(A-V)传导的迷走神经。这样会增强迷走神经、副交感神经的放电，使心率迅速下降，导致心排血量急剧下降，可能诱发心搏骤停。在插管前适当使用阿托品，吸痰管不要超过插管末端，则可尽量降低这种风险。

8 周龄以下的婴儿的心肌伸展能力有限，限制了他/她因输血或输液引起前负荷增加而反应性地增加心排血量的能力。胎儿在子宫内占主导地位的是右心，通过动脉导管来负责全身大约 60％的心排血量。婴儿出生后，随着肺部的扩张，动脉导管通常在 2d 后逐渐关闭；到 8 周龄时，肺血管阻力逐渐降至成年人水平。新生儿心肌解剖结构的变化，使起初较大的右心室体积下降，而左心室的体积和质量增大。低氧血症、低体温、酸中毒或先天性心脏缺陷等疾病会通过保持肺动脉高压和动脉导管开放来中断这种生理过渡。

对于新生儿而言，对其中心静脉压进行监测或解读时请小心。因为中心静脉压不一定能反映患儿循环血量或左心室功能。左、右心功能不同，各自都有可能发生衰竭。因此，肺动脉导管有时可能用来监测左、右心脏充盈压。新生儿的心肌对儿茶酚胺的反应有限是由于交感神经的不成熟性和 β_1 受体数量的减少，而这两者在出生后前几个星期都会增加。因此，应用外源性儿茶酚胺，其生理作用可能差异很大，仔细测定婴儿的个体反应是非常有必要的。

任何心排血量的增加取决于患儿的心率和心脏舒张期的充盈时间。心排血量的绝对值小(＜600mL/min)，但是新生儿每千克体重的心排血量[＞200mL/(kg · min)]高于成年人。出生后，心脏指数[4L/(min · m^2)]逐渐下降；青春期时，降至成年人的正常值[2.5～3L/(min · m^2)]。这是因为耗氧量依赖于心排血量，而婴儿的每千克体重耗氧量比成年人多。熟悉小儿心率的正常范围是很重要的，因为这些范围随着年龄的变化而变化(见附录一)。很少有心律失常的心排血量产生显著的变化，除了持续性室上性心动过速。严重心动过速会缩短舒张期心脏再充盈时间，导致每搏输出量快速下降。室性心律失常不常见，一旦出现，则可能意味着患儿存在先天性心脏病、心肌炎、心肌病或电解质紊乱。心动过缓将致使心排血量降低，导致氧气输送量降低，这常常是显著低氧血症或酸中毒的一个不祥征兆。

(二)体格检查

> 心动过速是增加心排血量的最早征象。

对心血管系统的体格检查应该着重评估组织灌注情况，因为它与循环和末梢器官的功能有关，包括评估精神状态、皮肤颜色和温度、毛细血管再充盈时间、脉搏特性、心率、心律和血压。

小儿（特别是婴儿）心排血量依赖于心率。血压根据年龄、身高和性别而变化。低血压是指收缩压或平均动脉压小于第5百分位。对于1～10岁的儿童，身高在第50百分位者，使用下列公式可快速确定收缩压和平均动脉压预测的第5百分位：

$$收缩压(mmHg)=70+(年龄\times 2)$$

$$平均动脉压(mmHg)<40+(年龄\times 1.5)$$

存在特殊关联的末梢器官是脑和肾脏，因为身体的自我平衡机制会首先保证这些组织的灌注。大脑和肾脏的功能是通过患儿的精神状态和尿量来评估的。脏器功能的恶化是循环停止的先兆。除临床检查外，列于表1-9中的几个辅助检查，应该用来全面评估和监护危重症患儿。

(三)休　克

> 液体复苏是大多休克的初始治疗。

休克被认为是心肺功能障碍的状态。循环系统无法提供足够的氧气和营养物质以满足重要器官和外周组织代谢的需要。例如，当一位出血患儿继续失血时，机体将努力维持生命器官足够的灌注压。心率增加是为了维持足够的心排血量，因为随着全身血管阻力的代偿性增加，其静脉回心血量减少。这样保证了休克早期（代偿期）的血压正常，如果持续失血未得到纠正，将导致循环代偿机制不堪重负而出现低血压。当出现低血压时，患儿已处于休克晚期（失代偿期），常伴有脉搏微弱，毛细血管再充盈时间明显延长，四肢花斑，反应迟钝，感觉障碍。及时识别休克并积极采取干预措施是非常有必要的，能取得最佳效果。一旦诊断考虑为休克，则须早期进行心肺监测、开通血管通路并积极处理。

如果要避免外周器官的损害，则快速恢复循环血容量是至关重要的。对于患儿，肝大是液体过量的征兆，必须注意观察。儿童常见疾病（如哮喘、呼吸道合胞病毒、毛细支气管炎、肺炎）也可以导致肺部过度膨胀和肝脏的下移。在评估这些患儿时，还应考虑使用其他容量超负荷的征象（见表1-9）。如果肝脏增大的患儿对初始的液体治疗无反应，则胸部影像学的检查可能有助于评估心脏大小。

表 1-9 评估心血管系统的辅助检查项目

检查项目	评估
血气	必要时检查动、静脉血气 监测酸碱失衡
血清乳酸盐	组织缺氧和无氧代谢产物 反映组织灌注差 作为评估治疗反应的预后指标
血清总 CO_2	测定所有形式的 CO_2（主要是碳酸氢钠） 测定代谢性酸中毒的严重程度
估计动脉氧含量，氧气的输送	血红蛋白浓度 监测出血性休克时血液继续丢失的情况
导尿	持续监测尿量 儿童：1～2mL/(kg·h) 青少年：0.5～1mL/(kg·h)
持续动脉压监测	持续评估血压 通过波形分析提供全身血管阻力和心排血量信息 监测液体复苏和正性肌力药/升压药的治疗 方便动脉血气采样
中心静脉压监测	评估前负荷，指导液体疗法 在阻塞性休克时增加 测量中央静脉血氧饱和度 评估心排血量和氧输送
胸片	评估充血性心力衰竭 心脏肥大 肺水肿 胸腔积液
心超	显示心脏收缩性 测量估计心室压力 显示心室大小和心肌壁厚度 显示先天畸形 显示心包积液

啰音可能出现在患儿充血性心衰后期。由于患儿心率较快，奔马律可能很难被快速辨别出（见第六章）。

◇ 低血容量性休克

病例分析

患儿，女，4月龄，急诊入院，呕吐，解稀便，低烧4d。嗜睡已24h，拒绝喝水或茶。体检发现，心率200次/min，毛细血管再充盈时间延长为4s，呼吸35次/min。

评估

—该患儿休克的病因是什么？

—她的PEWS是多少？

干预

—等渗（如生理盐水）或低渗（如5%葡萄糖水）静脉输液是最好的吗？

—在这种情况下，试用口服补液疗法是否适合？

重新评估

—如果需要立即补充大量温热液体，快速推注是最佳的处理方式吗？

有效沟通

—需要什么类型的输液途径？外周和（或）中央？静脉注射？骨内？是否考虑皮下使用重组人透明质酸酶？

团队合作

—团队成员需多久、多少次试着建立静脉途径后再尝试骨内途径？（见附录二）。

患儿的PEWS如下：昏昏欲睡，3分；毛细血管再充盈时间为4s，2分；在正常范围内，0分；总分为5分。患儿休克最常见的病因是急性低血容量，往往由体液和电解质丢失增加（胃肠紊乱）或严重创伤失血所致。在全球范围内，每年发生约2亿例胃肠炎病例，超过200万人死亡。急性胃肠炎是5岁以下儿童的第二大死亡原因。

应该从患儿的父母或照料者和（或）相关的机构那里得到患儿的详细病史。低血容量性休克的婴儿常有体液丢失（呕吐和腹泻）、嗜睡、尿量减少的病史。低血容量小儿的血压比成年人维持时间更长，因此，血压不是血容量和灌注状态的明确指标。心动过速、精神状态、毛细血管再充盈时间、尿量减少、四肢温度是血容量不足的更可靠指标，因为对于患儿来说，这些指标出现异常比血压降低出现得更早。主要的治疗方法是用等渗溶液进行合理的血管内液体容量复苏（见第六、八章）。在资源有限的环境中，WHO推荐采取口服补盐液来口服补液的疗法。该疗法已被证明是有效的，尤其可用于治疗霍乱弧菌引起的腹泻。

病例分析

患儿，男，5岁，受汽车撞击后急诊送入医院。患儿紧闭双眼，有呻吟，对口头命令或疼痛刺激（如压甲床）无反应；躯干有明显伤痕，开放性股骨骨折且正在大量出血；心率200次/min，血压70/30mmHg，毛细血管再充盈时间为4s，在室内空气下脉搏血氧饱和度为88%。

评估

—你首先想到的是什么？

—患儿的精神状态如何？

干预

—你需要什么样的设备？你如何确定合适的型号？

—应用什么液体补液，怎么用？

—用止血带对该患儿进行失血处理合适吗？他需要进一步的创伤性复苏吗？

重新评估

—他对输液有何反应？是否有其他反应？

—现在他的精神状态如何？

有效沟通

—识别到某些特殊措施所存在的问题或有效性，必须在团队成员之间进行沟通。

—监护系统必须由谁连接好并开展？

团队合作

—治疗该患儿需要内科/外科的专家参与吗？

该患儿因为创伤具有明显的低血容量性休克。作为基本检查部分的许多步骤必须平行进行（见表1-10）。理想情况下，创伤性损伤的儿童应在就近合适的医疗机构进行评估和治疗，该决定开始于受伤现场，并不断重新评估目前的医疗护理水平是否能够满足患儿救治的需要。及时进行实验室检查和放射性影像学检查，绝不能延误评估、治疗或将危重受伤儿童转运到最合适的医疗护理中心（见第九章）。

表1-10　初步评估、辅助评估、再次评估协助记忆法

评估类型	具体方法
初步评估：SCABDE	S—安全（Security，S）：标准的预防措施，现场安全，患儿和家长的安全 C—循环（Circulation，C）：处理明显出血（采用止血带），并开始容量复苏 A—气道（Airway，A）：固定颈椎，保护呼吸道 B—呼吸（Breathing，A）：吸氧和通气，应用脉搏血氧仪和 CO_2 监测仪 D—残疾（Disability，D）：瞳孔对光反应，格拉斯哥昏迷量表，葡萄糖测试 E—暴露（Expose，E）：脱去衣服，侧翻，看后面颈托，注意保暖（毛毯、温暖的液体、辐射保温床、暖毯）
辅助评估：FFG	F—弗利：若直肠检查发现男性存在高起的前列腺，则提示尿道损伤 F—外伤中重点评估超声检查（FAST） G—胃管：如果小儿处于昏迷状态，则在排除脸和颅底骨折前均经口插胃管
再次评估：HEELPP MEE	H—既往史—AMPLE：过敏（Allergy，A），药物（Medicine，M），既往病史（Past medical history，P），最后一餐（Last meal，L），事件的详细信息（Event details，E） E—心电图监测（Electrocardiogram monitoring，E）：确保尽快放置胸导联 E—呼气末 CO_2 监测（End tidal CO_2 monitoring，E） L—实验室检查（Laboratory examination，L）：凝血酶原时间/最低部分凝血酶原时间，血型和交叉匹配，动脉血气分析

表 1-10 初步评估、辅助评估、再次评估协助记忆法(续表)

评估类型	具体方法
再次评估:HEELPP MEE	P—脉搏血氧饱和度(Pulse blood oxygen saturation,P) P—摄片(Photograph,P):至少行平片 X 线光片(前后胸部和骨盆),根据需要拍摄头部和颈部 CT M—药物(Medicine,M):根据疫苗接种情况使用破伤风疫苗和(或)免疫球蛋白、抗生素和其他药物 E—评估(Evaluating,E):检查整个患儿 E—撤离(Evacuate,E):如果患儿的救治需求超过你或机构的能力,需要考虑转运

注:转载许可,© 2009 Kristen B. Bruzzini, PhD, and Col. Daniel B. Bruzzini, MD.

◇ 心源性休克

病例分析

患儿,男,9 岁,活跃,10d 前出现轻微的肠胃炎,活动骤然减少、发热、呼吸困难、胸痛、脚肿。体检发现:病态面容,面色灰,无精打采,呼吸急促(35 次/min),肝脏增大和新发心脏杂音。

评估

—他的 PEWS 是多少?

—要做什么检查来确定你的诊断?

干预

—需要什么药物或程序?

重新评估

—你将如何测定该患儿的反应?

有效沟通

—团队成员应该先完成什么?

团队合作

—需要其他专家参与吗?

这名患儿的 PEWS 是:行为无精打采,3 分;心血管灰色,3 分;呼吸急促,超过正常范围,>10 次/min 以上,1 分;总数为 7 分。小儿充血性心力衰竭大多是由于潜在的先天性心脏异常造成的,通常先于心源性休克出现。这通常由心脏前负荷、后负荷、收缩性、频率和(或)节奏的急性或慢性变化所致。先天性心脏病的症状和体征取决于病变的类型(见第十六章)。对于新发充血性心力衰竭的所有患儿,应考虑心肌炎。心力衰竭的常见症状是疲劳、活动后气促、婴幼儿喂养困难、急性水肿、发热等。该患儿也有 2 周内的病毒感染史(上呼吸道感染或急性肠胃炎)。建议早期转移到儿科重症监护病房(Pediatric intensive care unit,PICU)行进一步监测,应用强心药,并由儿科心脏病医师进行全面评估。其他心源性休克的常见病因包括急性危及生命的事件(如溺水)或勒颈所致的缺血、缺氧发作。

◇ 分布性休克

病例分析

患儿，女，7岁，花生过敏，摄食含花生的巧克力饼干十几分钟后，出现呼吸困难。在急救人员到达前，已出现反应迟钝，呼吸费力，可听见哮鸣音，满脸通红，出现荨麻疹，眼睛肿胀、睁不开，面部水肿。患儿身体温暖，心率快(160次/min)，有水冲脉，血压80/20mmHg。

评估

—她的PEWS是多少？

—在这种情况下，休克的病因是什么？

干预

—你的即刻反应是什么？

—她需要什么药物？

重新评估

—她的气道是否需要保护？

—她的呼吸有所改善吗？

有效沟通

—谁需要知道她的过敏反应？

—你如何帮助家庭成员防止该患儿将来再次发生过敏反应？医疗警示腕带的作用是什么？

团队合作

—许多步骤需要同时进行，迅速地评估患儿的循环系统、气道状况，处理呼吸困难。

该患儿的PEWS是：行为无意识，3分；心率超过正常次数30次/min以上，3分；呼吸困难，2分；总分为8分。

分布性休克是由于血管紧张度异常，导致回心血容量重新分布，血液流回外周，从而引起血容量相对减小。实际上，血管容积增大，而血容量没有相应增加。患儿出现面色潮红，四肢温暖，并表现出洪脉。他们出现典型的心动过速，脉压增宽，毛细血管充盈快。当发生过敏反应时，肥大细胞释放出组胺，肺和胃肠道有嗜碱性粒细胞。过敏反应的体征包括喘息、呼吸窘迫、荨麻疹、呕吐、脸和舌头肿胀、低血压。神经源性休克伴交感紧张性缺失，后者导致外周血管紧张性降低及血管扩张。若缺乏对休克反应的代偿性心率增快，则液体复苏对神经源性休克没有效果，但合适的α-肾上腺素能药物对此有效[如去氧肾上腺素0.1～0.5μg/(kg·min)]。

过敏症是一种急性、潜在危及生命的综合征，炎症介质的快速释放会导致多系统受损。一些食品——最常见的是牛奶、鸡蛋、小麦和大豆——可以是儿童产生由免疫球蛋白E介导的过敏反应的一个重要触发因素。花生和鱼是其中最有力的诱发因素，其他常见的刺激物包括在食品和药品中的防腐剂、药物(抗生素)、昆虫毒液(蜜蜂蜇)和生物活性物质(血液制品)。

病例分析

患儿，男，4岁，从他院转入PICU、2d前，患儿出现发烧、呼吸急促，因流行病毒A肺炎导致需要给氧。患儿起初症状已有好转，直到转运那一天，发现他反应不佳、低体温、低血压、心动过速。胸片发现有大量左侧胸腔积液。血培养发现革兰阳性球菌(符合金黄色葡萄球菌)。

评估

—该患儿是什么类型的休克？

干预

—该患儿需要接受哪些指标监测？若要开通静脉通路，则需要使用哪些药物呢？

重新评估

—在使用血管活性药物后，效果如何？

有效沟通

—如何告诉该患儿的照顾者，这种疾病会危及生命？

团队合作

—液体复苏、经中心静脉使用血管活性药物以及可能的胸腔穿刺术，必须由医务人员共同努力方能快速完成，从而为该患儿和其家庭获得可能的最佳临床结果。

同成年人一样，小儿分布性休克最常见的病因是脓毒血症。脓毒性休克的特点是精神状态改变、发烧或体温过低、灌注异常，早期会出现血管扩张(热休克)，随后出现血管收缩(冷休克)。

> ！
>
> 心动过速是婴幼儿和儿童应对任何压力的一种正常的反应。
>
> ！

热休克的临床表现是血管扩张、心动过速、洪脉、毛细血管再充盈时间短、脉压增宽、患儿全身血管阻力低和心排血量高。冷休克反映了外周灌注差和全身高血管阻力的低心排血量状态，患儿将出现心动过速，毛细血管再充盈时间延长，皮肤花斑和脉搏微弱。脓毒性休克的治疗目标是恢复和保持最佳的器官灌注和氧合，表现为正常的精神状态和适当的尿量[≥1mL/(kg·h)]。由于患儿，通常是严重低血容量性休克，故积极的液体复苏对其有效(见第六章)。等渗液体每次20mL/kg的增量通常会很有帮助，晶体液(如生理盐水或乳酸林格液)或胶体(5%白蛋白或葡聚糖)也可使用。在最初的复苏阶段，复苏液体的标准需要范围在40～200mL/kg。液体复苏后，热休克时的升压药首选去甲肾上腺素(正肾上腺素)[0.05～0.3μg/(kg·min)]，然后予以肾上腺素[0.05～0.3μg/(kg·min)]。对于液体复苏无效的冷休克患儿，首选多巴胺[5～10μg/(kg·min)]，如果对多巴胺反应迟钝，就选用肾上腺素。多巴酚丁胺是一种β_1受体激动剂，可用于液体复苏后低心排血量和全身高血管阻力(血管收缩)的患儿。这些持续静脉应用的药物最好通过中央静脉通路给药，以避免外周静脉输入时外渗导致损伤。对下列患儿可使用糖皮质激素[氢化可的松1～2mg/(kg·d)]：对血管加压素抵抗的休克、暴发性紫癜及怀疑肾上腺皮质功能不全(长期应用皮质类固醇、恶性疾病、胶原血管疾病、插管时使用依托咪酯)者。脓毒性休克的病理生理是复杂的，具有低血容量性、血容量分布异常性、心源性休克的特点。脓毒性休克的治疗目标是尽快恢复并保持最佳的器官灌注。

> ！
>
> 在休克时，需要保持适合患儿年龄的最佳血红蛋白浓度(不低于10g/dL)。
>
> ！

◇ 阻塞性休克

病例分析

足月新生患儿，男，14 日龄，前 10d 母乳喂养很好，因拒食 4d，伴尿量减少、体重不增而就诊。体检见：患儿嗜睡、呼吸急促、发绀、肝脏肿大，未及股动脉搏动，心脏有杂音。儿科医师立即建议患儿送医院以做进一步诊疗。

评估

—患儿的 PEWS 是多少？

—你应该做哪些检查来确认你的诊断？

干预

—需要什么药物和(或)操作？

—前列腺素 E_1(PGE_1:前列地尔)治疗的不良反应是什么？

重新评估

—你将如何测量患儿的反应？

—你将如何防止前列腺素 E_1 治疗的不良并发症？

有效沟通

—团队应该先完成什么？

团队合作

—哪些专家需要共同参与？

> **!** *前列腺素 E_1 的应用不应为了等待超声心动图的确诊而被延迟。*

患儿的 PEWS 是：昏昏欲睡，3 分；发绀，2 分；急促，1 分；总分为 6 分。

阻塞性休克的患儿表现出血流动力学状态的急剧恶化。动脉导管依赖性病变(例如主动脉缩窄、左心发育不良、主动脉瓣狭窄)的新生儿(28d 以下)通常会在最初的几个星期内出现重度休克，并有拒食、呼吸急促、嗜睡、发绀、股动脉波动微弱或缺失、尿量减少或无尿(阻塞性休克)的病史。PGE_1[0.05～0.1μg/(kg・min)]、正性肌力药和等渗液体的及时使用是生命攸关的举措。不应该为了做心超检查确诊而延误治疗。PGE_1 常见的不良反应有发热、潮红和呼吸暂停。PGE_1 引起的呼吸暂停会无任何征兆地出现在治疗过程中的任何时候。在转送接受 PGE_1 治疗的患儿时，强烈建议气管插管以确保气道通畅。动脉导管一旦重新开放，PGE_1 的使用量就可以减小。必须避免过度换气和高氧血症，以防止过度的肺血管床扩张，通过未闭的动脉导管从体循环(主动脉)侧流向肺循环侧(肺动脉)使肺血流量增加。这将使全身灌注恶化和休克加剧。

非导管依赖性病变的患儿在新生儿期后出现心动过速、奔马律、心脏杂音、呼吸急促，或有肝脏肿大病史，则很难成活。这些患儿往往对以下药物有效：袢利尿剂(呋塞米 0.5～1mg/kg)，强心剂[米力农或氨力农 0.5～1μg/(kg・min)]，或多巴酚丁胺[5～10μg/(kg・min)]和(或)用血管紧张素转换酶抑制剂来降低后负荷，而不是行液体复苏(见第十六章)。

五、神经系统

病例分析

患儿，女，3 月龄，从婴儿床上跌落地面，急诊就诊，有腹痛史。体检时，患儿对刺激没有反应，头部、胸部和腹部有多处瘀伤，眼科检查发现视网膜出血。患儿头部 CT 显示左侧顶叶区域硬膜下出血，胸部 X 线片显示肋骨骨折。

评估

—临床观察结果与病史一致吗？

—最危及生命的伤害是什么？

干预

—首先必须采取什么措施？

重新评估

—婴儿对治疗有反应吗？

—颅内压是否需要直接监测？

有效沟通

—医疗团队应该如何与其母亲、父亲和其他照顾者沟通？

—在介绍病例时，需要做好什么文书记录，由谁来记录？

团队合作

—在怀疑非意外创伤时，医护人员的任务是什么？

—在出现非意外创伤的疑似病例时，应该在什么时候与执法部门、社会服务部门联系？

对于出现任何意识水平的下降、抽搐发作和(或)昏迷(即使没有外在损伤的迹象)的婴幼儿，也应对非意外创伤的可能性进行评估，如虐待儿童、“摇晃婴儿综合征”等。由于儿童骨头柔韧，在出现内部损伤时可以没有明显外部青紫或肋骨骨折。此外，婴儿颅内可以丢失大量血液而导致低血容量性休克。不幸的是，该病例中的患儿存在非意外性外伤引起的闭合性颅脑损伤。

格拉斯哥昏迷评分(Glasgow coma scale，GCS)经常用来评估神经系统状态和意识水平。这种评分很难应用于儿童，即使它根据年龄做了很多次修改(见第十五章，表 15-1)。当评估是否需要进一步干预时，要评估患儿维持气道通畅的能力、瞳孔反应、言语反应、运动系统反应、婴儿囟门状态等。囟门通常在幼儿 24 月龄时关闭，当儿童在平静状态和坐起来时是最好的检查时机。如果儿童取仰卧位和(或)哭闹时，则其前囟可能呈现出饱满和紧张感，从而给人一种颅内压增高的假象。

瞳孔反应可用来快速评估脑干的功能，但异常的瞳孔对光反应，如瞳孔缩小或散大，也可以出现在许多中毒症候群中；其他相关的体征包括肌张力、肌力、面部对称性、共济失调和任何肢体或面部肌肉的异常运动。对于婴儿，惊厥仅表现出警觉性下降(婴儿目光不跟随父母或视野内的物体而移动)，自主神经改变(心动过速、血压升高和瞳孔放大)，呼吸暂停，发绀，皮层下肌肉活动(腿部的骑自行车样运动、手臂的游泳样运动、吸吮或吐舌头)。强直性阵挛性肌肉运动可能不会出现在婴儿抽搐中，因为婴儿神经元及其连接尚未发育完全。对抽搐的治疗见第十五章。如果抽搐或治疗抽搐的药物明显危及患儿的气道通畅和呼吸功能，则应进行气管插管。神经肌肉阻滞剂不能用于治疗抽搐，它会掩盖临床表现，只能用于气管插管时。儿科重症监护医师和小儿神经科医师应早期参与到小儿癫痫持续状态的治疗中来。

当婴幼儿出现昏迷和(或)抽搐时，还应该考虑低钠血症、低血糖和低钙血症。血糖测试作为排除低血糖的基本检查，也可排除后者引起的精神状态改变。低钙血症会引起婴幼儿抽搐，通常伴有手足搐搦。治疗严重的症状性低钙血症首选通过中央静脉推注氯化钙或葡萄糖酸钙，避免外周注射时皮下组织渗出或沉着等伤害。电解质异常治疗见第八章。

> !
>
> 在婴幼儿和儿童出现抽搐和(或)精神状态改变时，需要考虑低钠血症、低血糖和低钙血症。
>
> !

六、脓毒血症

因为儿童和新生儿的免疫系统尚未完全成熟，所以经验性抗生素治疗比成人更普遍。儿科血培养的阳性结果预测价值有限，依赖于培养的次数，标本采血量以及所涉及的病原体。新生儿特别脆弱，以下因素都会增加其感染的风险。①多核白细胞功能和储备量的下降；②抗体合成能力差；③吞噬细胞向炎症部位聚集减少；④出生后 6 个月从母体获得的免疫力耗竭。

大多数母体的抗体通过胎盘输送都在孕晚期，这样限制了早产儿从母体获得被动免疫力。儿童直到 4～7 岁时，免疫球蛋白才达到成熟水平。

发烧往往提示存在严重细菌性疾病的可能。对 2 月龄以下的发热婴幼儿，抗生素被认为是紧急治疗药物，并经常在确定感染前开始使用。在美国的婴儿中，最常见的威胁生命的细菌感染是 B 族链球菌(无乳链球菌)、大肠埃希氏菌、单核细胞增生李斯特氏菌、肠球菌。

患儿在 3 岁以前，如果体温＞40℃(＞104℉)，或白细胞计数＜500 个/m^3 或＞15000 个/mm^3，则发生隐匿性菌血症的风险会增加。若绝对中性粒细胞计数＜1000 个/mm^3 和 25％～30％显著的中性粒细胞带状白细胞增多症，则提示儿童存在严重细菌感染。一个完整的全面评估建议：根据临床需要做血培养、尿培养、腰椎穿刺脑脊髓液培养。在小于 2 岁的婴幼儿中，大多严重感染的病原体是肺炎链球菌、金黄色葡萄球菌(甲氧西林敏感或耐药)、流感嗜血杆菌、奈瑟球菌性脑膜炎和沙门菌。脓毒血症的临床症状可能包括呼吸窘迫、体温不稳定(包括低温)和胃肠不适。

除发热之外，还应寻找外部体征。皮疹是经常会被看到的一种体征，它的特征、颜色和分布特点可能是特定感染的特殊表现。出血点或紫癜暗示脑膜炎球菌血症，水疱病变表明单纯疱疹或柯萨奇病毒感染，而红斑皮疹和脱皮则多继发于葡萄球菌或链球菌感染。

各种皮疹或斑丘疹是临床上经常会被看到的症状体征，其颜色和分布特点可能是某一特定感染的特殊表现。比如，若出现瘀点或瘀斑，则提示脑膜炎球菌血症；若出现水疱，则表明单纯疱疹病毒或柯萨奇病毒感染；而红斑性皮疹则是继发葡萄球菌或链球菌感染的依据。关于患儿脓毒血症和器官功能障碍的内容详见第七章。

对于婴儿和儿童的护理，应具有独特性，正如在本章中所讨论的，治疗危重和受伤的患儿不能有任何闪失。因此,应该尽早咨询专家。儿童病情恶化和恢复速度往往比成年人快。护理危重症患儿需采取"DIRECT"的原则进行指导:观测患儿是否存在严重损伤或疾病;及时干预;用合适的监测和诊断试验来重新评估每一个干预措施;相互沟通,传递关键信息,采取挽救生命的治疗方法;实践团队精神,因为没有一个人能拥有护理及照顾严重生病或受伤儿童所必需的全部知识和技能。

评估危重症患儿的要点

- 每位医疗服务提供者需思考一个问题——"这孩子看起来像生病了吗?"。如果答案是肯定的,那么该孩子可能病情严重。
- 儿科早期预警评分(PEWS)是一种评估工具,作为临床潜在病情恶化的早期指示器。
- 患儿应该在自觉舒适的体位接受检查,强迫患儿处于其他不同的位置可能加剧呼吸窘迫甚至导致呼吸停止。
- 呼吸窘迫的早期征象包括呼吸急促、呻吟、鼻翼翕动等。
- 在治疗儿童呼吸代偿时,保证气道通畅是最重要的初始步骤。胸廓运动并不能保证气道一定是通畅的。
- 最好通过评估患儿精神状态、毛细血管再充盈时间、尿量和肢端的温度来判定小儿灌注状态。休克晚期出现低血压。及时识别休克和积极的干预措施是取得最佳结果必不可少的。
- 对于出现抽搐的婴幼儿和儿童,应该评估其是否存在电解质失衡和低血糖的情况。
- 由于婴幼儿的免疫系统不成熟,会面临更大的感染风险。对未满 2 个月的发热婴幼儿,经验性地应用抗生素被认为是应急药物。

推荐阅读

1. Agency for Health Care Research and Quality. Team STEPPS. http://teamstepps.ahrq.gov. Accessed May 13, 2013.
2. Akre M, Finkelstein M, Erickson M, et al. Sensitivity of the pediatric early warning score to identify patient deterioration. *Pediatrics*, 2010,125:e763-e769.
3. Allen C H, Etzwiler L S, Miller M K, et al. Recombinant human hyaluronidase-enabled subcutaneous pediatric rehydration. *Pediatrics*, 2009,124:e858-e867.
4. Borgman M, Spinella P C, Perkins J G, et al. The ratio of blood products transfused affects mortality in patients receiving massive transfusions at a combat support hospital. *J Trauma*, 2007,63:805-813.
5. Frauenfelder C, Raith E, Griggs W. Damage control resuscitation of the exsanguinating trauma patient: pathophysiology and basic principles. *J Mil Veterans Health*, 2011,19.
6. Fuenfer M, Creamer K, Lenhart M K, et al. *Pediatric Surgery and Medicine for Hostile Environments*. Washington, DC: Office of the Surgeon General,2010.
7. Haque I U, Zaritsky A L. Analysis of the evidence for the lower limit of systolic and mean

arterial pressure in children. *Pediatr Crit Care Med*, 2007,8:138-144.
8. Hsu J M, Pham T N. Damage control in the injured patient. *Int J Crit Illn Inj Sci*, 2011,1:66-72
9. Jansen J, Thomas R, Loudon M A, et al. Damage control resuscitation for patients with major trauma. *BMJ*, 2009,338:b1778.
10. Steele S R, Peoples G E. Damage control in the war wounded. *Adv Wound Care(New Rochelle)*, 2012,1:31-37.
11. United States Army Institute of Surgical Research(USAISR). Damage Control Resuscitation: Joint Trauma System. http://www. usaisr. amedd. army. mil/clinical_practice_guidelines. htmL. Updated February 1, 2013. Accessed May 13, 2013.
12. World Health Organization Global Task Force on Cholera Control. First steps in managing an acute outbreak of diarrhoea. http://www. who. int/cholera/publications/firststeps/en/index. htmL. Accessed May 13, 2013.

第二章

气道管理

目 标

- 识别不稳定气道的症状和体征。
- 观察呼吸衰竭的症状和体征。
- 确定涉及儿科气道管理的解剖和生理变量。
- 描述如何在气道辅助装置的帮助下行人工气道开放并保持气道通畅。
- 解释如何使用皮囊面罩通气来维持患儿的通气。
- 患儿气管插管的相关程序和准备工作。
- 确定插管困难的可能性，讨论建立稳定气道的替代方法。

病例分析

患儿，男，3岁，犬吠样咳嗽2d，吸气性凹陷逐渐加重，过去1h氧饱和度逐渐下降。

评估

—该患儿的生理状态是什么？

—什么症状和体征提示患儿发生了呼吸窘迫？

—最可能的诊断是什么？可能出现的最坏诊断是什么？

干预

—最直接的治疗策略是什么？

—可以用来保持呼吸道通畅的最初治疗方案是什么？

—如果你决定给患儿插管，则必须采取哪些步骤来确保气管插管的安全性？

—你会选择什么尺寸和类型的喉镜叶片？

—你会选择哪种尺寸的气管导管？放置气管导管的合适深度是多少？

重新评估

—目前的治疗策略有效吗？

—患儿是否需要其他治疗措施？

有效沟通

—当患儿的临床状况发生变化时，谁需要知道这些信息，又该如何传达这些信息？

—管理及照顾患儿的最适合场所在哪里？

团队合作

—你将如何实施治疗策略？

—谁来做，做什么，什么时候做？

一、引　言

呼吸窘迫是儿童常见病，可由各种呼吸道问题发展而来。大部分儿童在心脏停搏之前发生了呼吸衰竭。识别并阻止从呼吸代偿到呼吸衰竭的进程对小儿气道管理来说至关重要。不管各年龄段气道解剖上的差异，识别气道代偿，建立并保持气道通畅是至关重要的。

> ！
> 识别气道代偿和建立并保持气道通畅是非常重要的。
> ！

二、解剖和生理注意事项

从出生到成年，儿童气道发生了巨大的改变。为了评估和管理呼吸道紧急事件，有必要了解儿童气道特有的解剖和发育情况。

(1)儿童的鼻子产生近一半的总气道阻力。婴儿的鼻子短、软、小，且鼻孔近圆形。2月龄以下的婴幼儿只通过鼻子呼吸。从出生到6月龄，虽然婴儿的鼻孔大小增加了一倍，但很容易因水肿、分泌物或外部压力而发生阻塞。通过吸引来清理鼻腔通路，可以显著改善婴儿的呼吸状况。

> ！
> 通过吸引来清理鼻腔的通路，可以显著改善婴儿的呼吸状况。
> ！

(2)小儿的舌头相对于口腔来说是偏大的。这种相对比例在发育障碍时会增加，比如皮埃尔·罗宾综合征和严重的小颌畸形。在一个相对较小的口腔内的大舌头增加了喉镜检查时肉眼观察咽喉的难度。睡眠时肌张力的下降、头部受伤、镇静导致意识水平下降或其他神经系统功能障碍引起的舌头往咽后壁位移可导致上呼吸道阻塞。

(3)咽喉水平在颈部位置变化，从新生儿期的颈部 C_2 到儿童时期的 $C_3 \sim C_4$，最后终止在成年人的颈部 C_5、C_6 位置。婴儿的会厌在 C_1 水平，与软腭重叠。喉位置高，加上舌大和下颌骨小，增加了婴儿气道梗阻的易感性。喉位置高使舌根部和声门开口之间的角度更加小，增加了喉镜检查时肉眼观察声带的难度。因此，直喉镜片，如米勒镜片，可较好地创建一个从口腔到声门的直线平面。

(4)婴儿的会厌长且柔软，像“Ω”形，而成人的会厌比较短、硬且扁。较长且软的会厌在喉镜检查时更加难以控制。使用直喉镜片，可直接抬起会厌，暴露声带，能够克服这个困难。

(5)小儿喉部呈漏斗状，声门下部与声门上部有个角度。所以，最窄的部分是在声门下的空间。因此，气管内导管的气囊充气后可能导致声门下水肿。成年人喉呈筒状，最窄部分在声带水平，不容易出现这种并发症。

> ！
> 小儿喉部呈漏斗状，最窄部分是环状软骨。成年人喉部呈筒状，最窄部分是声带结。
> ！

(6)小儿气管内直径约为成人的 1/3,因此,气流阻力更高。气流阻力是 $1/r^4$ 的函数,其中 r 为气道半径。由于水肿或分泌物引起呼吸道直径($2r$)略微下降,相对于成年人来说,小儿的气道阻力会显著增加(见图 2-1)。

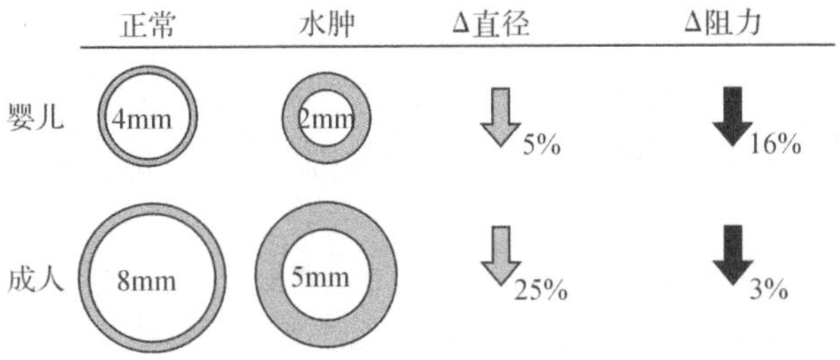

图 2-1 气道阻力与气道半径的比例关系

(7)新生儿的气管长度约为 5cm,18 月龄幼儿的气管长度约为 7cm。由于气管短,插管入右主支气管和意外拔管均是临床上常见的情况。

(8)由于婴幼儿具有弹性较高的软骨结构,故胸壁很容易受压而凹陷。①腹部肌肉的应用导致特征性反式呼吸,如跷跷板样或腹式呼吸模式。②气道梗阻或患肺部疾病时,由于呼吸做功增加,肋间、肋下和胸骨上凹陷变得明显。③当呼吸衰竭进展时,呼吸肌疲劳会导致呼吸运动减少。

三、呼吸状态评估

与成年人一样,呼吸状态评估的关键的第一步是对儿童气道通畅和自主呼吸运动进行评估。临床医师须通过望诊、听诊和感知气流的减弱或消失来识别儿童呼吸窘迫的体征。

(一)观察小儿的一般情况

在观察小儿的一般情况时,需注意如下几个方面。①肌张力和自主、被动运动;②警觉,与周围环境或照顾者之间的互动;③无法安慰的哭吵或激惹;④说话或哭的能力(发声和哭时需要有气流运动);⑤气道损伤或其他情况(如颈椎骨折或面部烧伤)会影响对气道的评估和处理;⑥面部、口腔或舌头的先天性畸形可导致呼吸问题;⑦意识水平下降会导致气道阻塞的征象。

当通气充足时,最小限度的胸廓抬动就能保证充足的通气量,但呼吸肌运动和强有力的胸廓抬动并不能保证有足够的潮气量。

(二)评估小儿的呼吸频率

在评估小儿的呼吸频率时,请记住如下几个方面。①小儿正常的呼吸频率会随着年龄的增长而变化(见表 2-1 和附录一)。②呼吸频率最好通过观察来评估。具体方法:暴露儿童的胸部,观察胸部和腹部的起伏情况。③呼吸频率>60 次/min 对于任何年龄段的儿童都是异常的。④呼吸频率异常缓慢可能提示呼吸衰竭。

> **!** 呼吸频率>60 次/min 对任何年龄的儿童都是不正常的。

(三)考虑呼吸做功

(1)随着小儿呼吸困难的进展,肋间、肋下和胸骨上凹陷加重。呼吸频率的减慢和吸气性凹陷的消失对于有呼吸困难史的儿童来说可能预示着严重的呼吸肌疲劳。

(2)呼吸做功的增加往往增强气道阻力,导致顺应性较好的上呼吸道塌陷和喘鸣音出现。

表 2-1　各年龄段的正常呼吸频率

年　龄	呼吸频率(次/min)
新生儿	30～60
婴儿(1～12 月龄)	30～60
幼儿(1～2 岁)	24～40
学龄前儿童(3～5 岁)	22～34
学龄(6～12 岁)	18～30
青少年(13～17 岁)	12～16

(3)鼻翼翕动是为了增加气道直径,此时,患儿常伴有低氧血症。

(4)呼噜声是机体通过呼气末正压来防止气道塌陷而产生的呼气噪声。

> !
>
> 听诊部位包括口、鼻、颈部和胸部的中央和外周。注意听诊音质、音调及左右侧呼吸音的对称性和强度。
>
> !

(5)胸外气道的阻塞或狭窄(鼻、咽后壁、喉和声门下位置)会导致高亢的吸气噪声(喘鸣)和胸部凹陷。

(6)胸内气道的阻塞或狭窄导致的症状和体征主要出现在呼气时。哮鸣音(高亢的呼气噪声)由呼气梗阻引起。

(7)由于咽部软组织塌陷、肿块或气道异物导致的不完全性气道梗阻(指有少量的气体仍可以吸入或从肺部呼出),可伴有鼾声、喘鸣、咕噜声或呼吸噪声。

(8)若呼吸费力明显但听诊没有呼吸音,则提示可能发生了完全性气道梗阻(没有气体可以吸入或呼出)。

(9)湿啰音是吸气末噪声,通常在肺实质疾病(如肺炎和毛细支气管炎)时可在吸气末闻及,在肺的外周最响亮。

(10)呼吸音不对称是一个重要的线索。当气胸、胸腔积液或气管插管插入一侧支气管时,对侧的呼吸音会减弱或消失。

(四)评估精神状态

(1)烦躁和易激惹表明存在低氧血症。若血氧饱和度在可接受范围内,但患儿出现嗜睡,则反映 CO_2 分压升高。

(2)评估气道保护性反射(咳嗽和作呕)的存在和程度。在评估该反射时,若过分刺激咽后壁,会诱发呕吐和胃内容物误吸。此外,刺激咽后壁,可能使上呼吸道部分梗阻(由于疾病,如会厌炎)转化为完全性气道梗阻。如果呼吸费力消失,而没有可用的急救治疗,则应在建立人工气道的同时,开始辅助人工支持通气。

> !
>
> 烦躁和易激惹表明存在低氧血症。
>
> !

四、监测呼吸功能

(一)纵向身体评估

一旦发现患儿出现呼吸窘迫,则密切监测呼吸功能是非常重要的。听诊和观察是监测的重要组成部分。应该设置提示通气和氧合不足的报警值。一旦患儿行气管插管并使用机械通气,则需要时刻保持警惕。

(二)动脉血气分析

在病因或呼吸做功不全程度未知的情况下,测量动脉血气是很有用的。但同时应认真考虑:动脉穿刺是一项痛苦的操作,由此产生的躁动可能使一些患儿的呼吸窘迫发生恶化。

动脉血气系统的解读方法包括如下几个方面。①基于 $PaCO_2$ 来确定肺泡通气程度。②评估患儿的 pH 值变化是否能单纯用 $PaCO_2$ 来解释或还存在其他代谢问题。③确定通气或代谢问题是原发性的还是代偿性的。④评估有关任何纠正低氧血症措施的有效性。动脉血气紊乱可分为 4 个主要类别:通气不足(呼吸性酸中毒)、肺泡过度通气(呼吸性碱中毒)、代谢性酸中毒和代谢性碱中毒。

1. 通气不足

通气不足(呼吸性酸中毒)会导致 PCO_2 增高,使 HCO_3^- ∶ PCO_2 的比值降低和 pH 值下降。通气不足或通气-血流比例失调可引起 CO_2 潴留。在大多数情况下,增加通气量可纠正呼吸性酸中毒。如果患儿病情不稳定,则需要人工皮囊面罩通气,直至基本问题得到解决。

如果呼吸性酸中毒(见于慢性呼吸衰竭)持续存在,则肾脏会潴留 HCO_3^-。肾脏代偿通常是不完全的,所以 pH 值会接近正常值但不会恢复至 7.4。

2. 肺泡过度通气

肺泡过度通气(呼吸性碱中毒)会导致 PCO_2 下降,这反过来又会使 pH 值升高。若碳酸氢盐和碱剩余仍保持在正常范围内,则是因为肾脏还来得及代偿。疼痛和焦虑可能导致小儿急性过度通气而造成碱中毒。低氧血症可能导致每分通气量增加和呼吸性碱中毒。

3. 代谢性酸中毒

HCO_3^- 的原发性降低反过来会导致 pH 值下降。血液中各种酸积聚会降低 HCO_3^- 的浓度。如难治疗性糖尿病,乳酸代谢产物堆积在缺氧的组织中,机体通过增加通气来降低 PCO_2,从而提高 pH 值,即出现呼吸代偿。当患儿不能增加通气而出现酸中毒时,应考虑呼吸做功不全并发生了代谢性酸中毒。

4. 代谢性碱中毒

HCO_3^- 的增加会提高 HCO_3^- ∶ PCO_2 的比值,从而提高 pH 值。机体通过减少通气和 CO_2 潴留来进行呼吸代偿。代谢性碱中毒可见于幽门狭窄的患儿,因为呕吐会丢失大量的胃酸;而缺氧则限制了儿童通过减少通气来代偿代谢性碱中毒的能力。

如需了解更多相关内容，请参阅附录三。

(三)脉搏血氧饱和度

脉搏血氧测定法能无创、连续地测量动脉血氧饱和度(SaO_2)。图2-2为血氧饱和度曲线，这是血氧饱和度与氧分压(PaO_2)的关系曲线图。在正常情况下，当PaO_2约为60mmHg(8kPa)时，90%血红蛋白与氧结合达到饱和。当PaO_2超过60mmHg时，升高PaO_2不会导致SaO_2的明显增加。然而，由于SaO_2曲线呈"S"形，一旦PaO_2低于60mmHg，则PaO_2的微小变化会导致SaO_2的急剧变化。

> ！
>
> 通常情况下，当PaO_2约达60mmHg(8kPa)时，90%血红蛋白将达到饱和。当PaO_2超过60mmHg时，升高PaO_2不会导致SaO_2的明显增加。
>
> ！

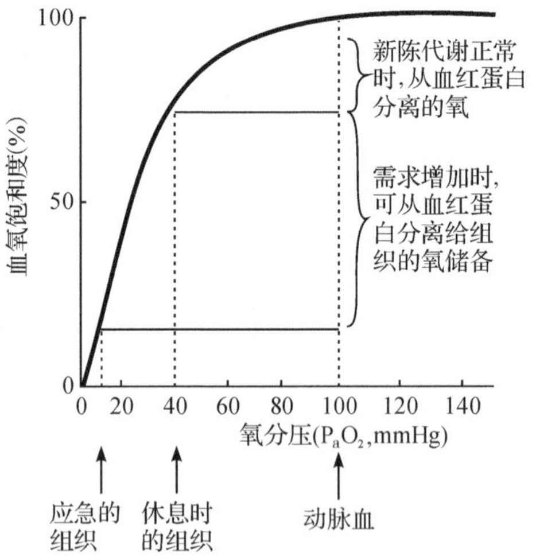

图2-2 血氧饱和度曲线

注：氧合血红蛋白解离曲线显示了氧分压与血氧饱和度的关系。当PaO_2达到60mmHg(8kPa)时，血红蛋白可达到近最大饱和度。当PaO_2超过60mmHg时，SaO_2只有轻微的增加。但需要注意的是，一旦PaO_2低于60mmHg时，PaO_2的微小下降会导致SaO_2的急剧下降。

脉搏血氧饱和度监测在管理危重症患儿的局限性有如下几个方面。①脉搏血氧饱和度要求有搏动的血流。在休克和灌注不良时，其准确性和信号强度变得不可靠。②一氧化碳中毒时，大多数脉搏血氧仪会错误地显示血氧饱和度偏高，那是由于碳氧血红蛋白与氧合血红蛋白吸收光的波长相似所致。此时，查血气是确定氧合血红蛋白和碳氧血红蛋白实际饱和度的唯一方法。③当发生高铁血红蛋白血症时，脉搏血氧饱和度测量是不准确的。④对于镰状细胞性贫血和处于急性血管闭塞危险期的患儿，其所显示的血氧饱和度值可能偏低。⑤静脉用的染料和某些颜色的指甲油会导致脉搏血氧饱和度值偏低。⑥当患儿的外在表现和心率与脉搏血氧饱和度不符时，需要质疑脉搏血氧仪的准确度。⑦在得到证明前，应对偏高的血氧饱和度数值产生怀疑，并接受偏低的血氧饱和度数值，这对患儿来说是相对比较安全的。

(四)呼气末 CO_2 监测

呼气末 CO_2 监测可以用来估计动脉血 CO_2 的压力。通过鼻插管或连接到气管插管的设备，可以连续进行 CO_2 定量监测。当遇上呼气中 CO_2 时，定性(比色法)设备会改变颜色，一般用于确认气管插管的位置。本章稍后会对这部分内容予以讨论。

当存在通气-血流比不匹配、气道阻塞或气管套管泄漏等情况时，呼气末 CO_2 值可能无法准确反映真正的动脉血 CO_2 水平。

五、气道管理

(一)氧气输送系统

当怀疑患儿有呼吸困难时，应立即给予氧气吸入。正常情况下，婴幼儿和儿童每千克体重的耗氧量是成年人的2～3倍，生病和应急时则消耗得更多。有关儿童氧气使用的几个要点如下。①在对易激惹患儿给氧时，须平衡好给氧和由于给氧可能引起患儿烦躁导致的耗氧量增加之间的关系。②如果患儿对某种给氧方法不耐受(如鼻导管)，则应尝试另一种方法(如面罩)。让家长怀抱患儿并协助固定好氧气输送设备(见附录四)是非常有帮助的。③患儿会采取某种姿势以最大限度地保证呼吸道通畅和减轻呼吸费力，应允许患儿处于舒适的体位。④当出现气道阻塞时，给氧效果有限。对于嗜睡或反应迟钝的患儿，由于颈部前屈、下巴松弛，舌头靠近咽部向后移，下咽部塌陷，会导致呼吸道阻塞。所以，在使用气道辅助装置前，应先尝试用手法打开气道，及时清除气道分泌物，以保持呼吸道通畅。⑤当患儿呼吸费力但仍没有足够通气时，可以用面罩吸氧来协助。此后，这些患儿可以过渡到非侵入性或侵入性通气模式。有关气道辅助的其他内容参见附录五。

> !
> 当怀疑患儿存在呼吸困难时，应立即给予氧气吸入。
> !

1. 简单的氧气面罩

简单的氧气面罩是低流量的设备，能输送的氧流量为6～10L/min。输送给患儿的氧浓度最高达到60%，部分氧气会通过面罩的呼气端口外流。氧流量应至少保持在6L/min以上，并保证患儿能获得最佳的吸氧浓度，防止重复吸入已呼出的 CO_2。

2. 部分重复吸入面罩

部分重复吸入面罩由一个简单面罩和储气袋组成。它能提供50%～60%的氧浓度。在吸气时，患儿主要吸入新输入的氧气流和储气袋中的氧气，因此，吸入呼气端口流出的气体就会有所减少。患儿通常需要10～12L/min的氧流量。

3. 非重复吸入式面罩

非重复吸入式面罩由面罩和带瓣膜的储气袋组成。此储气袋的一侧或双侧呼气端口装有阀门，以防止吸气时气体重复吸入。储气袋和面罩之间的阀门，可防止呼出的气体进入储气袋。使用密封性能好的面罩，当氧流量为10～15L/min时，吸氧浓度可达95%。

4. 头罩

头罩是一个可提供高流量氧气的软塑料桶，患儿对其的耐受性较面罩更佳。但即使有高流量氧气，也不能稳定地提供大于40%的吸氧浓度。头罩能向面部提供不中断的氧流量。

5. 鼻导管

鼻导管是低流量氧气输送系统，对需要提供低流量氧气时是非常有用的。与鼻导管的氧流量相比较，患儿吸入的纯 FiO_2 由其呼吸做功、呼吸幅度和每分通气量决定。

(二)打开并保持呼吸道通畅的手法

气道由口腔、咽、气管三部分组成，通过调整它们的轴心可以最大限度地打开呼吸道（见图2-3）。相对于身体来说，2岁以下的儿童头比较大，导致仰卧位时有轻微的颈部弯曲。对于这个年龄组的儿童，应在其肩下放置一个小卷，使头回复到适当的位置。用薄毛巾或毯子就能达到这个目的。同时须注意避免颈部过度伸展引起气道阻塞。将小毛巾卷好后放置在头两侧，也可阻止头向边侧移动。对于年龄较大的儿童，在其头下垫一毛巾卷，有助于身体形成一个合适的轴线。

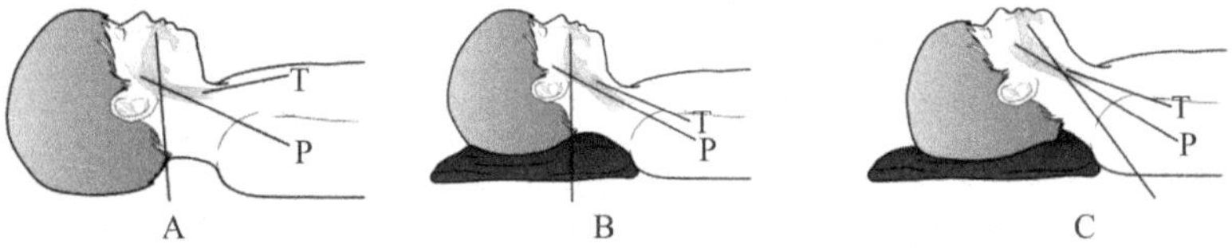

图2-3 连接口腔、咽和气管的轴线

注：A图指为患儿安置吸气位，使口腔(O)、咽(P)和气管(T)间的轴线能最大限度地处于开放状态，并暴露气道，以取得最佳视野。B图指利用枕下垫毛巾或床单卷进行调整，使咽和气管轴成直线。C图指伸展颈部至鼻吸位，使3条轴线尽可能地接近。为患儿安置合适体位使外耳道位于肩部前方。对于2岁以下的患儿，折叠的毛巾或床单需放在肩下而不是枕下，因为这个年龄组的患儿前额与枕的距离比较远。

由于咽部软组织塌陷或舌后坠引起的部分或完全性气道阻塞可通过手法来解除，包括调整患儿体位使呼吸道保持最大限度的通畅及调整下巴和头部位置来开放气道。既是首选又是最简单的措施为双手托颌法（见图2-4）。临床医师的手指沿患儿下颌骨的后支放置，下颌骨被向上向前抬起。对于疑似颈椎损伤的患儿，可以安全地使用双手托颌法，因为此法不改变颈部位置。对于清醒的患儿，若使用双手托颌法，会使患儿感觉到不适。

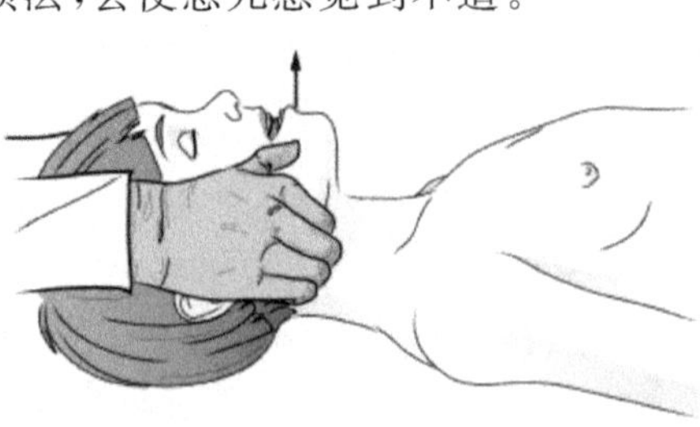

图2-4 双手托颌法的手势

开放阻塞气道的方法是头部倾斜/举颏法。医师轻轻地将患儿的头部伸展放置，直至吸气位。当患儿处于该位置时，从侧面观察可见耳道在肩部的正上方或刚好在其顶部。

双手托颌法和举颏法都能减轻有自主呼吸患儿的气道梗阻,但也通常用于为皮囊面罩通气的患儿提供通畅的气道。

当怀疑存在颈椎损伤时,患儿的头部应始终保持在中间位置,必要时制动。必须避免侧向转动头部。无论是否潜在或已存在颈椎损伤,都需要尽力保持气道通畅。

!

对于咽部软组织塌陷或舌后坠引起的气道阻塞,通常可通过双手托颌法或抬头举颏法缓解。

!

(三)口咽及鼻咽气道

口咽(Oropharynx,OP)通气管由凸缘、牙垫和弯曲的管体组成,通常由塑料成型而成,用以提供一个经口的空气通道和吸引通道。口咽通气管的曲线设计是为了便于将其放置在舌背上,并压住舌头和柔软组织以远离咽后壁。当通气管末端沿着舌根弯曲时,塑料凸缘须卡在牙齿的外面。如果口咽通气管太小,它可能将舌头推至声门开口处;如果口咽通气管太大,可能刺激口咽部而引起恶心、呕吐,将会厌往下推,进一步阻塞气道。

口咽通气管可以用于皮囊面罩通气期间保持气道畅通,但它只用于无意识的患儿。用于清醒或半昏迷的患儿时,会引发恶心、呕吐,并有可能发生喉痉挛。有关口咽通气管的插管技术见表 2-2 和图 2-5。

表 2-2 口咽通气管的插法

序 号	具体方法
1	选择适当大小的通气管。合适的尺寸是从口角到耳垂的长度(见图 2-5)
2	如果口咽通气管太短,就不能通过压住舌头来开放气道
3	如果口咽通气管过长,则可能妨碍患儿呼吸。 —打开患儿的嘴。 —靠边,从上向下插入气道,这样舌头不阻塞气道。 —轻轻推进口咽通气管,直到遇到阻力。 —180°旋转口咽通气管,以便凸缘架在患儿的牙齿处能得到妥善固定。

注:另一种方法是用压舌板向下压住舌头并向前,适用于小婴儿。然后,插入口咽通气管,直至末端在舌头的上方再进行最后的定位。

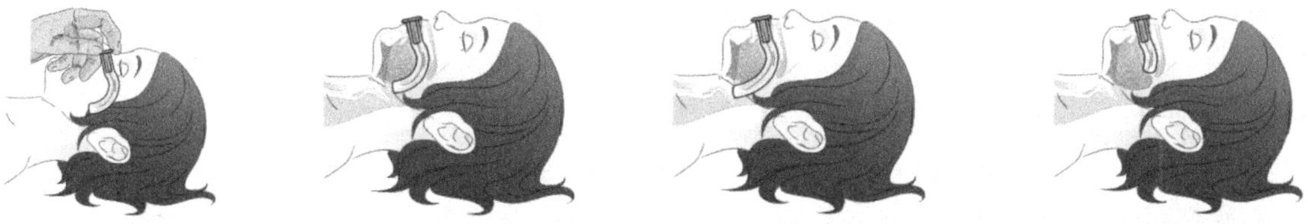

图 2-5 口咽通气管的放置

注:大小合适的口咽通气管可缓解舌头引起的气道阻塞,又能不损伤喉部组织。A 图指将口咽通气管放在患儿脸旁边可以估计其长短,通气管的顶端要刚好位于下颌角的头侧。B 图指放置口咽通气管的正确位置以及与气道的结构关系。C 图指如果口咽通气管太大,其顶端会触及并向下推会厌,妨碍声门开放。D 图指如果口咽通气管太小,它会向后推舌至咽后壁,从而加剧气道阻塞。

鼻咽(Nasopharynx,NP)通气管是一种柔软的橡胶或塑料管,可在鼻孔和咽部之间提供一个气流通道。它把舌头向前推,以减轻气道梗阻。鼻咽通气管的直径应该是最大的,以便容易地通过鼻孔，其长度应延伸至鼻咽部，但不能长到堵塞从口进入的气流或碰到会厌。

鼻咽通气管不太可能引起呕吐，可用于有反应但需要协助来保持舌头不阻塞呼吸道的患儿。其可适用于面部和呼吸道畸形的患儿，如皮埃尔-罗宾综合征。

鼻咽通气管的相对禁忌证包括凝血功能障碍、颅底骨折、鼻部感染或畸形等。与口咽通气管不同，鼻咽通气管可用于清醒患儿。有关鼻咽通气管的放置技术见图 2-6 和表 2-3。

表 2-3　鼻咽通气管的插法

序　号	具体方法
1	选择大小合适的鼻咽通气管，鼻咽通气管长度大致从鼻尖到耳道口
2	使用外科润滑剂润滑鼻咽通气管
3	如果可能的话，在使用鼻咽通气管前，用去甲肾上腺素滴鼻剂缓解血管收缩（如果患儿清醒，则常规用利多卡因行局部麻醉）；在紧急情况时，可用利多卡因软膏来润滑
4	垂直于面部插入鼻咽通气管，而不是向上朝着筛板插入；斜面应该朝向鼻孔底部或膈膜；如果鼻咽通气管不能从一侧鼻孔插入，则可尝试从对侧鼻孔插入
5	鼻咽通气管放置好后，用耳朵或用听诊器听沿鼻咽通气管的气流；当气流存在时，说明鼻咽通气管的位置是正确的
6	确保鼻咽通气管安全，保持呼吸道通畅和位置正确；鼻咽通气管应与气管导管一样，需要吸痰和保持通畅；如听诊不到气流，则说明鼻咽通气管已经出现阻塞或移位了

注：如果没有大小合适的鼻咽通气道，则可以用大小合适的气管插管来代替。插管前，应测量从患儿鼻尖到耳道口的距离来决定长度。

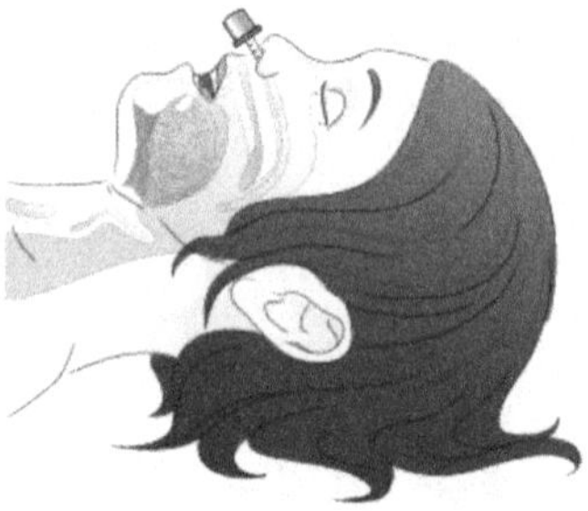

图 2-6　将气管插管用作鼻咽通气管

注：该图中是气管插管用作鼻咽通气管的例子，插入技术见表 2-3。请注意，15mm 的连接器必须牢固插入，套管必须用胶带牢固固定，防止不慎移位。

(四)皮囊面罩通气

皮囊面罩通气用于呼吸暂停和自主呼吸不足的患儿。知道如何为患儿提供足够的皮囊面罩通气是最重要的气道管理技能，每一位医务人员都必须掌握。

其重要的第一步是摆放合适的体位。双手托颌法是将手的后 3 个手指放置在患儿下颌骨的骨性部分以保持其下巴向前，从而利于通气。操作者手指不要碰到下颌骨下方的软组织，以免阻塞气道。可以轻轻地移动患儿的头部和颈部，来确定最佳的保持呼吸道通畅和有效通气的体位。对婴儿和学龄儿童宜采用吸气位，从而保持颈部不过度后伸。

皮囊面罩通气技术如图 2-7 所示，手势被称作 E-C 手法。操作者拇指和示指形成一个“C”的形状并施加向下的压力，而同一只手的其余手指则形成一个“E”字形，抬升患儿下巴将其面部拉向面罩，必须保持面罩与面部紧密接触且无漏气。当面罩正确放置后，另一只手就挤压皮囊，直至患儿胸部抬起。如果患儿有自主呼吸，则通气应与患儿自主呼吸同步，以避免发生恶心。在操作时，应将下巴抬升使其贴合面罩，这会比将面罩推压到面部的效果更好。

!

提供充足通气的 3 个关键：

- 保持呼吸道通畅。
- 确保患儿的面部与面罩之间处于密封状态。
- 提供从复苏皮囊到肺的最佳每分通气量。

!

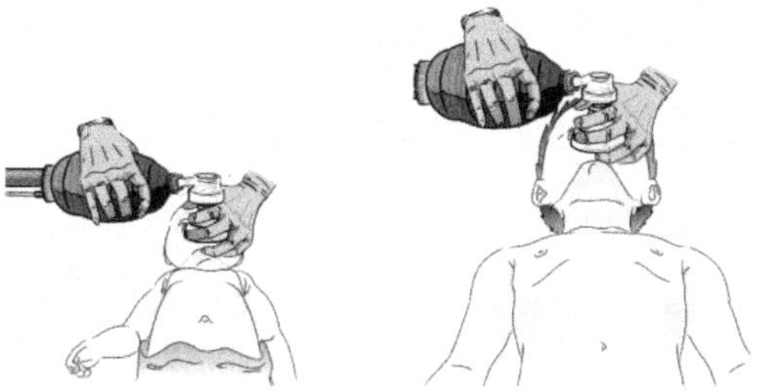

A　　　　B

图 2-7　皮囊面罩通气(E-C 手法)

注：注意 E-C 手法，如文中所述。另一名救助者在环状软骨上轻轻施压可减轻腹胀，降低皮囊挤压过程中误吸的危险。这样的压力只用于无意识的患儿，应避免压力过大，对婴儿和儿童只需用 1 个手指即可。当有明显气道阻塞或肺顺应性差时，应由两名救助者(见图 2-8)一起提供通气，这样的效果才会更佳。在这种方法中，一名施救者将双手的后 3 个手指放在患儿的双侧下颌骨后支以打开气道并保持面罩与脸部接触紧密，同时由另一名施救者挤压皮囊。同样地，拿面罩的施救者应该专注于抬升患儿的面部和下巴去贴紧面罩而不是将面罩推压到患儿的面部。

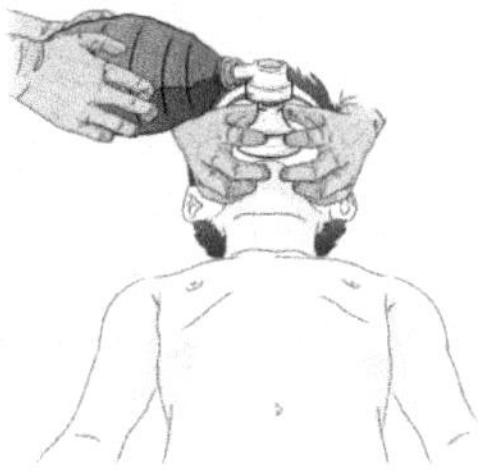

图 2-8　双人皮囊面罩通气

注：要保持紧密贴合，避免将面罩推压到面部，而是用双手抬升下腭骨的分支去贴合面罩。

(五)皮囊面罩通气

对气道有堵塞的儿童，双人抢救技术是必要的(如会厌炎或异物吸入引起的完全性气道梗阻)。如果患儿有任何的呼吸费力，救助者应及时给予通气，在下一次通气前应保证患儿有充足的呼气，避免因过度通气而引发血流动力学和氧合的问题。仅需使用能让胸廓抬升的力量和潮气量即可，过多的通气量会影响心排血量，导致腹胀，增加呕吐、误吸和气压伤的风险。

!

评估皮囊面罩通气是否充足：

- 评估胸壁抬起和双侧呼吸音。
- 评估临床反应，包括心率增快和肤色恢复。
- 监测血氧饱和度。

!

(六)通气皮囊

通气皮囊有2种类型,即自动充气型和气流充气型。用于复苏的通气皮囊应该是自动充气型,且与儿童年龄相匹配。新生儿型(250mL)可为新生儿提供足够的潮气量。儿童型(450～500mL)可为婴幼儿和儿童提供足够的潮气量。

许多自动膨胀型皮囊配有压力阀,压力限定在35～40cmH_2O。对于具有明显肺部疾病或气道解剖性阻塞的患儿,要关闭这个压力阀,以使胸廓充分抬升。气流膨胀型皮囊的使用需要额外的专业知识。

(七)故障排除

若胸廓没有充分抬升,则需要采取如下措施。①重新调整头部,确保头部和颈部不过伸而引起气道阻塞。②确保面罩尺寸合适,能够紧贴在患儿的面部。③确保抬升患儿的下巴去贴合面罩而不是将面罩推压到患儿的面部。④吸除多余气道分泌物。⑤放置口咽通气管。⑥关闭通气皮囊压力阀。⑦使用 Sellick 手法以减轻患儿腹胀。⑧评估是否需要插鼻胃管来减压以防止误吸。⑨检查是否存在异物。

若胸部抬升正常,但氧饱和度仍然很低,则需采取如下措施。①检查皮囊是否与合适的氧气源连接。②评估是否需要更高的压力和关闭压力阀。③考虑使用呼气末正压,肺病患儿可能需要额外的压力来改善氧合。④对于部分气道阻塞的儿童,5～10cmH_2O的持续气道正压可以保持气道足够通畅。

六、气管插管

当使用微创的气道管理方法仍不理想时,需考虑行气管插管。当患儿出现下列情况时,需要进行气管插管。最常见的是由于下呼吸道或肺实质疾病导致的呼吸衰竭,如毛细支气管炎或肺炎,并可能导致氧合或通气失败或两者兼而有之。由于异物、感染、气管软化、气管狭窄或周围组织挤压引起的气道梗阻,都可能需要插管。插管患儿需要获得心血管和神经系统方面的支持。气管插管适应证见表2-4。相关气管插管讨论见附录六。

表2-4 气管插管适应证

序号	适应证
1	呼吸衰竭
2	FiO_2＞0.6时,PaO_2＜60mmHg(8.0kPa)(排除发绀型心脏病)
3	$PaCO_2$＞55mmHg(7.3kPa)
4	过多的呼吸做功
5	上呼吸道阻塞
6	血流动力学不稳定(休克)
7	气道保护性反射不足或消失

表 2-4 气管插管适应证(续表)

序 号	适应证
8	神经肌肉无力
9	严重的代谢性酸中毒
10	头部外伤(颅内高压)
11	需要深度镇静
12	保护呼吸道

(一)气管导管

气管导管是一种消毒的无菌聚氯乙烯管,有个标准的15mm接合器用以连接皮囊面罩或呼吸机管路。导管侧面通常有数值(cm)标记,用以记录插入的深度;其远端还有一个声带标记,以便在气管插管时显示声带的大致位置。导管有带气囊或不带气囊两种。根据经验,对于8岁以下患儿,建议使用不带气囊的导管,因为该年龄组患儿的气管最狭窄处位于环状软骨,无气囊导管能紧密贴合气管而避免气管内壁因充气过多引起的损伤。气囊导管所带的气囊是低压气囊,以尽可能减少对气管黏膜的损伤。这对需要高吸气压或呼气末正压的严重肺部疾病患儿很有帮助。导管的套囊所需充气的量,只要能防止导管周围气体泄漏即可。在大多数情况下,即使气囊没有充气,也不会有气体泄漏。

不管导管是否有气囊,紧密贴合是必不可少的。插管时,导管应紧贴气管顺利插入,而不需要额外用力。有几种根据患儿年龄大小来确定导管尺寸的方法。根据年龄来选择无气囊导管的常用计算公式:

$$导管内径(mm)=[年龄(岁)]/4+4$$

气囊导管在使用这个公式时应减0.5mm。插入的深度可通过下面的公式来估计:

$$从嘴唇插入的深度=所选导管的内径(mm)\times 3$$

这些公式提供了大概数值,但对某些特殊患儿需要做出一些调整。在任何情况下,插管前还需备好比估计尺寸大和小的各种导管。插管过程中,应通过听诊呼吸音来评估插入的深度。插管后,尽快拍胸片确认插管位置。

(二)喉 镜

喉镜可以用来推开舌头直视喉、声带和气管。它由一个手柄(带电池)和一个顶端带有光源的镜片组成。目前,其镜片主要有两种类型,即直叶片(如Miller,Robertshaw)和弯叶片(如Macintosh),如图2-9所示。两种喉镜的插管方式略有不同。直叶片通常用于婴儿和学龄儿童,可直接抬起会厌以暴露喉和声带。弯叶片通常用于大龄儿童和成年人,可插入到会厌谷,往前抬起叶片,间接抬起会厌,从而暴露声带和相关组织。

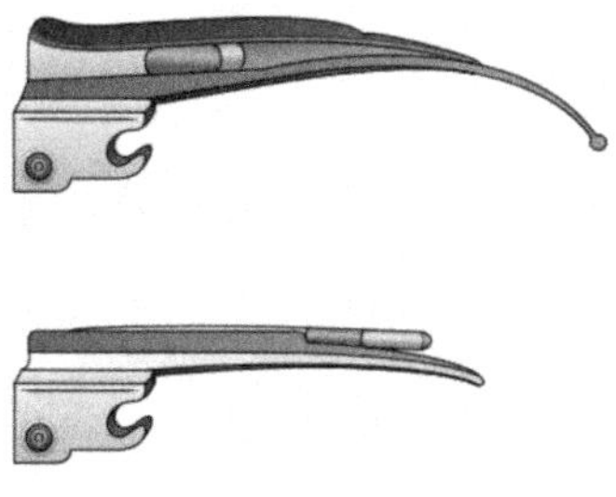

图 2-9 喉镜镜片

(三)镇静和镇痛

大多数患儿在喉镜检查和气管插管前需要镇静,其目的是充分抑制患儿的意识,创造合适的插管条件。这些条件包括充分的镇静、镇痛、遗忘和弱化机体对气道操作的生理反应,将插管引起的血流动力学危害降低到最小。决定镇静剂选择的因素包括(但不限于此):药物的起效速度,患儿的血流动力学状态,需要防止插管引起的眼内压或颅内压增高,以及患儿是否空腹等。在大多数情况下,在插管过程中保持自主呼吸是比较理想的。可用于镇静的药物种类很广,各有利弊,总的来说,起效快且清除快的药物是最好的。快速清除有助于限制潜在并发症发生的持续时间。然而,一些药效持续时间短的药物可能导致插管患儿的镇静和镇痛不足(这是痛苦和可怕的)。因此,在气管插管前后应不断评估小儿的意识水平,并给予其他合适的药物。医务人员应熟悉所在医院的常用药物,预测其可能发生的不良反应,并及时处理出现的问题。气管插管中常用的镇静药物见表 2-5 和附录七。

表 2-5　有助于气管插管的药物

名　称	剂　量	起效及持续时间	优　点	注意事项
芬太尼	1～2μg/kg,IV,每 2 分钟重复使用直至起效	• 起效时间:立即 • 持续时间:30～60min	• 起效快 • 作用时间短 • 可逆性 • 血流动力学相对稳定	• 胸壁肌肉强直综合征 • 呼吸抑制 • 缺乏遗忘特性
咪达唑仑	0.05～0.1mg/kg,IV,每 5 分钟重复使用直至起效	• 起效时间:1～5min • 持续时间:20～30min	• 起效快 • 作用时间短 • 可遗忘 • 可逆性	• 缺乏镇痛效果 • 呼吸抑制 • 低血压和心动过缓
氯胺酮	1mg/kg,IV,每 5 分钟重复使用直至起效	• 起效时间:1～2min • 持续时间:10～30min	• 起效快 • 气道保护性反射保持完整 • 没有低血压或心动过缓	• 增加气道分泌物和喉痉挛(可用阿托品缓解) • 升高颅内压和眼压 • 急性反应(可用苯二氮䓬类缓解)
依托咪酯	最初 0.3mg/kg,IV;以后 0.1mg/kg,每 5 分钟推注直至起效	• 起效时间:10～20s • 持续时间:4～10min	• 起效快 • 作用时间短 • 血流动力学稳定	• 可能抑制肾上腺 • 可能引起肌阵挛 • 对 10 岁以下儿童不推荐使用
硫喷妥钠	2～3mg/kg,IV,必要时可重复	• 起效时间:30～60s • 持续时间:5～30min	• 巴比妥酸盐作用时间超短 • 降低颅内压	• 抑制心血管和呼吸 • FDA 不允许将其用于儿童
异丙酚	初始剂量 1～3mg/kg,IV;之后,每 3～5 分钟予以 0.5～2mg/kg 直至起效	• 起效时间:30～60s • 持续时间:5～10min	• 静脉用全麻 • 快速起效和恢复	• 抑制心脏血管和呼吸 • 对鸡蛋过敏的患儿禁用

注:IV 指静脉推注;FDA 指美国食品药品监督管理局。

(四)神经肌肉的阻滞

若对患儿已予以足够的镇静剂,但肌肉放松仍不够,则可能需要神经肌肉阻滞(麻痹)剂来协助气管插管,因此,掌握药物麻痹的功效和风险是非常重要的。一旦应用了神经肌肉阻滞剂,患儿的所有自主呼吸就停止了，而且部分气道梗阻的患儿咽部塌陷加重，从而可能导致完全性气道梗阻。因此，在神经肌肉阻滞剂使用前，必须用皮囊面罩通气来保持患儿的气道通畅。如果用皮囊面罩通气也不能保证足够的胸部抬升及氧饱和度，就不能应用神经肌肉阻滞剂，除非有熟练掌握先进的气道管理技术的医师在场。出于同样的原因，只要有可能，最好是使用起效快且能迅速被清除的神经肌肉阻滞剂。常用的神经肌肉阻滞剂见表 2-6。

表 2-6 神经肌肉阻滞剂

名 称	剂 量	起效及持续时间	优 点	注意事项
琥珀酰胆碱（去极化神经肌肉阻滞剂）	1mg/kg，IV	· 起效时间：30～60s · 持续时间：4～6min	· 起效快 · 持续时间短	· 导致肌束震颤（低剂量非去极化神经肌肉阻滞剂） · 潜在高钾血症（头部外伤、挤压伤、烧伤及高钾血症患儿禁用） · 可能诱发恶性综合征的精神抑制药物
维库溴铵（非去极化神经肌肉阻滞剂）	0.1mg/kg，IV	· 起效时间：1～3min · 持续时间：30～40min	· 没有肌束震颤	· 起效慢 · 持续时间较长
罗库溴铵（非去极化神经肌肉阻滞剂）	0.6～1.0mg/kg，IV	· 起效时间：30～60s · 持续时间：30～40min	· 没有肌束震颤	
顺-阿曲库铵（非去极化神经肌肉阻滞）	0.1～0.2mg/kg，IV	· 起效时间：2～3min · 持续时间：35～45min	· 可用于肾衰竭 · 代谢通过霍夫曼消除	· 潜在组胺释放
阿曲库铵（非去极化神经肌肉阻滞剂）	0.3～0.5mg/kg，IV	· 起效时间：3～5min · 持续时间：20～35min	· 可用于肾衰竭患儿 · 代谢通过霍夫曼消除	· 潜在组胺释放

注：IV 指静脉推注。

与镇静药一样，操作者在使用神经肌肉阻滞剂之前需要熟悉其药理作用和不良反应。如琥珀酰胆碱（氯化琥珀胆碱）会引起高钾血症和恶性高热。神经肌肉阻滞剂没有镇静或镇痛作用。长效阻滞剂（如维库溴铵）的药物持续时间通常比插管前用的短效镇静和镇痛药长。在该药使用过程中，应定期给予额外的镇静，以免患儿在神经肌肉阻滞剂起效过程中提早苏醒。

（五）快速序列插管

当患儿有吸入风险（如胃内容物多），但插管没有困难时，可应用快速序列插管。其目的是尽快用气管导管来控制呼吸道，以降低吸入风险。插管前予以面罩吸氧，以保证插管过程中肺内有足够的氧气。当气管插管所需的物品和人员准备好后，同时给予起效快的镇静、镇痛和麻痹药物。从插管一开始就需进行环状软骨施压，并持续到导管已经插入并确认插管完成为止。

> !
>
> 只在所有迹象表明气道正常时，才能采用快速序列插管。
>
> 若有任何插管困难，就不能采用该方法。

(六)其他插管设备

插管前,床旁应备好合适的插管用品和设备(见表 2-7)。插管过程中,需进行心肺监护和脉搏血氧饱和度监测。配备大口径、硬的吸引设备(如杨克氏吸嘴),用于吸除患儿口咽部黏液、血液和颗粒物,同时备好有弹性的吸引管用于吸引导管。

表 2-7 插管用品和设备

用品	备注
心肺监护仪和脉搏血氧测定仪	插管前、中、后持续监测
吸引装置	事先测试口腔(杨克氏)和气管导管吸引功能
通丝	确保粗细合适,容易取出
储气袋,面罩和氧气装置	事先测试大小和功能
口或鼻咽通气管	
气管导管	床旁备好比预期尺寸大和小的各种尺寸的导管
3mL 针筒,用于导管气囊充气	确保气囊功能良好
喉镜	确保光线充足,床旁备不同尺寸的喉镜和镜片
呼气末 CO_2 监测仪	探测到 CO_2 时能显示黄色
麦吉尔镊子	经鼻插管时用来夹住和输送气管导管
氧气通管丝	用来指引气管导管放置时冲入氧气
带子或固定导管装置	胶粘剂
听诊器	
插管用的药物	

使用通丝可增加气管导管的硬度,为了避免损伤气道,要确保通丝不从导管的前端突出。另外,要确保通丝在到达所需位置后能轻易撤出。许多已经成功的插管因为通丝过紧而在撤出的过程中导致导管移位。

气管插管完成后,呼气末 CO_2 监测仪应连接到气管导管上以确认导管位置。当呼气中存在 CO_2 且导管位置正确时,CO_2 色度分析仪的颜色会从紫色变成黄色。应用胶带或气管导管固定装置来固定气管插管并保持其插入深度不变,不慎移位会影响氧合和通气。

(七)插　管

在进行插管之前,应备齐各年龄段插管所需的物品、设备并确保功能正常。准备各种尺寸和形状的喉镜叶片。除了选择根据公式计算得出的气管导管外,还应配备好大一号和小一号的气管导管。正确的体位是插管成功的一个关键因素。为了清晰地看见声门,需使口腔、咽部和气管的轴心尽可能地保持一致。3 条呼吸道轴连接可以通过轻微伸展头部至吸气位来达到一致。此时,外耳道位于肩部上方或从侧面看与肩部顶端持平。

相对于自己的身体来说,2 岁以下儿童的头比较大,使得其在仰卧位时颈部是轻微前屈的。因此,通常应将一个薄毛巾或毯子卷放置在肩下,可使其头部回落到合适的位置,又能避免头部过伸。对于年龄较大的患儿，将小卷垫在枕骨下有助于形成合适的呼吸轴。对于怀疑颈椎损伤的患儿，应保证其头部在任何时候都位于中间位置，插管时保持脊柱固定不动。

尽可能地在插管前给予面罩吸氧，使患儿血氧饱和度达100%。每次喉镜检查和气管插的管时间应限制在30s内，并在床旁持续监测患儿的生命体征。每次插管前都必须考虑周到，在氧饱和度下降之前应结束失败的插管。插管失败后，在下一次尝试之前应给予面罩皮囊通气来改善氧饱和度。多次插管失败会导致气道及声带水肿。这可能进一步影响患儿的通气功能和气管插管的成功率。

并非所有插管都能成功，插管前要评估可能遇到的插管困难。有插管困难史、阻塞性睡眠呼吸暂停或经常打鼾者，其插管难度会增加。面部畸形（如小颌畸形、面部发育不全、小嘴巴、大舌头）及病态肥胖的患儿往往很难插管。颞下颌关节或颈椎的活动受限、出血、肿块或上呼吸道异物等都会给气管插管增加难度。

在插管之前应制订好备用计划。备好多次插管、进一步的插管技术和环甲膜切开术（见表2-7）所需的物品。应完善“无法通气、无法插管”案例预案和解决策略（见附录八）。预计插管有困难，若患儿情况稳定，最好等经验丰富的医师到场后再开始插管。同时应考虑征求小儿麻醉师或耳鼻喉科专科医师的建议。

经口气管插管是紧急插管时最常见的首选方法。对这种方法的总结见表2-8和图2-10。

表2-8　经口气管插管技术

序　号	插管技术
1	确保患儿体位正确
2	左手握住喉镜柄，沿患儿右侧口角插进镜片至舌根
3	将镜片扫至中间，挑起舌头，将其推出视野范围，从右侧推进导管，此时仍能直视咽喉部结构。确保舌头移至合适的位置，以确保最佳视野，有利于插管成功
4	在使用直镜片时，镜片前端应位于会厌正下方（后方），以便向前挑起会厌。通常，直镜片插入时会进入食管，如果镜片在食管里，慢慢退出镜片末端至食管入口时可以看见喉头。在使用弯镜片时，镜片末端应插入会厌上方（前方）的会厌谷。直镜片和弯镜片插入方法见图2-10

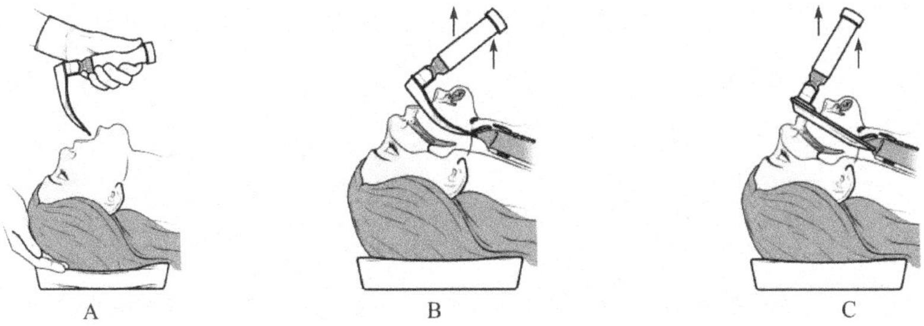

图2-10　喉镜叶片的插入

注：A图和B图为插入弯喉镜片，C图为插入直喉镜片。插入技巧总结于表2-8。

小儿气道的前置，使得有时会很难看清会厌和喉部。环状软骨压迫法（Sellick手法）可以使喉和气道后移，从而提高视野的清晰度（见图2-11）。

一旦直镜片或弯镜片放置到位后，喉镜手柄应沿与床约成45°角的轴往前挑起，从而提供更清晰的喉视野。但镜片不要向上，因为这会损伤镜片及手柄边的嘴唇、牙龈和牙齿。应值得注意的是，即使是没有牙齿的婴儿，其牙齿也正在牙龈线下发育。

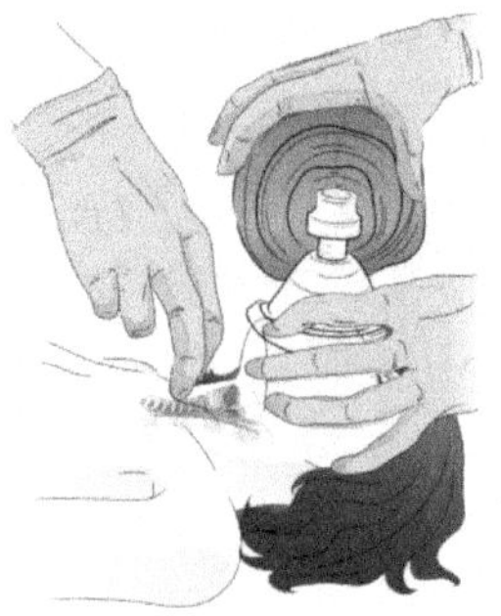

图 2-11　环状软骨压迫法(Sellick 手法)

注:由第 2 人进行环状软骨温和施压,可减轻胃胀气,降低皮囊加压时误吸的风险。对婴儿或儿童,环状软骨加压还可以使插管者更清楚地看清喉部。

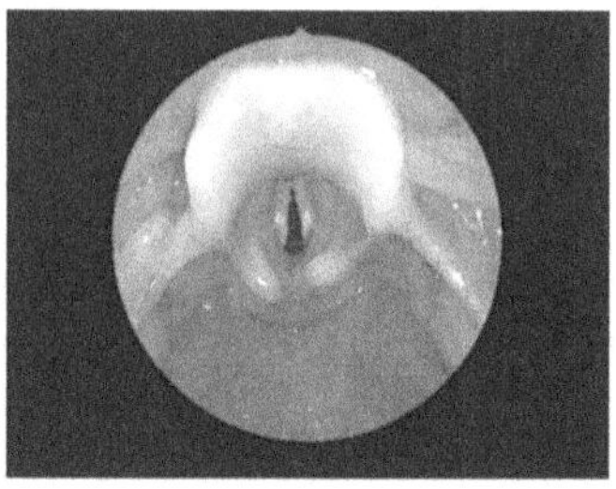

图 2-12　喉镜检查时喉部的镜像

注:改图经美国华盛顿洲西雅图华盛顿大学,美国外科医师学会会员,医学博士,桑贾伊·帕瑞克允许使用。

插管者一旦看见了喉部(见图 2-12),就应尽可能地保证视线不离开喉部。为此,助手应该将所需用品放入插管者的空手中。从右侧嘴角插进导管并通过声带。不要沿着镜片向下推进导管,因为这样做会影响喉部视野。广受认可的一项操作原则是:如果插管者没有看到导管通过声带,那就表明导管没有通过声带。

应将气管导管的顶端放在气管中间水平,相对来说无气囊导管比较容易放置,只要将导管前端黑色标记线放于声带水平即可。应将带气囊导管的气囊放置在声带的正下方。

一旦已经插入导管,需确认导管在气管内的位置是否合适。最初是通过看到导管经声带后进入气管来确认的。在给予正压力通气时,观察胸部抬升是否对称,以及听诊两侧呼吸音是否对称。如果导管进入右主支气管,则右侧呼吸音会比较强,需要重新定位。此时,可以一边听诊左侧呼吸音,一边慢慢地将导管往外撤。当听到呼吸音时,提示导管已退回至主气管。若导管进入主气管,腹部听诊是听不到呼吸音的。但小儿呼吸音很容易透过胸壁传到腹部,用听诊确定插管位置时,应该用较小的潮气量。气管导管内有冷凝水,则提示导管已经在气管内,但不能确定具体位置。呼气末监测到 CO_2 可以用来确认插管位置是否正确。在心搏骤停或心排血量很低时,只有少量甚至没有血液流到肺毛细血管,导致只有很少甚至没有 CO_2 输送到肺部而被呼出体外。在这种情况下,即使插管位置正确,仍可能检测不到 CO_2,所以,有必要用其他方法来确认导管位置。因为没有一种方法在所有情况下是完全可靠的,所以应该使用多种方法来确认气管导管的位置。如果存在任何问题,则需采用喉镜检查来确认。应尽快拍胸片以确保气管导管位置正确,并评估有无发生气胸等并发症。

应将气管导管固定在患儿脸部以避免意外拔管。用粘接剂(如安息香酊剂)和两条胶带来固定,将每条胶带撕成裤子样形状。将胶带的"腰"粘贴在患儿的脸颊处,一条"裤腿"脚固定在患儿上嘴唇的上面,另一条紧紧地缠住导管。再用另一条胶带以相同的方式粘贴,只是一条"裤腿"放在下嘴唇的下面。在市场上,可以买到商业性导管固定器。

插管后,继续监测心电图、脉搏血氧饱和度及呼气末 CO_2。一旦给患儿接上了呼吸机,就应尽快做动脉血气分析。

(八)并发症

患儿一旦开始接受正压通气,就会出现各种生理变化,发生可预期并能快速处理的各种并发症。如前所述,面罩通气时,由于正压通气的部分气体进入胃内,可导致患儿胃胀气(这样可能阻碍充分通气)和吸入。为降低吸入的可能性,可以经鼻或口放置一根胃管来降低胃内压力和清除胃内容物。

气道刺激会导致迷走神经兴奋。当气管插管患儿出现心动过缓时,可用阿托品(0.01～

0.02mg/kg，最大单次剂量为1mg，最低单次剂量为0.1mg）来处理。若患儿基础心率很低，考虑有迷走神经介导性心动过缓时，则在气管插管前即可使用阿托品。阿托品能减少患儿的气道分泌物，尤其是使用氯胺酮来镇静的患儿。

正压通气有可能造成肺泡的气压伤，偶有空气泄漏至胸膜腔导致气胸的发生。随着气体在胸膜腔的积聚，肺被压缩，会影响氧合和通气。如果漏气持续存在，则胸膜腔压力会上升，引起张力性气胸，这会使纵隔向健侧移位，阻碍静脉回流到心脏和影响心排血量。张力性气胸的体征包括气管向健侧移位、患侧呼吸音减弱、心动过速和血压下降。须紧急处理张力性气胸，不能因为拍胸片而耽误治疗。张力性气胸可通过从锁骨中线第3肋间上缘插入大小合适的无菌留置针至胸膜腔来降压，可听见气体在压力下快速地从胸膜腔逸出的气流声。张力性气胸的确定治疗方法是尽快放置胸腔引流管。

另一个正压通气的并发症是心排血量减少。胸腔内压力的增加会妨碍静脉回流至右心，从而降低前负荷。对于脱水和血流动力学功能受损的患儿，在临床上可能出现心排血量减少和低血压。潮气量减小和补充液体，往往会增加前负荷而提高心排血量。

（九）故障排除

气管插管的患儿会出现急性呼吸恶化，常见的原因是导管移位、导管阻塞、气胸和设备故障（助记英文为“DOPE”）。观察胸部抬升情况，胸部听诊，以确保气管导管位置正确。呼吸音不对称提示导管位置不当或有气胸。当出现呼吸音不对称时，应行胸部X线检查以助诊。负压吸引可清除管腔内的分泌物。如果患儿正在使用呼吸机，则需检查呼吸机功能是否正常。若不确定，则脱开呼吸机给患儿吸入100%的氧气是一个非常有用的检查方法。

> **!**
>
> 常用的进行评估的助记英文“DOPE”解释如下。
>
> - D：导管移位（Catheter displacement，D）。
> - O：导管阻塞（Duct obstruction，D）。
> - P：气胸（Pneumothorax，P）。
> - E：设备故障（Equipment failure，E）。
>
> **!**

呼吸恶化也可能继发于患儿一般情况的恶化，可能需要调整呼吸机和应用其他呼吸治疗方法来改善患儿的呼吸状态。

七、插管失败

当发生呼吸衰竭时，气管插管是控制气道及维持肺功能的标准方法。有时会因为完全性上呼吸道阻塞、气道解剖异常、面部严重创伤或类似的情况而无法成功插管。当气管导管不能插入时，保证有一个备用方案是很重要的。最重要的一点是，在建立明确的气道之前，应给予皮囊面罩通气。有关气道辅助的其他讨论请参阅附录五。

（一）喉罩通气管

当不能通过插管或面罩给患儿进行通气时，通常使用喉罩通气管来开放气道进行气体交换。喉罩通气管由一根管子和处于管子远端的像面罩一样突起的气囊组成。喉罩妥善放置后，应刚好罩在声门开口上。现在市场上有儿童尺寸的喉罩。但这种气道辅助装置不能防止误吸，故不应该作为最终的通气管。

每种喉罩适用的体重范围都会标在喉罩上。附录五详细描述了喉罩插管技术。要像拿铅笔一样拿喉罩通气管，远端开口背向操作者(以便放置后开口朝向前面)。气囊靠着硬腭，用来指引喉罩的插入。一旦感觉到有明确的阻力，气囊就可以启动皮囊通气。评估方法与气管插管一样，需注意肺组织膨胀的对称性。理想的通气是只需使用能使胸壁充分抬升的力量即可，可通过在充气时听诊胸部呼吸音是否正常来进行评估。过高的通气压力除了导致肺充气外，还可导致胃胀气。

一种特殊类型的可用于较大患儿的插管喉罩，也可以在市场上买到。它的末端设有一个能提升会厌的装置，管腔大到能让特殊的气管导管通过。一旦喉罩到位，气管导管即可通过喉罩，用来提升会厌的部分被迫抬起，从而提起会厌，使气管导管能够顺利进入气管。然后，取出喉罩，但气管导管仍留在原位。

(二)食管气管双腔导管

对于身高超过 1.2m 的儿童，可放置食管气管双腔导管。这种导管有两个腔，即近端气囊和远端气囊。通常在将导管盲插至食管口后，再给两个气囊充气，即可形成一个密封腔。

待导管位置放好后，远端气囊会堵塞食管，近端气囊会堵塞咽部远侧。近侧导管孔位于远端气囊上方。这样，气体会从近端导管压出向下到达气管。如果导管恰好放在气管上，则远侧导管可用于给患儿通气。还有一个类似的装置，喉导管只有一个管腔但有多种尺寸。

(三)插管通丝

当患儿的声带视野清晰，但却不能顺利通过气管导管时，插入一根插管通丝能使插管变得容易些。这些插管通丝是空心的，并在末端有一个连接装置，可以连接到氧源或皮囊装置上。一旦位置放好，可进行手工通气。气管导管可顺着通丝插入，然后取出插管通丝，留下气管导管。

(四)光纤插管

熟悉插气管镜的操作者可协助给插管有困难的患儿进行插管。将气管导管安装到支气管镜上，支气管镜在直视下通过声带进入气管。然后，气管导管滑过支气管镜末端留在了气管内合适的位置。

(五)环甲膜切开术

只有在极端的情况下，才进行环甲膜切开术。在患儿颈部过伸时，通过触诊可触及环甲膜位于甲状软骨和环状软骨之间。局部消毒后，用连着针头的静脉导管(导管连着针头)穿过软骨进入气管。待正确完成该步操作后，患儿可吸入气体；之后，抽出针头，同时推进导管。导管可以通过 Luer-LOK 锁口针头连接到正压通气装置上。5mL 注射器针筒可接受一个标准的 15mL 的连接器，进行手工通气。市售环甲膜切开术套件包含所有必要的用品。虽然对于年龄较大的儿童可能有用，但对于婴幼儿，由于婴幼儿喉部独特的解剖结构、环甲膜体积较小及对正确解剖结构的定位技术较难，故大多市售环甲膜切开术的套件对婴幼儿不实用。当需要行环甲膜切开术或紧急行气管切开术时，应考虑征求儿科耳鼻喉科医师的建议。

(六)计划插管困难或插管失败

当气管插管有困难或预计有困难时,应召集具备小儿气道管理专门知识的备用人员进行支援。应对麻醉医师、耳鼻喉科医师、儿科重症监护专家进行培训,从而为困难气道患儿提供医疗服务。困难插管的处理方法见附录八。

八、气道管理的要点

- 准确评估呼吸做功、气道通畅、呼吸驱动和意识状态,是对呼吸困难患儿管理至关重要的第一步。
- 用人工方法来保持呼吸道通畅,如使用口咽和鼻咽通气管,在气道管理中是很重要的技能。
- 所有儿科医务人员都必须会使用皮囊面罩通气为患儿提供足够的氧合和通气。
- 插管前备齐所有必要的物品,相应的工作人员都必须到场。
- 掌握插管所需用的镇静剂、镇痛药和神经肌肉阻滞剂的专业知识。
- 应制订一个可能出现插管困难的备用计划;使用气道辅助设备,如喉罩;必要时,可实施环甲膜切开术,该方法在插管无法完成时可以挽救患儿的生命。

推荐阅读

1. American Heart Association. Respiratory management resources and procedures. In: *Pediatric Advanced Life Support*. Dallas, TX: American Heart Association,2010.
2. American Society of Anesthesiologists. Practice guidelines for management of the difficult airway: an updated report by the American Society of Anesthesiologists Task Force on Management of the Difficult Airway. *Anesthesiology*, 2003,98:1269-1277.
3. Brain A I J. *The Intavent Laryngeal Mask: Instruction Manual*. Berkshire, UK: Brain Medical Ltd. ,1992.
4. Cote C J, Hartnick C J. Pediatric transtracheal and cricothyrotomy airway devices for emergency use: which are appropriate for infants and children?. *Paediatr Anaesth*, 2009, 19 (Suppl 1):S66-S76.
5. deCaen A, Duff J, Covadia A H, et al. Airway management. In: Nichols D G, ed. *Rogers' Textbook of Pediatric Intensive Care*. 4th ed. Philadelphia, PA: Lippincott Williams & Wilkins, 2008: 303-322.
6. Kremer B, Botos-Kremer A I, Eckel H E, et al. Indications, complications, and surgical techniques for pediatric tracheostomies-an update. *J Pediatr Surg*, 2002,37:1556-1562.
7. Mathur N N, Meyers A D. Pediatric tracheostomy. Updated December 2, 2011. Available at: http://emedicine.medscape.com/article/873805. Last accessed February 15, 2012.
8. Thompson A E. Pediatric airway management. In: Fuhrman B P, Zimmerman J J, eds. *Pediatric Critical Care*. St. Louis, MO: Mosby,2006:485.

第三章

儿童心搏骤停

目　标

- 快速明确患儿心肺复苏(Cardiopulmonary resuscitation,CPR)的需求以预防或治疗心搏骤停。
- 理解高质量 CPR 的主要内容。
- 理解 CPR 的生理基础。
- 评估并开始患儿心搏骤停后高质量目标导向的复苏后监护。

病例分析

患儿,3 岁,近 4d 来出现进行性加重的鼻塞及气道梗阻,因严重呼吸困难被送至急诊室,在吸入大气下,脉搏血氧饱和度为 76%。在对他开展体检时,你发现他出现呼吸骤停、心动过缓、对强刺激无反应。已经开始球囊面罩通气和胸外按压。

评估

—初始评估中,最主要的发现是什么?

—可能的诊断是什么?

干预

—在开展 CPR 的过程中,最重要的下一个步骤是什么?

重新评估

—间隔多久后重复评估患儿的呼吸和循环最为恰当?

有效沟通

—当患儿临床状态改变时,需要告诉谁,临床信息该如何传递?

—哪里是治疗该患儿的最适合场所?

团队合作

—如何实施你的治疗方案?

—谁将做什么,何时做?

一、引　言

对一个心搏骤停患儿的成功复苏,依赖于对心搏骤停病因的快速明确及治疗,立即开始高质量 CPR 以及积极的复苏后治疗。影响生存率以及预后的重要因素包括心搏骤停发生当时的环境、患儿心搏骤停之前的临床情况、复苏前无脉搏血流时间、心电节律最早开始检测的时间、心搏骤停期间基础和高级生命支持的质量以及谨慎地选择复苏后支持的参数（如体温、氧气、通气、血压、血糖及抽搐控制等）。

院内儿科 CPR 的生存率比较高，大约有 2/3 院内儿科心搏骤停患儿可达到自主循环再现（Return of spontaneous circulation，ROSC），幸存者中有 1/4 的患儿能成功出院。大多数幸存的患儿（>75%）有良好的神经系统预后。

院外心搏骤停患儿的预后较差，能成功出院者低于 10%，且不少患儿留有严重的神经系统后遗症。较差的预后部分是由于无脉搏血流时间较长，因为许多心搏骤停患儿未被目击而且仅有 30%接受到路人给予的 CPR。对于 1 岁以下的婴儿，婴儿猝死综合征是院外儿科心搏骤停的首要原因，排在其后的分别是创伤、窒息以及溺水。

二、预防/识别

院内儿科心搏骤停的最常见原因是急性呼吸做功不全和心功能衰竭。心搏骤停发生前数小时，患儿常已有不正常的生理参数。在心搏骤停之前的阶段，有效运用“DIRECT”流程（见第一章），能有效降低患儿的病死率和致残率。

反复评估患儿生命体征的趋势是非常重要的。终末器官灌注异常，如少尿、意识改变以及毛细血管再充盈时间延长，可能是器官临近衰竭的特征。呻吟、心动过缓以及反应极差（如意识消失）是休克和临近心搏骤停较晚期的体征。

早期预警评分（PEWS）（见第一章）以及快速反应团队或临床急救团队是院内急救反应系统的重要组成，可用来识别和处理即将面临失代偿危险的患儿，从而预防心搏骤停的发生。快速反应团队并不能预防所有的心搏骤停，但是能将重病患儿转运至重症监护室，以给予更好的监护和更积极的干预来预防心搏骤停或在心搏骤停发生时给予更恰当的高级生命支持。因此，任何一个在监护室之外发生的心搏骤停病例都应被视为潜在的、可避免的严重安全事件。

三、心搏骤停的诊断

若患儿没有自主动作或对强有力的刺激没有反应，无有效呼吸（如没有呼吸或仅有无效呻吟或仅有偶尔的喘息），在得到其他证实之前，应该被视为心搏骤停。触诊大动脉搏动以及其他体征并不是可靠的指征。如果在心搏骤停时有更多的高级监护，如脉搏血氧饱和度、呼出气 CO_2 监测以及有创动脉血压监测，则有助于诊断。

在开始复苏时即可寻找心搏骤停的病因，应进行有重点的体格检查及病史询问。应行心肺监护并检查心电图，有可能的话，应做床旁血气分析和电解质（钠、钾、钙离子）检测。

（一）检查脉搏

三个主要征象（脉搏停止、呼吸停止及无反应）是心搏骤停开始的临床标志。对于一个貌似濒死的患儿（对刺激无反应且无正常呼吸），医护人员应用不超过 10s 的时间来评估大动脉搏动，非医护人员可略过脉搏检查立即予以胸外按压。

(二)人工呼吸

近几十年来,由国际心肺复苏联络委员会提供的指南应用了“A—B—C”的记忆方法来组织评估和干预疑诊心搏骤停的步骤。后来,“A—B—C”抢救流程改为了“C—A—B”[胸外按压(Chest compression,C)—开放气道(Airway,A)—人工呼吸(Breathing,B)]抢救流程,对心搏骤停患儿的第一步不再是打开气道并用不超过10s的时间来评估呼吸,取而代之的是,立即评估患儿一般状态及是否缺乏有效呼吸,来决定是否开始胸外按压。不规则或无效呼吸(如无效的喘息)不应再被视为是稳定的呼吸形态。对一个无反应且无有效呼吸的患儿,需要立即开始胸外按压。

四、血流的机制

(一)冠状动脉血流的生理机制

冠状动脉提供了从主动脉根部至心肌的血流。一个正常跳动的心脏由冠状动脉在舒张期提供血流灌注;当心跳停搏时,冠状动脉血流亦随之停止。在心脏胸外按压期间,当右心室压力升高时,主动脉压也随之升高,右心室压迅速回落低于主动脉压,两者之间所产生的压力阶梯提供了氧合血的血流灌注。CPR时,冠脉灌注压低于15mmHg者的预后较差。

(二)人工呼吸的生理机制

在胸外按压间期,胸腔的负压导致静脉血回流至心脏,并为冠状动脉提供血流。这些可以通过实验性的主动减压(向外呼气、手动或自动),或通过阻碍气体进入肺部(如用一个吸气限制阀)来证实。增加的负压能促进静脉回流,提高心排血量和平均动脉压。

五、心肺复苏

2010年,美国心脏协会建议对心搏骤停患儿的抢救流程从“A—B—C”改为“C—A—B”。此修改方案缘自心搏骤停时的血流依靠胸外按压,而开放气道和人工呼吸则会延误机体对血液循环的重新建立。该方法的价值在成年人单纯胸外按压(也就是不进行人工呼吸)案例上得到了很成功的演示。虽然“C—A—B”抢救流程是针对成年人的建议,但为简化对施救者的培训,对儿童特别是目击突然发生的心搏骤停患儿(即高度怀疑心源性病因),“C—A—B”抢救流程也是适用的。此外,对于儿童,先开始胸外按压而不是人工呼吸最多只延误了第一次人工呼吸很短的时间。最后,在医院内有整个团队治疗心搏骤停患儿,多项任务可以同时开展,在实施胸外按压的同时,可以准备好正压通气的设备。因此,对院内心搏骤停患儿实施“C—A—B”抢救流程似乎不会带来不良后果。

> !
>
> 对心搏骤停患儿的抢救流程从“A—B—C”改为了“C—A—B”(胸外按压—打开气道—人工呼吸)。
>
> !

"C—A—B"抢救流程应用于假定为心源性心搏骤停的患儿。在抢救因低氧血症和心动过缓造成的患儿时,心搏骤停前对气道、呼吸以及给氧的关注非常重要。

(一)循 环

在基础生命支持中,早期和有效的连续胸外按压是为心搏骤停患儿提供血液循环的最好方法。最重要的要求是用力按压和快速按压。因为胸外按压停止时将没有血流,所以尽量减少按压的中断是非常重要的。为了在胸外按压间期时能促进良好的静脉血回流,故在两次胸外按压之间,应让胸壁充分回弹并避免过度通气。后者会增加胸腔内压,从而影响静脉血回流。

> !
>
> 高质量心肺复苏的关键:
>
> - 用力按压;
> - 快速按压;
> - 减少中断;
> - 使胸廓充分回弹;
> - 避免过度通气。
>
> !

高质量的胸外 CPR 大约能提供正常的 10%～25%心肌血流灌注和 50%的脑血流灌注。相比较而言,开胸 CPR 能提供接近正常的脑血流。虽然开胸心脏按压提高了冠脉灌注压并提高了电除颤的成功率,但很多机构尚不能开展开胸术,并且开胸术在对患儿长期预后无改善的情况下会增加医疗费用。早期开胸 CPR 可能在一些有选择的复苏状态下应用,如穿透性创伤。

(二)气 道

由于建立可靠的人工气道是很重要的,故气管插管的操作须由熟练插管技巧的医师开展,但是,此操作常会延误或中断刚开始的胸外按压。因为有效的血流对自主循环再现(ROSC)是至关重要的,故胸外按压、电除颤以及球囊面罩通气必须在早期立即开始。气管插管对于心室纤维颤动(室颤,Ventricular fibrillation,VF)并不是必需的,而电除颤必须更优先使用以确保将心律成功复律为可提供有效灌注的心律。

当发生室颤时,须延后气管插管。目击突然倒下的患儿(室颤性心搏骤停)肺内仍有氧气储存,即使只行胸外按压而不提供人工呼吸,患儿可接受的 PaO_2 和 $PaCO_2$ 水平也可持续 4～8min。PaO_2 和 $PaCO_2$ 在没有胸外按压时也与心搏骤停前无明显变化,因为没有血流而且主动脉耗氧很少。足够的氧和通气能在没有人工呼吸的状态下持续,因为肺在 CPR 时充当了氧的储存容器。相反,心搏骤停患儿更常见的另一种病因是窒息。窒息时,血液继续流向组织,因此,动脉和静脉的血氧饱和度下降而 $PaCO_2$ 和乳酸水平上升。此外,在心搏骤停之前的连续肺部血流耗竭了氧的储存。因此,在窒息导致心搏骤停时,应优先给予人工呼吸(相比于胸外按压),因为其存在明显的动脉低氧血症和酸血症。

(三)人工呼吸

1.通气和按压-通气比率

生理学的评估提示 CPR 期间所需要的通气量远低于正常灌注心律所需要的量,因为 CPR 时心排血量只有正常窦性心律的 10%～25%。当胸外按压与通气的比例为 15∶2 时,其每分通气量与比例为 5∶1 时相等，胸外按压的次数将比后者高出 50%（见表 3-1）。

表 3-1 儿科心肺复苏时的通气与胸外按压

通气模式	人工呼吸	胸外按压	备　注
球囊面罩	■ 2 人操作时，每 15 次按压给 2 次呼吸； ■ 单人操作时，每 30 次按压给 2 次呼吸	>100 次/min	胃减压以免胃肠胀气
气管插管	8～10 次/min	>100 次/min	■ 通气时不要停止按压； ■ 确认好气管插管处于正确位置
新生儿	按压通气比为 3∶1	90 次/min	

胸外按压维持了主动脉压力，提高了冠状动脉灌注压。当按压停止时，主动脉舒张压迅速回落，降低了冠状动脉灌注压。在增加按压-通气比例后，这些中断减少了，从而增加了冠状动脉灌注压与血流。正压通气的好处（增加了动脉氧输送和 CO_2 的输出）必须与其带来的静脉血回流受阻与心排血量降低所造成的负面影响相平衡。

2. 通气频率

儿童 CPR 期间推荐的呼吸频率为 8～10 次/min。在尚未对患儿行气管插管时，通气与按压必须按比例同步进行；在气管插管后，通气与按压则无须同步协调。对于极度紧张的儿童，在行心搏骤停抢救时，常见的错误是救治者给予了明显高于推荐的呼吸频率。正如上述所提及的，较高的呼吸频率增加了胸腔内压，影响了静脉血回流量和冠状动脉血流量，从而使复苏成功率下降。因此，对呼吸频率的监测是非常重要的。

（四）氧疗和氧监测

除了在产房的新生儿外，在对儿童复苏时，如果可能，应首先给予 100% 的纯氧。虽然新生儿和动物复苏的实验研究数据提示，与大气复苏相比，100% 纯氧的神经系统预后较差，但对儿科的其他年龄段没有类似数据。同样重要的是，复苏后患儿的吸入氧浓度（FiO_2）应主动下降到合适浓度，以避免复苏后高氧血症。最新指南提示，吸入氧浓度应下降至最低的水平以维持血氧饱和度水平在 94%～99%（也就是说低于 100%）。这个建议的依据在于：通过观察发现，当血氧饱和度在 100% 时，PaO_2 可维持在 50～600mmHg。

六、CPR 质量

（一）监　测

CPR 的目标是连续提供接近人体需要量的血流量，并保证重要器官得到血流灌注。心搏骤停时，高质量 CPR 临床证据包括恢复运动、持续的喘息和双眼睁开。

> ! CPR 的目标是连续提供接近人体需要量的血流量，并保证重要器官得到血流灌注。 !

动物和人体临床研究表明，在休克和心源性心搏骤停复苏时，心排血量的变化

与呼气末 CO_2($ETCO_2$)相关。$ETCO_2$ 波形的连续监测可以作为有效 CPR 期间肺血流的标志物。当 $ETCO_2$ 持续大于 40mmHg 时,无须中断胸外按压即可早期提示自主循环再现(ROSC)。多项成年人研究提示,复苏时 $ETCO_2$ 小于 15mmHg,则 ROSC 的成功率低。

如果对正在行 CPR 的患儿开展连续的 $ETCO_2$ 波形监测,则当 $ETCO_2$ 小于 15mmHg 时,需要提示施救者提高胸外按压质量,直至 $ETCO_2$ 持续大于 15mmHg;当 $ETCO_2$ 小于 15mmHg 时,也应关注患儿是否有过度通气的情况,因为这也会造成患儿在 CPR 期间出现较低的 $ETCO_2$。

心搏骤停患儿的初始 $ETCO_2$ 值是不同的,这限制了 $ETCO_2$ 在预测预后和决定停止抢救的时间等方面的应用。

(二)CPR 监测的质量

> !
>
> 无论有无辅助设备,胸外按压的深度、频率、连贯性、通气频率及充分的胸壁回弹,都应被持续监测。
>
> !

无论有无辅助设备,胸外按压的深度、频率、连贯性、通气频率及充分的胸壁回弹,都应被持续监测。因为低质量的 CPR 和较差的预后与较低的电除颤成功率相关,所以施救者应关注他们抢救的质量。指南认可自动的反馈装置能提高 CPR 的质量和患者依从性。

血管通路

对于心搏骤停患儿或有心搏骤停风险的患儿,快速地开放血管通路是重要的。对于心搏骤停患儿,开通静脉通路会比较困难。对于成年人和患儿,骨髓腔通路被认为是安全、快速、有效的方法,其副反应的发生概率是很小的。当前的指南认为,骨髓腔通路在儿科心搏骤停患儿中可作为首选的血管通路(见附录二)。多种被设计用来辅助骨髓腔通路开通的机械装置被认为在儿科患儿治疗中是有效并且方便的。

> !
>
> 当静脉通路不能立即获得时,请放置骨髓腔输液针头。
>
> !

虽然部分复苏用药(如肾上腺素和阿托品)可通过气管插管滴入气管或支气管后进入血液循环,但其吸收过程仍不可靠。而骨髓腔通路给药能降低气管内给药的需求。前者已不再作为常规推荐。

七、儿科室颤和除颤

(一)除颤推荐剂量

对室颤所致的心搏骤停,除颤是成功复苏的关键(见附录九)。在心导管室,发生室颤后迅速给予合适的除颤,其成功率及存活率接近 100%。一般而言,每延误 1min 除颤,死亡率则将增加 5%～10%。由于儿科心搏骤停患儿常源于进行性加重的窒息或休克(或两者皆有),其刚开始的治疗是快速 CPR。因为室颤导致突然发生的心搏骤停,所以合理的除颤是重要的治疗选择。因此，重点倾向于早期 CPR 还是早期除颤，这在于以下两个因素之间的平衡：越来越多的证据表明，室颤患儿并不少见，室颤所致的预后好于其他因素所致的心律失常。因此，早期识别心律类型对最佳治疗方案的选择是必要的。

> ！
>
> 不要因为建立人工气道或血管通路而延误除颤时机。
>
> ！

由于需要除颤的心律类型在儿童中并不少见，更多的关注开始集中于儿科除颤的剂量。推荐的除颤剂量为 2～4J/kg。因为 2J/kg 常常无效，所以要终止室颤可能需要更高的剂量，目前的指南建议初始剂量为 2～4J/kg。如果室颤没有得到终止，那么第 2 剂的剂量为 4J/kg；如果室颤仍持续，那么需考虑增加除颤剂量直至达 10J/kg，但不要超过成年人的最高剂量。

> ！
>
> 因室颤导致突然发生的患儿心搏骤停，合理的除颤是重要的治疗选择。
>
> ！

(二)自动体外除颤仪

带有剂量衰减器(能降低患儿接受的剂量)的自动体外除颤仪(Automated external defibrillator，AED)，推荐用于体重小于 25kg 的患儿。对于小于 1 岁的婴儿，手动除颤仪更为合适。

当无法获得带有剂量衰减器的 AED(针对 1～8 岁儿童)或手动除颤仪的 AED(针对 1 岁以下婴儿)时，仍可使用 AED，因为若不除颤，则室颤将是致命的。

> ！
>
> 对于体重在 10kg 以上的患儿，应使用大的除颤电板，如有可能，尽量使用粘贴式电板(非手提式)。
>
> ！

八、药　物

(一)肾上腺素

在 CPR 期间，肾上腺素的 α-肾上腺素能效应能增加全身的血管阻力，从而提升舒张压，进而增加冠状动脉灌注压和血流，最终增加自主循环恢复的可能(见表 3-2)。CPR 期间，肾上腺素也能增加脑血流量，因为外周血管的收缩引起脑循环血量的大量增加。β-肾上腺素能效应增加了心肌收缩力和心率，并使骨骼肌中的血管平滑肌和支气管平滑肌舒张。肾上腺素也能改变室颤的特性(即增大振幅，由细颤变为粗颤)，提高除颤的成功率。

> ！
>
> 不应使用高剂量肾上腺素。
>
> ！

表 3-2　药物剂量

药　物	剂　量
肾上腺素	无脉心搏骤停 • 0.01mg/kg(0.1mL/kg)(最大单剂量为 1mg),1∶10000,IV/IO,每 3～5 分钟
胺碘酮	无脉心搏骤停 • 5mg/kg(最大量为 300mg),IV/IO,推注; • SVT/VT(有脉): • 5mg/kg(最大量为 300mg),IV/IO,在 20～60min 内
利多卡因	VF/无脉 VT • 1mg/kg,IV/IO,推注
血管升压素	无脉心搏骤停 • 0.4～1U/kg(最多为 40U),IV/IO,推注
阿托品	解毒治疗
碳酸氢钠	高钾血症或明确的严重代谢性酸中毒 • 1mEq/kg,IV/IO,推注
氯化钙	明确的严重低钙血症或高钾血症 • 20mg/kg(0.2mL/kg),IV/IO,缓慢注射

注:IV 指静脉滴注;IO 指骨髓腔通路;SVT 指室上性心动过速;VT 指室性心动过速;VF 指室性纤维颤动。前瞻性和回顾性研究提示,对成年人或儿童使用大剂量肾上腺素(0.05～0.2mg/kg),并不能提高生存率,且与更差的神经系统预后相关。因此,CPR 期间不常规推荐使用大剂量肾上腺素。

(二)胺碘酮和利多卡因

对于成年人,胺碘酮是推荐使用的治疗除颤无效的室颤或无脉室性心动过速的一线药物。研究数据显示,胺碘酮在提高自主循环恢复率及生存率方面比利多卡因更优。

无论是胺碘酮还是利多卡因,均无数据支持其用于治疗由室颤或无脉室性心动过速导致的儿童心搏骤停是有效的。有儿科病例报告提示,胺碘酮在非心搏骤停时治疗危及生命的室性心律失常是有效的。儿科指南中,抗心律失常的治疗方案是从成年人案例中外推而获得的。在发生心搏骤停时,胺碘酮的推荐剂量为 5mg/kg,利多卡因则以 1mg/kg 剂量可以作为替代药物使用(如胺碘酮不能获得)。

(三)血管升压素

血管升压素是一种非儿茶酚胺类血管加压药物。在成年人心搏骤停时,血管升压素被认为是有效的辅助用药和首选的血管活性药物。但将它应用于儿童心搏骤停的研究很少。一项回顾性研究显示,使用血管升压素后自主循环恢复率下降。而更多病例报告显示,在常规治疗困难的心搏骤停成人和儿童患者中,血管升压素可提高复苏的成功率。指南对儿童的推荐剂量为 0.4～1U/kg。目前的证据不足以支持或反对血管升压素在儿科心搏骤停中的应用。

(四)其他药物

1. 阿托品

> 肾上腺素仍是治疗儿童症状性心动过缓的一线药物。

目前的证据不足以支持或反对阿托品在儿童治疗中的使用。阿托品它可被应用于由于迷走神经张力增高或胆碱类过多(如有机磷中毒、沙林中毒或其他神经药物中毒)而引起的症状性心动过缓。肾上腺素仍是治疗儿童症状性心动过缓的一线药物。

2. 碳酸氢钠

不推荐在心搏骤停患儿中常规使用碳酸氢钠。虽然没有临床随机试验,但是多个研究提示,即使控制了其他一些潜在的因素,碳酸氢钠的使用也与生存率下降有关。但在一些特殊的复苏环境中,可能有例外,如三环类抗抑郁药物过量导致的室性心律失常,危及生命的高钾血症,酸中毒引起的肺动脉高压等。在上述特殊情况下,碳酸氢钠治疗就是必需的。

3. 钙　剂

目前的数据并不支持在心搏骤停时常规使用钙盐。两个多中心的对照分析研究提示,在CPR期间使用钙盐,则患儿生存率明显下降。目前,仅推荐在特殊复苏环境下使用钙盐,比如,有明确的低钙血症或高钾血症,有明确或怀疑的钙离子通道阻滞剂中毒。

4. 镁　剂

镁剂是成年人尖端扭转综合征的初始推荐用药。对于儿科心搏骤停,没有特别推荐使用镁剂。但在明确有低镁血症时,应该使用镁剂。由于镁剂是血管舒张药,所以静脉给药时可能导致低血压。

5. 葡萄糖

目前的数据并不推荐在心肺复苏时常规使用含葡萄糖的液体。在明确的低血糖病例中,葡萄糖将以0.5mg/kg的剂量使用(1mL/kg 50%葡萄糖溶液,或2mL/kg 25%葡萄糖溶液,或5mL/kg 10%葡萄糖溶液)。并不推荐对心搏骤停患儿经验性使用葡萄糖。

九、特殊心律

病例分析

患儿,男,9岁,被棒球击中胸口。一小会儿后,他昏倒在竞赛场上,教练来到他身旁,发现他没有反应,也没有呼吸,立即开始CPR,并拨打了急救电话。

评估

—在救护车到达后,使用AED除颤。一次电击后,继续进行CPR。2min后,对患儿进行重新评估，肱动脉可触及微弱脉搏，患儿开始有自主呼吸，并睁开了眼睛。

干预

—此时，下一个最恰当的治疗步骤是什么？

重新评估

—如果一次除颤无效，那么下一步该怎么办？

—如果患儿持续无脉、无反应并且无呼吸，那么哪种药物将被推荐使用呢？

有效沟通

—当患儿临床状态发生改变时，需要告诉谁，临床信息又该如何传递？

—哪里是治疗该名患儿的最适合场所？

团队合作

—如何实施你的治疗方案？

—谁将做什么，何时做？

这是一个心脏震荡的病例，当时一个突然并较大的力量击向胸壁导致室性纤维颤动，引起患儿昏倒。

（一）心室颤动/无脉的室性心动过速（需电击的心律）

心室颤动（Ventricular fibrillation，VF）是院外心搏骤停患儿并不常见但也并不十分少见的心律（见附录十）。它的发生率在不同的年龄和医院差别很大。在一些特殊的情况下，VF 是最可能导致心搏骤停的心律。这些特殊情况包括心脏震荡、三环类抗抑郁药物过量、心肌病、心脏术后以及 QT 延长综合征。在很短的复极期（T 波主峰前 10～30ms），胸壁受到相对较轻的撞击致心脏震荡所引起的 VF，常发生在 4～16 岁的儿童和青少年。院外发生的 VF 性心搏骤停在婴儿期并不常见，更多发生在儿童和青少年。虽然 VF 与潜在的心脏疾病相关，并被认为是发生心搏骤停的突发原因（即心律失常性心搏骤停），但在心肺复苏过程中也会发生继发性 VF（即发生在心搏骤停或无脉性电活动之后）。VF/VT 曾被认为是“较好”的心搏骤停节律，其预后比心搏骤停和无脉性电活动要好。刚开始即表现为需电击心律的患儿比复苏后才出现需电击心律的患儿有更大的概率生存至出院。数据显示，刚开始即有 VF/VT 心律的患儿相对较好；而继发出现 VF/VT 的患儿预后很差，甚至比刚开始出现心搏骤停或无脉性电活动但最后未出现 VF/VT 的患儿预后还要差。

> **!**
>
> 儿童心搏骤停更多是因为窒息/休克引起的，所以，初始的治疗选择是及时开展 CPR。

除颤对 VF 所致的心搏骤停是必需的，VF 能转换为心搏骤停、无脉性电活动或复律为有灌注的心律。除颤的目标是将 VF 复律为能产生脉搏的有序心电活动。在心导管室，发生 VF 后迅速给予合适的除颤，其除颤成功率和存活率接近 100%。成年人目击发生的 VF 在 3min 内使用 AED 除颤的，其长期生存率超过 70%。早期、有效的胸外按压能够减少延迟除颤造成死亡率增高的现象。因为儿童心搏骤停更多是因为窒息/休克所引起的，所以初始的治疗选择是及时开展 CPR。因此，对其心律识别的重要性应低于对成年人心搏骤停时的识别。VF 越早被诊断治疗，其治疗成功率越高。

(二)心动过缓:缺氧和低灌注引起的症状

病例分析

患儿,女,16 月龄,在停车场被路人发现没有反应后,被救护车送到急诊室。在送往医院的路上,救护人员给予患儿辅助呼吸,因为当时发现患儿仅有 6 次/min 的自主呼吸。

评估

—在到达急诊室后,患儿心律为 38 次/min,伴有微弱的脉搏,血压测不出,QRS 波窄。

—可能的病因是什么?

干预

—最重要的下一个步骤是什么?

重新评估

—在给予干预后,患儿的心律该发生怎样的变化?

有效沟通

—当患儿临床状态发生改变时,需要告诉谁,临床信息又该如何传递?

—哪里是治疗该名患儿的最适合场所?

团队合作

—如何实施你的治疗方案?

—谁将做什么,何时做?

新生儿、婴儿和儿童心排血量的维持主要依赖于心率。他们很少由传导阻滞或其他心脏基础疾病导致心动过缓。婴儿或儿童最常见的心动过缓是低氧或低灌注的临床表现,他们以增加每搏输出量来提高心排血量的能力是有限的。各种导致心排血量增加的病理生理状态都需要靠提高心率来实现。反之,儿童较成年人更容易出现由疾病或损伤导致不良心律(如传导阻滞、β-受体阻滞剂或钙离子通道阻滞剂中毒),从而造成严重的休克和低灌注。

有脉的低灌注心动过缓是病重儿童心搏骤停前常见的血流动力学状态。窒息动物模型演示了从心动过速至低血压性心动过缓进而变成无脉性电活动和心搏骤停的血流动力学过程。在这个过程中,早期给予 CPR,预后较好。患儿在发生心搏骤停无脉状态前,常有呼吸做功不全或循环功能不全,故休克患儿出现心动过缓时应被视为心搏骤停即将发生的状态。新生儿复苏流程:当新生儿心率小于 60 次/min 时,则应增加呼吸和循环支持,这些措施包括给予充分的通气和胸外按压(在给氧后仍不能缓解时实施)。多项研究显示,当院内患儿出现心动过缓和低灌注时,应迅速实施 CPR。研究也显示,在心搏骤停之前就给予胸外按压,会提高患儿的生存率。最新的美国心脏学会指南建议,当儿童心率小于 60 次/min 并伴有低灌注的症状和体征时,应开始实施胸外按压。

(三)室上性心动过速

病例分析

患儿,女,2 月龄,被家长送至急诊室。1h 前,患儿逐渐出现进行性加重的精神变差。初始评估提示仅有不规则、非常弱的喘息，且难以触及较快脉搏，心电图显示心率为 250 次/min。球囊面罩通气已经开始，胸廓抬起良好，胸外按压也已开始。

评估

—此例患儿初始评估的要点是哪些？

—可能的诊断是什么？

干预

—最重要的下一个干预步骤是什么？

重新评估

—下一个处理步骤是什么？

有效沟通

—当患儿临床状态发生改变时，需要告诉谁，临床信息又该如何传递？

—哪里是治疗该名患儿的最佳地点？

团队合作

—如何实施你的治疗方案？

—谁将做什么，何时做？

室上性心动过速是婴儿和儿童常见的一种心律失常，可伴发严重循环功能不全直至心搏骤停。此类心律失常的治疗取决于患儿的血流动力学状态，对血流动力学不稳定的室上性心动过速，应立即给予 0.5J/kg 剂量的电复律，需要时可上调剂量至 1J/kg。在有静脉通路时，腺苷可考虑为一线治疗药物。对不稳定患儿，不能因为尝试开通血管通路而延误电复律的实施。腺苷以 0.1mg/kg 的初始剂量快速静脉推注。如能通过中心静脉给药，则效果更佳。因为此药物能被红细胞腺苷脱氨酶快速降解，其半衰期小于 10s，所以在给药后应立即给予不少于 10mL 的生理盐水冲管。

(四)无脉性电活动

病例分析

患儿，女，6 岁，因患坏死性肺炎和脓毒性休克给予正压通气和多巴胺 10μg/(kg・min)持续泵注，患儿血压尚可，脉搏血氧饱合度约为 95%，$ETCO_2$ 为 40mmHg。

评估

—患儿脉搏血氧饱和度监测突然降至 75%，随之失去波形。$ETCO_2$ 降至 0，持续动脉监测波形平坦。患儿失去反应。

干预

—下一步需立即实施的最重要步骤是什么？

重新评估

—下一个最重要的步骤是什么？

有效沟通

—当患儿临床状态发生改变时，需要告诉谁，临床信息又该如何传递？

—哪里是治疗该患儿的最适合场所？

团队合作

—如何实施你的治疗方案?

—谁将做什么,何时做?

无脉性电活动(Non pulse electrical activity,NPEA)为有规则的心电活动(排除室性心动过速和室颤),但没有触及脉搏或心肌收缩的临床证据。NPEA 最常见的病因可记忆为"6H"和"6T"(见表 3-3)。由于所有这些 NPEA 的病因均潜在可逆,因此,需积极、迅速地寻找 NPEA 的病因并予以相应纠正。同时,肾上腺素可每隔 5 分钟以 10μg/kg 的速度给药。当 NPEA 病因未知且患儿对药物治疗也无反应时,可考虑静脉推注 1 次,并插入胸腔引流管以排除气胸,必要时可放置心包引流管以排除心脏压塞。

表 3-3　心搏骤停时潜在的可逆病因:6H 和 6T

6H	6T
低血容量	张力性气胸
低氧血症	心脏压塞
酸中毒	中毒
低血糖	肺栓塞
低钾血症和高钾血症	冠脉栓塞
低体温	创伤

十、特殊情况心肺复苏

(一)新生儿

在全球范围内,约有 400 万名新生儿发生窒息,而窒息所致的死亡人数接近 100 万,另有 100 万名患儿存在神经系统后遗症。新生儿复苏的研究重点在于提高新生儿复苏的成功率,并降低神经系统损害。复苏的重点在于清理并开放气道。对于有问题的患儿,给予有效的最初数次呼吸,需要时给予正压通气或持续正压通气(Continuous positive pressure ventilation,CPAP)。如果心率降至低于 100 次/min,则应给予辅助通气。若在给予 30s 通气及给氧的情况下,患儿的心率仍低于 60 次/min,则应给予胸外按压和气管插管。胸外按压与呼气比例为 3∶1,即每分钟给予 90 次胸外按压和 30 次人工呼吸。最新的新生儿复苏指南推荐使用空气复苏以避免高氧血症的发生。已有较多研究证实,空气复苏能在整体上降低患儿的死亡率。指南还认为,如果心率小于 60 次/min 且持续时间超过 90s,则应予 100%的纯氧吸入直至患儿心率恢复正常。

(二)先天性心脏病/肺动脉高压

对于先天性心脏病患儿,在心搏骤停前和心搏骤停时应给予标准的的心肺复苏。对于表现为低灌注或心搏骤停的早期新生儿,除了需鉴别常见的儿科心搏骤停病因外,也要考虑依赖动脉导管的先天性心脏病的可能。

当单心室患儿(其肺循环依赖于体循环-肺循环动脉分流)表现为持续低氧血症或心搏骤停时,可能有分流血管的血栓形成。治疗上,他们可给予全身肝素化以防止血栓进一步形成,亦可给

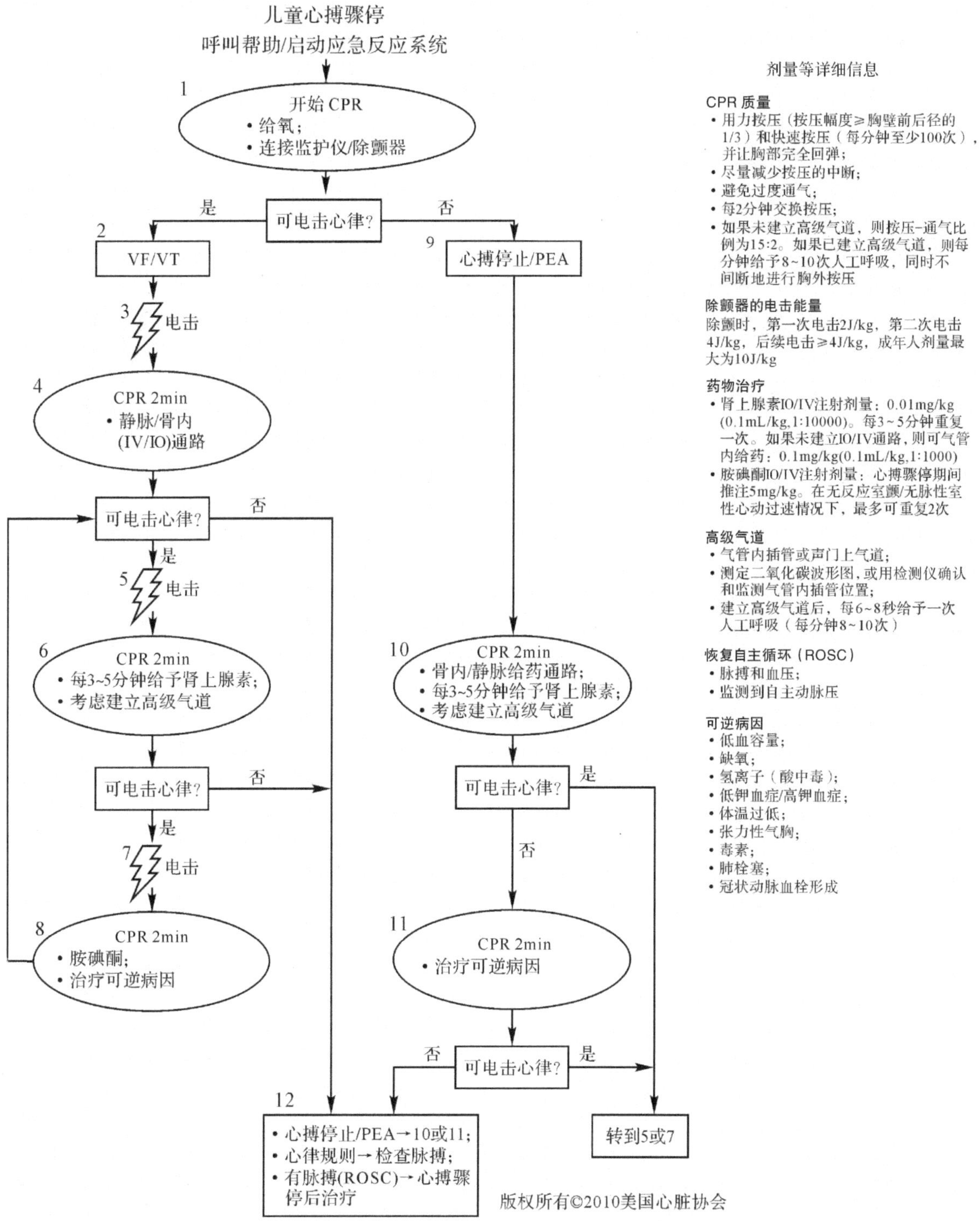

图 3-1 美国心脏协会儿科心搏骤停处置流程

注:CPR指心肺复苏;VF指室性纤维颤动;VT指室性心动过速;PEA指无脉性电活动;IO指骨髓腔通路;IV指静脉通路;ET指气管内给药。

摘用许可:2010 American Heart Association, Inc. Kleinman M E, Chameides L, Schexnayder S M, et al. Part 14: Pediatric advanced life support: 2010 American Heart Association Guidelines for Cardiopulmonary Resuscitation and Emergency Cardiovascular Care. *Circulation*, 2010,122(Suppl 3):S876-S908.

予液体复苏和去氧肾上腺素(新福林)来提高体循环血管阻力以增加肺动脉血流。肺动脉高压且有右心室功能不全的患儿是心搏骤停的高危人群。正压通气所致胸腔内压增高能导致这些患儿心排血量降低,并发生心搏骤停。心搏骤停时,纠正酸中毒和液体复苏以提高前负荷可能是有帮助的。即使在这些特殊临床情况下,也需要按照儿科高级生命支持指南来进行儿科复苏(见图3-1)。请小儿心内科医师或心脏监护医师会诊,将有助于为这些患儿提供治疗。

(三)严重过敏反应

病例分析

患儿,女,15岁,有花生过敏史,在进食曲奇饼干后数分钟内出现了呼吸困难、嘴唇水肿、荨麻疹、皮肤充血和眩晕,用患儿自己的话说,就是有"濒死感"。患儿自己使用了肾上腺素自动注射笔,然后打了急救电话。10min后,救援人员赶到。检查发现,患儿出现严重的呼吸窘迫并伴有发绀,反应低下。现场即给予气管插管。在送往医院的路上,患儿出现心动过缓和低氧血症,然后出现心搏、呼吸骤停。

评估

—患儿目前处于怎样的临床状态?

干预

—接下来最紧急的治疗策略是什么?

重新评估

—患儿对治疗的反应如何?

—该患儿与其他心搏骤停患儿在处理上有什么差别?

—下一步处理措施是什么?

有效沟通

—当患儿临床状态发生改变时,需告诉谁,临床信息又该如何传递?

—哪里是治疗该名患儿的最适合场所?

团队合作

—如何实施你的治疗方案?

—谁将做什么,何时做?

严重过敏反应是一种严重的全身过敏反应,经及时和充分的治疗能被救治;如治疗不当,则可能致命。严重过敏反应的症状包括心动过速、皮肤充血、腹泻、气管痉挛、血管神经性水肿、荨麻疹等。患儿的病情可进展至严重的低血压和晕厥,而血管舒张和毛细血管渗漏增加,则又会导致体液血管外渗漏和全身低灌注性低血压,甚至可进展至心搏骤停。对此类患儿的抢救,应给予标准的基础生命支持和高级心血管生命支持,同时也应给予一些抗严重过敏反应相关的特殊药物。

在救治早期即需要有高级气道管理经验的救治者,因为患儿常出现唇、咽喉和会厌的水肿,影响气道通畅。应立即肌注肾上腺素,必要时应重复给药。对于低血压,应予以20mL/(kg·次)的晶体液反复行液体复苏。对于持续的低血压,应给予持续液体复苏和肾上腺素输注。当需要进一步治疗时,可给予患儿静脉滴注激素、抗组胺药物(如苯海拉明及H_2受体阻滞剂)和雾化吸入β-激动剂(如外旋肾上腺素或沙丁胺醇)。

(四)创　伤

创伤时(特别是钝性创伤)所发生的心律失常具有较高的死亡率,但也有许多患儿能被成功救治。对此,应立即进行基础生命支持和高级生命支持。由于患儿有潜在的颈部创伤的可能,开放气道时可考虑使用抬举下颏法,以保持颈椎制动。若创伤患儿进展到了心搏骤停,则最有可能的原因是进行性出血导致的低血容量、未及时保暖所致的低体温、胸部创伤所致的心脏压塞或气胸/血胸等。应尽早、积极开始晶体液和(或)血液制品的容量复苏,其目标乃是补充血容量。应同时监测核心体温及做出相应处理。通过听诊呼吸音及影像学检查来评估患儿是否存在气胸/血胸,若存在,则应考虑放置胸腔引流管。当创伤致心搏骤停时,心脏压塞是另一潜在的可逆性病因,可给予心包穿刺或紧急行开胸术治疗。脊髓损伤可引起不伴有心动过速的低血压性休克,针对性治疗包括在开始容量复苏时即运用药物以增加血管收缩力、适当加快心率。

十一、复苏后治疗

复苏后治疗的目标是诊治引起心搏骤停的潜在病因、减少继发性脑损伤以及维持终末器官的灌注。积极的复苏后治疗可提高患儿生存率,改善神经系统预后。复苏后治疗关注的重点在于氧合、通气、体温控制、惊厥控制、血糖和电解质水平维持以及为重要的终末器官提供血流灌注(见表3-4)。

> !
>
> 复苏后治疗的目标是诊治引起心搏骤停的潜在病因、减少继发性脑损伤以及维持终末器官的灌注。
>
> !

表 3-4　心搏骤停治疗时间表

时　间	治疗内容
前 5min	• 开始高质量的 CPR; • 识别潜在的病因
前 3h	• 治疗低血压; • 治疗发热; • 维持正常氧分压、通气水平和电解质及血糖水平
前 30min	• 如 ROSC:决定进一步治疗的场所;检查体温、脉搏血氧饱和度,确认实验室结果;监测及治疗低血压; • 如果仍需复苏,则决定复苏是否应持续(参考多个现有标准)
前 48h	• 治疗低血压; • 治疗发热; • 监测惊厥; • 处理血压、氧合、通气和电解质状态

注:CPR 指心肺复苏;ROSC 指自主循环恢复。

(一)氧　合

患儿自主循环恢复后，无论是持续性低氧血症(氧分压降低)还是高氧血症(氧分压升高)，均与较差的神经系统预后相关，而后者被认为会在再灌注过程中造成更严重的氧损伤。因此，复苏后治疗的目标之一是在给患儿输送足够氧的同时，尽量降低持续氧应激的风险。许多患儿在心搏骤停早期没有动脉置管，但如果患儿的血氧饱和度为100%，则医师应减少氧供以维持血氧饱和度在94%～99%。

(二)通　气

轻症患儿的 $PaCO_2$ 水平直接提示脑血管收缩与扩张程度。心搏骤停后，会发生脑水肿，调整 $PaCO_2$ 可能影响脑血流。过度通气致患儿 $PaCO_2$ 小于35mmHg可引起脑血管收缩，使已受损害的脑组织灌注进一步降低，并因胸腔内压增加而导致心排血量受限。同理，通气减少能使脑血管舒张，从而使已经升高的颅内压再升高。虽然每个个体的生理功能是不尽相同的，在心搏骤停后所监测到的胸腔内压和脑血流也没有一个明确的标准，但抢救者仍要努力维持 $PaCO_2$ 在35～45mmHg。如果动脉置管未予以放置，则 $ETCO_2$ 亦可施行，但其结果应与动脉血气结果相参照，因为不同患儿的无效腔通气差别甚大，以致 $PaCO_2$ 与 $ETCO_2$ 之间亦有较大的差异。

(三)心血管支持

在儿童与成年人心肺复苏成功后，心搏骤停后的心肌顿抑和低血压性休克较为常见。从远期生存率的角度来看，其大多也是可逆的状态。从病理生理学而言，复苏后的心肌顿抑与脓毒血症的相关性和体外循环后的心功能不全相类似，均有炎症介质和一氧化氮增加的可能。目前，虽然心搏骤停后低血压和心功能不全的标准治疗方案尚未建立，但对成年人研究的数据提示，复苏成功后6h内的低血压与死亡率增加相关。因此，积极的血流动力学支持可改善预后。

首先，对于低血压患儿，应给予液体复苏。如果需要监测中心静脉压，则应酌量补充血容量以升高中心静脉压。当休克缘自心功能下降或血管扩张时，应给予升压药和正性肌力药。监测以下参数可能有助于引导治疗的有效性：中心静脉压、中心静脉血氧饱和度、乳酸水平及尿量。一般的危重监测原则提示，合适的治疗目标是正常的血压、充足的氧输送及合适的心脑灌注血流量。对于伴有中心静脉压降低的血管舒张性休克(暖休克)，合理的治疗包括液体复苏和血管活性药物输注。对左心功能不全的治疗包括维持正常血容量、正性肌力药物输注及降低后负荷。心脏超声检查可能对指导治疗有帮助。

(四)体　温

在儿童心搏骤停后，常见体温升高。动物及人体研究数据显示，脑损伤后的发热与预后较差相关。因此，在心搏骤停后应积极处理发热。对于室颤性心搏骤停者，亚低温治疗(89.6～93.2℉，即32～34℃)能提高其生存率和神经系统预后。由此推论，对于心搏骤停后处于昏迷状态的患儿，亦可实施亚低温治疗，虽然目前尚无前瞻性儿童研究数据来支持其有效性。

在自主循环恢复后，医务人员应持续监测患儿核心体温(经直肠、膀胱或食管测温)。经常会见到因复苏较长时间而出现的低体温现象。上级医院的医护人员应讨论体温控制的目标值，但对超过 38℃(100.4℉)的体温至少应予以降温药和降温毯积极处理。相类似的，对于体温低于 32℃(89.6℉)者，也应予以积极救治。因为过低的体温可导致心律失常并有可能诱发再次心搏骤停。

(五)血 糖

成年人心搏骤停后所致的低血糖和高血糖均与神经预后较差相关。目前，尚无证据支持儿童的最终血糖应维持在哪个目标范围，但医护人员仍应积极监测血糖水平并治疗低血糖。

(六)惊 厥

惊厥在心搏骤停后是常见的，但在没有脑电图检测时不易被发现。无论是临床性惊厥还是亚临床性惊厥，均与神经系统预后较差相关，虽然还并不清楚它们是严重脑损伤的结果抑或是引起严重脑损伤的原因，甚至两者皆有。对于明显的抽搐症状，临床上应给予积极的治疗并鉴别可能的病因(如低血糖、低钠血症、低钙血症和低镁血症)。许多患儿仅表现为电生理性惊厥，因此，在患儿肌肉尚未完全松弛时，亦很难在临床上检测其惊厥发作。因此，对于复苏后患儿，最好能监测其脑电图。如果给患儿使用了肌松剂，那么脑电图将成为唯一可检测是否存在缺血后惊厥的方法。

十二、猝死的评估

婴儿、儿童和青少年的猝死可能是由潜在的心血管疾病所致，如离子通道病、心肌病和冠状动脉异常等。基因突变所致离子通道病在婴儿和院外儿童心搏骤停中相对常见。当儿童和青少年出现不能解释的突然死亡时，应详细询问既往史和家族史，对其家族成员也应考虑存在潜在的离子通道病的可能。患儿应接受详细的心脏超声检查。患儿死亡后，建议进行尸体解剖。如果有可能的话，从遗传学的角度开展检查也是有必要的。

十三、伦理学问题

(一)家属是否在场

在进行心肺复苏期间，允许家属在旁边的状态变得越来越常见了。留在现场的家属能目睹治疗团队所做出的努力。当患儿死亡时，家属在现场能减少相关的悲伤、焦虑和抑郁。虽然并不期望家属一定来目睹复苏过程，但也应该尽可能给他们这项选择。在复苏过程中，应指定一名医务人员安抚家属，但若家属的出现影响了抢救工作，则应礼貌地请他们离开现场。

(二)预 后

预测心搏骤停后复苏的预后是一项复杂的工作。许多相关数据来自成年人，且其心搏骤停的病因和神经发育状态与儿科患儿差别很大。事实上，没有一项预测指标的敏感性能达到100%，所以早期预测(复苏后 24h 之内)是很困难的。只有很少的数据能有助于预测预后良好。

瞳孔对光反射及眼球运动消失等临床神经系统检查能提示预后良好，但在复苏 3d 之后才有临床意义。神经生理学的检查，如脑电图和体感诱发电位可能有所帮助，但尚缺乏儿童方面的数据标准，且并非每家医院能开展这些检查项目。CT 扫描对早期神经系统损伤的诊断并不敏感，但对院外发生心搏骤停的患儿是否存在颅内出血或颅内高压有帮助。磁共振弥散加权项有助于提示患儿是否存在亚急性和康复期(损伤后 5～7d)缺氧缺血性损伤。对于患儿复苏前神经系统状态的评估已相当困难，相较之下，对复苏后神经系统状态的评估和预测就更加困难了。在实施亚低温治疗后，对所有预测预后的指标需重新评估。在做出停止治疗决策时，医护人员应充分考虑低体温的影响，且建议其咨询神经专科医师。

(三)终止复苏

没有对预后可靠的预测参数能帮助决定何时可以终止复苏。几个参数对预测心搏骤停患儿的生存率似有帮助，包括心搏骤停的机制(如创伤性、过敏性、心源性休克)、心搏骤停的地点(如院内还是院外)、现场处置(即有目击还是无目击，有无路人的 CPR)、基础疾病(即有无心肌病、先天性缺陷、药物中毒或代谢紊乱)以及潜在疾病的可逆性。在发生心搏骤停时，被人目击且有路人实施 CPR，进而能在较短时间内得到更高级医疗救助的患儿，预后较好。若患儿接受高质量的 CPR 及体外膜肺治疗，则即使 CPR 持续时间仅为 1h，患儿仍可能有良好的神经系统预后。因此，在决定终止复苏时，考虑多种因素是非常有必要的。

儿童心搏骤停的要点

- 早期识别失代偿患儿是预防心搏骤停的最重要步骤。
- 快速开始胸外按压对恢复血流非常重要。
- 高质量 CPR 的重点是用力按压，快速按压，避免按压中断，使胸壁充分回弹及避免过度通气。
- 当静脉输液通路获取困难时，应立即开通骨髓内输液通路。
- 对室颤患儿，不能因气管插管而延误除颤操作。
- 在无法获取手动除颤仪时，应考虑使用 AED 对儿童进行除颤。
- 复苏成功后，对体温、血糖、血氧饱和度、$PaCO_2$ 以及血压的评估和处理可以改善心搏骤停患儿的预后。

推荐阅读

1. Atkins D L, Everson-Stewart S, Sears G K, et al. Epidemiology and outcomes from out-of-hospital cardiac arrest in children: the Resuscitation Outcomes Consortium Epistry-Cardiac Arrest. *Circulation*, 2009,119:1484-1491.
2. Berg M D, Schexnayder S M, Chameides L, et al. Part 13: pediatric basic life support: 2010 American Heart Association Guidelines for Cardiopulmonary Resuscitation and Emergency Cardiovascular Care. *Circulation*, 2010,122(Suppl 3): S862-S875.

3. Brilli R J, Gibson R, Luria J W, et al. Implementation of a medical emergency team in a large pediatric teaching hospital prevents respiratory and cardiopulmonary arrests outside the intensive care unit. *Pediatr Crit Care Med*, 2007,8:236-246.

4. Donoghue A J, Nadkarni V M, Elliott M, et al. Effect of hospital characteristics onoutcomes from pediatric cardiopulmonary resuscitation: a report from the national registry of cardiopulmonary resuscitation. *Pediatrics*, 2006,118:995-1001.

5. Kleinman M E, de Caen A R, Chameides L, et al. Part 14: pediatric advanced life support: 2010 American Heart Association Guidelines for Cardiopulmonary Resuscitation and Emergency Cardiovascular Care. *Circulation*, 2010,122(Suppl 3): S876-S908.

6. Meert K L, Donaldson A, Nadkarni V, et al. Multicenter cohort study of in-hospital pediatriccardiac arrest. *Pediatr Crit Care Med*, 2009,10:544-553.

7. Nadkarni V M, Larkin G L, Peberdy M A, et al. First documented rhythm and clinical outcome from in-hospital cardiac arrest among children and adults. *JAMA*, 2006,295:50-57.

8. Perondi M B, Reis A G, Paiva E F, et al. A comparison of high-dose and standard dose epinephrine in children with cardiac arrest. *N Engl J Med*, 2004,350:1722-1730.

9. Samson R A, Nadkarni V M, Meaney P A, et al. Outcomes of in-hospital ventricular fibrillation in children. *N Engl J Med*, 2006,354:2328-2339.

10. Sanders A B, Kern K B, Otto C W, et al. End-tidal carbon dioxide monitoring during cardiopulmonary resuscitation. A prognostic indicator for survival. *JAMA*, 1989,262:1347-1351.

11. Tibballs J, Kinney S. Reduction of hospital mortality and of preventable cardiac arrest and death on introduction of a pediatric medical emergency team. *Pediatr Crit Care Med*, 2009,10:306-312.

第四章

儿童急性上呼吸道及下呼吸道疾病的诊断和管理

目　标

- 解释婴儿和儿童易患上呼吸道疾病的生理解剖和发育特点。
- 描述如何评估儿童的上呼吸道疾病。
- 总结儿童上呼吸道疾病的诊断和治疗要点。
- 识别常见的上呼吸道疾病。
- 概述急性下呼吸道疾病的病理生理机制。
- 监测伴或不伴呼吸窘迫的呼吸衰竭。
- 对各种原因造成的急性下呼吸道疾病进行适当的诊断和治疗。

病例分析

患儿，男，6 月龄，查房时发现患儿出现犬吠样咳嗽，呼吸困难，肋间隙凹陷明显，听诊时气管处可闻及高调吸气相干啰音。

评估

—鉴别诊断还有哪些问题？

—高调干啰音提示什么？

干预

—你应该马上采取什么措施？

重新评估

—你如何知道干预措施是有效的？

—你应该如何监护患儿？

有效沟通

—谁需要了解患儿的病情变化？

—患儿在哪里治疗最合适？

团队合作

—如何实施你的治疗方案？

—谁将做什么，何时做？

一、上呼吸道疾病

在婴儿和儿童中，与上呼吸道相关的疾病是极为常见的。上呼吸道问题可以是良性和自限性的（如大多数的病毒性喉炎），也可以是危及生命的上呼吸道异物吸入。对上呼吸道相关疾病的管理策略，可以从常规的病情评估到紧急抢救。了解儿童上呼吸道疾病的病因，评估其严重性，以及治疗措施，对住院患儿的有效治疗都是很重要的。

二、儿童与成年人解剖上的区别

(一)呼吸道

儿童的呼吸道从出生后到大约8岁一直处于发育状态；此后，其解剖结构与成年人基本相仿。除了由于呼吸道较狭窄而易导致呼吸道疾病的发生以外，先天性异常也会影响呼吸道的功能。儿科患儿对严重疾病更具有易感性，以病毒性喉炎为例，成年人因为气道大并不一定会出现严重的病情，而儿童则易出现危重病情。等到8岁以后，儿童的上呼吸道生理解剖形态就与成年人相似了。

第二章描述了很多存在于新生儿、婴儿、儿童和成年人呼吸道之间发育上的差异，以及这些差异对呼吸道管理的影响。表4-1描述了婴儿、儿童和成年人在呼吸道解剖层面上的差异。

出生时以及出生后一段时间，婴儿全靠鼻腔通气，这使他们容易因为先天或后天的鼻腔梗阻而造成呼吸窘迫。先天性鼻腔梗阻包括单侧或双侧后鼻孔狭窄。后天性鼻腔梗阻包括黏液栓子，呼吸道合胞病毒（Respiratory virus，RSV）或其他病毒感染引起的上呼吸道感染所致的水肿。吸痰和清理鼻腔可以改善婴儿的呼吸状态。当婴儿生长至儿童阶段时，口腔通气成为可能，但是仍倾向于用鼻腔通气。

表4-1　婴儿、儿童和成年人在呼吸道解剖层面上的差异

特　点	新生儿	儿童(1岁)	成　人
空气入口	鼻腔	口腔和鼻腔	口腔和鼻腔
气管直径	4mm	5～6mm	18mm
咽喉形状	漏斗状	漏斗状	桶状
最狭窄部位	环状软骨	环状软骨	咽喉入口
会厌	长，软(Ω)形状	长，软(Ω)形状	短，硬
咽喉入口	C_1	C_3—C_4	C_5—C_6
舌头与下颌的比例	与口腔(下颌空间)相比，舌头较大	舌头与口腔的比例逐渐变化，直至8岁	舌头容易进入下颌
喉镜检查中咽喉的位置	前面，头侧	儿童和成年人之间的过渡	更后侧，尾侧
气管	软骨	更硬的软骨，但仍可塌陷	牢固的气管软骨

阴道分娩和母乳喂养有利于婴儿小下巴的生长发育。从解剖上来说，小下巴表现为短小的下颌骨，下巴到舌骨软骨距离较短。小下巴导致下颌空间更小，也是新生儿期舌头相对比较大的一个原因。一个相对较大的舌头/口腔比值有利于鼻腔通气，换句话说，其不容易在吃奶的时

候发生误吸。随着儿童不断发育，舌头/口腔比值不断下降。一个较大的舌头在一个相对小的口腔里，虽然解剖学上是正常的，但是在婴儿意识水平下降时，容易发生舌根后坠导致上呼吸道梗阻。

> ！
>
> 用吸引器清理婴儿的鼻道可以明显改善其呼吸窘迫状态。
>
> ！

在 Pierre Robin 畸形中（小下颌、相对的大舌头、腭裂），严重失衡的舌头/口腔比值造成患儿舌头压迫咽喉，阻塞气流。由于婴儿的颏下空间较小，导致在喉镜检查时舌头难以移位，增加了气管插管的难度。在小下颌、大舌头或两者都有的患儿中，利用喉镜来暴露气道则难度更大。

当儿童接近 8 岁时，气道最狭窄处由声门下部变成咽喉入口，与成年人一致。新生儿期、婴儿期、儿童期呼吸道直径是随着年龄逐渐增加的，直到青少年中期与成年人相仿。婴儿和儿童期狭窄的气道增加了气流的阻力。气流的阻力可以用 Hagen-Poiseuille 公式表示：

$$R=8\eta l/r^4$$

其中，R 代表阻力，η 代表气体的黏度，l 代表气流经过的长度，r 代表呼吸道的半径。从这个公式中可以看到，随着气道直径（半径的 2 倍）变细，气道阻力的增加是 4 次方的。因此，在婴儿和儿童中，虽然气体流量的绝对值比成年人小，但他们的气流阻力却更高。

> ！
>
> 在一个小气道中，很小的气道内径缩窄可以导致巨大的气流阻力增加。
>
> ！

在本书第二章中，图 2-1 展示了直径为 4mm 的婴儿气道发生气道周围 1mm 的水肿所导致的相对阻力增加与直径为 8mm 的成年人气道发生同样的水肿所导致的阻力增加的区别。右侧是气道发生 1mm 圆形水肿。请记住 1mm 的圆形水肿导致直径减小了 2mm。在应用 Hfagen-Poiseuille 公式时，根据气道半径与阻力 l/r^4 的关系，直径为 4mm 的气道增加了 16 倍的阻力，而直径为 8mm 的气道仅增加了 3 倍阻力。

> ！
>
> 大小不合适的气管插管，反复插管，气管插管过度，以及气管插管时的机械性刺激都可能造成声门下损伤、水肿，并有可能发展成疤痕组织，导致声门下狭窄。
>
> ！

儿童到了 8 岁左右，气道最狭窄的部位在声门下腔。婴儿和儿童的咽喉呈漏斗形，而成年人的则呈桶状。因此，成年人气道最狭窄的部位在声带或咽喉入口处；而婴儿和儿童的气道从声带以下持续狭窄，直到环状软骨水平。气道最狭窄的部位位于声门下腔，使得婴儿对感染或非感染所致的轻微组织水肿产生明显的气流受限。随着年龄的增长，气管的内径持续增加，气道水肿所致的阻力却逐渐减弱。

由于气管插管会给患儿带来声带损伤的风险，再加上婴儿和儿童声门下腔组织结构狭小，所以声带更容易受到损伤。

（二）会　厌

婴儿和儿童的会厌在形状和硬度上与成年人是有区别的。他们的会厌更长、更软，像一个欧米茄（Ω）形。相反的，成年人的会厌更短、更硬、更方正。婴儿会厌的特点使得在喉镜下气管插管时需要把会厌从声门开口主动移位。当婴儿的会厌形状变得太大时,可能导致喉软化;当发生喉软化时,婴儿吸气时会厌和咽喉结构塌陷,可见婴儿吸气相上呼吸道梗阻的表现。

(三)咽 喉

婴儿和儿童的咽喉与成年人相比位于前侧和头侧。在第二章中,已讨论过这种关系对插管时暴露气道的影响。

(四)气管和下呼吸道

婴儿期,气管软骨是柔软、容易塌陷的。随着身体的发育,儿童气管软骨环变得越来越硬。与成年人相比,儿童的气管缺乏坚硬的软骨环支撑,导致上呼吸道梗阻时用力吸气,吸气负压可使胸腔外气管形成明显的内陷。图 4-1 说明了这一点。

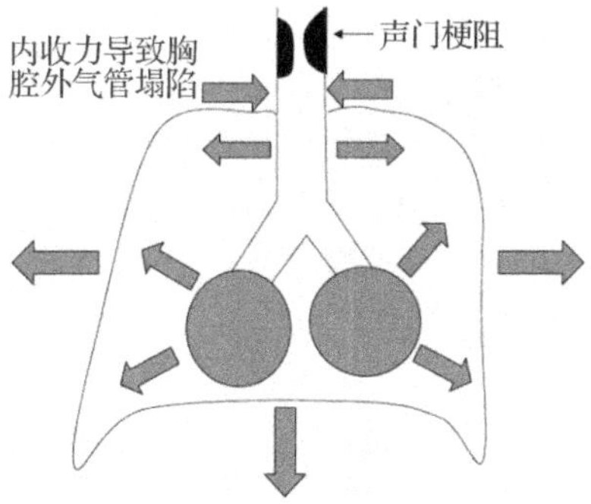

图 4-1 声门梗阻时用力吸气导致胸腔外气管塌陷的原理

胸腔外气管和胸腔内气管对呼吸产生的作用力不同。声门下腔到胸腔入口处的气管部分被称为胸腔外气管。胸腔入口到气管隆凸的部分被称为胸腔内气管,位于胸腔内,被肺和胸膜包绕,因此,受到呼吸时胸腔内产生的力的影响。胸腔内气管以及支气管和远端气道连接于肺实质,肺脏被脏层胸膜覆盖,脏层和壁层胸膜在肺根处相互移行。由于肺有弹性回缩力,所以胸膜腔内始终保持负压,当气道部分或完全梗阻时,气道阻力增加,胸膜腔内负压明显增大。在平静呼吸时,这种吸气负压是由膈肌向下运动而产生的;在呼吸窘迫时,辅助呼吸肌(肋间外肌、斜角肌、胸锁乳突肌)增加了吸气负压。胸膜腔负压形成了从肺泡(负压最大)到口腔(基本上为零)的压力差。这种压力差驱使气流进入肺脏。膈肌收缩时(呼吸窘迫时,辅助呼吸肌参与呼吸),胸腔内气管负压传导到胸腔外气管以作为扩张力,从而保持胸腔内气道处于开放状态。

胸膜腔压力是很难测量的,可以等同于胸腔内压。平静呼吸时,当膈肌收缩时,胸膜腔(胸腔内)压力变成负压,并不断增加。胸膜腔负压形成了从肺泡(负压最大)到口腔(压力基本为零)的压力差。这个压力差驱动气流进入肺脏。膈肌收缩(呼吸窘迫时,辅助呼吸肌参与呼吸),胸腔内负压传导到气管外,作为扩张力保持胸腔内气道开放。部分或完全性气道梗阻所致的吸气相气道压力增高,导致膈肌收缩更为强烈。吸气时,辅助呼吸肌(肋间外肌、斜角肌、胸锁乳突肌)参与呼吸。为了使气流通过梗阻,胸膜腔负压和胸腔内压力将会增加。因为呼吸道与肺间质相连(即相互依赖),肺和胸膜相连,更大的胸腔内压力和胸膜腔内压将保持胸腔内气道开放,同时使胸腔外气管塌陷,这是由于缺乏肺间质的牵拉所致的。

某些阻塞性疾病(如哮喘)患者在用力呼气时,胸膜腔压力变成正压。当胸膜腔压力变成正压时,肺泡中气道压力差变成正压,减少了呼出到口腔的气流运动(口腔的压力为零)。对气流运动来说,压力差是必需的。随着其与口腔中空气压力差的减低,一个"压力点"将会出现,被称为等压点,此处的气道压力与胸膜腔内压相等。在一个比平衡点更接近口腔的"压力点",力的总和使气道关闭。

因此,对于胸腔内气道(包括胸腔内气管),在吸气时,吸力的增加能使气管始终保持开放状态;但是,在呼气时,力量的增加将导致气管塌陷。而胸腔外气管的表现与胸腔内气管相反。在

> ❗
>
> 部分梗阻后儿童呼吸道的变化。气流受限与梗阻位置有关：
>
> - 胸腔外梗阻→吸气时塌陷→喘鸣；
> - 胸腔内梗阻→呼气时塌陷→呼气时喘息；
> - 在严重病例中(如喉气管支气管炎)，两者都可能存在。
>
> ❗

吸气时，胸腔外气管没有被肺和胸膜包绕，就没有相应的扩张力去对抗气管内负压。平静呼吸时，只要气管软骨是正常的，吸气时就不会有明显的气管塌陷。但是，当一位患儿有不完全性上呼吸道梗阻(如喉软化、病毒性喉炎)时，呼吸时气管壁会出现部分性塌陷，进而增加气道阻力。在气管软骨环发育差的情况下，比如气管软化时，吸气相胸腔外气管塌陷和呼气相胸内气管塌陷将变得尤为严重。

一般而言，用力呼气时，胸腔外气管不会塌陷。了解胸腔内气管和胸腔外气管的区别有助于理解为什么鼻、鼻咽腔、喉咽、声门下气管的问题在吸气时影响会更大，而下呼吸道(胸腔内气管)则在呼气时影响会更大。当胸膜腔负压很大时，声门下、胸腔外气管会变得狭窄或关闭，这也解释了为什么患儿在激惹时上呼吸道梗阻会更加严重(见图 4-1)。

三、影响儿童呼吸道的疾病

表 4-2 列举了影响儿童呼吸道的疾病，可以表现为部分性或完全性上呼吸道梗阻。先按病因归类，再接下去讨论具体的管理方法。后面的章节将详细讨论治疗方案。

表 4-2 影响儿童呼吸道疾病的病因

疾病类型	病　因
解剖性疾病	• 意识水平改变(呼吸道肌肉松弛)； • 扁桃体肥大； • 声门下狭窄(获得性或者先天性)； • 巨舌症； • 声带麻痹(单侧或双侧)； • 小颌症； • 后鼻孔狭窄或闭锁； • Pierre Robin 综合征
感染性疾病	• 喉气管支气管炎(喉炎)； • 会厌炎(声门上炎)； • 细菌性气管炎； • 咽后壁(咽旁)脓肿； • 扁桃体周围脓肿； • 传染性单核细胞增多症

表 4-2 影响儿童呼吸道疾病的病因(续表)

疾病类型	病因
呼吸道内外压迫性疾病	• 肿瘤; • 血管瘤; • 血肿; • 囊肿; • 乳头状瘤; • 血管环和吊带
其他疾病	• 呼吸道创伤; • 拔管后气道梗阻; • 血管性水肿; • 痉挛性喉炎; • 异物吸入; • 气道损伤; • 热烧伤或化学性烧伤

(一)解剖性疾病

1. 意识水平改变

人体在各个年龄段的意识水平改变都是上呼吸道梗阻的常见原因。如前所述,因为发育的关系,年幼患儿更容易因为意识水平下降而造成上呼吸道梗阻。例如,抽搐发作后,尤其是应用过巴比妥类或安定类药物后,意识水平下降可导致上呼吸道梗阻。很多时候,在麻醉过程中,氧饱和度下降与上呼吸道梗阻有关。若一位儿童在汽车或自行车相撞的车祸中导致意识水平下降,则很可能引起气道部分梗阻,故需通过颈椎保护以保持气道开放和通畅(见第二章和第九章)。

2. 扁桃体-腺样体肥大

扁桃体-腺样体肥大本身或者合并肥胖,可以导致阻塞性睡眠呼吸暂停和急性上呼吸道梗阻。虽然阻塞性睡眠呼吸暂停大部分是慢性的,但仍有这样的患儿发展成急性上呼吸道梗阻。用持续气道正压通气(Continuous positive airway pressure,CPAP)或双水平气道正压通气(Bi-level positive airway pressure,BiPAP)等气道正压通气策略经常是有帮助的。在急救时,一个鼻咽气道亦可能对抢救有帮助。扁桃体和腺样体切除以及减肥是必需的治疗措施。在扁桃体和腺样体切除后,患儿可能需要一段时间的气道正压通气。紧急情况下,皮质激素可有利于减小扁桃体大小,尤其是单核细胞增多症所引起的扁桃体肿大。

3. 声门下狭窄

声门下狭窄(Subglottic stenosis,SGS)可以是先天性或者是获得性的。在新生儿重症监护室(Neonatal intensive care unit,NICU)经常可以看到早产儿或气管插管的患儿患上获得性声门下狭窄。有时候急性呼吸道病毒感染,特别是 RSV,可以很快使 SGS 从慢性代偿性疾病变为失代偿的呼吸窘迫状态。肾上腺素、地塞米松、氦氧混合气(Heliox)对改善呼吸困难都有帮助,但是,患严重 SGS 的患儿最终还是需要行气管镜检查,并且可能需要重建喉气管。

4. 巨舌症和小颌症

巨舌症(大舌头)和小颌症(小下巴和小下颌)常并存于严重的先天性颅面畸形的患儿中。前面已经谈了巨舌症和小颌症对上呼吸道梗阻的影响。严重的巨舌症和小颌症可以导致围新生儿期出现严重的气道问题。围新生儿期以后,这些问题只在患儿需要气管插管时或麻醉时才变得严重。

5. 声带麻痹

声带麻痹可以是单侧或者双侧的。单侧声带麻痹表现为哭声低弱,偶尔喘鸣,一般可以耐受且有特发性,偶尔与胸外科手术时喉返神经受损有关。双侧声带麻痹表现为严重的喘鸣和呼吸窘迫,但患儿的哭声往往是正常的,这与中枢神经系统损伤或声带疾病有关。对双侧声带麻痹患儿通常需要紧急气道管理。

6. 后鼻孔狭窄和后鼻孔闭锁

后鼻孔狭窄和闭锁可以是单侧或是双侧的。因为婴儿只能通过鼻腔通气,所以多数后鼻孔狭窄的患儿伴有不同程度的呼吸窘迫和喂养困难。双侧后鼻孔狭窄在新生儿期就有症状产生。尝试用一个软的导管插入鼻孔后可以确诊该病。CT 扫描可用于评估鼻腔和鼻咽情况,这对于确诊和了解梗阻的程度是很有帮助的。在后鼻孔闭锁的患儿中,约 20%～50%存在相关的畸形。这些畸形所致的综合征又称 CHARGE 关联征,包括眼组织缺损和其他眼科畸形、心脏病、后鼻孔闭锁、生长迟滞、生殖器发育不良和耳畸形等。对后鼻孔狭窄或闭锁需要外科治疗。单侧后鼻孔狭窄时,用鼻胃(Nasogastric,NG)管通过狭窄的鼻孔是很困难或是不可能的。而如果鼻胃管通过了未发生梗阻的鼻腔,又会因鼻胃管阻塞了原本通畅的鼻道,使患儿出现呼吸窘迫。

7. Pierre Robin 综合征

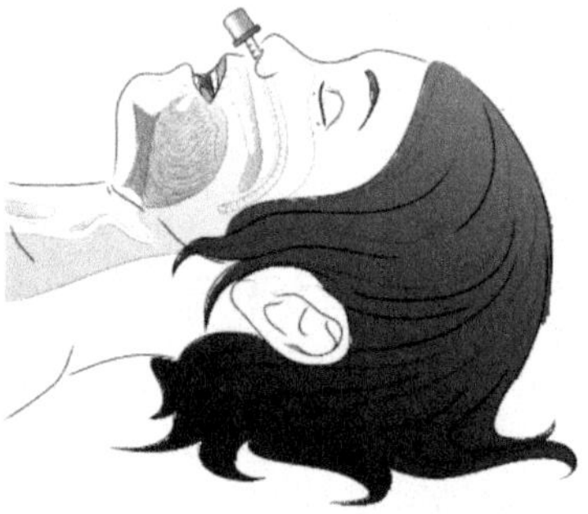

图 4-2 为 Pierre Robin 畸形相关的气道梗阻患儿放置鼻咽管

Pierre Robin 综合征是一种典型的会出现上呼吸道梗阻并危及患儿生命的先天性综合征。原发缺陷是指胎儿在宫内下颌发育差,导致了小颌症、腭裂和舌根后坠(舌后坠或舌回缩)。在 Pierre Robin 综合征中,患儿的舌头大小通常是正常的,口腔相对于舌头来说太小了。舌头和下颌的不匹配,导致婴儿舌后坠抵住咽后壁,造成气道梗阻。治疗方法包括将舌头往前移动,远离咽喉。放置鼻咽(Nasopharyngeal,NP)管有时可以抢救生命,它可以由大小合适的气管插管改造而来。在第二章中讲述了如何放置鼻咽管,但是图 4-2 强调了两者在 Pierre Robin 综合征中操作上的区别。①用一根适合鼻孔大小的不带囊的气管插管。②插管的深度约等于鼻孔到耳垂的距离。③用外科润滑剂润滑插管。④插入并根据气流声音调整插管。⑤用胶带小心地固定好插管。⑥经常吸痰,保持插管通畅。⑦如果听不到经过插管的气流声,则应重新调整位置,直到听到气流声为止。

当可以听到并感觉到气流在鼻咽管中流动时,说明管子已放在了合适的位置;患儿呼吸窘迫症状也将有所减轻。之后，要将管子用胶带安全地固定好，方法与气管插管类似。由于鼻咽管不经过声带直接进入气管，所以鼻咽管还是一条生命线，患儿可以通过它来维持通气。必要时，可通过吸痰来保持鼻咽管通畅。如果一位带有鼻咽管的 Pierre Robin 综合征患儿发生呼吸窘迫，则要注意吸痰，必要时应调整管子位置，直到可以听到气流声为止。鼻咽管有双重作用，一方面可作为通气的管道，另一方面可以把舌头从咽后壁往前推，从而减轻呼吸道梗阻的程度。

在如前所述的严重梗阻病例中，另外一项抢救办法是用洞巾钳或类似的器械把舌头往前拉出来；或者用 0 号丝线的针缝住舌尖，再拉到口腔外，这样也能起到相同的作用。对于严重的 Pierre Robin 综合征患儿，规范的治疗是外科手术，偶尔需要行气管切开术进行治疗。

(二)呼吸道内外压迫性疾病

病例分析

在急诊室里，一位既往体健的 10 岁女孩正在接受检查，她逐渐出现喘息、呼吸费力，渐渐地发展为平躺时呼吸困难。她母亲也有发热，体温 39℃，体重下降，夜间盗汗。患儿喜坐位并出现烦躁。查体如下：心率 120 次/min；呼吸频率 25 次/min；血压 130/75mmHg；室温下血氧饱和度为 91%。听诊时发现吸气及呼气喘鸣音，右上肺呼吸音减弱。你建议患儿取仰卧位平躺。她变得更加烦躁，氧饱和度明显下降，出现颈静脉怒张。

评估

—患儿发生了什么？

—鉴别诊断是什么？

—为什么她平躺以后病情会出现进展？

—哪些检查项目能有效地评估患儿的病情状况？

干预

—应该马上采取什么措施？

重新评估

—如何知道所采取的措施是有效的？

—如何监护该患儿？

—你还想做其他实验室检查吗？

有效沟通

—谁需要马上知道该患儿的情况？

—在医院里，每次移动该患儿时需要沟通哪些信息？

—哪个科室最合适接诊该患儿？

团队合作

—对于该患儿，有哪些工作需要分工合作？

1. 增生性肿物所致气道梗阻的诊断

气道内源性或外源性压迫可以导致上呼吸道梗阻。肿瘤、血管瘤、血肿、囊肿、乳头状瘤、血管环和吊带都可以表现出上呼吸道梗阻的体征和症状。在儿童中，淋巴瘤（霍奇金和非霍奇金淋巴瘤)和白血病(急性淋巴细胞白血病)等恶性疾病可能表现出前纵隔或中纵隔肿块。这个位置的肿块可以导致上腔静脉梗阻,并压迫其他纵隔结构,比如气管、支气管主干、肺血管和主动脉。进行性加重的静脉充血和气道压迫将导致上腔静脉梗阻的常见症状:面部充血、头痛、多血、发绀、咳嗽、呼吸困难、端坐呼吸、声嘶和吞咽困难。胸部后位、前位和侧位X线片将提示患儿伴有气管移位或压迫的纵隔增宽影。

> !
>
> 应由经验丰富的麻醉师和监护专家对增生性气道梗阻患儿进行镇静和气道操作。因为镇静剂和肌松剂应用会导致完全性气道塌陷。
>
> !

2. 增生性肿物所致气道梗阻的管理

CPAP 和 BiPAP 可以暂时缓解患儿气道梗阻的程度,改善通气。当开始 CPAP 或 BiPAP 治疗时,肺部听诊有助于寻找合适的压力以开放气道。将患儿放置在一个合适的体位,使前纵隔肿块竖直,前倾甚至偏向侧位,都可以降低肿块对气管的压力,从而减轻梗阻。有经验的麻醉师和五官科医师需要共同合作,因为患儿可能需要气管插管。在患儿仍有自主呼吸时,需要及时保护气道,因为深度镇静或瘫痪可能发生致死性的气道关闭。

(三)上呼吸道梗阻感染的病因

上呼吸道感染导致的气道梗阻在各个年龄段都非常常见,也是各年龄段患儿就诊的重要原因。在过去的20年里,会厌炎发生率明显降低,出现这个重要变化的原因是B型流感嗜血杆菌疫苗在美国等发达国家已被加入婴儿免疫计划。在美国,在应用疫苗前,5岁以下儿童会厌炎的发生率为5/10万;在B型流感嗜血杆菌疫苗加入免疫计划后,会厌炎发生率降至0.6/10万～0.8/10万。因此,对于这样一个暴发性、致命性的感染性疾病,了解它的诊断、治疗还是很重要的。此外,对会厌炎患儿的评估和治疗常常可被作为处理严重气道梗阻的范例。表4-3比较了4种最常见的上呼吸道梗阻的感染性疾病。

表 4-3　上呼吸道梗阻的常见感染性疾病特点

特　点	喉　炎	会厌炎	细菌性气管炎	咽后壁脓肿
起病	缓慢,病毒感染前驱症状,1～7d	快速起病,6～12h	病毒感染前驱症状,然后快速恶化	病毒感染前驱症状,然后快速恶化
发病年龄	6月龄～4岁	2～8岁	6月龄～8岁	<5岁
流行季节	秋末到冬季	全年	秋冬季	全年
病原体	副流感病毒,呼吸道合胞病毒,甲型流感病毒	B型流感嗜血杆菌(最典型),肺炎链球菌,GABHS	金黄色葡萄球菌(最典型),GABHS,肺炎链球菌	厌氧菌,GABHS,金黄色葡萄球菌
病理	声门下水肿	声门上炎症性水肿	稠厚,黏液脓性膜样气管分泌物	颈筋膜深部脓肿形成
发热	低热	高热	高热	高热
咳嗽	犬吠样或海豹样	无	通常没有	通常没有

表 4-3　上呼吸道梗阻的常见感染性疾病特点(续表)

特　点	喉　炎	会厌炎	细菌性气管炎	咽后壁脓肿
咽痛	无	严重	无	严重
口水	无	多	无	多
体位	无限制	前倾,张口,颈部外展(三脚架姿势)	无限制	前倾,张口,颈部外展(三脚架姿势)
声音	正常或沙哑	压低的	正常或沙哑	压低的
面色	无中毒貌	中毒貌	中毒貌	中毒貌

注:GABHS 指 Group A β-hemolytic streptococci(A 组 β 溶血性链球菌)。

1. 病毒性喉气管支气管炎(喉炎)

在北美,喉炎是儿童上呼吸道梗阻最常见的感染性疾病,发病年龄主要为 6 月龄～4 岁,高发期为 1～2 岁,全年均可发病,发病高峰在秋末到冬季。喉炎大多数由 1 型副流感病毒感染所致,偶尔可由 2 型、3 型副流感病毒,A 型、B 型流感嗜血杆菌,呼吸道合胞病毒,肺炎支原体引起。多数喉炎患儿在门诊接受治疗,但也有少数患儿需要住院,极少数住院患儿需要行气管插管机械通气治疗。喉炎患儿通常有几天流感样前驱症状(咳嗽、鼻炎、流涕、低热),然后出现快速进展的声嘶,最终发展成典型的海豹样、犬吠样咳嗽和喘鸣。喘鸣一般是吸气相的,也有可能是双相的,这样就提示气管水肿已经超过声门下腔到达胸内气管和支气管了。气道的 X 线片(见图 4-3)可证实典型的尖塔征(到声带处,声门下气管逐渐狭窄变成一个点)。喉炎患儿的颈部侧位片可能显示声带水平以上的气道扩张。

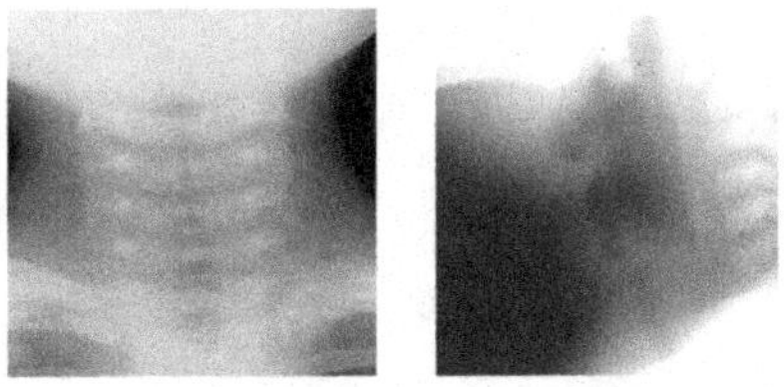

A　　B

图 4-3　病毒性喉气管支气管炎(喉炎)

注:A 图是气道的正位片,显示了气道尖塔样狭窄,这是病毒性喉气管支气管炎的特征性改变。B 图是一位病毒性喉炎患儿的颈部侧位片,显示了边界清晰的会厌,声带以上呼吸道特征性的扩张,以及声门下呼吸道狭窄。图片由位于 Montefiore 的儿童医院 Terry Levin 医师提供。

喉炎一般具有自限性,只需要雾化治疗,不能进食时予以补液等支持治疗。肾上腺素雾化吸入可以快速地减轻气管水肿,改善症状。药物的半衰期限制了水肿的减轻。2h 内,症状会再次加重。

皮质激素可以明显改善症状,一般常规使用。氦氧混合气(Heliox)一般对患儿的病情改善有帮助,本章还会进一步阐述。经鼻 CPAP 和 BiPAP 在喉炎的治疗上已经取得了一些成功,避免了部分气管插管。在需要气管插管时,选用比正常略小的管子,直到气管插管出现了漏气,才考虑拔管处理。表 4-4 总结了喉炎的治疗。

2. 会厌炎(声门上炎、全喉炎)

会厌炎(声门上炎、全喉炎)是真正的急症。虽然随着 B 型流感嗜血杆菌疫苗的广泛应用,会会厌炎已经很罕见了，但是了解这种致命疾病的相关知识还是很重要的。虽然“会厌炎”的病名只提到了会厌，但因为声门以上结构都可以累及，所以将其称为“声门上炎”或者“全喉炎”更合适。从经验上来看，会厌炎绝大多数是由B型流感嗜血杆菌引起的，并伴有菌血症和严重的中毒表现。但是，随着Hib疫苗的广泛使用，肺炎链球菌、A组β溶血性链球菌(GABHS)和金黄色葡萄球菌也成为常见的致病病原体。

表4-4 喉炎的治疗

序号	具体措施
1	减少引起儿童紧张的情况，比如从父母身边离开，不必要的操作和检查
2	如果有缺氧或发绀存在，给予可漏气的吸氧装置，如鼻导管吸氧
3	给予口服、肌注或静滴地塞米松，剂量为0.6mg/kg
4	予以肾上腺素雾化，将2.25%的肾上腺素0.5mL放入2.5mL生理盐水中
5	如果患儿的反应良好，则继续观察患儿2h
6	如果患儿反应欠佳，或再次出现喘鸣，则将患儿收治到ICU进行观察
7	考虑应用氦氧混合气(Heliox)(氦氧比例60∶40或70∶30)
8	考虑应用经鼻CPAP或BiPAP
9	如果需要气管插管，则选用比正常所需型号小一点的气管导管

会厌炎患儿表现为快速进展的体征和症状，包括高热、烦躁不安、流口水、吞咽困难、呼吸困难和发声困难。患儿会出现中毒貌，并喜欢三脚架姿势休息。在随后的病程中，将出现喘鸣音，与患喉炎时响亮的喘鸣音相比，其声音较为柔和。当不能确诊为会厌炎又不能完全排除时，可以行颈部侧位X线摄片。如果会厌炎继续存在，则在侧位片上，与健康儿童相比，患儿的会厌会变得更圆、更大，像个大拇指(见图4-4)。

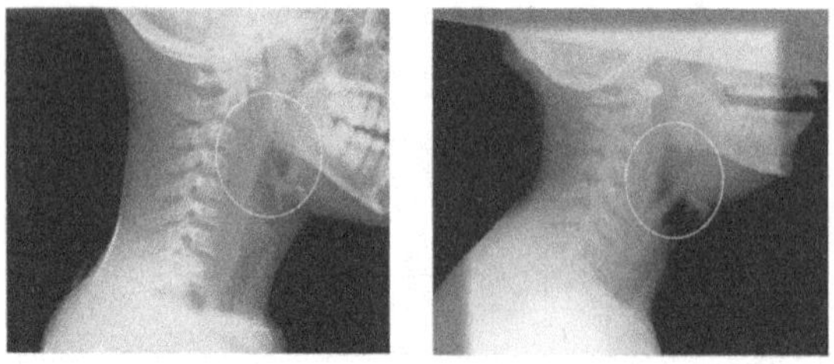

A　　B

图4-4　健康儿童和会厌炎患儿颈部侧位片对比

注：A图是健康儿童的X线片，可以看到边界清楚的会厌(圆圈内)。B图是会厌炎患儿出现了肿胀、边界不清、大拇指状的会厌(圆圈内)。X线片也提示了杓状会厌襞和其他声门上组织也出现水肿，形成了声门上炎。图片由位于Montefiore的儿童医院Terry Levin医师提供。

对于可疑的会厌炎患儿，应对护送患儿去放射科行颈部侧位X线摄片的陪同者进行气道支持培训，同时准备好通气面罩。若医师根据病史和查体结果，考虑会厌炎的可能，则不应该让患儿去放射科，而应留在观察室，这里需要有接受过呼吸道管理培训的医师和其他必需的设备。表4-5总结了考虑会厌炎时的管理。

表 4-5 对可疑会厌炎的管理

序 号	具体措施
1	低度怀疑会厌炎→护送患儿去放射科行颈部侧位片检查
2	高度怀疑会厌炎→护送患儿去手术室,在气管插管、麻醉下直接检查
3	不管怀疑程度低或高,患儿都应该: —由经过呼吸道管理培训的医师陪同 —保持一个舒适的体位 —转运时,予以大小合适的通气面罩,有可能的话。通气面罩应带有 PEEP 阀

对于所有的有创操作,比如静脉注射、抽血、咽喉检查,都应该推迟,直到患儿已经完成气管插管,且在手术室里睡着了再进行。在去手术室的路上和诱导麻醉吸入时,也应该允许患儿保持舒适的姿势。在利用喉镜暴露咽喉前,需要确保患儿在麻醉下有自主呼吸。若要进一步确诊会厌炎,则要行气管插管。待气管插管固定好后,再把患儿送至 ICU。然后,放置静脉留置针,行血液检查,取会厌、气管的分泌物和血液进行培养检查。根据检查结果,应用抗产 β 内酰胺酶微生物的广谱抗生素。抗生素的选择包括二代、三代头孢菌素,比如头孢呋辛头、孢曲松或氨苄西林舒巴坦。在应用抗生素后,患儿的病情很快好转。若在插管部位的周围可以听到漏气声,则表明可以给患儿拔管了。

3. 细菌性气管炎

细菌性气管炎在儿童中相对少见,但却是上呼吸道梗阻潜在的致命性疾病,是需要 ICU 收治的儿科呼吸道急症最常见的疾病之一。在细菌性气管炎中,稠厚的脓样膜状分泌物阻塞了呼吸道,并且在患儿咳嗽时不能被清除,所以通常需要气管插管。患儿一般先出现几天的病毒感染样前驱症状,然后变成喉炎样疾病,有低热、咳嗽和喘鸣。这种喉炎样疾病快速恶化,出现高热、进行性加重的呼吸窘迫,不能排痰,出现中毒貌。影像学检查提示有喉炎相关的“尖塔征”。因为喉炎与细菌性气管炎的前驱症状如此相似,所以让我们感觉细菌性气管炎是在病毒性喉炎基础上的细菌重复感染。来自美国、澳大利亚和英国的数据显示,细菌性气管炎的易感年龄为 6 个月到 8 岁,流行高峰为秋冬季,与病毒性呼吸道疾病发病季节相对应。

细菌性气管炎患儿来到急诊室时,其症状很难与会厌炎相区别,需按照如前所述的对可疑会厌炎的管理流程处理。直接检查呼吸道通常可以发现声门下水肿、溃疡、红肿及气管中伪膜形成。从临床诊疗经验上来说,金黄色葡萄球菌是最常见的病原体,但是肺炎链球菌、GABHS 和病毒也可以致病。有时,住在 ICU 的喉炎样症状患儿的病情会出现急剧恶化,并需要气管插管。插管时,大量的稠厚分泌物会从气管插管里涌出来,这也支持细菌性气管炎的诊断。

对细菌性气管炎的基本治疗方法有肺和气管冲洗,气管插管,针对葡萄球菌、链球菌的广谱抗生素应用。第二代头孢菌素(如头孢曲松)是合理的备选药物。等到临床症状好转,插管周围有漏气时,可以尝试拔管,这一般需要 3～5d。

4. 咽后壁脓肿(咽旁脓肿)

咽后壁脓肿(咽旁脓肿)是一种咽后壁软组织的感染。咽后壁间隙由疏松结缔组织和淋巴结组成,这些淋巴结可引流鼻咽、鼻旁窦、中耳、牙齿和面部骨骼的脓液。这些区域形成的感染和脓肿通常从感染部位的淋巴结扩散而来，或者从鼻咽、鼻旁窦、中耳直接扩散而来。这些淋巴结在儿童早期是萎缩的，所以大小孩和青少年的发病风险就降低了。儿童和青少年发生咽后壁脓肿的主要原因是铅笔或棍子直接损伤咽后壁或吞入异物。大部分病例为5岁以下儿童，与会厌炎、细菌性气管炎的发病年龄重合。

咽后壁脓肿患儿有非特异性症状，最终可以出现高热、咽痛和颈项强直。其症状与会厌炎相似，查体可发现颈部单侧隆起的包块。颈项强直与脑膜炎的症状相似。如果颈部侧位片（见图4-5）发现椎骨前软组织影逐渐增大，则可以确诊。除了异常扩大的椎骨前软组织影，颈部侧位片还能发现咽后壁间隙气体、气液平和消失的颈椎生理曲度。咽后壁脓肿往往是细菌多重感染所致的，培养常提示厌氧菌为Prevotella、红棕色单胞菌、梭形杆菌属或消化链球菌属；此外，还可能为金黄色葡萄球菌、GABHS或流感嗜血杆菌所致的。

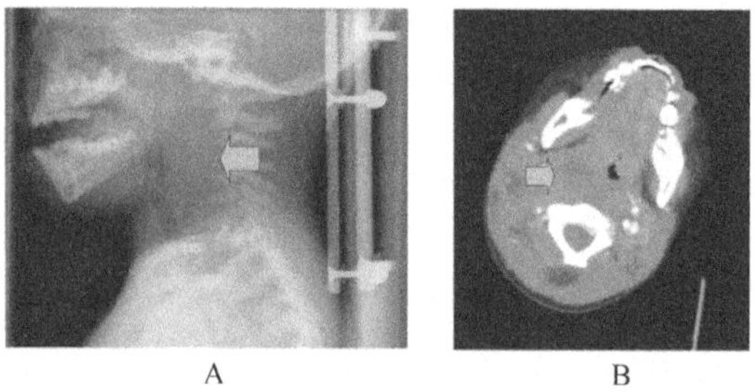

图4-5　咽后壁脓肿

注：A图中箭头指示了空气影和脊髓前面的距离（椎体前间隙）增宽。B图中CT片上的箭头指向了咽后壁脓肿。图片由Montefiore儿童医院的Terry Levin医师提供。

对咽后壁脓肿的治疗包括密切观察和使用广谱抗生素（需覆盖厌氧菌）。对抗生素耐药的患儿，则推荐脓肿引流。对于咽后壁脓肿患儿，若早期发现，并给予合理的抗生素治疗，则其并发症很罕见。严重并发症包括脓肿破溃，脓肿破溃后的脓液进入咽喉（导致污染物吸入气管），感染往侧面扩散，形成夹层沿筋膜进入后纵隔。

5. 扁桃体周围脓肿（扁桃体周脓肿）

扁桃体周围脓肿（Peritonsillar abscess，PTA）是儿童头颈深部感染最常见的疾病，也称扁桃体周围脓肿。扁桃体周围脓肿可以从扁桃体处开始感染直接蔓延而形成。大小孩和青少年发病常与季节无关。扁桃体周围脓肿患儿有咽痛、颈痛、吞咽痛或吞咽困难、发热等症状。查体可以发现患儿颈部淋巴结肿大，悬雍垂偏移，并闻及低沉的声音。治疗方法包括应用广谱抗生素，穿刺开放脓包，切除和引流脓肿，以及行扁桃体切除术。并发症有感染扩散，少见的有急性上呼吸道梗阻，脓肿破溃后的脓液吸入。

6. 传染性单核细胞增多症

传染性单核细胞增多症是一种以发热、淋巴结肿大和咽炎为主要临床表现的疾病，它可因为扁桃体和腺样体肿大而导致急性上呼吸道梗阻。这种并发症主要见于低龄儿童，但幸运的是，该并发症并不多见。口服或静滴皮质激素可能有帮助，并可能需要气管插管或者无创气道正压通气。

7. 其他疾病

(1)呼吸道创伤。上呼吸道创伤性损伤主要有异物、热或化学损伤，钝器伤或穿透伤。在儿童中，异物吸入是造成意外死亡和严重神经系统损伤的主要原因。婴儿更容易发生异物吸入，因为他们喜欢把任何东西放到嘴巴里。很多异物被吸入后会穿过声门而滞留在远端气道。任何滞留在咽喉的异物都会危及生命。在遇到急性吸入事件时，需要怀疑异物吸入的可能。对于有窒息和呼吸窘迫史的儿童，都要立刻做支气管硬镜检查，以便于诊断和治疗。

有生命危险的呼吸道梗阻可以由吸入损伤、喉烧伤或误服腐蚀性物质引起。任何在面部或颈部有伤痕损伤的儿童都需要气管镜来评估其潜在的吸入性损伤。如果发现痰液、呕吐物中有烟灰、烧焦的鼻毛，以及存在面部烧伤、嘴唇烧伤、喘鸣、喘息或大范围的表皮烧伤时，则需要同时考虑吸入性损伤的可能。通过早期内镜来评估气道有无损伤和损伤的范围是很有帮助的。气道管理包括早期气管插管，因为气道在好转前会水肿几天，这就需要气管插管来保证气道通畅。

颈部的钝器伤所致的水肿、血肿，可以引起急性上呼吸道梗阻。在儿童中，穿刺伤较少见。对于这类情况的处理，影像学检查和外科会诊是必需的。

(2)拔管后气道梗阻。有些患儿在拔管后会出现气道梗阻的症状和体征。以拔管后喉炎为例，这可能与多种因素有关，包括气道的相对大小、插管时间、气管水肿程度和插管次数。拔管后喉炎通常是自限性的，可在 12～24h 内好转，也可能需要某些干预，在后续章节将进一步讲解。偶尔需要再次插管。评估和治疗措施与病毒性喉炎相仿。如果怀疑小儿会发生拔管后气道梗阻，则可在拔管前应用地塞米松以预防梗阻的发生。对于反复发生的拔管后气道梗阻，需要再次插管；其中，持续存在的拔管后喘鸣是行气管镜检查的指征。

(3)血管性水肿。血管性水肿是免疫介导的一种急性水肿，可导致上呼吸道梗阻的发生。水肿可能影响鼻咽、头部、颈部、脸部、嘴唇、舌头及口咽。血管性水肿是一种过敏反应，其常见的病因有：摄入某种食物、药物，上呼吸道感染或昆虫叮咬后。对于这类疾病的治疗，静滴皮质激素、抗组胺药，以及皮下应用肾上腺素针常常可以快速缓解症状。如果患儿药物治疗无效，或好转不够快，出现进行性加重的上呼吸道梗阻症状，则必须进行气道保护。

(4)痉挛性喉炎。痉挛性喉炎可能是过敏性疾病，所致的疾病也可能是间歇性的上呼吸道疾病，而不是感染。当发生痉挛性喉炎时，婴儿通常因为呼吸窘迫、吸气性喘鸣和响亮的喉炎性咳嗽而突然惊醒，可以整夜反复发作。其家族中可能存在哮喘或过敏病史。等到患儿到医院就诊时，症状往往已有所缓解。患儿家属经常会说当他们带孩子在冷空气中坐车、等出租车或等救护车时，症状就已经好转了。吞咽困难、流口水、高热和中毒貌在痉挛性喉炎患儿身上都是不存在的。

四、体检和评估

(一)病　史

对诊断来说，简要的病史和仔细的查体可以提供很多有用的信息。当患儿出现气道梗阻所致的严重呼吸窘迫时，必须采取抢救措施。

症状的持续时间和起病的缓急都是需要注意的关键点。病毒性喉炎患儿常常在喘鸣发作前有 1d 或几天的上呼吸道感染症状。异物吸入引起的气道梗阻几乎是立刻发作的。会厌炎也是急性起病，伴有发热和呼吸窘迫，但是没有前驱症状。咽后壁和咽旁脓肿引起的上呼吸道梗阻一般是在数天以后，有咽痛和相关症状。在 NICU 中，气管插管史可能导致声门下狭窄的发生。

病史中还需包括如下内容：呼吸窘迫是稳定的还是进展的；症状是间歇性的还是持续性的；体位改变是否能改善症状；有无发热；有无创伤或接触过敏物质、化学气体或蒸汽；有无吸烟；有无声音改变；有无噎住和异物吸入。

(二)观察和表现

气道梗阻的程度和严重性常常可以通过观察来获得。可闻及的喘鸣音提示有气流通过狭窄的气道，但是气流并无阻断。婴儿和幼儿若只是部分上呼吸道存在问题，则可以很安静。但是，大小孩和成年人如果存在部分气道问题，则会出现激惹，表现出恐惧的神情。观察有无辅助呼吸肌的活动。对那些患部分气道梗阻疾病好几年的儿童，可以发现在吸气时辅助呼吸肌很发达。

> ! 呼吸窘迫和气道梗阻的严重程度通常可以通过观察来获得。 !

> ! 对于患有急性气道相关疾病的儿童，应为其安置一个舒适的体位，使气道处于开放和气流最大化状态。 !

对于患有急性气道相关疾病的儿童，应为其安置一个舒适的体位，使气道处于开放和气流最大化状态。允许并保持这种姿势，对于患儿来说是很重要的，例如，若患儿喜欢靠在照顾者的怀里，那就不要移动该体位。最舒服的体位通常是直立的，移动该体位，患儿可能出现强烈的肢体抵抗。患儿若从一个感觉舒适的体位移开，会引起不必要的恐惧，并加重气道梗阻的程度。如前所述，增加呼吸做功以对抗上呼吸道梗阻可能导致气管塌陷，加重梗阻。因此，尽可能地保持患儿上呼吸道梗阻症状的稳定是非常重要的。值得注意的是，对将要插管或行喉镜检查的患儿，镇静可能导致气道完全梗阻。

> ! 对于将要插管或行喉镜检查的患儿，镇静可导致气道完全梗阻。 !

三脚架体位是上呼吸道梗阻的一种体征，该体位就是患儿直立地坐着，靠在伸出的胳膊上，往前靠，患儿试图利用重力移开肿大的扁桃体、咽部组织和水肿的会厌，使其远离气道，从而减轻气道梗阻，并开放气道。三脚架体位的一个姿势是把下巴往前突出，这是患儿在做举颌动作，使咽部结构往前移。

喉软化患儿由于会厌又长又软，故吸气时会厌盖住咽喉入口。如果会厌位于喉的前侧，则应为婴儿安置俯卧位，利用重力使会厌从呼吸道移开，从而保证患儿的呼吸更顺畅。

未列举的一些表现还包括疲劳、濒死感、呼吸或心搏骤停。注意观察患儿有无发绀，听听患儿咳嗽或说话的声音，可以帮助我们做出诊断。

(三)查　体

查体时,应该关注气流的质和量。正常状态下,吸气、呼气都是很平静的。若小儿出现吵闹,有辅助呼吸肌参与,且症状无缓解,则提示病理状态的存在。从鼻腔或鼻咽产生吸气相喘鸣音被称为喘鸣。部分鼻腔梗阻,扁桃体、腺样体肥大(感染性和非感染性),扁桃体周脓肿,咽旁脓肿都可能产生这种声音。若气道没有异常气流运动,就不可能出现这种喘鸣音。无吸气声或吸气声消失,都提示部分性上呼吸道梗阻可能转化成完全性上呼吸道梗阻。

> !
>
> 若无喘鸣音或喘鸣音消失,则可能提示气道梗阻有所缓解或者转变成完全性上呼吸道梗阻。
>
> !

1. 吸气相或呼气相喘鸣音

吸气相喘鸣音的特点是鼻腔到声门下间隙的气道畸形,但是不包括胸腔外间隙病变。呼气相喘鸣音的存在表明病理过程已经蔓延到胸内气管了。例如,病毒性喉炎可能影响声门下腔水平(胸外的)到支气管水平(胸内的)。严重喉炎相关的气道水肿和黏液的积聚,可以引起来自胸外气道的吸气相喘鸣音和来自胸内气道的喘息音。喉软化当涉及胸腔外的会厌、杓状软骨和喉结构时,会引起吸气相喘鸣音。气管软化时,气管组织先塌陷,可以累及胸内、胸外气管。吸气时,胸外气管先塌陷;相反的,呼气时,胸内气管先塌陷,这也解释了严重气管软化会出现双相喘鸣音。

喘鸣音是刺耳、高调的声音,由气流流经狭窄的通道产生,如声门上、声门、声门下间隙。喘鸣音一般在吸气时产生,但是在呼气时也可以出现。大多数时候,喘鸣音与病毒性喉炎、声门下狭窄、会厌炎和拔管后气管水肿有关。患儿在安静时可出现喘鸣音,但大多数在其烦躁时更为明显。在气管水肿时,给予肾上腺素雾化治疗,喘鸣音可能消失,但是等药物在体内完全代谢后,症状又会再次出现。

对于病毒性喉炎患儿,若有足够的气流流动,则常常会发出犬吠样或海豹样咳嗽。咳嗽时,需要予以吸氧操作。但是,若患儿没有咳嗽,亦不能高枕无忧,因为病毒性喉炎患儿可能不会有典型的喉炎样咳嗽。

扁桃体周脓肿可表现为发音含糊不清,因为扁桃体周围的疼痛和水肿会造成患儿发音困难。

打鼾声通常与鼻腔或咽后壁梗阻有关。患儿张嘴时,可以看见肿大的扁桃体组织或由传染性单核细胞增多症引起的分泌性咽炎。而对不愿意张嘴的患儿,若试图让其张嘴,则是不明智的行为。对怀疑为会厌炎的患儿,用喉镜检查咽喉是不合适的,因为存在使部分上呼吸道梗阻变成完全性梗阻的风险。

通过鼻孔外听诊,可以判断小儿有无气流。若在喉咙处闻及高调的声音,则提示气道狭窄。在胸部听诊时,要特别注意异常呼吸音是吸气相、呼气相还是双相的,且哪一相更响。气管、支气管来源的呼吸音在胸部中间更响,小气道、远端气管来源的呼吸音则在胸部外周更明显。

2. 发　热

有无发热取决于呼吸道疾病的病因,包括先天性和后天性疾病,比如,喉软化、声门下狭窄患儿是不发热的。从病因上来说,病毒性喉炎是感染性疾病,可能有低热的表现。高热一般与细菌感染有关,如咽旁脓肿、会厌炎和细菌性气管炎。

(四)评估和影像学检查

脉搏血氧仪是一款无创性、简便易行的操作设备,对于评估急性上呼吸道疾病患儿的病情很有帮助。若所检测到的血氧饱和度良好,则提示患儿血液中的气体交换良好。若血氧饱和度突然下降,则表明梗阻加重,可能是由于呼吸肌疲惫,或者即将发生呼吸衰竭。

上呼吸道疾病一般不影响肺的气体交换,但是,如果因气道梗阻限制了气流进出,则肺泡缺乏氧气,那么患儿将会缺氧。缺氧的第二个机制是通气-血流比例失衡,即肺组织膨胀不全时,因气道梗阻导致患儿加强吸气做功,使呼吸肌疲劳。当发生部分性气道梗阻时,呼吸运动和耗氧对膈肌和辅助呼吸肌来说是极为重要的。膈肌的供氧不足会导致通气不足,最终导致无氧代谢和乳酸酸中毒。

> !
>
> 虽然动脉血气分析可以提供重要的信息,但对上呼吸道疾病患儿来说,如果抽血困难和由此导致不舒适、烦躁,则可以先不进行动脉血气分析。
>
> !

虽然动脉血气分析可以提供重要的信息,但对于上呼吸道疾病患儿来说,如果抽血困难和由此导致不舒适、烦躁,则可以先不进行动脉血气分析。在管理层面上,对于呼吸道梗阻患儿,优先要做的应是减少有创刺激;而对于无动脉留置针的患儿,行血气分析检查是有害的。

鼻导管旁呼气末 CO_2 样本分析可用来评估上呼吸道梗阻患儿的通气水平。但是,该设备在临床上并不普及,更重要的是,患儿对放在脸上的任何东西有排斥行为。

放射科影像学检查可以提供很有用的信息,对呼吸道受损的患儿也是安全的。若在颈部前后位和侧位片上有浸润影并且有软组织影增大,则常提示:①声门下腔狭窄,考虑病毒性喉炎(尖塔征)(见图 4-3);②有不透射线的异物;③会厌增大、水肿(大拇指征),考虑会厌炎(见图 4-4);④腺样体和扁桃体组织肥大;⑤咽后壁或脊椎前组织异常增宽,考虑咽后壁、咽旁脓肿或肿块(见图 4-5)。胸片可以显示移位或狭窄的气道,受压或狭窄的支气管,肺组织膨胀不全或肺炎。更高级的影像学检查,比如荧光检查或三维重建的 CT 扫描可以提供更重要的信息。根据患儿的稳定性和气道的情况,按优先顺序应尽可能安排所有的影像学检查。为了便于理解,正常呼吸道结构的片子见图 4-6。

> !
>
> 对有上呼吸道窘迫的各年龄段患儿来说,最安全和有效的诊断方法开始于在监护下将患儿转运至手术室或 ICU。
>
> !

对有上呼吸道梗阻且严重呼吸窘迫的患儿,最安全和有效的办法是在监护下将其转运至手术室或 ICU,然后做出诊断。在手术室或 ICU 中,医师对气道的药物和外科处理都很熟悉,可以通过喉镜或气管镜来仔细检查呼吸道。各个医疗机构都应遵循这种标准化流程,即多学科协作综合医疗模式。

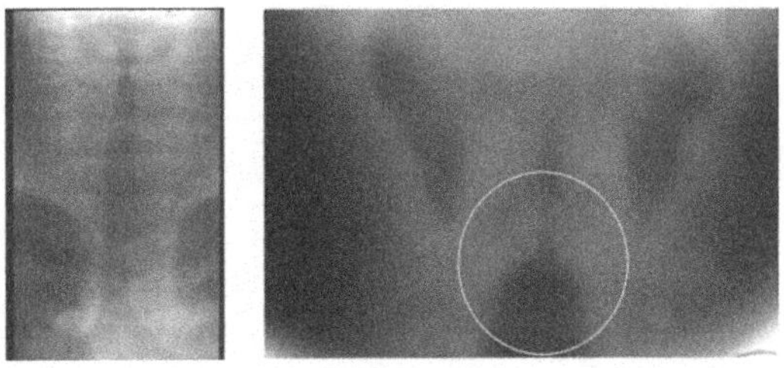

A　　　　B

图 4-6　正常呼吸道结构

注：A 图是一张前后位的呼吸道 X 线片，显示了较宽的气柱，在声带水平有些狭窄。B 图是一张正常呼吸道 CT 片，显示了较宽的气柱，到达声带水平（圆圈内），是一个典型的"肩膀征"。图片由 Montefiore 儿童医院的 Terry Levin 医师提供。

可以用多个评分量表来评价喉炎的严重程度。Westley 喉炎评分量表被广泛研究和应用。评分细则（见表 4-6）包括有无吸气喘鸣及喘鸣程度，有无吸气性凹陷，气道入口狭窄程度，有无发绀和患儿意识水平。Westley 喉炎评分量表得分在 3 分以下，则提示轻度喉炎；3～6 分，为中度喉炎；6 分以上，为重度喉炎。

表 4-6　Westley 喉炎评分量表

项　目	0	1	2	3	4	5
喘鸣	无	烦躁时	安静时			
吸气性凹陷	无	轻度	中度	重度		
气道入口	正常	轻度狭窄	明显狭窄			
发绀	无				烦躁时	安静时
意识水平	正常					受抑制的

注：<3 分，为轻度喉炎；3～6 分，为中度；>6 分，重度喉炎。

五、急性上呼吸道疾病的管理

> 在患儿处于舒适的体位下完成各项操作。

各年龄段的上呼吸道梗阻患儿常处于惊恐和不适状态。疼痛或其他有创的检查应该结合呼吸窘迫水平和临床的严重程度来全面考虑。例如，轻中度病毒性喉炎婴儿在温湿化吸氧下可以喝奶，在妈妈怀里是安静的，一般不需要进行动脉血气分析和其他血液检查，甚至不需给予静脉留置针。在上呼吸道疾病中，相比于其他疾病，紧张和烦躁更容易加重病情。治疗措施应从无创到有创逐步开展。但是要注意的是，在有些情况下，某些措施是必需且刻不容缓的。

允许患儿寻找一个最舒适的体位，保持气道通畅。配合这样的姿势去做各种操作和治疗。当发生会厌炎时，患儿喜欢在母亲怀里时抬起下巴并突出，自发形成抬颏位，这是为了在会厌肿胀时仍能维持气道开放。对这样的患儿，常规的一种做法是让其待在母亲怀里，直至转运到手术室后再给予面罩吸氧和气管插管。

对于意识水平下降的患儿，应让其寻找一个体位，尽可能地减小气道梗阻。对下巴和舌头有问题的患儿，比如 Pierre-Robin 综合征患儿，平卧位时气道可完全梗阻，反而是俯卧位更容易呼吸。对有自主呼吸的患儿，尝试使口腔、咽喉、气管置于一条直线，使气道畅通。就像第二章中提到过的，在婴儿肩膀或大小孩的枕部下垫一卷毛巾，可以使气管呈一直线，然后小心地把颈部拉伸至吸气位。观察鼻腔和口腔的通气变化，或者注意氧饱和度变化，有助于评估这些操作的有效性。严重扁桃体肿大或腺样体肥大患儿喜欢保持直立位，这样有助于通气。

> ！
>
> 当镇静导致的气道梗阻发生时，通过举颌、抬颏或两者同时进行，比单纯吸氧来改善氧饱和度更有效。
>
> ！

当意识水平下降时，因为舌根后坠，咽喉张力下降，儿童会出现部分性上呼吸道梗阻。在以下情况中可以注意到这样的现象，比如：在自行车或汽车事故中，头部受到闭合性损伤；在外科术后麻醉苏醒过程中，应用阿片类、安定类、麻醉剂等。在这些情况下，氧饱和度下降最大的可能是上呼吸道梗阻。在镇静操作中，吸氧可以延缓氧饱和度下降，这是因为氧气代替了功能残气量。当镇静导致发生气道梗阻时，通过举颌、抬颏或两者同时进行，比通过单纯吸氧来改善氧饱和度更有效。气道开放后，患儿不会呼吸暂停，氧饱和度会很快上升。通过举颌抬颏法来保持气道开放是医务工作者必须掌握的一项技能。这种手法在第二章“气道管理”中已经详细讲解过了。

(一)药物治疗

1. 氦氧混合气

氦氧混合气，通用名为 Heliox，其在任何形式的气道梗阻中对通气受限的改善都是非常有效的。Heliox 由 60∶40，70∶30 或 80∶20 的氦气、氧气混合而成，可以用于面罩或鼻导管吸氧中。一般而言，患儿在接受 Heliox 治疗后，症状明显好转。Heliox 中氧浓度并不高；在用 80∶20 比例的氦氧混合气时，其氧浓度甚至低于空气中的氧浓度。因此，对于间质性肺部疾病患儿而言，单独应用 Heliox 是不合适的，因为其对氧要求较高。

Heliox 对气道改善有效是因为其密度比氧气或空气要小。当气道因为水肿、压迫或解剖上畸形变得狭窄，以及因气流流速变化而出现湍流，抑或患喉炎时，声门下腔收缩而出现气流湍流，Heliox 则很容易漏出去。因为同样的原因，其对呼吸道疾病有效。因此，用密闭性好的面罩以减少漏气，从而使 Heliox 尽可能地到达气道。

2. 肾上腺素

肾上腺素(雾化用浓度为 2.25%)作为表面血管收缩剂，常用于病毒性喉炎的喘鸣治疗中。该药对拔管后喘鸣通常亦有疗效。对于 4 岁以下儿童，应往 3mL 生理盐水中加入 0.05mL/kg 的肾上腺素，每隔 2～4 小时雾化 1 次。对于大于 4 岁的儿童，应往 3mL 生理盐水中加入 0.5mL 肾上腺素，每隔 2～3 小时雾化 1 次；最大剂量为 0.5mL，每隔 1～2 小时应用 1 次。该药一般在给药后 1～5min 起效，药效可能持续 1～3h。虽然肾上腺素通常在喉炎时使用，但因为组织水肿是参与因素，所以对几乎所有的上呼吸道疾病都可以尝试使用。患儿在用药 2～3h 后症状可能复发，这是急诊室应用过肾上腺素患儿仍需要住院的原因。病毒性喉炎声门下狭窄持续时间比肾上腺素的半衰期要长得多。

有关持续肾上腺素雾化方面的报道很少。但是，如果持续雾化治疗对复杂气道疾病患儿有效，则可将其作为气管插管前的备选方案。

3. 地塞米松

地塞米松口服或胃肠外应用（如静滴或肌注），在病毒性喉炎中证明有效。推荐剂量为单次0.6mg/kg。对于拔管后的气道水肿，用量为0.5～2mg/(kg・d)，肌注或静滴，分成4次使用。当其用于预防拔管后喘鸣时，地塞米松往往在拔管前24h应用，在拔管后再用4～6剂。

4. 无创气道正压通气

无创气道正压通气（NPPV），包括持续气道正压（CPAP）或双水平气道正压（BiPAP）通气，对上呼吸道梗阻患儿均有所帮助。对气道的额外压力可以减轻患儿吸气时胸外气管塌陷。应用NPPV后，因扁桃体肿大或腺样体肥大致上呼吸道梗阻的患儿可以明显感觉到气道梗阻症状有所减轻。虽然NPPV能有效缓解症状，但可能使气道分泌物进入气管，影响痰液清除。

对于严重的吸气困难、完全性气道梗阻或呼吸骤停者，虽然皮囊面罩通气可以给患儿供氧，但由于气道梗阻的存在，很难保证有效通气，所以需要注意用手法去开放气道，也要注意面罩密闭性。双人面罩通气可能更有效（见第二章），因为这样就可以一个人注意面罩密闭性和气道开放程度，另一个人可以用力捏皮囊，确保足够的胸廓起伏。用带有PEEP阀的面罩通气是预防呼气末气道塌陷的办法，能使患儿获得更好的通气状态。

> **!**
>
> 雾化肾上腺素的用量：对于4岁以下儿童，用2.25%的浓度雾化给药，往3mL生理盐水中加入0.05mL/kg的肾上腺素，每隔2～4小时雾化1次。对于4岁以上的儿童，往3mL生理盐水中加入0.5mL肾上腺素，每隔2～3小时雾化1次；最大剂量为0.5mL，每隔1～2小时应用1次。其起效时间为1～5min；持续时间为1～3h；可能的复发时间为2～3h。
>
> 对于病毒性喉炎患儿，地塞米松的使用剂量为0.6mg/kg（口服，肌注，静推）1次；对于拔管后喘鸣，使用剂量为0.5～2mg/(kg・d)，静推或肌注，4次/d，于拔管前24h应用，拔管后再用4～6次。
>
> **!**

如果怀疑异物吸入，患儿已经呼吸衰竭，对基础生命支持治疗没有反应，则应该考虑直接行喉镜检查。

六、急性下呼吸道疾病

病例分析

患儿，女，5 岁，哮喘病史 3 年，尽管在家里用了多次的沙丁胺醇雾化吸入治疗，仍出现恶化的气促和喘息入急诊治疗。她的生命体征如下：心率 135 次/min，呼吸频率 40 次/min，大气下血氧饱和度为 89%。她看上去很焦虑。听诊时闻及双侧吸气和呼气相哮鸣音，伴有肋间凹陷。给她面罩吸氧，雾化吸入沙丁胺醇。请你对她的治疗方案进行评价。

评估

—该病的诊断是什么？

—她的生理状态是怎么样的？

—她有出现呼吸窘迫或呼吸衰竭吗？

干预

—下一步治疗措施是什么？

重新评估

—如何评估疗效？

—怎么观察她的病情？

有效沟通

—在病情恶化的征兆方面，给首诊医疗团队什么提示？

—什么情况下，他们要叫你回去再看患儿？

团队合作

—你将如何实施治疗方案？

—谁将做什么，何时做？

呼吸衰竭是指呼吸系统不能满足机体的代谢需求而出现的临床症状。呼吸系统与两个重要的代谢物有关：清除潴留的 CO_2，使血液氧合。呼吸衰竭的形式有 3 种：低氧血症型、高碳酸血症型和混合型。

低氧血症型呼吸衰竭是指在海平大气压下，于静息条件下呼吸室内空气，$PaO_2 \leqslant 60mmHg$ (8.0kPa)。其可能由下列原因引起：①通气-灌注比失衡；②通过肺泡毛细血管壁的氧弥散功能下降；③肺泡通气不足；④高海拔或其他原因引起氧分压下降。

高碳酸血症型呼吸衰竭是指在海平大气压下，于静息条件下呼吸室内空气，$PaCO_2 \geqslant 50mmHg$ (6.7kPa)，伴有酸中毒（$pH < 7.35$）。其可能由下列原因引起：①潮气量下降；②呼吸频率下降；③生理性无效腔增加；④CO_2 产生过多（事实上这很少产生显著的高碳酸血症）。

在这两种呼吸衰竭类型中，低氧血症分成几个级别。在刚刚见到患儿时，不能通过动脉血气分析来诊断呼吸衰竭，医师可能需要依靠临床表现来诊断（见表 4-7）。

七、呼吸衰竭的管理

呼吸衰竭治疗的初始目标是稳定和重建人体的通气功能和氧合功能。治疗时，应该注意快速评估呼吸功能受损的类型和严重程度，而不是专注于确切的病因。要遵循治疗的流程，强调治疗后多次疗效的评估，必要时应制定后续治疗方案。

表 4-7　呼吸衰竭的临床表现

序　号	临床表现
1	气促明显（呼吸频率>60 次/min，在任何年龄中都是不正常的）
2	呼吸缓慢和（或）呼吸暂停
3	发绀
4	治疗后血氧饱和度下降
5	心动过速或心动过缓
6	末端气体运动差或消失
7	嗜睡、昏睡、昏迷

治疗上最重要的方面是保护患儿的气道。当尝试建立一个气道时，需要评估面罩吸氧的通气程度是否足够（见第二章），所以需要密切监测血氧饱和度、呼吸末 CO_2 水平，并予以心电监护。

八、急性呼吸衰竭的病因

多种情况可以引起急性呼吸衰竭。对于儿童而言，该病一般是由影响上呼吸道、下呼吸道和肺间质的疾病所引起的。本章所讨论的所有上呼吸道和下呼吸道的疾病都可以引起呼吸衰竭。另外，影响到其他器官（包括心血管系统和中枢神经系统）的疾病，可以在无呼吸窘迫的情况下引发急性呼吸衰竭。

（一）哮　喘

1. 哮喘的病理生理

哮喘是在临床上表现为气流梗阻的一类炎症性疾病。这种梗阻会引起中小气道狭窄，造成支气管痉挛（气道高反应所致）、黏膜水肿和痰栓阻塞。哮喘是最常见的儿童慢性疾病，也是儿童休学的首要原因，并且住院人数连年增加。哮喘急性发作可由吸入致敏物、运动、胃食管反流、接触过敏原、呼吸道病毒感染和精神压力引起。气道梗阻由支气管平滑肌痉挛、黏膜炎症和痰栓阻塞三方面引起。这种梗阻和增高的阻力源于支气管痉挛收缩、气道水肿和气流受限（呼气比吸气明显），导致气流受阻、肺泡过度膨胀、通气/血流比例（V/Q）失衡。肺组织过度膨胀，使膈肌变平，肺的通气功能进一步受损。这时，呼气变成一个主动过程，需要动用辅助呼吸肌。增加的呼吸做功能加增组织耗氧量，在 V/Q 失衡下无法满足氧供应，变成低氧血症。这些因素共同作用，导致组织缺氧、呼吸肌疲劳和呼吸衰竭。

2. 哮喘的临床表现和诊断

咳嗽、呼吸困难和喘息是哮喘的主要临床特点。但是不同年龄的患儿，表现不同。有些患儿表现为夜间和运动时持续咳嗽，而有些患儿的主要症状可能是呼吸短促。婴儿最初的哮喘发作常常与病毒感染有关；儿童常常在上呼吸道感染后发作(比如流涕，咳嗽后出现喘息)。在病情加重期，咳嗽声常常很紧，并且没有痰。喘息的程度与严重程度并不完全吻合。但是，典型的呼吸窘迫体征，肺部听诊呼吸音轻而没有哮鸣音却是严重气道梗阻的标志。辅助呼吸肌参与，出现矛盾呼吸，则提示严重呼吸功能损害。

严重急性哮喘的患儿通常表现出呼吸过快、呼吸过度、三凹征和鼻翼翕动。这些患儿常比较焦虑，喜欢三脚架姿势，呼吸时全神贯注，一般不能说完整的句子。

(1)实验室检查。由于急性哮喘患儿的血常规一般是正常的，故诊断的灵敏度不高。血象常常表现为嗜酸性粒细胞和白细胞增高。白细胞增高可能是由压力和激素应用引起的。因此，白细胞升高并不总是由感染引起的。

> !
>
> “沉默肺”(非常严重的哮喘发作，哮鸣音反而减弱)的气流量是非常有限的。若哮喘患儿出现该症状，是非常令人担忧的。
>
> !

胸片对那些支气管扩张剂应用无效的患儿是需要的。胸片可以显示肺间质疾病的范围、并发症(如气胸)和异物。哮喘患儿的胸片常常显示为肺组织过度膨胀，支气管周围增厚。哮喘急性发作时，可以看到小范围的支气管扩张，可能被误认为是肺炎。

当患者病情处于急性期而无哮喘发作时，其典型的血气分析结果是低 PaO_2、低 $PaCO_2$ 和呼吸性碱中毒。低氧血症是由 V/Q 失衡所致的，而低 $PaCO_2$ 血症则是由过度通气所致的。对于气道梗阻加重的患儿，如果 $PaCO_2$ 恢复正常了，则可能是呼吸肌疲劳的一个信号，表明患儿濒临呼吸衰竭。低氧血症是急性哮喘恶化的前兆，需要紧急处理。对于有呼吸性酸中毒的患儿，不论有无代谢性酸中毒，都应该收住 ICU 监护。如果患儿治疗后病情有好转，神志清楚，血流动力学稳定，则即使存在高碳酸血症，亦不需行气管插管。相反的，对于有低氧血症、意识不清或血流动力学不稳定的患儿，即使 $PaCO_2$ 正常，也需要立即行气管插管和人工呼吸机支持。

(2)哮喘的鉴别诊断。先天性畸形：呼吸系统、心血管系统和胃肠道系统的畸形可以表现出不同程度的气道梗阻，临床上可能误诊为哮喘。其中最常见的是喉气管软化，声带麻痹，气管或支气管狭窄，肺气肿，肺囊肿，血管环和胃食管反流。

异物：若既往体健的儿童出现突发的呼吸困难、咳嗽和呼吸窘迫，没有反复发作的病史，则提示气管或支气管异物。诊断时还需高度怀疑异物吸入的可能，需行肺部听诊，并取吸气相、呼气相和侧卧位胸片。

喉炎：患有哮喘的儿童会增加喉炎的复发率，同时上呼吸道和下呼吸道的气道常处于高反应状态。

急性支气管炎：是指由呼吸道合胞病毒或其他呼吸道病毒引起的综合征，好发于儿童和 2 岁内的婴儿。临床表现包括咳嗽、伤风、喘息和进行性加重的呼吸困难。病情可能进展到呼吸衰竭，或者患儿表现出呼吸衰竭。这些综合征与哮喘很难鉴别。胸片显示肺组织过度膨胀、散在的支气管梗阻、片状浸润影以及支气管扩张。

3. 哮喘的管理

哮喘持续状态的危重症患儿常常伴有脱水表现，这主要是由于小儿就诊前饮水量减少，每分通气量增加(呼吸过快),导致机体对液体丢失不敏感。因此,对于这类患儿,给予适当的液体复苏和液体维持是必需的。

(1)糖皮质激素。糖皮质激素是治疗急慢性哮喘的主要药物。糖皮质激素抑制细胞因子产物和颗粒细胞-巨噬细胞集落刺激因子,且能诱导一氧化氮合成酶的活性,从而达到抑制哮喘炎症反应的目的。甲基泼尼松龙是严重哮喘患儿最常用的皮质激素,起始剂量为2mg/kg,随后每次的用药剂量为0.5～1mg/kg,每隔6小时使用1次。糖皮质激素起效时间为1～3h,达高峰时间为4～8h。疗程由疗效来决定。若糖皮质激素治疗时间超过5～7d,则需要考虑逐渐减量。

(2)吸入型β受体激动剂。β受体激动剂可以直接引起支气管平滑肌松弛,这是急、慢性哮喘治疗的关键。沙丁胺醇的推荐用量为0.05～0.15mg/kg,每20分钟1次,共给药3次。持续沙丁胺醇雾化是有效的治疗措施,对间断治疗无效的患儿应该考虑使用该方案。持续沙丁胺醇雾化的推荐剂量为0.15～0.45mg/(kg·h),最大给药剂量为20mg/h。左旋沙丁胺醇的推荐剂量为0.075mg/kg(最小剂量为1.25mg),每20分钟1次,共给药3次;必要时,可予以0.075～0.15mg/kg(不超过5mg),每1～4小时1次。对接受持续雾化治疗的患儿,应密切监测血清钾离子水平,因为钾离子会向细胞内转移,造成低钾血症。对于脱水的患儿,若频繁地予以大剂量β受体激动剂雾化吸入,则可以导致严重的心动过速,一般可通过补液后改善。

(3)β受体激动剂。对于严重哮喘持续状态的患儿,β受体激动剂静脉和皮下应用是有益的,但这类患儿的肺部气流运动减弱,会限制吸入药物的分布情况。特布他林是一种选择性β_2受体激动剂,皮下注射一般用于无静脉通路的患儿,可作为吸入型β受体激动剂的快速补充。特布他林的皮下注射剂量为0.01mg/(kg·次),最大给药剂量为0.3mg,可每隔15～20分钟重复应用1次,最多3次。静脉应用特布他林也是有帮助的,开始时给予负荷量10μg/kg,10min用完;然后以0.1～1μg/(kg·min)的剂量维持,使用剂量很少会超过4μg/(kg·min)。

(4)抗胆碱能药物。异丙托溴铵是治疗哮喘最常用的抗胆碱能药物,能促进支气管扩张,并不抑制痰液清除。该药可以通过气雾剂或定量吸入器应用。每次剂量范围为125～500μg(雾化)或4～8揿,每20分钟1次,最多用到3次。后续推荐间隔时间为4～6h。

(5)硫酸镁。硫酸镁在临床上常作为支气管扩张剂应用,它是一种钙离子通道阻滞剂,能活化平滑肌中的腺苷酸环化酶。硫酸镁的药理机制是抑制钙离子所介导的平滑肌收缩,有助于支气管扩张。硫酸镁的常用剂量为每次25～50mg/kg,静脉注射时间超过30min,每4小时应用1次;也可以持续泵注,给药剂量为10～20mg/(kg·h)。高镁血症的体征包括低血压、恶心、面色潮红。严重镁中毒会导致心律失常、肌无力和腱反射消失。大剂量应用时,会发生呼吸抑制(剂量超过10mg/dL),需要监测血清镁离子水平。

(6)甲基黄嘌呤类。甲基黄嘌呤类药物可以促进支气管平滑肌松弛。对于其确切的作用机制仍有争议,可能的机制包括阻滞磷酸二酯酶-4,控制钙离子流入,抑制内源性钙离子释放,拮抗前列腺素,从而提高细胞内环腺苷酸水平。虽然美国心肺和血液研究所并不推荐将其作为急性哮喘的治疗药物,但氨茶碱对β受体激动剂治疗效果欠佳的危重症患儿可能有所帮助。虽然该类药物对危重症患儿常常有效,但氨茶碱和茶碱具有复杂的药物动力学和严重的副作用,应用时需要注意它们复杂的药理作用。在静脉应用氨茶碱时,先给予5～7mg/kg的负荷量,静注时间在20min以上,然后持续维持治疗。负荷量结束以后,马上给予维持量,即0.5～0.9mg/(kg·h)。负荷量结束后2～4h,监测血清茶碱水平;在维持量开始后的6～8h需复查。氨茶碱的药物动力学通常是固定的，平均分布容积为 0.5L/kg，可以用来估计药物的血清浓度。但是，一旦该药血清浓度超过 20～25μg/mL(20～25mg/L)，药物动力学就变成零级动力学消除，浓度与剂量的关系是不固定的。为达到最大疗效，茶碱的目标血清浓度为 10～20μg/mL(10～20mg/L)。对于所有静脉维持 β 受体激动剂或氨茶碱的患儿，都应该进行持续心电监护。

(7)氦氧混合气。氦、氧浓度比值为 80：20 或 70：30 的 Heliox 在治疗严重哮喘时可能有帮助。因为它的低密度性，Heliox 可在高气道阻力下使气流易于通过，从而帮助沙丁胺醇雾化剂吸入而改善呼吸情况。临床上推荐将 Heliox 应用于常规治疗无效的非低氧血症患儿。Heliox 中低 FiO_2 可能限制了其在低氧血症患儿中的应用。

(8)无创正压通气。无创正压通气(CPAP 和 BiPAP)已被证明可以降低呼吸做功和改善成年人或儿童哮喘的通气情况。通过撑开水肿及狭窄的气道，减少呼气相气道塌陷，无创正压通气可以减少呼吸做功，减轻呼吸窘迫，改善低氧血症。它可减少某些患儿气管插管和机械通气等有创性操作的应用。对有呼吸困难和呼吸做功增加迹象(肋间和肋骨下凹陷)的患儿，这是个合适的治疗方法。无创正压通气几乎能立即减少呼吸做功，儿童通常可以耐受。患儿在接受无创正压通气治疗的同时，还可以接受间歇性或持续雾化药物治疗。

一根鼻导管或贴合良好的面罩在无创正压通气中是必需的。对于呼吸窘迫并不严重的患儿，即使单纯地应用鼻罩也会感到舒适。开始治疗时，初始设定峰压在 10～12cmH_2O，PEEP 在 5～6cmH_2O 是合适的。

(9)有创机械通气。虽然要尽量减少哮喘患儿的气管插管次数，但有时气管插管是必需的，并且不能拖延。对心肺呼吸骤停、顽固性低氧血症、高碳酸血症(对 BiPAP 或无创正压通气无效)、严重呼吸性和代谢性酸中毒、意识水平下降的患儿，需要行气管插管。机械通气是为了在解除潜在病因的同时提供一个可靠的气道，保证氧的输送和足够的通气来减轻严重酸中毒。更重要的是，机械通气减少了哮喘持续状态时额外的呼吸做功。

> ！
>
> 插管过程中需要动态监测通气程度，对一个哮喘持续状态患儿来说，气管插管前后进行过度的皮囊面罩通气可能导致严重的过度通气、心排血量显著下降，气胸，甚至是心搏骤停。
>
> ！

哮喘持续状态时的机械通气目标是维持足够的氧合和允许性高碳酸血症(轻度呼吸性酸中毒)，通过调节每分通气量(峰压、潮气量、频率)，维持 pH>7.2。呼吸机的治疗策略是减轻气体潴留所致的肺组织膨胀过度。用低呼吸频率、长的呼气时间、短的吸气时间(低的吸呼比)，可以保证呼气气流在下一次吸气前回到零，由此降低了气体潴留的发生概率。用查体和呼吸机图表相结合的办法来确保下一次呼吸开始前呼气结束，这样可以减轻肺组织膨胀过度。合理调节 PEEP(5～10cmH_2O)易于气流呼出，减少呼气时气道塌陷。而试图通过增加呼吸频率来使 $PaCO_2$ 恢复正常，会导致更高的 $PaCO_2$ 和胸腔内压力。

一旦患儿需行气管插管或机械通气，就要想办法尽可能地减少非极化神经肌肉阻滞剂的使用。因为这些药物会明显增加严重和迁延性肌病的发生风险，特别是在应用肌松剂和大剂量皮质激素时。

(二)支气管炎

案例分析

患儿,男,1月龄,34周产儿,1周前开始出现流涕和咳嗽,每6小时予以沙丁胺醇雾化吸入,但症状没有改善,在最近的12h内开始打呼噜,鼻翼翕动,吸气性凹陷前来急诊。患儿精神差,胃纳差,时有呼吸暂停出现。

评估

—可能是什么诊断?

—有哪些鉴别诊断?

—还有什么检查有助于评估病情的严重程度?

干预

—要开始什么药物治疗?

重新评估

—患儿在什么情况下需要监护,应如何监护?

—如果持续存在呼吸暂停,可以尝试其他治疗措施吗?

有效沟通

—在什么情况下,你要被叫回去查看患儿?

—对于该患儿,你要向护理团队交代些什么?

团队合作

—谁将做什么,什么时候做?

—你将如何执行治疗方案?

1. 支气管炎的病理生理

> !
>
> 新生儿若在出院后出现呼吸暂停,则必须要考虑支气管炎的诊断。
>
> !

支气管炎是下呼吸道的一种急性炎症性疾病,可以导致小气道梗阻,是2月龄以内患儿出院后最常见的呼吸暂停的原因。其最常见的病原体是呼吸道合胞病毒、偏肺病毒、鼻病毒、冠状病毒,冬春季节高发。在感染其他病毒时也可能发生支气管炎,包括腺病毒、流感病毒和副流感病毒。

早产儿,有青紫型或非青紫型先天性心脏病、支气管肺发育不良、免疫缺陷或免疫抑制的患儿更容易患支气管炎,更容易出现严重的临床表现。

2. 支气管炎的临床表现

支气管炎患儿常与上呼吸道感染的成年人或儿童接触过。开始的症状包括咳嗽、打喷嚏、流涕和低热。之后,患儿出现心动过速、鼻翼翕动、吸气性凹陷、喘息和烦躁不安等症状,也有部分患儿出现发绀。胸腹呼吸不同步与气流梗阻有关。肺部听诊可闻及喘息声,呼气时间延长,伴有湿啰音。呼吸暂停在症状初期和疾病后期都会发生。

3. 支气管炎的诊断

严重支气管炎患儿的检查项目包括胸片、血常规、呼吸道合胞病毒和流感病毒的快速荧光抗体检查；在医院条件允许的情况下，再进行普通病毒的 PCR 检查。大多数支气管炎患儿的胸片提示气体潴留，肺组织过度膨胀，呈片状浸润影。支气管炎患儿突发失代偿，胸片常常提示出现新的支气管扩张，其血常规一般是正常的。

4. 支气管炎的治疗

(1)补液和吸氧。补液和吸氧是治疗支气管炎患儿的主要方法。要先尝试口服补液，但是如果患儿因为呼吸窘迫不能耐受，则也可以考虑鼻饲或静脉补液。呼吸窘迫患儿容易耐受稠一点的奶粉混合米糊。对其可以采取多种吸氧方式(比如鼻导管或面罩吸氧)，来维持氧饱和度高于92%。故在临床上，必须使氧气湿化，以防止呼吸道分泌物干燥。

(2)β_2 受体激动剂。对于支气管炎的治疗，目前没有证据表明吸入 β_2 受体激动剂对病情的改善是有好处的，但临床上还是试验性地实施雾化治疗。如果患者的临床症状没有好转或者出现恶化，就应停止使用这类药物。

(3)肾上腺素。肾上腺素已经被证明对支气管炎的治疗有效，使用时应将 2.25%肾上腺素溶液以 0.05mL/(kg·次)的速度加入到盛有 3mL 生理盐水的雾化器中予以应用。如果病情没有好转，就停止使用。由于患儿在治疗 2～3h 后，病情可能出现反弹，这也是在急诊室里接受过肾上腺素治疗的患儿还要收治入院的原因。

(4)吸入型和全身型激素。在临床上，应用吸入型或全身型激素是有争议的，因为目前尚无证据证明这些药物对急性支气管炎有益。当无法区别病毒性支气管炎和哮喘的喘息发作时，可将使用激素作为诊断性治疗方案。

(三)肺　炎

1. 肺炎的病理生理和分类

肺炎是由细菌或病毒感染导致的肺间质炎性反应，其特点是肺容量减小，肺组织顺应性下降。患儿呼气流量通常处于正常状态，很少发生大范围的梗阻性病变。肺泡进行性受累和气体交换的恶化可导致呼吸窘迫和呼吸衰竭。

肺炎可以按照解剖位置(大叶性、小叶性、肺泡性、间质性肺炎)，或发生肺炎的环境(社区获得性或医院获得性肺炎)，或按病原体种类划分。该病缺乏统一的标准。社区获得性肺炎通常被认为是肺部感染所致的，伴有急性症状(发热、咳嗽、呼吸困难)，肺部听诊异常(湿啰音)，既往体健，患儿胸片有急性浸润表现。而住院后 48～72h 发生的肺炎，则被认为是医院获得性肺炎。

若一名儿童有反复发作的肺炎，则可能的病因有获得性或先天性肺部结构畸形、免疫缺陷、食管气管瘘、气道异物、囊性纤维化、心力衰竭、未治疗的哮喘、支气管扩张、纤毛不动综合征、粒细胞减少症和肺血流增加等。

2. 肺炎的诊断

对间质性肺炎的诊断是很有挑战性的。除非有明显的肺实变或小气道疾病(吸气时细湿啰音)存在,否则肺部听诊可以是完全正常的。胸片对肺炎的诊断和治疗都是极为重要的。

患儿通常存在发热和咳嗽,而辅助呼吸肌凹陷和肺部听诊异常是下呼吸道病变最具特征性的临床表现。肺炎的常见症状和体征包括发热、昏睡、胃纳差、面色苍白或发绀,毒血症或中毒貌,腹部膨隆。右下肺炎常被误诊为阑尾炎。肺部病变的体征包括肋间和肋骨下凹陷,鼻翼翕动和胸痛。听诊可以有不同的发现,可能包括呼吸音的改变,比如支气管音和湿啰音。

3. 肺炎的治疗

(1)支持治疗:包括营养支持,维持水、电解质、酸碱平衡,湿化吸氧治疗,化痰和理疗。对有呼吸衰竭的严重患儿,需要行气管插管和机械通气。

(2)抗生素治疗:在感染3周内的新生儿中,B组链球菌和革兰阴性菌最常见。对大多数病例而言,应予以氨苄西林和庆大霉素静滴。对于危重症患儿,可以联合使用三代头孢菌素(头孢曲松)与氨苄西林,以覆盖可能存在的李斯特单胞菌感染。对于4月龄～4岁儿童,氨苄西林的推荐剂量为200mg/(kg·d),6h/次。在选择抗生素时,必须要注意当地细菌的耐药情况。

对于年龄大于5岁的儿童,阿奇霉素可以作为非典型肺炎的常规治疗方案,尤其是肺炎支原体感染,通常5d为1个疗程。推荐剂量:第1天,10mg/kg;之后,5mg/(kg·d),连续用4d。对于所有年龄层次的患儿,如果临床检验结果提示患儿有金黄色葡萄球菌感染,则应使用苯唑西林或万古霉素,但具体治疗方案仍取决于当地耐甲氧西林葡萄球菌的流行情况。

(3)正压通气:在高氧浓度吸氧下,仍有低氧血症的患儿应该使用正压通气。CPAP或Bi-PAP无创正压通气肺炎患儿的气管插管指征是严重低氧血症的呼吸衰竭,加重的呼吸肌疲劳,神志改变。如果需要气管插管,则插管前应考虑在放置面罩前添加PEEP阀,因为PEEP阀可以改善氧合,扩张塌陷的肺泡。

4. 肺炎的并发症

肺炎的并发症包括胸腔积液、脓胸、肺外感染、脓毒血症、急性呼吸窘迫综合征、休克、肺脓肿、气胸、肺不张和多器官功能损害,其中胸腔积液和脓胸最为常见。

细菌性肺炎患儿常并发胸腔积液。肺炎链球菌是小儿肺炎最常见的病原体,占美国肺炎病例的22%。金黄色葡萄球菌和化脓性葡萄球菌肺炎也常容易并发胸腔积液和脓胸。肺炎患儿出现肺间质坏死的病例数也越来越多了。

右侧和左侧位胸片,可用来诊断胸腔积液,评估大小,判断积液是否自由流动。B超在临床上常被用来评估积液的位置,是否有纤维束形成,纤维束形成后会分隔积液,难以达到穿刺引流的目的。与肺周积液相区别的是,脓胸的积液是脓性的,含有大量白细胞,pH值低。脓胸积液更加不容易流动,并容易固定于一处。

对胸腔积液和脓胸的治疗包括吸氧和(或)抗生素应用,通过胸膜腔引流,有时需要胸膜腔内溶栓,或支持治疗再辅以更为激进的可视胸腔镜手术进行引流。对于肺周积液的患儿是否行胸膜腔引流,取决于临床情况和发生的部位。若胸膜腔积液机化,则可通过胸膜腔内溶栓的方法引流出积液。最近,可视胸腔镜手术在临床上开展得越来越广泛了,因为该术式可以帮助医师在直接视野引导下引流积液,分离粘连的组织,在最合适的位置放置引流管。

(四)囊性纤维化

案例分析

患儿,女,7岁,因囊性纤维化来到急诊室,已咳嗽1周,并逐渐加重,喘息,痰液的量和性质都有改变。今晨起开始胸痛,呼吸费力。目前,患儿的氧饱和度为89%,比平时要低。

评估

—如何解释她的病情?

—需要做哪些诊断性的检查?

—哪些检查对疾病严重程度的评估是有帮助的?

干预

—需要采取什么治疗方案?

重新评估

—她的病情需要多久评估一次?

—接下来可能发生什么情况?

有效沟通

—她的病情需要通知谁?

—关于该患儿,住院部的医师需要知道些什么?

团队合作

—你将如何执行治疗方案?

—谁将要做什么,何时做?

1. 囊性纤维化的病理生理

囊性纤维化是一种常染色体隐性遗传病,累及7号染色体长臂,造成通过上皮表面的氯和钠离子转运障碍,导致分泌物稠厚,进而造成气道梗阻。在出生时,患儿下呼吸道多是正常的。随着时间的推移,由于反复出现的呼吸道炎症、慢性黏膜分泌物和反复感染,会出现梗阻性肺部疾病。儿童通常表现为反复咳嗽、喘息、支气管炎、哮喘和肺炎。他们最终发展为肺组织过度膨胀、慢性弥散性支气管扩张。约10%的患儿会发生气胸,是胸痛和呼吸衰竭的一个常见原因。

2. 囊性纤维化的诊断

囊性纤维化患儿容易发生全鼻窦炎和鼻腔息肉而累及上呼吸道。使疾病早期就出现恶化的细菌包括金黄色葡萄球菌、流感嗜血杆菌和克雷伯菌;而铜绿假单胞菌(黏液性菌株)、曲霉菌、洋葱伯克霍尔德菌和嗜麦芽窄食单胞菌是后期病程中的主要病原体。

对于下列患儿应行汗液检查:①新生儿期有胎粪性肠梗阻和病理性黄疸;②直肠脱垂,伴有脂肪泻的慢性腹泻;③鼻腔息肉和全鼻窦炎;④慢性咳嗽和喘息;⑤痰培养发现金黄色葡萄球菌或铜绿假单胞菌;⑥生长发育落后;⑦杵状指;⑧囊性纤维化疾病家族史。

3. 囊性纤维化的治疗

囊性纤维化患儿发生呼吸衰竭的情况相对少见,但是可能发生在以病毒性或细菌性肺炎为临床表现的未诊断的儿童，或以肺炎为表现的晚期囊性纤维化患儿，或者急性气胸，或者伴有右心衰竭的终末期囊性纤维化患儿。

囊性纤维化患儿可从以下治疗中获益：①胸部理疗和体位引流；②支气管扩张剂吸入治疗；③应用化痰剂（20%N-乙酰半胱氨酸溶液 3～5mL，雾化治疗，3 次/d）；④应用重组人 DNA 酶；⑤应用血管收缩剂。

对于无并发症的患儿，可单一应用抗生素短期治疗；对于有并发症的患儿，可应用多种抗生素联用长疗程治疗。对于怀疑铜绿假单胞菌属感染的患儿，在治疗开始时，就应该直接针对铜绿假单胞菌属。推荐的静滴治疗方案包括：头孢吡肟，150mg/(kg·d)，1 次/d；或头孢他啶，150mg/(kg·d)，1 次/d；联合妥布霉素，7.5mg/(kg·d)，1 次/d。对于怀疑葡萄球菌感染的患儿，要给予万古霉素治疗，45mg/(kg·d)，1 次/d，静滴。

(五)急性呼吸窘迫综合征

1. 急性呼吸窘迫综合征的定义和病理生理

急性呼吸窘迫综合征（Acute respiratory distress syndrome，ARDS）的临床表现为急性非心源性肺水肿，胸片可见双侧肺浸润，以及明显的低氧血症。2012 年，柏林会议颁布了新的诊断标准（见表 4-8）。当临床上未获得动脉血气分析数据时，轻症 ARDS 的氧合损害可以用氧饱和度与氧浓度比值（$PaO_2/FiO_2 \leqslant 263$）来满足诊断标准。若该比值≤201，且需要 PEEP 或 CPAP 支持时，则可以诊断为中度 ARDS。

表 4-8　急性呼吸窘迫综合征的诊断标准(2012 年柏林会议)

项　目	发生在一周以内的新发或恶化的呼吸症状
胸部影像学	双侧肺透亮度下降，不能用积液、肺叶或肺泡塌陷、结节来解释
水肿的起源	呼吸衰竭，不能用心力衰竭或液体过多来解释
氧合损害	轻度：$200 \leqslant PaO_2/FiO_2 \leqslant 300$，或持续 PEEP≥$5cmH_2O$
	中度：$100 < PaO_2/FiO_2 \leqslant 200$，同时 PEEP≥$5cmH_2O$
	重度：$PaO_2/FiO_2 \leqslant 100$，同时 PEEP≥$5cmH_2O$

！可能的话，对间质性肺部疾病的患儿，应该使用带囊的气管插管。！

ARDS 可继发于直接或间接肺损伤。肺炎和肺误吸通常可引起直接肺损伤，导致 ARDS 的发生；此外，外伤性肺挫伤、脂肪栓塞、溺水、吸入性损失也是较为常见的原因。间接肺损伤最常见的原因包括全身性疾病，如脓毒血症、休克、心肺分流、输液相关肺损伤等。直接肺损伤可能因为肺泡结构破坏而引起局部肺实变；间接肺损伤则被认为与肺血管充血、间质水肿有关，而较少累及肺泡。ARDS 的临床进展包括以下几个阶段。①初期，或者称为渗出期，其特点是肺顺应性下降和低氧血症持续进展；肺的变化导致呼吸急促；动脉血气分析通常显示高碳酸血症，胸片提示肺水肿、弥漫性肺泡浸润。②渗出期的炎症前病变，使病情进展到纤维增生期，此时肺泡无效腔增加，出现难以纠正的肺高压，这可能是慢性炎症和肺泡毛细血管瘢痕形成的结果。③纤维增生期逐渐进展至恢复期，此时肺泡上皮屏障重建，肺的顺应性逐渐得到改善，低氧血症得到改善，很多患儿最终可恢复到发病期的肺功能。

2. 急性呼吸窘迫综合征的治疗

> !
>
> 肺保护策略下应用机械通气。
>
> !

急性呼吸窘迫综合征（ARDS）最主要的治疗措施是支持疗法，其中极为重要的办法是正压通气。ARDS时，肺泡毛细血管屏障被破坏，同时肺泡表面活性物质缺乏，导致肺顺应性和肺容量严重下降，从而使通气-血流比例失衡。这也解释了为什么在发生ARDS时单用吸氧是不能改善低氧血症的，而需要正压通气才能达到治疗目的；但是在严重低氧血症时，可能需要将有创机械通气作为初始治疗模式。ARDS时，机械通气的治疗策略是尽量降低呼吸机相关肺损伤的发生率，用小潮气量（低至4～6mL/kg），维持呼吸机平台压≤30cmH_2O，通过PEEP减少氧的给予，从而保持肺泡单元的开放状态。ARDS Net研究证实了成年人ARDS在应用这些策略后，预后有所改善；但尚未在儿科患儿中开展过类似的研究。

辅助治疗包括俯卧位应用肺泡表面活性物质和皮质激素。在发生急性肺损伤和ARDS时，沿着重力轴会发生肺泡实变，肺血流也容易分布在背部区域。因此，可以想象，在体位改变后，受损肺的通气-血流比值可以得到改善。但目前并没有研究表明俯卧位能够降低患者死亡率，偶有患儿气体交换得到改善的研究报道，可能是因为俯卧位改善了潜在膨胀过度的压力或高氧浓度。

肺泡表面活性物质可作为一种潜在的治疗。在尸检时，发现支气管肺泡灌洗液和肺组织内源性肺泡表面活性物质的脂质-蛋白比例发生了变化。一项对照研究显示，应用肺泡表面活性物质并不能降低ARDS患者死亡率；但是，有另一项儿科研究显示，其可以明显降低患者死亡率。

皮质激素降低了血浆穿过毛细血管上皮的概率，发挥了抗炎效应。但研究表明，在ARDS早期短疗程应用大剂量皮质激素并没有益处。

（六）肺水肿

1. 肺水肿的病理生理

肺水肿有两种类型，即高压性肺水肿和渗透性肺水肿。前者常常是心源性的，后者一般因为肺泡毛细血管膜破坏所致。高压性肺水肿相关的毛细血管压增高是由于血流进入左心房（肺静脉梗阻）或由于左心受阻（左心室功能损害或二尖瓣狭窄）。二尖瓣功能损害或左心功能下降导致了左心房压力增高，逆行传导到肺静脉，再到肺毛细血管床，从而增加了肺泡周围间质间隙液体的积聚。对这种净流入，淋巴系统是无法清除的。水肿积液会破坏紧密的肺泡上皮壁，引起肺泡腔积液，造成低氧血症和肺泡顺应性降低。支气管周围水肿导致小气道关闭，肺顺应性进一步下降，从而增加呼吸做功。静水压增加是造成心源性肺水肿时间质和肺泡积液的主要机制。低血浆蛋白的患儿更容易发展成肺水肿，因为此类患儿左心房压力比胶体渗透压正常的人来得低。

渗透性肺水肿或非心源性肺水肿常发生于肺泡毛细血管膜直接吸入毒素所致的肺损伤或肺泡表面活性物质太少或功能不足时。

梗阻后，肺水肿有时候发生在严重上呼吸道梗阻解除后的患儿中。比如，严重梗阻性睡眠呼吸暂停患儿在行扁桃体/腺样体切除术后，突然发生低氧血症；也有些上呼吸道梗阻患儿在气管插管后，可从插管里吸出粉红色泡沫样液体。

2. 肺水肿的诊断

患儿可能只是表现出轻度呼吸困难和生长发育落后。当患儿出现更严重的症状时，胸片显示液体头侧集中，肺充血，并有清晰的 Kerley B 线。对于胸片正常的肺水肿患儿，只有在气管插管后吸出粉红色泡沫样液体才能做出诊断。

3. 肺水肿的治疗

对肺水肿患儿，可采取以下措施。①如果怀疑为心源性肺水肿，则应及时请心内科医师会诊。②呋塞米 1～2mg/(kg・d)，分成 6～12h 应用，从而减少细胞外液量，减少全身静脉血回流量，降低心房充盈压，改善心功能。肺充血的快速改善可能与静脉扩张效应有关。此药也能够促进肺间质毛细血管的再充盈。③指导患者取半卧位，将其头部抬高 30°～45°。④减少肺静脉血液回流(前负荷)，降低全身血管阻力(后负荷)。⑤吗啡(每次给药剂量为 0.1～0.2mg/kg)，可以增加静脉容量，降低前负荷；同时减少静脉血回流量，降低外周总阻力。⑥控制机体发热，减少心肌代谢需求。⑦正压通气；当小儿发生肺水肿时，不管是无创或有创的正压通气，在降低呼吸做功和改善低氧血症方面都比吸氧更有效。

对心源性或高压性肺水肿患儿，要注意给予大量氧气支持，因为肺血管阻力降低可能通过扩张肺静脉系统使肺水肿加重。

虽然在临床上优先选择无创吸氧支持，但若患儿经无创吸氧支持治疗后，仍存在持续低氧血症、呼吸衰竭以及血流动力学受损时，则考虑气管插管。有些患儿在气管插管后心血管系统很快就衰竭了，这可能是因为正压通气时手捏皮囊通气而导致静脉血回流量下降。

除此以外，需降低患儿胸腔内压力，比如缩短吸气时间、降低潮气量、降低 PEEP 等。对于肺水肿患儿，医务工作者需要随时做好心肺复苏的准备。

(七)镰状细胞病的急胸征

急胸征(Acute thoracic sign，ATS)是一种急性肺损伤综合征，通常发生在镰状细胞病的患儿。这种肺损伤综合征是指胸片上新发肺部浸润，存在肺泡实变，但是没有肺不张，累及至少一个完整的肺段。影像学异常通常伴有胸痛、发热、呼吸急促、喘息、咳嗽或低氧血症。虽然该病通常是自限性的，但有些 ATS 发作可快速进展到急性呼吸衰竭，导致很高的死亡率。

对于 ATS，目前有 3 种假想的发病机制：①肺炎或全身感染；②脂肪栓塞和直接肺栓塞；③含镰状血红蛋白红细胞引起的直接肺梗死。虽然镰状细胞病患儿容易发生肺栓塞，但对于肺栓子在 ATS 时的作用一直没有弄清。镰状细胞病时，肺部病变相关的全身性低氧血症可能加重病情。ATS 患儿镰状细胞静脉阻塞的持续进展，可能是入院的原因。

对于 ATS 患儿，可采取如下措施：①静脉补液；②吸氧，改善低氧血症；③应用抗生素治疗常见的细菌性肺炎，再联合应用大环内酯类治疗；④足够的镇痛，可以深呼吸，做肺活量测定；⑤如果血红蛋白水平＜10g/dL，则应输红细胞；⑥若血红蛋白水平≥10g/dL，且严重症状持续存在，则行部分或全部血液置换；⑦NPPV 改善低氧血症。

在大多数情况下，简单输血或换血可以改善氧合，能使患儿感到舒适。

儿童急性上呼吸道及下呼吸道疾病的诊断和治疗要点

- 气道调整手法(如举颌抬颏法)可以逆转因意识下降、上呼吸道梗阻所致的低氧血症。
- 对严重呼吸道梗阻的 Pierre Robin 综合征患儿,予以鼻咽管可挽救患儿的生命。
- 要尽可能让患儿保持舒服的姿势。
- 对怀疑有会厌炎和严重上呼吸道梗阻的患儿,应该组建一个擅长气道药物和手术管理的多学科团队。
- 诊断严重上呼吸道梗阻,正确的做法是在手术室,由训练有素的麻醉科和五官科医师直接检查呼吸道。对于病情相对稳定的患儿或诊断不明的患儿,应考虑摄胸片。
- 皮囊面罩通气可以提供保命的氧合和通气,甚至对会厌炎所致的完全性上呼吸道梗阻也是有益的。
- Heliox 在各种上呼吸道梗阻的情况下都有帮助。
- 任何治疗都应该关注快速评估呼吸损害的类型和严重程度,而不是确切的病因。
- 反复地重新评估疗效对改善预后很重要。
- 有或者没有呼吸窘迫时都可以发生呼吸衰竭。
- 哮喘患儿喘息的程度与疾病的严重程度不相关。肺听诊安静,同时气流严重受限,是危险的信号。
- 治疗开始后,6～24h 要复查胸片,以了解肺部有无进展或其他病因。
- 当肺顺应性出现明显的变化时,应用一个带囊的气管插管。

推荐阅读

1. Backofen J E, Rogers M C. Upper airway disease. In: Rogers MC, ed. *Textbook of Pediatric Intensive Care*. 2nd ed. Baltimore, MD: Williams & Wilkins,1992:231-257.
2. Cherry J D. Clinical practice Group. *N Engl J Med*, 2008,358:384-391.
3. Cote C J, Todres I D, Ryan J F, et al. *A Practice of Anesthesia for Infants and Children*. 3rd ed. Philadelphia, PA: Saunders,2001.
4. deCaen A, Duff J, Couvadia A H, et al. Airway management. In: Nichols DG, ed. *Rogers' Textbook of Pediatric Intensive Care*. 4th ed. Philadelphia, PA: Lippincott Williams & Wilkins,2008:303-322.
5. Fraser R S. Histology and gross anatomy of the respiratory tract. In: Martin JG, Hamid Q, Shannon J, eds. *Physiologic Basis of Respiratory Disease*. Ontario, BC, Canada: Decker,2005:1-14.
6. Gupta V K, Cheifetz I M. Heliox administration in the pediatric intensive care unit: an evidencebased review. *Pediatr Crit Care Med*, 2005,6:204-211.
7. Khemani R G, Patel N R, Bart R D, et al. Comparison of the pulse oximetric saturation/fraction of inspired oxygen ratio and the PaO_2/fraction of inspired oxygen ratio in children. *Chest*, 2009,135:662-668.

8. McBride T P, Davis H W, Reilly J S. Otolaryngology. In: Zitelli BJ, Davis HW, eds. *Atlas of Pediatric Physical Diagnosis*. 3rd ed. St. Louis, MO: Mosby, 1997: 683-728.

9. Mercier J, Dauger S, Durand P, et al. Acute respiratory syndrome in children. In: Fuhrman BP, Zimmerman JJ, eds. *Pediatric Critical Care*. 3rd ed. Philadelphia, PA: Mosby, 2006: 731-743.

10. Miller A C, Gladwin M T. Pulmonary complications of sickle cell disease. *Am J Respir Crit Care Med*, 2012, 185: 1154-1165.

11. Ralston M, Hazinski M F, Zaritsky A L. Management of respiratory distress and failure. In: Ralston M, Hazinski MF, Zaritsky AL, eds. *Pediatric Advanced Life Support*. Dallas, TX: American Heart Association, 2006: 45-59.

12. Ralston M, Hazinski M F, Zaritsky A L. Recognition of respiratory distress and failure. In: Ralston M, Hazinski MF, Zaritsky AL, eds. *Pediatric Advanced Life Support*. Wheeling, IL: World Point, 2006: 33-43.

13. Rotta A. Asthma. In: Fuhrman B P, Zimmerman J J, eds. *Pediatric Critical Care*. 3rd ed. Philadelphia, PA: Mosby, 2006: 588-607.

14. Scharf S. Mechanical cardiopulmonary interactions in critical care. In: Dantzker D R, Scharf S M, eds. Cardiopulmonary Critical Care. 3rd ed. *Philadelphia, PA: Saunders*, 1998: 75-91.

15. Shah R K, Roberson D W, Jones D T. Epiglottitis in the Hemophilus influenza type B vaccine era: changing trends. *Laryngoscope*, 2004, 114: 557-560.

16. Soroksky A, Stav D, Shpirer I. A pilot prospective randomized placebo-controlled trial of bilevel positive airway pressure in acute asthma attack. *Chest*, 2003, 123: 1018-1025.

17. Teague W G. Noninvasive ventilation in the pediatric intensive care unit for children with acute respiratory failure. *Pediatr Pulmonol*, 2003, 35: 418-426.

18. The Acute Respiratory Distress Syndrome Network. Ventilation with lower tidal volumes as compared with traditional tidal volumes for acute lung injury and the acute respiratory distress syndrome. *N Engl J Med*, 2000, 342: 1301-1308.

19. Thill P J, McGuire J K, Baden H P, et al. Noninvasive positive-pressure ventilation in children with lower airway obstruction. *Pediatr Crit Care Med*, 2004, 5: 337-342 (published erratum appears in *Pediatr Crit Care Med*. 2004; 5: 590).

20. Ventre K M, Wolf G K, Arnold J H. Pediatric respiratory diseases: 2011 updated for the Rogers' Textbook of Pediatric Intensive Care. *Pediatr Crit Care Med*, 2011, 12: 325-338.

21. Ware L B, Matthay M A. The acute respiratory distress syndrome. *N Engl J Med*, 2000, 342: 1334-1349.

22. Westley C R, Ross E K, Brooks J G. Nebulized racemic epinephrine by IPPB for the treatment ofcroup. *Am J Dis Child*, 1978, 132: 484-487.

23. Wheeler D S. The pediatric airway. In: Conway E E, Relvas M S, eds. *Pediatric Multiprofessional Critical Care Review*. Chicago, IL: Society of Critical Care Medicine, 2006: 37-51.

24. Woods C R. Clinical features, evaluation, and diagnosis of croup. www. Up To Date. com. Updated November 6, 2012. Accessed April 18, 2013.

第五章

机械通气

目　标

- 认识无创正压通气(Noninvasive positive pressure ventilation,NPPV)的适应证、优点和缺点。
- 描述不同的机械通气设备及其模式的特征。
- 初始机械通气时,选择合适的通气模式、通气设置和监测参数。
- 探讨机械通气参数间的关系以及如何调节以避免其有害影响。
- 简要讨论患儿的撤机方法。
- 描述急性呼吸衰竭和急性呼吸窘迫综合征(ARDS)患儿肺保护性通气策略的应用。

病例分析

患儿,男,6岁,2d前接受开胸手术和胸腔脓肿引流,左胸留置引流管。手术过程不复杂,术后第1天顺利撤离呼吸机。今天早上,发现患儿呼吸费力,予以面罩吸氧(氧流量5L/min,血氧饱和度为92%)。胸部X线显示左肺全肺不张。马上给予双水平正压通气(Bilevel positive airway pressure,BiPAP),参数设置如下:吸气峰压(P_{peak})12cmH$_2$O,呼气末正压(PEEP)6cmH$_2$O,吸入氧浓度50%与20次/min的后备通气。8h后复查胸片,提示左肺几乎全部复张。

评估

—导致患儿在应用BiPAP前影像学改变的最可能原因是什么?

—对该患儿进行BiPAP治疗的优点和缺点是什么?

干预

—如何管理无创通气的设置,此时采取什么测试或评估是适宜的?

重新评估

—当前的处理策略有效吗?

—有其他的对该患儿可能有帮助的干预措施吗?

—如果复查的胸片提示没有任何改进,那么下一步可以采取什么措施以促进肺复张?

有效沟通

—治疗该患儿最好的临床配置是什么?

—如果患儿的病情有变化,那么你们将如何沟通?哪些人需要知道医疗计划?信息又该如何传递?

团队合作

—怎样实施治疗计划?

—谁负责执行通气变化?

一、引　言

在处理危重症患儿时,对呼吸衰竭的识别和处理仍然处于最优先的地位。婴儿和儿童独特的呼吸道解剖结构和在应激时缺乏呼吸储备固有的特点,使医护人员在遇到这种紧急情况时面临特殊的挑战。但不管如何,目标始终都是一样的,即恢复并维持足够的氧合和通气,同时尽可能使患儿感到舒适,并避免对其造成进一步的伤害。如果不能完成这个目标,将会导致致命的后果,包括心搏、呼吸骤停和死亡。

本章简要概述了需要进行机械通气患儿的一般管理方法,重点是肺正常或患轻度呼吸道疾病儿童在特殊临床条件下的机械通气应用。我们不仅回顾了传统的通气技术,而且还介绍了解呼吸支持的最新进展。

对那些病情严重,需要进一步治疗的肺部疾病患儿开展儿科重症监护是必要的。

二、无创正压通气

无创正压通气(NPPV)可以在不置入人工气道的情况下,增加患儿的氧合和通气。NPPV 的一种形式——双水平正压通气(BiPAP),能经由面罩、鼻罩或口腔管输送正压气体来增加患儿的通气。鼻罩、面罩必须密闭,以避免压力泄漏。一个类似头盔的装置可能可以改善患儿的耐受性,但在儿科应用中并不普遍。NPPV 的传输装置见图 5-1。

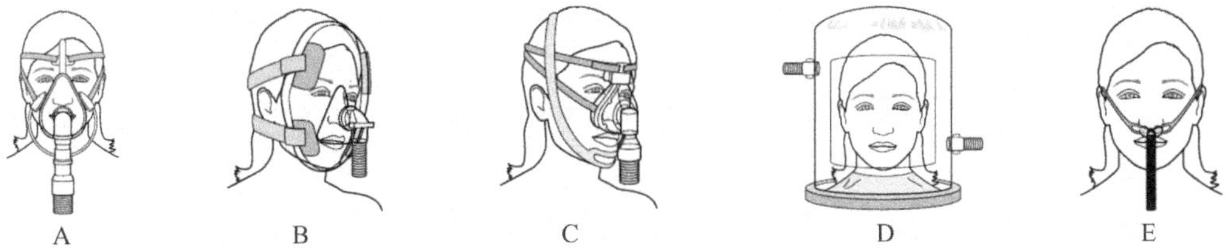

图 5-1　无创正压通气的传输装置

注:A 图指面罩;B 图指全面罩;C 图指带下颌托的口鼻罩;D 图指头罩;E 图指鼻塞。

正压通气已被证实对慢性阻塞性肺疾病、神经肌肉疾病、阻塞性睡眠呼吸暂停综合征、囊性纤维化、上呼吸道梗阻和胸廓发育不良的患儿是有益的。它也作为一种避免对轻到中度急性呼吸做功不全患儿行气管插管的手段。NPPV 可以显著改善急性呼吸疾病患儿的呼吸频率、心率、呼吸做功、呼吸困难评分,并且适用于以往健康但由于长期气管插管引起肌肉失调而致使呼吸做功不全的患儿。

NPPV 的禁忌证包括如下几方面:①呼吸衰竭进展迅速。②血流动力学不稳定。③存在误吸的重大风险。④气道保护性反射消失或呼吸道分泌物多,无法自主清理。⑤无法妥善固定面罩。

使用这种形式的呼吸支持需要患儿的合作,包括在很少或没有镇静的情况下有耐受的意愿。NPPV 设备的初始设置举例见表 5-1。

表 5-1 NPPV 设备的初始设置

年龄	初始设置
<12 月龄	应首先尝试经鼻 CPAP，如 CPAP 不能提供足够的支持，有气管插管指征
1～2 岁	P_{peak}：8cmH_2O；PEEP：4cmH_2O；FiO_2：1.0；和(或)适于年龄和疾病的备用频率
>2 岁	P_{peak}：10cmH_2O；PEEP：5cmH_2O；FiO_2：1.0；和(或)适于年龄和疾病的备用频率

注：设备设置是基于患儿状况和年龄而设定的，有效传输至少在一定程度上依赖于设备足够的密封性而不是设置。如果 P_{peak} >18～20cmH_2O，PEEP>12～15cmH_2O，则患儿能耐受但不降低呼吸做功或充分改善氧合，或呼吸做功不全不能改善，有气管插管指征。

NPPV 有如下多种模式。①自主呼吸：患儿触发吸气和呼气的压力循环以及呼吸的频率和深度。②自主/定时通气：类似于自主呼吸模式，但除此之外对那些可能存在间歇性窒息的患儿，机器根据设定的频率进行呼吸。③定时的正压通气：根据设定的呼吸频率通气，但是患儿仍然可以自主地呼吸。④持续气道正压通气(Continuous positive airway pressure，CPAP)：提供一个基线压力系统(通常儿童 4～8cmH_2O)，但呼吸驱动和努力必须由患儿维持。

适当的设置应基于患儿的呼吸做功不全的性质和严重程度。要注意的是，机器通常对患儿呼吸的努力不够敏感，需要仔细观察以防止人机对抗或时机不佳的机械呼吸(如人机不同步)。

(一)优点和缺点

小儿 NPPV 的优点包括减少喉部创伤，降低呼吸机相关性肺炎(Ventilator associated pneumonia，VAP)和气管炎的风险，减少镇静和镇痛的需要。此外，若患儿能进行语言交流，咳嗽并配合肺部清理和能吸吮干净的液体，则可以使用鼻罩。

> ！行 NPPV 的患儿需要在儿科重症或亚重症监护病房密切观察。！

小儿 NPPV 的缺点包括鼻梁皮肤破溃和由于胃扩张增加误吸的风险。面罩可能不能紧密贴合和提供有效的通气，特别是对年龄小的患儿。通常需要限制活动以保持最佳的面罩位置。但是，气道吸引又需要去除面罩，这可能导致呼吸失代偿。

(二)持续气道正压通气

> ！CPAP 允许对自主呼吸的患儿应用 PEEP。！

持续气道正压通气在自主呼吸时需提高基线系统压力(高于大气压力)，因而能防止患儿的远端小气道和肺泡塌陷。它可以通过鼻导管、面罩、气管造口术或气管插管来实现。CPAP 不是一个真正的机械通气模式，因为在吸气过程中除呼气末正压外没有提供额外的正压。因此，CPAP 只为有自主呼吸的患儿提供呼气末正压。呼吸频率和潮气量(Volume tidal，VT)完全依赖于患儿的吸气努力。

三、机械通气支持

(一)适应证

气管插管适应证已经在第二章中罗列。当低氧血症或高碳酸血症性呼吸衰竭通过其他方式不能改善时,可以启动机械通气支持。机械通气支持被广泛接受的适应证见表 5-2。

表 5-2　机械通气支持的适应证

类　型	适应证
通气异常	· 呼吸肌功能障碍,如呼吸肌疲劳、胸壁异常、神经肌肉疾病
	· 呼吸驱动减弱
	· 气道阻力增加和(或)阻塞
氧合异常	· 难治性低氧
	· 需要行 PEEP 者,如肺水肿或肺出血
	· 呼吸做功过度

机械通气支持还可适用于以下目的。①允许深度镇静(和)或神经肌肉阻滞。②减少全身或心肌耗氧量。③过度通气作为暂时性措施来降低颅内压。④促进肺复张和预防肺不张。⑤在氧气供应不足或氧耗增加的情况下(如休克,败血症,呼吸、心搏骤停等),提高氧输送量。⑥为失去保护性气道反射的患儿提供气道保护,防止误吸。

(二)呼吸机变量

1. 时相变量

机械通气设备及其模式可以由触发、限制和切换每次呼吸的吸气相特征的时相变量来区分。触发变量调节呼吸的开始,限制变量维持吸气,切换变量控制吸气的终止。

> !
>
> 基于儿科基础生命支持课程的目的,为保持合适的潮气量,通常容量控制通气优于压控通气。
>
> !

早期的正压呼吸机中因没有检测患儿努力吸气的装置,从而导致人机不同步和部分患儿无法耐受。工程师开发了能够监测与患儿做吸气努力相关的吸气回路内压力下降的触发装置。新的呼吸机通过在呼吸机回路内输出一持续气流并持续监测返回的气流量,以检测患儿吸气所产生的流量变化。

2. 容量和压力

常见的机械通气模式是容量限定或压力限定的。保障潮气量的定容通气较定压通气更受欢迎。在过去,由于老一代呼吸机存在流量输送限制和潮气量测量不够精确的问题,所以婴儿主要采用定压通气。在新一代呼吸机中,几乎所有的患儿,包括早产儿,都可以使用定容模式。

3. 时间切换、流量切换和其他变量

时间切换是经典的呼吸机模式。换句话说，该模式的特点为吸气在特定的时间后停止。流量切换是一个工程上的进步，用于特定的通气模式，如压力支持。

四、机械通气模式

呼吸机模式的选择取决于患儿还有多少气体交换的能力和机器必须承担多少气体交换的工作。无创辅助通气在某些情况下必须慎重使用(见本章中"二、无创正压通气")。常用的通气模式包括机械控制通气(Controlled mechanical ventilation，CMV)、辅助控制通气(Auxiliary controlled ventilation，ACV)、同步间歇指令通气(Synchronous intermittent mandatory ventilation，SIMV)、压力支持通气(Pressure support ventilation，PSV)(见图 5-2)。它们各有优缺点(见表 5-3)。在选择通气模式时，考虑以下 3 个特定目标非常重要：①提供足够的通气和氧合；②减少呼吸做功；③确保患儿舒适及人机协调。

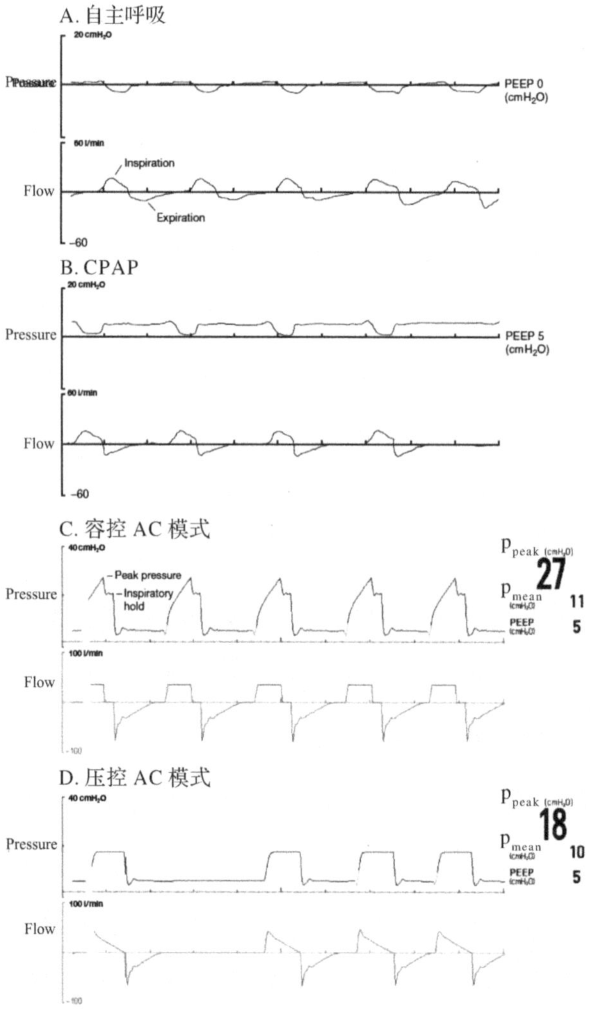

图 5-2　气道压力-时间曲线和流量-时间曲线

注：P_{peak}指气道峰压。PEEP 指呼气末正压；横轴代表时间，纵轴代表压力或流量。

(一)机械控制通气

机械控制通气(CMV)呼吸机根据预设的频率通气。每一次定压或者来定容呼吸都是时间切换的。在容控模式中预设的潮气量或者压控模式中预设的压力和时间都应根据预设的频率进行通气。早期的呼吸机由于没有触发机制来根据患儿吸气努力进行同步呼吸,因而只能在深度镇静和药物肌松的患儿中使用。不同机械通气模式的代映点见表 5-3。

表 5-3 不同机械通气模式的优缺点

模 式	优 点	缺 点
机械控制通气(CMV)	呼吸肌休息	需要应用镇静/神经肌肉阻滞剂;潜在有害的血流动力学效应
辅助控制通气(ACV)	患儿能增加通气支持,相对于自主呼吸能减少呼吸做功	潜在有害的血流动力学效应;患儿每次吸气努力都传输一次完全的呼吸,可能导致不适宜的过度通气、呼吸陷闭和不可逆的呼气末正压(positive end expiratory pressure,PEEP)
容量控制的 ACV	保证潮气量(除非气道峰压超过限定值)	可能导致吸气压过高
压力控制的 ACV	允许限制吸气峰	随着肺阻力/顺应性变化可能出现过度通气或通气不足
同步间歇指令通气(SIMV)	对正常心血管功能的影响小	相对于 ACV 模式增加呼吸做功;增加人-机同步
压力支持通气(PSV)	患儿舒适;增加人机交互;减少呼吸做功	窒息报警是唯一的后备;患儿耐受不同

(二)辅助控制通气

辅助控制通气(ACV)是控制机械通气结合触发机制,并允许患儿在做呼吸努力时进行同步呼吸。根据预设的最低频率进行预置的容量或压力控制通气。在患儿自主呼吸吸气触发时,机器就进行一次预设的呼吸。因此,在这种模式下,患儿如由于疾病或焦躁出现气促,则容易导致过度通气。这种通气模式普遍应用在因急性呼吸衰竭需要机械通气且肺顺应性不是非常差的患儿。

> !
>
> 在选择通气模式时,应考虑以下目标:
>
> - 提供足够的通气和氧合。
> - 减少呼吸做功。
> - 确保患儿舒适及人机协调。

正确运用 ACV 模式通气支持可以明显降低呼吸做功。然而,如果呼吸机和患儿不能同步或通气流量不能与患儿的需求相匹配,则这种支持模式实际上反而会增加呼吸做功。

减少呼吸做功在患儿心排血量不足的情况下是非常重要的。膈肌和呼吸肌得到休息后,能使血流重新分布,从而使重要的脏器获得更好的氧供。

(三)同步间歇指令通气

同步间歇指令通气(SIMV)根据预设的呼吸频率进行容量或压力控制通气。通常,SIMV 是容量切换模式的。不同于 ACV,SIMV 不会出现高于预设呼吸频率的额外的机械通气。当然,高于预设频率的自主呼吸是有可能的,但自主呼吸的潮气量仅限于患儿自主产生的潮气量。SIMV 通过预设的机械通气结合患儿自主的呼吸努力,增强了人机交互。当没有感应到患儿的自主呼吸努力时,呼吸机会根据预设的呼吸频率预设潮气量和呼吸间期进行通气。SIMV 往往是结合压力支持通气(Pressure support ventilation,PSV)来增加患儿自主呼吸产生的潮气量。选择合适的压力支持水平来抵消气管插管所产生的阻力,通常为 5～10cmH_2O。

SIMV 模式的优势之一是它允许患儿进行自主的负压呼吸,以满足每分通气量的需要。负压呼吸(相对 PEEP,而不是大气压力)能增加右心静脉回流,可以改善心排血量和心血管功能。尽管这种模式的通气对部分患儿可能更舒适,但相对于 ACV 模式,SIMV 通常需要消耗更多的呼吸做功。

(四)压力支持通气

压力支持通气(PSV)为每一次呼吸提供了预设的吸气压力水平。所有呼吸都是流量切换和压力限定的。这种吸气辅助模式通常被用于克服疾病进程中气管插管,吸气阀和其他通气支持所增加的呼吸做功。患儿的每次自主呼吸都有压力支持提供。在 PSV 模式中,患儿自己控制呼吸频率,并对吸气时间、吸气流量和潮气量产生巨大的影响。潮气量受肺顺应性和阻力的影响。这些参数的快速变化可能改变每分通气量和患儿的呼吸做功。PSV 也可以辅以 SIMV 开展机械通气,主要作为减少自主呼吸时呼吸做功的一种手段。

机械通气时,压力支持水平可根据患儿的呼出潮气量来进行调节。压力支持的设置应该既有足够的气体交换,又能使患儿感到舒适。PSV 是一种严格的自主通气模式。在窒息过程中,PSV 不会提供通气。因此,需要设置强制的后备通气,这在许多呼吸机上有相应的标准设置。PSV 的潜在好处包括提高有自主呼吸患儿的舒适度和耐受性,并能增强人机互动而减少呼吸做功。当肺部疾病患儿的压力支持增加时,患儿的呼吸做功和呼吸频率降低,潮气量增加。另外,初始应用高水平压力支持的严重肺部疾病患儿,在康复期可以通过逐渐降低压力支持水平来有效地顺利撤机,因此需要逐渐增加失调的呼吸肌的工作量。在这种模式下,如果存在支气管胸膜瘘或气管插管套囊漏气的情况,那么需要增加气流以补偿漏气所造成的压力降低,而这可能干扰正常的吸气切换。

(五)初始呼吸机设置

当开始机械通气支持时,应用 1L/min 的吸氧浓度,可使患儿在过渡到正压通气的过程中获得最大限度的氧供,并代偿其在之前任何时期的呼吸或血流动力学不稳定(但某些先天性心脏病和平行循环的患儿除外)。对于肺顺应性正常的患儿,应将潮气量设置在 6～8mL/kg。对于肺顺应性降低的患儿或新生儿,则需考虑设置更低的潮气量水平,因为他们通常需要避免更高的潮气量水平以降低发生肺损伤的风险。小儿最初的呼吸频率的选择通常需要根据年龄和疾病进程而定,

> **!** 作为常规,FiO_2、平均气道压和 PEEP 会影响机体的氧合,而呼吸频率、无效腔和潮气量则决定肺泡每分通气量和 $PaCO_2$。

随后的调节主要根据 pH 值和动脉血气分析结果而定。初始机械通气指南见表 5-4。在 ALI/ARDS 患儿中应用 PEEP 的具体操作见表 5-5。

表 5-4 初始机械通气指南

序号	具体操作
1	选择你所熟悉的通气方式。通气支持的主要目标是达到足够的氧合和通气，减少呼吸做功，使人机同步，避免高吸气末肺泡压力(使平台压保持小于 30cmH_2O)
2	最初的吸入氧浓度应该是 1L/min。之后，可以下调至维持 SpO_2 92%～94%。严重 ARDS 时，SpO_2≥88%是可以接受的，降低治疗目标有利于减少呼吸机相关肺损伤
3	最初的潮气量应该设置为 6～8mL/kg，并根据血气结果进行调整。神经肌肉疾病患儿需要 10～12mL/kg的潮气量水平来满足其对空气的需求。对于一些 ARDS 患儿，推荐 4～6mL/kg 的潮气量以避免高吸气平台压(>30cmH_2O)
4	选择适合特定患儿需求的呼吸频率和每分通气量。呼吸频率取决于患儿年龄和疾病过程，一般为 12～24 次/min。目标主要是改善 pH 值，其次是 $PaCO_2$
5	根据患儿的年龄、疾病过程设置每次呼吸的吸气时间(Inspiratory time，TI)。肺功能正常新生儿的 TI 大约需要 0.35～0.60s，而2 岁以上儿童的 TI 一般为 0.85～1.0s。此外，吸呼比(I∶E)应根据患儿的特殊需要设置。对于肺健康的患儿，开始时应把吸呼比设置在 1∶2。以氧合困难为标志的呼吸系统疾病(如 ARDS)患儿可能需要 TI>1 和吸呼比>1∶1。而对于呼气梗阻的患儿(如哮喘和支气管肺发育不良)，则需要延长呼气时间和增大吸呼比，以避免内源性 PEEP(见本章“吸呼比和内源性 PEEP 之间的关系”)。请记住，吸气和呼气的参数部分依赖于呼吸频率
6	使用 PEEP 来达到和维持最佳的肺泡复张。对于弥漫性肺损伤患儿，PEEP 能改善氧合和降低吸氧浓度(见表 5-5)。如果容量保持不变，那么 PEEP 会增加平均气道压。根据通气模式不同，它也可能增加吸气峰压，这可能导致 ARDS 患儿潜在的不良后果。对于肺健康的患儿，在启动机械通气时，应将 PEEP 设置在 5cmH_2O；临床上很少需要设置 PEEP 水平>15cmH_2O
7	如果触发灵敏度装置，那么在患儿最小的呼吸努力下就能启动吸气。如果触发灵敏度装置过于敏感，则应小心误触发
8	当氧合很差、通气不足或吸气峰压过高时，需要考虑患儿不耐受相关的呼吸机设置，不能通过调整呼吸机参数来纠正，而应考虑镇静、镇痛和(或)应用神经肌肉阻滞剂
9	请儿科重症监护或其他呼吸专家协助会诊

注：ARDS 指急性呼吸窘迫综合征；PEEP 指呼气末正压；SpO_2 指外周动脉血氧饱和度；VT 指潮气量。本指南的适用人群应除外氧驱动的肺血管阻力下降导致情况恶化的先天性心脏病患儿。

表 5-5 ALI/ARDS 患儿应用 PEEP

分类	具体操作
在 ARDS 时启动 PEEP	· PEEP 的启动水平应为 5cmH_2O，并以每次 2～3cmH_2O 的增量逐渐增加
	· 复张效应在数小时内可能不明显
	· 在患儿接受 PEEP 治疗后，在逐渐增加 PEEP 时，应监测血压、心率和动脉氧分压
	· 最佳的 PEEP 设置通常在 8～15cmH_2O

表 5-5　ALI/ARDS 患儿应用 PEEP(续表)

分　类	具体操作
PEEP 的不利因素	· 气压伤
	· 减少静脉血回流，降低前负荷，减少心排血量和降低血压
	· 增加 $PaCO_2$(增加无效腔)
	· 健肺组织过度膨胀使氧合恶化(尤其是非对称性 ALI 患儿)

注：ALI 指急性肺损伤；ARDS 指急性呼吸窘迫综合征；PEEP 指呼气末正压。

六、机械通气过程的持续监护

机械通气启动后，应该经常评估下列参数来指导改变呼吸机的设置。由于改变一种参数可能影响其他参数，因此，对呼吸机设置的任何改变都需要引起注意。这种参数间相互依存的关系，可能导致某一变化在某个方面是有益的，但在另一方面却是有害的。对于复杂病情的患儿，需要开展危重症监护方面的会诊。

(一)吸氧浓度

由于长时间接触有毒的氧衍生自由基产物，长时间吸氧可能损害肺实质。虽然相关的精确阈值尚不清楚，但尽快(理想情况下在 24h 内)将吸氧浓度降到 0.5(50%)或以下是可取的。然而，除了未成熟新生儿，氧毒性可能具有同样的损害作用；对于其他患儿，低氧血症相对于高吸入氧浓度具有更大的风险。

在机械通气过程中，决定氧合的基本因素是吸氧浓度和平均气道压(P_{aw})。在急性肺损伤或 ARDS 患儿中，PEEP 为一个额外的独立决定因素。潮气量、吸呼比、PEEP 和其他几个超出本章范围的因素都会相互作用，而影响平均气道压。这些因素的相互关系，如同前面已经讨论过的，必须在制订机械通气计划时一同考虑在内。

(二)湿　化

机械通气传输的气体通常是干燥的，再加上患儿的上呼吸道被人工气道绕过，导致呼吸道丧失了对气体加温、湿化的功能。在机械通气时，需对气体常规进行加温和湿化，以防止黏膜损伤和分泌物聚集。可用的系统包括由被动湿化器(人工鼻)或主动微处理机控制的加温湿化系统(温湿化器)。当存在大量的分泌物，每分通气量大于 12L/min，或气道内有血时，被动湿化器是禁忌使用的。

(三)吸气压力

正压通气时，气道压力逐渐上升并在吸气末达到吸气峰压(P_{peak})。吸气峰压也可以缩写为 PIP，又名峰压或气道峰压。吸气峰压是指人体克服气道阻力的压力及克服肺和胸廓弹性阻力的总和。如果在吸气末设置吸气停顿(气道关闭无气流)，那么压力会从 P_{peak} 略微降低到吸气平台压(P_{plat}，请参阅图 5-3)。吸气平台压力反映了克服肺弹性回缩所需的压力，能更好地估计肺泡峰压——提示肺泡扩张的一个重要指标。精确测量 P_{peak}，就需要患儿在吸气或呼气时没有任何自主呼吸努力。

高吸气压力潜在的副作用包括气压伤、容积伤和降低心排血量。气压伤（气胸、纵隔气肿）和容积伤（肺实质由于过度膨胀损伤）虽然与高 P_{peak} 有关，但与更能反映肺泡扩张的 P_{plat} 关联性更好。如气管插管内径大小对 P_{peak} 和 P_{plat} 有不同影响，就能很好地说明 P_{peak} 和 P_{plat} 与肺泡扩张之间的关系。接受容控模式机械通气的患儿，如果更换内径更小的气管插管，则在同样的潮气量下就需要更高的 P_{peak}，而 P_{plat} 和肺泡扩张程度则保持不变，压力在经过气管插管时会被消耗。同样的 V_T，无论呼吸是何类型，都会在吸气末产生相同的肺泡扩张。在理想情况下，P_{plat} 应该低于 $30cmH_2O$。

！

P_{plat} 理想状态应小于 $30cmH_2O$。

！

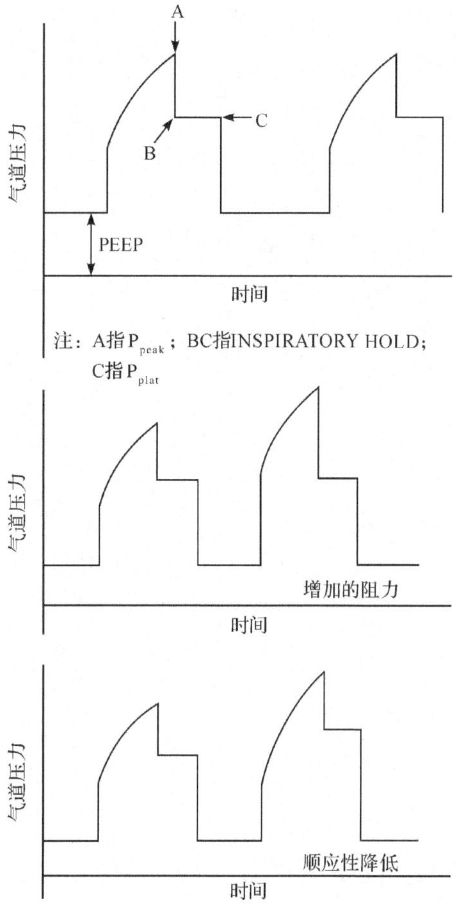

图 5-3 吸气峰压与吸气平台压之间的关系

要降低过高的 P_{plat} 可以通过降低 PEEP 来实现，但这样可能降低氧合；或者也可以通过减少 V_T 来实现，但这样可能降低每分通气量。在必须降低高 Pplat 时，可以采取允许性高碳酸血症和控制性减低 pH 的策略。允许性高碳酸血症不能用于颅内高压的患儿，因为 $PaCO_2$ 35～40mmHg（4.7～5.3kPa）会增加脑血流量和脑血容量，从而进一步升高颅内压。

（四）吸呼比和内源性 PEEP 之间的关系

呼吸周期由 60s 除以呼吸频率计算而得，即

$$呼吸周期=\frac{60(s)}{呼吸频率(次/min)}$$

呼吸周期内的吸气时间和呼气时间形成吸呼比。在正常自主呼吸时，吸呼比大约为 1∶2，这表明正常患儿的呼气时间是吸气时间的 2 倍。在慢性肺部疾病和呼气流量受限的情况下，例如哮喘，其呼气时间会延长，而吸呼比也会发生变化。这种改变反映了肺部疾病的病理生理过程，也会直接影响继续通气过程中技术的应用。

在容控呼吸时（ACV 或 SIMV 模式），吸气时间通常由潮气量和吸气流量决定（潮气量＝吸气流量×吸气时间）。如果流量保持不变，则更大的 VT 需要更长的时间才能传输。如果流量减低，那么同样的 VT 也需要更长的传输时间。在这两种情况下，吸气时间都会有所延长。然而，鉴于呼吸频率是恒定的，总呼吸周期也是恒定的，因此，呼气时间必然会缩短。在这种情况下，吸气时间是根据潮气量和吸气流量或使用吸气暂停时间进行主动设置的。而呼气时间是被动决定的（即下一次机械通气呼吸或自主呼吸周期前所剩余的时间），并与呼吸频率呈反比。

如果呼气时间太短而不能将肺内气体全部呼出，那么下一次吸气所致的肺组织膨胀将会与肺部残余气体叠加，就会导致呼吸堆叠(或称为呼吸陷闭)。这个过程将导致肺组织过度膨胀和PEEP水平超过呼吸机的预设值。这个增加的呼气末正压被称为自动PEEP，或内源性、偶然或隐匿性PEEP。内源性PEEP可以通过手工方法或一些呼吸机自带的电子程序量化。然而，它很容易根据大多数呼吸机所有的流量-时间曲线的图形来做出定性诊断(见图5-4)。内源性PEEP之于气道峰压、平台压和平均气道压以及心肺功能潜在的有害生理影响与预设的PEEP相同(见表5-5)。内源性PEEP也可能增加呼吸做功，因为患儿在吸气时必须克服内源性PEEP与预设的PEEP之间的差值，才能触发呼吸。

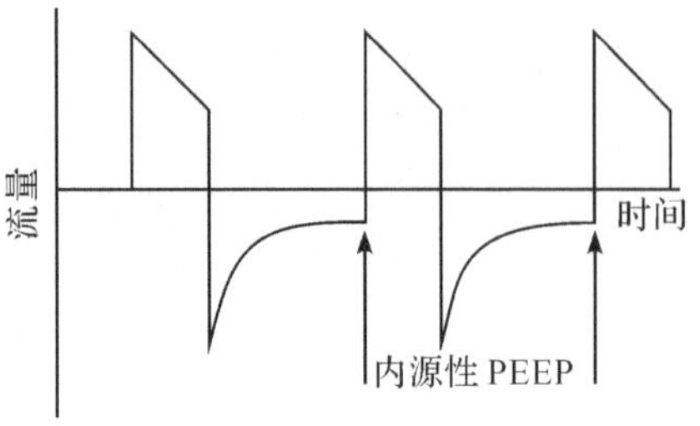

图5-4 流量-时间曲线波形提示内源性PEEP

注：PEEP指呼气末正压。

可以通过以下方式降低内源性PEEP。①缩短吸气时间，相应延长呼气时间以允许潮气量完全呼出。然而，这也可能因为肺泡时间常数延长而不能完全达到。②降低呼吸频率。这是最有效的降低内源性PEEP的方法。③降低V_T、增加吸气流量(定容呼吸)通常不那么有效果，除非初始流量设置过低。另外，在降低呼吸频率和V_T时，必须考虑他们对$PaCO_2$、pH和每分通气量的影响。

(五)每分通气量

在机械通气过程中，CO_2交换的主要决定因素是肺泡每分通气量(V_A)。计算公式如下：

$$V_A=(V_T-V_D)\times f$$

其中V_D是无效腔，f是呼吸频率。潮气量、呼吸频率，以及它们与其他通气参数的相互关系已经在上文中讨论过了。在一般情况下，生理性无效腔表示肺单位相对通气良好但灌注不足。V_D增加的生理效应是高碳酸血症。生理性V_D增加也可能由肺部疾病的病理进程、机械通气相关的高气道压力、血管内容量不足或低心排血量导致。就像先前讨论的，如果已经应用了合适的V_T和呼吸频率，高碳酸血症在机械通气过程中仍持续存在，那么就应该寻求儿科重症监护医师的会诊。在这种情况下，可能需要容许相对高的$PaCO_2$来避免高气道压和内源性PEEP。这种允许性高碳酸血症技术应该在会诊医师的支持下进行。

正如之前所讨论的，足够的通气是由$PaCO_2$和pH综合考虑来评估的。换气过度导致的低$PaCO_2$可能是原发疾病得到解决前代谢性酸中毒适当的短期代偿目标。类似地，对于患有慢性高碳酸血症(基础$PaCO_2$增加)，能通过肾代偿(保留碳酸氢盐)来保持pH接近正常的患儿，仅需给予维持正常pH的每分通气量就足够了。在慢性CO_2潴留的患儿中，将$PaCO_2$降至正常水平会导致严重的碱血症，并且可能破坏患儿的呼吸驱动机制。

七、镇静、镇痛和神经肌肉阻滞

对于患儿而言，气管插管和机械通气是痛苦的、可怕的，会引发患儿的焦虑情绪。为了提高患儿的舒适度，减轻焦虑，减少呼吸做功，经常会给予抗焦虑药、镇静剂、止痛剂和神经肌肉阻断剂。这些药物的应用指南将在第二十章和附录七中进行阐述。

八、特定临床情况通气指南

(一)急性肺损伤/急性呼吸窘迫综合征

病例分析

患儿，男，16岁，2个月前接受脾切除术，因发热38.8℃(101.8℉)、寒战伴气促加重3d入住急诊室。在大气吸入下，氧饱和度为86%；在100%非重复呼吸的面罩吸氧下，氧饱和度增加到90%。查体：呼吸频率为24次/min，双肺可闻及粗湿啰音；四肢末梢苍白、湿冷，毛细血管充盈时间大约为4s。患儿嗜睡，意识模糊。吸氧前，动脉血气提示pH值7.26，$PaCO_2$ 54mmHg(7.1kPa)，PaO_2 62mmHg(8.1kPa)，碱剩余−5，氧饱和度88%。胸片提示双肺片状浸润。

评估

—对该患儿最可能的诊断是什么？

—脾切除术病史的意义是什么？

干预

—为管理该患儿，下一步的干预措施是什么？

—该患儿符合NPPV的适应证吗？为什么？

重新评估

—当前的氧合和通气策略有效吗？

—需要做哪些评估？

—这时你需要做哪些改变？

有效沟通

—当你需要做出改变或患儿状态发生变化时，这些信息要如何沟通，又与谁沟通？

—治疗该患儿最适合的场所在哪里？

团队合作

—哪些人需要参与到该患儿的管理中来？

—接下来，你该如何执行该患儿的管理？

急性呼吸道窘迫综合征(ARDS)的特点是氧合障碍或不足，因此，ARDS也被称为急性低氧性呼吸衰竭。ARDS多因感染和(或)肺部炎症触发化学介质释放，扰乱正常的肺功能，导致毛细管渗漏，增加肺内分流，从而加重通气-血流失调。由于ARDS患儿的肺顺应性差和气道阻力增加，这就需要在机械通气期间应用高压力来恢复足够的气体交换，关键在于如何做到既能最好地支持呼吸又能尽量减轻肺损伤。2000年，ARDS Network 公布的研究表明，对成年人急性肺损伤(Acute lung injury，ALI)和 ARDS 患儿采用低 V_T(6mL/kg)和高 PEEP(<15cmH_2O)能比标准 V_T(12mL/kg)降低死亡率和缩短机械通气时间。类似的策略被全球的 PICU 广泛采用。

> PEEP 有助于肺复张并维持肺组织膨胀以优化气体交换。

借鉴新生儿肺透明膜病的治疗经验，诸如高频振荡通气(High frequency oscillatory ventilation，HFOV)、肺表面活性物质应用和吸入一氧化氮，也被广泛地应用于 ARDS 患儿的临床治疗，但到目前为止，尚没有大型前瞻性临床随机研究证明其能够改善患儿的预后。

对于 ARDS 患儿，虽然机械通气的策略着重于优化氧合，但必须注意避免因为吸气时间的延长所造成的呼吸陷闭和内源性 PEEP 的产生。

(二)气道阻塞性疾病

病例分析

患儿，女，11岁，体重50kg，有轻度间歇性哮喘病史，因胸痛和气促加重2d入往急诊室。呼吸频率为36次/min，大气吸入下氧饱和度为92%。查体有轻微的胸骨上凹，听诊呼吸音很弱。连续雾化吸入支气管扩张剂和甲泼尼龙不能改善症状，患儿被迅速转至儿科重症监护室，开始静脉输注特布他林，其心率增加到180次/min并伴有ST段抬高。入ICU后不久，患儿出现嗜睡、意识模糊。气管插管前动脉血气显示：pH值7.14，$PaCO_2$ 80mmHg(10.7kPa)，PaO_2 76mmHg(10.1kPa)，碱剩余8，氧饱和度88%。急诊气管插管后开始正压通气，模式：SIMV-容量控制；参数设置：呼吸频率12次/min，V_T 450mL，FiO_2 1.0，PEEP 5cmH_2O，吸气时间1s，吸呼比1∶4。

评估

—对该严重哮喘持续状态的患儿给气管插管和机械通气的潜在风险和益处分别是什么？

干预

—该患儿在设置呼吸机参数时需要重点考虑的是什么？

—当阻塞性肺疾病患儿的肺部已经过度膨胀时，该如何应用 PEEP？

重新评估

—你将如何监护严重哮喘持续状态的患儿？

—如果发现内源性 PEEP，你需要如何调整？

有效沟通

—当患儿出现什么样的临床变化时需要沟通？

—该患儿需要何种级别的护理？

团队合作

—需要哪些成员？

—接下来你将如何执行该患儿的管理计划？

气管插管和机械通气应该是哮喘持续状态患儿的最后干预手段，只有在其他办法都无效的情况下才予以应用。喉镜可以引发更严重的支气管痉挛，应由最熟练的医务人员实施。由哮喘引起呼吸衰竭的患儿的肺通常呈过度膨胀状态，气胸和纵隔气肿的风险很大。

在这些患儿中，是否使用 PEEP 是有争议的，目前还没有在接受机械通气的严重哮喘患儿中开展有关是否使用 PEEP 的大型随机对照研究。若哮喘患儿因为高碳酸血症性呼吸衰竭而需气管插管，可能是因为空气滞留而不是肺换气不足，因此，在通气时设置一个高呼吸频率来排出 CO_2 达不到预期的效果。对于支气管痉挛和小气道阻塞，应该经静脉或吸入支气管扩张剂和皮质类固醇激素来进行治疗，以缓解梗阻并扭转急性过程。对于哮喘持续状态患儿，一旦支气管痉挛得到控制，满足临床拔管的标准，就应尽早拔管。

> **!**
>
> 对哮喘持续状态的患儿采取适当的 V_T、低呼吸频率和延长呼气时间以允许气体充分排出的通气策略。
>
> **!**

最近有个案报道描述，有患儿因存在哮喘持续状态相关的严重呼吸性酸中毒[$PaCO_2$ > 100mmHg(13.3kPa)]而导致脑水肿。对于需要插管的高碳酸血症型呼吸衰竭患儿，需要密切监测其颅内高压的体征。

(三)非对称性肺部疾病

非对称性肺部疾病，如误吸、挫伤、局灶性肺炎或出血后引起的肺损伤，都可能导致机械通气中异常的通气分布和气体交换。来自呼吸机的惰性气体沿着支气管流向阻力最小的区域，因此，潮气量主要分布在受影响较小(顺应性更好)的肺，从而导致其过度膨胀。受影响较小的肺组织过度膨胀，但患肺通气不足，这会加重通气-血流比失调，导致低氧血症和高碳酸血症持续存在，甚至恶化。对于这类患儿，应该启用标准的通气支持设置和原则。然而，如果尝试失败，应该请专家会诊患儿以制定进一步的管理策略。改变患儿体位，即让健康的、通气更好的肺处于重力依赖的位置(患侧向上)，这是一个简单的改善通气-血流比从而改善氧合的方法。此外，可能需要其他技术，如差异性肺通气。

(四)心脏病

病例分析

患儿，男，3 月龄，患有唐氏综合征合并完全性房室共同通道，口服地高辛和呋塞米 3 周后就诊于心脏专家门诊。其母亲阐述患儿只能进食 30mL 配方奶且需耗时 45min。患儿出生后，体重只增长了 150g，落后于他的生长曲线。查体：呼吸频率 72 次/min 并伴有较深的胸骨上凹；肝右肋下 4cm 可及，质地硬；肢端苍白、凉，脉搏减弱。

评估

—从该病例中，你发现了什么呼吸症状和体征？

—什么原因可能导致该患儿出现呼吸窘迫？

干预

—该患儿符合 NPPV 的适应证吗？为什么？

—如果该患儿进行常频通气，怎样的设置是合适的？

—还有哪些其他干预措施是适当的？

重新评估

—在管理该患儿时，必须进行哪些额外的评估？

—最合适的 pH 范围是多少？

—正压通气对该患儿的循环状态将有怎样的影响？

有效沟通

—治疗该患儿的最适合场所在哪里？

—如果患儿病情恶化，那么需要联系谁来开展会诊呢？

团队合作

—由谁来执行治疗策略？

—怎样划分职责？

心肌缺血或心力衰竭患儿通气支持的主要目标是减少呼吸做功，确保心肌获得足够的氧供。另外，减少呼吸做功能降低呼吸肌的氧耗，增加心脏和终末器官的氧供。对于心源性肺水肿患儿，通过正压通气可使胸内压增加。而胸内压增加可以减少双心室的充盈（降低肺毛细管压），并能促进左心室的排空（增加心排血量）。

机械通气过程中的高平均气道压可能因增加右心后负荷和减少静脉回流，而对心功能有害。因此，应该监控和调节能影响平均气道压的参数，以确保心功能正常。

（五）神经肌肉疾病

病例分析

患儿，男，9 岁，被发现从楼梯上摔下后送到儿科重症监护病房。他的父母说，摔出去后他的膝盖压在他身下。系统回顾有意义的只有 2 周前曾患“轻度肺炎”，目前已恢复。体检发现双下肢压痛，膝反射消失，肌张力降低。入院当晚，患儿出现吞咽困难，随之出现呼吸窘迫需要紧急气管插管和正压通气。

评估

—当给神经肌肉疾病患儿进行机械通气时，需要有哪些特殊的考虑？

干预

—该患儿符合 NPPV 的适应证吗？为什么？

—如果对该患儿进行常频通气，怎样的设置是合适的？

重新评估

—在管理该患儿时，必须进行哪些额外的评估？

—最合适的 pH 范围是多少？

有效沟通

—治疗该患儿的最适合场所在哪里？

—如果患儿病情恶化，那么需要联系谁？

团队合作

—谁来执行治疗策略？

—怎样划分职责？

周围神经肌肉疾病患儿通常具有完整的呼吸驱动和正常的肺。这些患儿可能需要更高的潮气量来避免呼吸困难的发生；可能需要调整其他通气参数，以确保正常的血流动力学和 pH 值。只要有可能，应该鼓励其进行自主呼吸，以防止呼吸肌功能进一步恶化。

九、机械通气支持的监护

接受机械通气支持的患儿需要通过连续的监护来评估治疗的效果(见表 5-6)。动脉血气能够提供关于氧合、通气是否足够和酸碱平衡等有价值的信息(见附录三)。在机械通气开始、患儿不稳定的时期和脱机时，这些信息都是必需的。呼吸机配备了复杂的警报和监护装置来协助医师管理和发现不良事件。当启动机械通气支持时，操作者通常要建立低和高每分通气量、高吸气压力、低呼出量及压力报警。此外，许多呼吸机可用于测量内源性 PEEP。

表 5-6 机械通气支持监护推荐

序 号	具体建议
1	在对患儿行气管插管后，需要间歇性地评估气管插管的位置和患儿情况；在病情恶化时，需要拍摄胸部 X 线片
2	在机械通气开始后，应根据患儿状态间歇性地进行动脉血气监测
3	间歇性地测量患儿生命体征，经常观察患儿状况(包括评价人机交互情况)
4	保持适当的吸气平台压
5	使用连续脉搏血氧仪来监测氧合
6	使用呼吸机报警来监控关键的生理和呼吸机参数

低压报警是为了提醒临床医师可能发生了管路漏气或呼吸机断开。高压报警则提醒临床医师，其已经超过了设置的最大吸气峰值压力。该警报通常被设置在患儿的基线吸气压力峰值以上的 5～10cmH_2O 水平处。若在容控模式通气下出现高压报警，则可能提示存在痰栓，这是分泌物堆累或气管插管位置变化而引起气道或肺顺应性突然改变所致。因为当达到压力限定时，吸气就结束了，所以患儿可能不能达到所设置的潮气量。因此，不应该将频繁的呼吸机警报归结于机器故障，并且不应该忽视它或对其产生麻痹心理。

十、开始机械通气后的低血压

(一)张力性气胸

如果在开始机械通气后立即出现低血压，则必须考虑张力性气胸的可能。张力性气胸的诊断基于体检发现气胸侧呼吸音降低或消失，叩诊呈鼓音。生命体征的变化可包括氧饱和度降低、心动过速。如果患儿是自主呼吸的，那么其呼吸频率会加快。尽管在气管插管后并不常见张力性气胸，但也可观察到气管偏离气胸侧。

治疗措施包括通过在锁骨中线第 2 或第 3 肋间用导管或针穿刺来紧急减压(见附录十二)。

不应该为等待影像学确诊而耽误治疗。减压既是诊断也是治疗,能使血压、生命体征恢复正常。穿刺后必须放置胸腔引流管,以防止气胸的复发。

(二)胸内压从负到正的转换

正常胸内压略低于周围大气压。当启动正压通气时,胸内压变为正值。随着胸内压增加,右心房压力上升,血液从胸外大静脉回流入右心的压力梯度减小导致体循环静脉回流量减少,而左心室前负荷、心排血量、血压可能也随之降低。另外,潜在的血管内容量不足会使胸内压升高,这对心排血量和血压会产生不利的影响。

对常见并发症的处理措施包括:容量复苏,即输注快速液体,10～20mL/kg,提高胸外静脉压和增加右心静脉血回流量直到血压升高;应监测血氧饱和度以避免过度的液体复苏;使用通气技术,但需注意的是,高平均气道压可能加剧正压通气对血流动力学的不利影响。

(三)内源性 PEEP

内源性 PEEP 发生在下次新呼吸开始时肺没有完全排空的情况下。这是因为气体流出道阻塞或需要过长的吸气时间,相关呼吸机设置和患儿生理导致呼气时间不足(见图 5-4)。过多的内源性 PEEP 可能增加胸内压和减少静脉回心血量而导致低血压。内源性 PEEP 可发生于任何患儿,而阻塞性呼吸道疾病患儿尤其易于发生。对内源性 PEEP 的评估和治疗已在前文中阐述。

(四)急性心肌缺血/梗死

从急性呼吸衰竭、插管,过渡到正压通气的过程中,将β肾上腺素能药物(如肾上腺素能、多巴酚丁胺)和一些麻醉剂(氯胺酮)应用于心脏储备不足患儿可能增加心肌耗氧量。对于年龄较大的儿童和成年人,这可能导致急性心肌缺血和随后的低血压。

十一、机械通气的撤离

尽管机械通气的撤离超出了基础课程的范畴,但只要还未阐述简要的撤离机械通气(撤机)的内容,机械通气的讨论就没有结束。肺功能一旦开始改善,就应该考虑撤机。撤离机械通气的决定是独立的并有别于拔除气管插管的决定。

在机械通气脱机期间,患儿逐渐承担更多的气体交换功能,而呼吸机提供给患儿的每分通气量逐渐减少。正如前文已经提到的,要解决患儿需要机械通气支持的病因。此外,患儿必须积极参与这个过程。与此同时,医师必须设置监测撤机过程成败的客观和主观标准。影响机械通气撤离的因素包括患儿的意识水平,所需要的镇静药物,呼吸驱动能力和距离患儿最近一次呼吸或血流动力学失代偿的时间。

> !
>
> 目标导向性通气策略通常是最成功的,因为他们反复让患儿承担更多的呼吸做功,同时监测患儿撤机失败的症状。
>
> !

推荐成年人和儿童从机械通气中撤离的几种方法。有人分享了患儿进一步撤机的准备,并最终拔除气管插管的示范,最普遍的包括自主呼吸试验。进行试验的条件可能有所不同,但一个重要组成部分是使用压力支持以补偿由呼吸机回路的阻力所增加的患儿呼吸做功。对于带有3.5mm或更小内径气管插管的幼儿，不支持的自主呼吸类似于用吸管呼吸。如果呼吸肌肉失调，患儿的努力可能不足以克服插管的阻力。除非增加压力支持，否则疲劳和呼吸窘迫可能接踵而至。

患儿脱机的成功率基于多个因素，包括患儿的生理条件和机械通气的时间。对于因为择期全麻手术而进行机械通气的患儿（肺部正常），可以迅速撤机，就像麻醉医师经常在手术室所做的一样。而对于因为严重的系统性疾病需插管数天或数周的患儿，就需要一个更加渐进、密切监测的撤机方案。在撤机前应该优化各项条件，包括调整镇静剂和中断神经肌肉阻断药物，优化营养和确保正氮平衡，优化液体和酸碱平衡状态。对于严重代谢性碱中毒（通常是积极利尿治疗的结果）患儿，应纠正酸碱失衡以确保最佳的呼吸驱动。

一旦开始撤机，患儿的生命体征就会发生变化，如心率或呼吸频率增加、血压波动可能提示患儿对这个过程无法忍受。疲劳的临床症状，包括反常呼吸或使用辅助呼吸肌，出汗以及烦躁，都提示患儿未达到进一步撤机的准备条件。患儿开始出现呼吸耗竭时很容易被识别，因为他们除了关注自身的下一次呼吸之外，不能再关注其他任何事情。对于那些呼吸过速、吸气性凹陷明显，并需要更多的氧气来维持相同的氧饱和度的患儿，若撤机是失败的，则应该重新置回到更高级别的机械通气支持，再等待下次尝试。动脉血气分析是患儿耐受撤机程度的一个良好的客观指标。FiO_2 需 50%或以上才能达到 PaO_2>60mmHg(8.0kPa)或 $PaCO_2$>50mmHg(6.7kPa)；不足时，则通常提示对该患儿不能顺利撤机。在撤机的最后阶段，应该拍胸片以确保没有拔除气管插管的显著禁忌证，诸如肺不张或气胸。

机械通气的要点

- 对于缺氧或高碳酸血症患者，若无法开展低侵袭性的干预措施，则可能进行机械通气。
- 机械通气的主要目标是支持通气和氧合，并且在确保患儿舒适的情况下减少呼吸做功。
- 有多种可供选择的呼吸和通气模式来促进患儿和呼吸机之间的同步。
- 下列指标可以应用于开始容控通气时：FiO_2 1.0；适于年龄的呼吸频率，通常在12～24次/min；V_T 6～8mL/kg，能引起足够的胸廓抬动（在肺顺应性很差时，V_T 为4～6mL/kg)；PEEP 2～5cmH_2O；吸气时间通常为0.5～1s，根据患儿的年龄和疾病过程进行选择。
- 必须理解吸气压力、吸呼比、FiO_2 与PEEP之间的复杂关系，以预测对每个患儿的潜在的有益或有害的影响。
- 氧合的基本决定因素是 FiO_2 和平均气道压，而肺泡每分通气量（呼吸频率和 V_T）主要影响 CO_2 交换。
- 不能过分强调机械通气过程中对患儿密切监测的重要性，包括适当的参数设置和注意呼吸机报警功能，予以连续脉搏血氧仪监测，频繁的床旁评估，根据需要监测动脉血气和胸片。
- 撤机是一个主动的过程，在应用机械通气的适应证解决后应尽快开始撤机。应该时常考虑和评估患儿拔管准备的客观标准，以及时停止机械通气。在撤机过程中，需要密切监测以避免任何额外的压力，并确保患儿舒适。

推荐阅读

1. Acute Respiratory Distress System Network. Ventilation with lower tidal volumes as compared with traditional tidal volumes for acute lung injury and the acute respiratory distress syndrome. *N Engl J Med*, 2000,342:1301-1308.

2. Arnold J H, Anas N G, Luckett P, et al. High-frequency oscillatory ventilation in pediatric respiratory failure: a multicenter experience. *Crit Care Med*, 2000,28:3913-3919.

3. Cheifetz I. Invasive and noninvasive pediatric mechanical ventilation. *Respir Care*, 2003, 48:453-458.

4. Dekel B, Segal E, Perel A. Pressure support ventilation. Arch Intern Med, 1996,156: 369-373.

5. Dick C R, Sassoon C H. Patient-ventilator interactions. *Clin Chest Med*, 1996,17:423-438.

6. Fortenberry J D, Toro J, Jefferson L S, et al. Management of pediatric acute hypoxemic respiratory insufficiency with bilevel positive pressure (BiPAP) nasal mask ventilation. *Chest*, 1995,108:1059-1064.

7. Habashi N M. Other approaches to open-lung ventilation: airway pressure release ventilation. *Crit Care Med*, 2005,33(Suppl 3):S228-S240.

8. Jubran A, Tobin M J. Monitoring during mechanical ventilation. *Clin Chest Med*, 1996, 17:453-473.

9. Kaplan L J, Bailey H, Formosa V. Airway pressure release ventilation increases cardiac performance in patients with acute lung injury/acute respiratory distress syndrome. *Crit Care*, 2001,5:221-226.

10. Keith R L, Pierson D J. Complications of mechanical ventilation: a bedside approach. *Clin Chest Med*, 1996,17:439-451.

11. Padman R, Lawless S T, Kettrick R. Noninvasive ventilation via bilevel positive airway pressure support in pediatric practice. *Crit Care Med*, 1998,26:169-173.

12. Schultz T R, Costarino A T, Durning S M, et al. Airway pressure release ventilation in pediatrics. *Pediatr Crit Care Med*, 2001,2:243-246.

13. Venkataraman S T. Mechanical ventilation and respiratory care. In: Fuhrman BP, Zimmerman J, eds. *Pediatric Critical Care*. 3rd ed. Philadelphia, PA: Mosby,2006:683-718.

第六章

休克的诊断与处理

目　标

- 休克的定义。
- 明确休克的 5 种类型及典型表现。
- 能对儿童休克进行初始的评估与处理。
- 了解儿童休克液体复苏的目标。
- 能描述血管活性药物与正性肌力药物的生理学效应。

一、引　言

休克是医疗急救部门常见的医疗问题，可简单地描述为重要生命器官的氧气及其他重要物质的供应不足。休克状态下，氧输送能力(DO_2)受损，氧输送能力与动脉血氧含量(CaO_2)和心排血量(Cardiac output，CO)直接相关。心排血量是心率和每搏输出量的乘积。每搏输出量指每次心跳时从左心室射出的血量。血氧含量包括大量的结合于血红蛋白中的氧和少量溶解于动脉血中的氧。

氧输送能力＝动脉血氧含量×心排血量

动脉血氧含量＝(血红蛋白×1.34×动脉血氧饱和度)＋(0.003×动脉氧分压)

心排血量＝心率×每搏输出量

> ！
>
> 休克的类型分为 5 种：低血容量性、心源性、分布性、阻塞性和贫血性。
>
> ！

每搏输出量与前负荷(定义为舒张末期心室血容量)、后负荷(心室射血时的阻力)和心肌收缩能力相关。可通过确保最适宜的前负荷、后负荷、心肌收缩能力以及必要时提高心率来改善心排血量不足。此外，可以最优化血氧饱和度以及通过输注红细胞来提高循环血红蛋白浓度的方式来增加氧输送能力。

近几年来，休克的临床指南强调了及时诊断，迅速做出一系列有目的的干预措施的重要性。这些干预是为了纠正休克体征以及恢复生命体征。依据指南做出及时诊断和治疗，能使休克相关的死亡率显著降低。Han 等学者证实了，在患儿被送到社区医院的第 1 个小时内休克的纠正，与死亡率的下降和各系统功能预后的改善相关(见图 6-1)。

成年人和儿童生长发育的差异对其治疗方案的选择有着严重的影响。对于成年人、儿童的急性病理过程而言，其心率和心收缩力通常会增加，但由于婴儿心室功能相对固定，所以任何的心率下降都会使心排血量严重减少。婴儿和儿童的基础心率比较快，限制了通过提高心率来增加心排血量的能力。在急性病理过程时，患儿全身的血管阻力会急剧上升，导致其血压维持在虚假的安全水平直至开始出现失代偿性休克。在低血容量及心肌功能下降时，升高的全身血管阻力会损害心排血量。

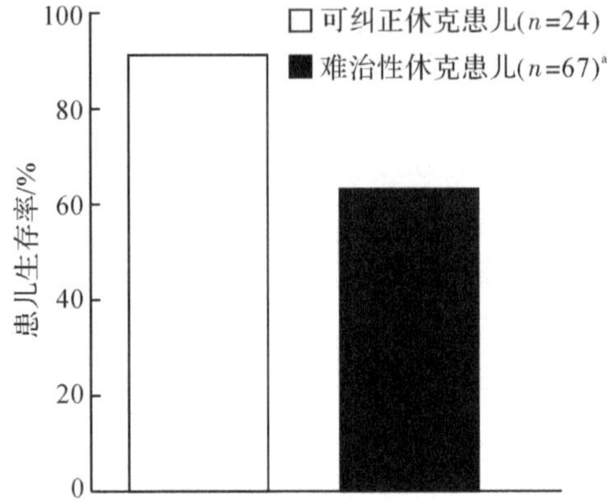

图 6-1 可纠正休克和难治性休克的患儿生存率的对比

注：[a]$P<0.05$。经过社区医院医师的复苏努力后，可纠正休克的患儿的生存率为96%，与之形成对比的是难治性休克患儿的生存率仅为63%。

数据引自：Han Y Y, Carcillo J A, Dragotta M A, et al. Early reversal of pediatric-neonatal septic shock by community physicians is associated with improved outcome. Pediatrics, 2003,112:793-799.

！

心动过速和呼吸急促是儿童休克的早期体征。

！

儿科患儿早期休克的临床表现通常不是十分明显，心动过速和呼吸急促可能是仅有的异常表现。如果这些现象没有被发现并纠正，很有可能会使一个代偿性的、易处理的休克状态发展为不可逆的器官功能损害。

二、休克的类型

(一)低血容量性休克

案例分析

患儿，男，2岁，既往体健，因多次腹泻和呕吐且不能耐受口服补液而急诊入院。患儿心率172次/min，血压92/70mmHg，肢体冷，可见花斑，脉搏较细，毛细血管再充盈时间严重延长。在建立静脉通道时，患儿反应很差。

评估

—该患儿有哪些症状？

干预

—产生这种情况较为可能的机制是什么？

—对本例休克患儿该如何治疗？

重新评估

—在给予 40mL/kg 等张晶体液之后，患儿已经能够坐立，并能与家人进行适当的互动沟通。

—目前的治疗方案是否有效？

—该患儿还需要更多的液体复苏和(或)其他治疗干预吗？

有效沟通

—当患儿临床状态发生改变时，谁需要被告知，临床信息该如何传递？

—治疗该患儿的最适合场所在哪里？

团队合作

—需要如何实施你的治疗方案？

—谁将做什么，何时做？

> ！
>
> 儿童中最常见的休克类型是低血容量性休克。
>
> ！

低血容量性休克是儿童最常见的一种休克类型，发生在血管内有效循环血量减少直至充足的组织灌注不能再得到维持时。低血容量导致心脏前负荷降低，心排血量减少。对低血容量最初的反应是外周和中心压力感受器被激活，从而提升儿茶酚胺介导的血管收缩和心动过速。甚至在急性失去 30％的循环血容量之后，这些机制尚足以维持患儿的血液循环和血压。然而，循环血容量急性失去超过 30％之后，会造成更加严重的临床状态，可能导致危及生命的器官损害。

最常见的低血容量病因是腹泻，当患儿因为反复呕吐未能补充所损失的容量时，低血容量休克会很快发生。在急诊室中，也会遇到伴有其他疾病的患儿，比如伴有严重或持续失血的创伤性损伤。这些患儿表现为典型的心动过速、脉压减小、毛细血管再充盈时间延长、直立性低血压，在晚期则直接表现为低血压。他们常见的体征是末梢器官灌注的减少，比如意识的改变和缺乏渗透负荷尿量的减少。

(二)心源性休克

案例分析

患儿，男，8 月龄，因疑诊毛细支气管炎正在接受治疗。护理该患儿的急诊室护士反映，患儿病情不仅未见好转，反而显得更加严重。连续数小时使用沙丁胺醇而哮鸣音未见好转，患儿反应也越来越差，监护仪上显示宽大畸形的心动过速。查体：患儿脉搏微弱，毛细血管再充盈时间显著延长，听诊可及奔马律。肺部可及湿啰音并发现肝大。

评估

—哪些体格检查结果有助于提示正确的诊断？

干预

—进一步的评估提示心脏扩大、室性心动过速及末梢器官缺血。在送到儿科重症监护室后不久，患儿发生心搏骤停。

—需要哪些及时的干预？

—什么是儿科休克的一般性处理原则?

重新评估

—目前的治疗方案是否有效?

—该患儿还需要哪些处理?

有效沟通

—当患儿临床状态改变时,谁需要被告知,以及临床信息如何传递?

—哪里是治疗这名患儿的最佳地点?

团队合作

—如何实施你的治疗方案?

—谁将做什么?何时做?

心源性休克的特征是显著的心排血量减少。心功能不全是最常见的心源性休克的原因。常见导致心功能不全的原因有原发性或家族性心肌病、感染性心肌炎、全身炎症反应综合征(如脓毒血症)、自身免疫性疾病、冠状动脉灌注受损、体外循环、酸中毒及缺血缺氧性改变。心率的改变,如完全性传导阻滞导致严重心动过缓,或者室性或室上性心律失常导致的严重心动过速,也是造成心源性休克的原因。

对于小婴儿的急性病变,心源性休克必须作为鉴别诊断之一。若幼儿有并发的室上性心动过速或其他快速型心律失常,会很快发展为心衰。另外,在婴儿出生的头两个月,若有动脉导管相关性心脏畸形,也可能导致心源性休克。上下肢血压的明显差异是左心、动脉导管未闭性先天性心脏病的典型体征。此类心脏病能迅速引起危及生命的休克和器官功能不全,应迅速开始并持续输注前列腺素 E_1 直至心脏 B 超明确排除动脉导管未闭。

心源性休克的患儿通常但不总是有心动过速、肢端冷、脉压低以及呼吸困难,可闻及湿啰音或奔马律,可触及增大的肝脏;儿童颈静脉怒张也许较难发现;胸片常证实心脏扩大。

治疗心源性休克的要点在于合理的静脉输注容量、使用正性肌力药物提高心肌收缩力和使用血管扩张药降低后负荷。支持治疗非常重要。救治者需要密切关注液体治疗,因为过于积极的液体复苏可能使先天性心脏病所致心衰患儿的临床状况变得更糟。

> !
>
> 对于有心源性休克的小于 2 月龄的婴儿,应该考虑使用前列腺素 E_1。
>
> !

(三)分布性休克

案例分析

患儿,女,13 岁,在与父母吵架后服用了一些药片,其中包括三环类抗抑郁药,表现为嗜睡、血压低(70/35mmHg)、面部充血、毛细血管充盈时间正常。心电图显示有轻度增宽的 QRS 波以及 QT 间期延长。

评估

—该患儿潜在的生理改变有哪些重要线索?

—分布性休克的常见原因有哪些?

干预

—需要进行哪些及时的干预？

—如何稳定该患儿？

—儿科休克的一般处理原则有哪些？

重新评估

—在给予合适的容量复苏、碳酸氢钠以及血管活性药物后，患儿迅速好转。

—目前的治疗方案是否有效？

—该患儿还需要哪些处理？

有效沟通

—当患儿临床状态改变时，谁需要被告知，以及临床信息如何传递？

—哪里是治疗该患儿的最佳地点？

团队合作

—如何实施你的治疗方案？

—谁将做什么？何时做？

分布性休克是氧输送不充足的一种病理状态，是由血管阻力陡然下降，使得血液重新分布、重要脏器灌注减少造成的。分布性休克可在脓毒性休克早期、严重过敏反应、中毒、脊髓或硬膜外麻醉及脊柱损伤的患儿中见到。分布性休克患儿的典型体征是皮肤充血、四肢温热、可触及脉搏及有脉压加宽的心动过速，毛细血管再充盈时间可为极短。脊髓损伤引起的分布性休克可不伴有显著代偿性的心率增快。治疗的重点有以下三个方面：尽可能去除潜在病因；快速的液体复苏；输注以 α-肾上腺素能作用为主的血管活性药物，如去甲肾上腺素或去氧肾上腺素（新福林）。

(四)阻塞性休克

案例分析

患儿，8 月龄，患有肺炎球菌性脓毒血症，病情迅速恶化。患儿灌注极差、脉压低以及低血压。尽管已经给予了积极的液体复苏和血管活性药物的支持，在转往三级医院 PICU 的过程中，患儿病情仍持续恶化。

评估

—此患儿潜在的生理改变有哪些重要线索？

—体检提示轻度心音遥远。对比目前和之前的胸片，提示有显著的心脏扩大。

—造成阻塞性休克的常见病因有哪些？

—哪些临床发现可以提示心包积液？

干预

—需要进行哪些及时的干预？

—如何稳定患儿？

—儿科休克的一般处理原则有哪些？

重新评估

—在给予了紧急 B 超引导下纤维蛋白性的心包积液减压后，患儿情况迅速好转。

—要观察哪些一般的处理原则？

—目前的治疗方案是否有效？

有效沟通

—当该患儿临床状态改变时，谁需要被告知，以及临床信息如何传递？

—哪里是治疗该患儿的最佳地点？

团队合作

—如何实施你的治疗方案？

—谁将做什么？何时做？

阻塞性休克在儿科相对少见，因此需要有更高的警惕性。它是外力作用于胸腔内的大血管以及心脏腔室的结果。即使在正常的血管容量和心肌收缩力状态下，也会发生心排血量的减少。阻塞性休克常见原因包括气胸。肺栓塞在儿科是较少见引起阻塞性休克的病因之一，仅有高凝状态或长骨骨折时需考虑。当心包积液迅速形成和心室充盈受限时，会发生心脏压塞。

阻塞性休克的临床表现包括心动过速、肢端凉、毛细血管再充盈时间延长、脉压降低、颈静脉怒张、心音遥远、呼吸音不对称。治疗重点在于迅速纠正潜在病因。在张力性气胸排气后或心包积液引流后，病情常会得到戏剧性的改善。通过晶体液或胶体液给予液体复苏是重要的临时措施。能降低全身血管阻力的药物（例如，苯二氮䓬类、阿片类或异丙酚）应非常慎重地应用直至阻塞性休克的病因解除。

（五）贫血性休克

慢性严重贫血患儿是心衰的高危人群。在非洲疟疾流行区域所做的临床研究提示：上述患儿快速补液组的死亡率高于较慢速度补液组及输血组（血红蛋白水平＜5g/dL）。对非创伤性的急性贫血性休克患者进行输血的治疗效果好于快速输液。

三、休克的评估

对所有患病或创伤患儿的评估均需包括充分的初始和后继的气道、呼吸和循环的评估，包含完整的生命体征评估。意识水平的改变是重要的临床线索，可用常规或改良版 Glasgow 昏迷评分来评估患儿的意识水平。

（一）ABC：气道、呼吸和循环的评估

> **!** 对于疑诊休克的患儿均应给氧，无论其血氧饱和度水平如何。

应关注气道的完整性、呼吸频率、呼吸形态和呼吸做功状态。对所有疑诊休克的患儿应给予氧气支持，无论其血氧饱和度水平如何。尝试找到最佳体位以保证患儿的气道开放和最小的呼吸做功。对于较烦躁的患儿连续脉搏血氧饱和度监测也常能耐受，且它对任何病重患儿的评估和监测都是必要的。低氧血症或较低的血氧饱和度均提示预后较差。有严重呼吸窘迫的患儿可能需立即给予辅助通气。任何 Glasgow 昏迷评分（见第十五

章)迅速下降或分值≤8的患儿均处于呼吸骤停、严重低氧血症和严重高碳酸血症的高危状态下。这些患儿应由在场最有经验的医护人员管理气道。在做气管插管准备工作时,可给予患儿球囊面罩通气。

严重心动过缓(婴儿心率<90次/min)或严重心动过速(重病面容婴儿心率>180次/min;较大儿童和青少年心率>140次/min)是全身状态差的标志,可能进展为循环衰竭。明显重病患儿的严重心动过速可能快速进展为低血压状态和心搏骤停。对心率异常患儿,应通过心电图检查明确潜在的心律失常。对心律失常患儿,应联系儿科重症医师或儿科心血管医师,给予最佳治疗。

!

低血压是儿科休克的后期表现。

!

由于儿童在心排血量降低的初始阶段有提升全身血管阻力的能力,所以儿童休克时低血压是较晚的临床表现。确诊休克时,患儿血压可能尚正常,部分甚至升高,但这些患儿的血压可急速下降。在低血压发生前,如不能诊断出休克,可导致患儿进展为失代偿性休克甚至难治性休克(见表6-1)。

表6-1 重病患儿可接受的最低血压数值

年龄组	收缩压/舒张压(mmHg)
足月新生儿	60/30
婴儿	80/40
儿童	90/60
青少年	100/70

注:分类引用美国卫生和人力服务署资料。*The Fourth Report on Diagnosis, Evaluation and Treatment of Hypertension in Children and Adolescents*. Bethesda, MD: National Institutes of Health, 2005. NIH Publication 05-5267.

在儿科严重感染患儿中,发热是常见但不是必须具备的症状。事实上,婴儿或任何年龄段的脓毒血症患儿,有时可表现为低体温,因此对中心体温的测量非常重要。婴儿在低温环境下常表现为呼吸暂停和心动过缓。体表温度和毛细血管再充盈时间是易于反复评估灌注状态的参数。这两个参数应在适中温度状态下测量,避免暴露于寒冷环境中。躯体和脚趾的明显温差提示灌注状态受损。在正常状态下,毛细血管再充盈时间应在2~3s。毛细血管再充盈时间为异常循环受损的病因提供了重要的临床线索,并能帮助评估治疗效果。上述方法与大动脉搏动和外周动脉搏动一样,是复苏过程中应密切关注的参数。

(二)血　糖

对所有急性病患儿均有必要及时复查床旁血糖。由于高代谢率和有限的糖原储备,婴儿对低血糖的耐受相对更低。如不能快速诊断并治疗低血糖,可能导致永久的神经系统受损(见第八章)。

(三)病史和体格检查

患儿的病史和体格检查能为揭示休克的病因提供重要线索。运用DIRECT流程(见第一章)

来连续评估患儿的生命体征、意识状态和灌注状态非常重要。肺部听诊以检测是否有新的啰音出现。心脏听诊奔马律可能提示潜在的心脏疾病或过度液体复苏导致的高血容量。触诊肝大可提示高血容量或心脏衰竭。快速进展的紫癜或瘀斑可以提示感染的发生。详细的进一步体格检查可以发现病史不详患儿先前被忽略的损伤。

四、休克的治疗

在对任何表现为休克的患儿进行初始评估时，均应给予高流量氧气。休克早期应优先给予以下处理：开通血管通路、气道管理、液体复苏、输注合理的血管活性药物以及给予合适的抗生素治疗。

（一）血管通路

> ！
>
> 对有休克表现的患儿应尽早建立血管通路。
>
> ！

应尽快开通血管通路。对外周灌注差的急性病患儿，可能很难进行静脉置管。常见的静脉置管部位包括手背、脚踝前的隐静脉和肘窝部的静脉。婴儿头皮静脉也可能用于完成初始的液体复苏。头皮静脉置管时，应避免误置于颞动脉。如有熟练的操作者，新生儿的脐静脉也是一种选择。也可选择颈外静脉置管，但应密切关注呼吸窘迫和颅内压升高的表现。对该置管位置，需严密监测是否有渗漏。因颈外静脉置管会增加血栓形成和静脉栓塞的风险，所以在有更好的静脉通路之后应尽快拔除颈外静脉置管。

在危重病患儿的专业照护中，放置骨髓内针作为初步或补液的血管通路的门槛相对较低。骨髓内输液通路是一种简单、安全、有效的方法，对缺乏血管通路的患儿可尽早运用。需要时，可将骨髓内针放置于不同的部位，如股骨远端（见附录二）。

当将患儿推迟转运至上级医院且需进行复杂的复苏治疗时，中心静脉置管将非常有用，应由医护人员按专业规范进行放置。中心静脉置管时，需要准备良好的气道管理、正确的体位、足够的镇痛药物使用、局部麻醉和严格的无菌操作（见附录十三）。

相对于成年人，在患儿锁骨下放置静脉置管更为困难。对已有低血容量的患儿，锁骨下静脉置管可能造成气胸或血管损伤，快速危及患儿生命。因此，对休克患儿一般应避免锁骨下静脉置管，尤其是那些疑诊凝血功能障碍的患儿。

右颈内静脉置管在运用后路进针法（沿着胸锁乳突肌下静脉走行进针）时可盲穿成功。最容易的操作方法是，将进针点放置于胸锁乳突肌外侧缘略高于颈外静脉处。进针方向为在肌肉下方沿着胸骨上切迹与左乳头的假想连接线，将患儿头部转向左方，用毛巾卷垫于肩部以使头颈轻度伸展。其他的进针方法包括中路进针法和前路进针法。在B超引导下进针会比较容易。虽然通过上述技术也可建立左侧颈内静脉置管，但会增加胸导管损伤的风险。

股静脉置管相对容易和安全，虽然亦偶见危及生命的血肿形成以及股动脉损伤。儿童更易形成血管损伤，特别当操作者经验不足时。股静脉紧贴于股动脉内侧。只要有可能，都推荐在建立静脉时予以B超引导。

对所有急性病患儿都推荐监测中心静脉压，无论是持续监测还是间隔数小时监测（当静脉管路有输液需求时）。对仰卧位患儿，较低的中心静脉压提示绝对的低血容量；较高的中心静脉压，则提示相反的情况。但需注意，中心静脉压会在下述情况下有所升高：较高的胸腔内压、气胸或心包积液。有些伴有潜在心脏疾病的患儿需要较高的充盈压力，此时，亚专科医师会诊将是有益的。

推荐对危重症患儿建立动脉置管，以持续监测动脉血压。建议最好是建立外周动脉通路，因为股动脉置管容易发生损伤。这项干预能提供重要信息，包括持续地显示心率、血压和脉压，其变化趋势可为治疗提供参考。斜率下降的图形提示收缩压下降，心功能不全（见附录十六）。

（二）液体复苏

由于儿童体表面积和血容量的比值较高，且存在潜在的继续损失的可能，因此，在给儿童液体复苏时，常需要较大的液体剂量。与成年人相比，儿童较少合并基础疾病，且在复苏过程中相对易执行较大剂量的液体注射。

> **!**
>
> 液体复苏初始时，尽快（20min 以内）给予 20mL/kg 的生理盐水。推荐持续监测和多次反复评估。较小剂量和较慢输注的方法适合新生儿患儿、严重贫血患儿或疑诊心源性休克的患儿。
>
> **!**

在给休克患儿快速经静脉扩容时，只能用等张液体。生理盐水（0.9% NaCl 溶液）是方便易得的，应尽快（20min 以内）通过外周静脉或骨髓腔输液通路给予 20mL/kg 的剂量注射。对新生儿或疑诊心源性休克患儿应给予较小剂量的液体复苏。在使用较细的中心静脉导管时，会有明显的给药阻力，给药反而不如外周静脉和骨髓腔通路方便。

虽然积极液体复苏与儿童肺部及神经系统预后无相关性，但复苏时使用生理盐水，仍有一些注意点。其一，在刚开始复苏的 1h 内，生理盐水就开始重新分布至血管外间隙。其二，高氯性代谢性酸中毒常见，但常为一过性。第三，由于血浆蛋白的稀释，腹腔积液、胸腔积液以及全身的水肿也易见。乳酸林格氏液（Hartmann 液）在有些国家得到了广泛的应用，能有效运用于中、重度休克的处理，特别是在无法取得白蛋白制剂时。它较少导致高氯性酸中毒，但需谨慎出现高钾血症。

一些专家提倡使用 5% 白蛋白溶液，其能在血管内保留更长的时间，是减轻上述困扰的策略之一。比较合理的一种方法是，先使用等张晶体液，如输液需求超过 40～60mL/kg，则再继以 5% 的白蛋白溶液输液。一项荟萃分析提示，运用晶体液扩容对儿科胃肠炎和创伤（包括烫伤及脑外伤）患儿更有利。严重脓毒血症时，也许更推荐运用胶体液扩容。

对新生儿患儿和确诊或疑诊心功能不全或其他心脏病患儿，应考虑给予较小剂量的液体复苏（5～10mL/kg）。此时要求多次反复评估，以确保不延误足够的液体复苏。儿童，特别是脓毒性休克或有显著继续损失的患儿，可能需要非常大剂量的液体。有研究发现，对脓毒性休克患儿，在第 1 小时内快速给予至少 60mL/kg 的扩容剂量，其预后较其他组好（见图 6-2）。

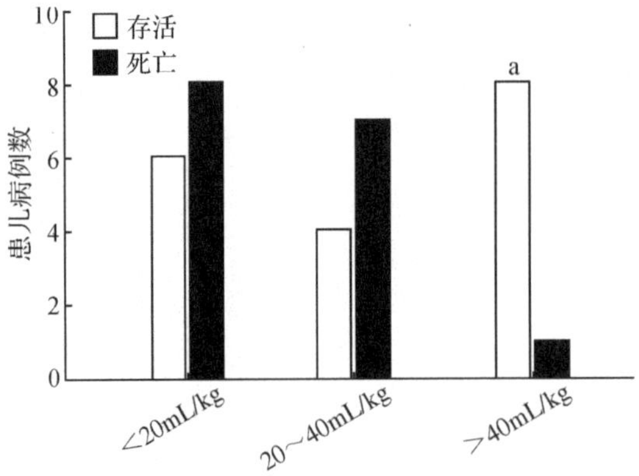

图 6-2　儿科脓毒性休克患儿早期液体复苏效果

注：[a] 与其他组别比较，其生存率较高。儿科脓毒性休克存活或死亡的患儿按照其被送入急诊室的第 1 小时给予的液体复苏的浓度分成不同的组。

数据来源：Carcillo J A, Davis A L, Zaritsky A. Role of early fluid resuscitation in pediatric septic shock. *JAMA*, 1991, 266: 1242-1245.

一个常见但危险的操作是输注一次扩容剂量的时间超过 1h，常规用来输注药物和液体的输液泵对快速液体复苏效果不好。最简单的解决办法是在输液管上放入一个三通管，这样就可以将液体从药瓶或袋子中抽出(注意不要抽取、输入空气，这可能是致命的)，然后迅速地通过外周静脉、中心静脉或骨髓腔通路向患儿给药。连续的反复评估非常重要，以帮助指导初始液体复苏。初始液体复苏应持续给予，直到患儿恢复足够的灌注、生命体征目标值以及整体外观改善。推荐运用 DIRECT 流程。

与输注晶体液或胶体液扩容有关的血液稀释可能影响氧的输送，特别是严重贫血患儿，更需要输注红细胞。对贫血同时伴有严重疟疾、呼吸窘迫或神经系统功能障碍的患儿，如果是在医疗资源缺乏的机构(如非洲的某些区域)接受抗休克治疗，则输注红细胞似乎比输注等张晶体或胶体液效果更好。

在某些特殊的情况下，包括患儿有严重的创伤或外科性失血，血液制品也是必需的。为避免低血压风险，不要快速输注新鲜冰冻血浆。若存在血小板减少症和低纤维蛋白原血症，也许是输注血小板和冷凝白蛋白的指征，该情况强调了复苏过程中尽早了解实验室结果的重要性。

对被诊断为低血糖的患儿应给予 5mL/kg 10%葡萄糖溶液。对于较大的患儿，可用 25%的葡萄糖溶液来使血清中糖的水平达到 100mg/dL 以上，而不是使用大剂量的含葡萄糖的晶体液(往往为低张液体)，因其可能带来渗透性利尿的风险。

液体复苏应持续进行，直到临床症状明显改善或有容量过度临床证据，比如出现新的啰音、奔马律或肝大。这种情况下，继续快速输注液体将引起心肌壁受压过大从而使心脏功能下降。如果疑诊容量过度的患儿其他方面尚稳定，则可考虑给予小剂量呋塞米(0.3～0.5mg/kg)进行利尿治疗。该治疗可能提高心肌功能，增加尿量输出，以及可能减缓急性肾小管坏死形成时的少尿性肾功能衰竭。某些患儿可能需要较大剂量利尿剂，但一般先使用小剂量，特别在血流动力学不稳定时。

接受液体复苏的患儿当感觉接近正常血容量状态(既不"湿"也不"干")时，可进入维持补液阶段，若有需要也可额外输注生理盐水或 5%白蛋白溶液。婴儿有较高的、发展为低血糖风险，所以他们需要接受含糖液体，比如 5%～10%的葡萄糖溶液，加入合适的氯化钾、氯化钠，并且每小时都要进行床旁血糖监测。

维持液体输注速度的计算方法是：对体重的第1个10kg，提供4mL/(kg·h)的液体；对于11～20kg的体重，加上2mL/(kg·h)的量；20kg以上的体重，需要1mL/(kg·h)的液体量。对成年人体型的患儿对可提供125～150mL/h的液体量。还有一种方法是按体表面积计算，按照每24小时1500mL/m^{2}的剂量给药。若有需要，可临时给予晶体液或胶体液的快速输注。

> **!** 婴儿有较高的发展为低血糖的风险，因此，在初始的液体复苏成功后，他们还需要接受含糖液体。 **!**

对创伤或缺血缺氧损伤后有神经系统损伤风险的患儿，最好给予晶体液输注。生理盐水的运用非常普遍，但在使用时要警惕低血糖的发生，因为低血糖可导致严重并持久的损害。在急性应激状态下，高血糖常被见到，大多数无须处理，随着复苏的进行会逐渐缓解。转运患儿时，过于积极地治疗高血糖十分危险。在有绝对指征时，需要非常小心地输注普通胰岛素，初始剂量要小，至少1次/h密切进行床旁血糖监测。

(三)血管活性药物与正性肌力药物

虽然成年人休克(特别是脓毒性休克)的临床表现典型且血流动力学状态相对稳定，但休克患儿的临床表现就没那么典型了，且变化迅速。应运用动脉置管和中心静脉置管来获得有创血流动力学持续监测，来指导心血管方面的治疗。上腔静脉血氧饱和度的连续评估，对指导治疗非常有用，并能降低脓毒性休克的死亡率。输注血管活性药物和正性肌力药物对稳定休克患儿十分重要，但如果在尚未给予充足的容量复苏前即输注这些药物，则会降低预后。

1. 多巴胺

多巴胺由于有多种生理活性，所以被大多数临床医师认为是治疗休克的第一线血管活性药物。它的临床效应与剂量相关。虽然多巴胺在临床应用中的意义不大，但多巴胺小剂量使用时被认为有肾血管扩张的效应；中等剂量时，以β_1、β_2效应为主，起到正性肌力、正性心率和血管舒张效应；较大剂量[如超过10μg/(kg·min)]输注时，激动α_1受体活性，表现为体循环和肺血管阻力增加。

相对较小剂量的多巴胺，如5μg/(kg·min)，可能仅用于需要正性肌力支持的患儿。对低血压患儿，初始剂量即应较高[如10μg/(kg·min)]，以避免可能的β受体效应导致的血管扩张。增加多巴胺的剂量，如超过20μg/(kg·min)并无好处。婴儿对多巴胺并不敏感，需要使用直接起效的儿茶酚胺类药物，如肾上腺素或去甲肾上腺素。在将多巴胺和其他血管活性药物运用于新生儿时，有时会发现肺血管阻力明显升高，见表6-2。

2. 多巴酚丁胺

多巴酚丁胺由于其β效应占优势，显示出明显的正性肌力效果。虽然多巴酚丁胺在治疗轻度低灌注婴儿时能起到一定的作用[如5μg/(kg·min)]，但较大剂量输注可能导致严重的心动过速。此药物对较大儿童(特别是伴有脓毒性休克的青少年)效果有限，因为体循环阻力和心率的增加可能影响冠状动脉灌注。然而，在疑诊或诊断为心室功能下降时，多巴酚丁胺还是一个很好的药物。多巴酚丁胺常见运用于以下情况：心脏移植，先天性心脏病的外科修复术后，心血管再造术后以及心肌功能严重受损失，但对脓毒性休克患儿的治疗作用有限。

表 6-2　常见血管活性药物与正性肌力药物的血流动力学效果

药　物	α_1	β_1	β_2	D_1	V_1
多巴胺[a]	血管收缩，↑SVR，PVR	正性肌力，正性心率	血管舒张	血管舒张（肾血管）	
多巴酚丁胺		正性肌力			
肾上腺素[b]	血管收缩，↑SVR，PVR	正性肌力			
去甲肾上腺素	血管收缩，↑SVR，PVR	正性肌力（轻度）			
血管升压素	增强	增强			血管收缩
米力农	正性肌力、心肌舒张、血管扩张				

注：D_1 指多巴胺受体；PVR 指肺血管阻力；SVR 指体循环血管阻力。[a] 效应与剂量相关，低剂量时，可能以 D_1 受体效应为主；中等剂量时，以 β_1、β_2 受体效应为主；较高剂量时，以 α_1 受体效应为主。[b] 效应与剂量相关，低剂量时，以 β_1、β_2 受体效应为主；较高剂量时，以 α_1 受体效应为主。

参考资料：© 2006 Elsevier. Smith L, Hernan L. Shock states. In: Fuhrman BP, Zimmerman J, eds. *Pediatric Critical Care*. 3rd ed. Philadelphia, PA: Mosby, 2006: 394-410.

3. 肾上腺素

肾上腺素通过激动 α 和 β 受体产生许多重要生物学活性，包括提高心率、增加心肌收缩力和增加体循环血管阻力，以上效用使其成为儿科休克时非常有用的药物。

肾上腺素应通过可利用的外周静脉持续输注，直至中心静脉通路建立。治疗早期，当静脉血管被用作液体复苏和血管活性药物支持时，肾上腺素可通过雾化吸入给药。肾上腺素可能增加心肌氧耗以及降低内脏器官灌注。由于肾上腺素在某些情况下可能导致潜在的体循环血管阻力下降，所以它可能降低冠状动脉灌注压，特别是在低血容量和严重心动过速时。对于有心肌缺血和心律失常风险的较大患儿，需要认真考虑上述机制。肾上腺素的常规初始剂量为 0.05～0.1μg/(kg・min)，逐渐滴定至需要的临床效应（见表 6-3）。肾上腺素是表现为冷休克的脓毒性休克、过敏性休克和心源性休克患儿出现低血压时的一种给药选择。

表 6-3　常用血管活性和正性肌力药物建议的输注剂量

药　物	正性肌力	升　压
多巴胺	2～15μg/(kg・min)	>12μg/(kg・min)
多巴酚丁胺	2.5～20μg/(kg・min)	
肾上腺素	0.05～0.5μg/(kg・min)	0.1～1μg/(kg・min)
去甲肾上腺素		0.05～1μg/(kg・min)
血管升压素		0.05mU
米力农	0.25～0.75μg/(kg・min)	

注：摘用允许，© Elsevier 1986. Park MK, Use of digoxin in infants and children, with specific emphasis on dosage. *J Pediatr*. 1986, 108: 871.

4. 去甲肾上腺素

去甲肾上腺素与肾上腺素的区别在于其以强烈的选择性 α 受体效应为主，表现为在增加血管张力的同时较轻地影响心率。该效应依次增加冠状动脉灌注压和内脏器官灌注压，由此可能减轻末梢器官功能障碍。常规的初始剂量为 0.05～0.1μg/(kg・min)，并迅速滴定剂量至出现所需的临床效应。去甲肾上腺素是治疗脓毒性休克中的暖休克和脊髓休克的较好选择。

5. 米力农

米力农因为有正性肌力和心肌舒张效应，尤其对表现为较高体循环血管阻力和低心排血量的心功能不全患儿有效，所以米力农是儿科危重症监护中常用的药物。米力农具有较长的半衰期和作用持续时间，因此对肾功能衰竭和肝功能衰竭患儿需调整使用剂量。当给予负荷剂量或维持剂量大于 0.3μg/(kg・min)，或者肾功能、肝功能衰竭时，可能观察到明显的和较长时间的低血压。因此，最好在患儿刚收入 PICU 时即开始使用米力农，并持续在进行有创血压监测。

6. 硝普钠和硝酸甘油

硝普钠和硝酸甘油具有血管扩张效应，且半衰期比米力农短，因此这些药物更适合用于短期治疗(在转运到三级医疗中心之前，血管扩张被认为是适应证)。这些药物可在很低剂量时[如 0.05μg/(kg・min)]达到预计的减轻体循环血管阻力的效果。在使用的同时，还需足量等张晶体液或胶体液扩容，以及使用血管加压药物，如肾上腺素和去甲肾上腺素。

7. 血管升压素

血管升压素是一种有效的收缩血管的药物，在治疗体循环血管阻力下降的休克时十分有用。它通过 V_{1a} 受体产生血流动力学效应，能够促进细胞内钙的增加，由此恢复体循环血管张力。对于有儿茶酚胺抵抗的血管舒张性休克患儿，血管升压素有助于提高血压和尿量。虽然没有标准的儿科剂量，但有些专家推荐初始剂量为 0.5mU/(kg・min)[0.0005U/(kg・min)]，但也不能超过成年人的标准剂量(0.03U/min 或 0.04U/min)。

(四)气管插管和机械通气

在气管插管前做好谨慎的准备；插管后，给予机械通气并仔细设定潮气量和气道压力。以上这些操作都能降低或减少患儿本身的呼吸做功、最优化氧输送并通过降低左心室后负荷来提高血流动力学的稳定性。在建立起一个安全的气道后，各种非急诊操作或急诊操作都将变得相对安全和容易。由于休克患儿在气管插管过程中有潜在的病情加重的风险，所以此操作应尽可能交给有经验的人员进行，且最好已给予患儿有效的液体复苏。在操作前，应已开始使用血管升压药物。

通过带单向阀的面罩或麻醉面罩预先给氧是非常重要的。针对短期内有进食或胃排空延迟风险的患儿，可以采用环状软骨按压法进行快速气管插管。在实施环状软骨压迫时，应尽量避免改变局部解剖标志。对一些有胃造瘘管的患儿，应将造瘘管开放或给予引流。如果发现存在过度的胃胀气，则应放置鼻胃管，但最好是在气道已安全建立后再放置，以避免插管过程中的误吸。

由于婴儿有较固定的心肌收缩能力以及其心排血量依赖于心率的生理特点，所以插管前的预给药应包括阿托品，以预防迷走神经张力增高导致的心动过缓。对所有年龄段而言，阿托品都能通过减少气道分泌和可能降低气道张力，以改善气管插管的环境。常规剂量的阿托品没有使用禁忌证，甚至对心动过速患儿也可使用。因此，对所有紧急气管插管的患儿，阿托品都是有益的。

那些可能降低全身血管阻力的药物（例如，大剂量的咪达唑仑或吗啡）应尽量避免在休克患儿气管插管操作过程中使用。虽然很多资料提供的咪达唑仑剂量为0.1μg/kg，但对于敏感的患儿，此剂量可能导致显著的血流动力学恶化。咪达唑仑应以≤0.05μg/kg的剂量来逐步增加。应认识到，此药物仅为辅助性用药而不是气管插管时的基本用药。相对于吗啡，更推荐使用小剂量的芬太尼（1～2μg/kg），因其具有更好的血流动力学效应。

氯胺酮具有解离麻醉特性和轻微的血流动力学副作用，是休克患儿气管插管时的药物选择。氯胺酮1～2mg/kg的剂量常已有效并在给予肌松剂前能给患儿充分的通气。对已知有明显颅内病变的患儿，应避免使用氯胺酮。有些医师认为，对疑诊肺动脉高压的患儿也应避免使用氯胺酮。总体而言，氯胺酮在紧急气管插管中是安全有效的，对于已给予阿托品的没有静脉通路的患儿，可以3mg/kg的剂量肌肉注射氯胺酮。运用小剂量的苯二氮䓬类药物可降低氯胺酮给药后产生幻觉的概率。在使用氯胺酮后，必须使用阿托品，以减少氯胺酮引起的流涎增多现象。

依托咪酯能引起肾上腺功能不全，在最近的临床研究中发现其与死亡率增加呈相关性。此药不应常规使用，除非前述药物有明显的使用禁忌证，例如，严重颅内病变且血流动力学不稳定患儿需要紧急气管插管时。

罗库溴铵和维库溴铵是神经肌肉阻滞剂，被较多地应用于建立气道时。阿曲库铵和顺-阿曲库铵可能有相对较高的倾向导致组胺释放，后者可引起低血压和支气管痉挛。在一些特殊指征下，它们最好在PICU使用。

对大多数休克但肺功能正常的患儿能给予标准的潮气量（6～8mL/kg）。更多的信息参见第五章。一些特殊的状况，例如，先天性心脏病或新生儿持续肺动脉高压患儿则需要更进一步的机械通气策略。这些应在三级医疗中心的指导下进行。

（五）控制酸中毒

代谢性酸中毒提示患儿状况恶化，在休克早期常可被呼吸代偿。最佳的治疗包括处理潜在的病因，如运用容量复苏和必要的血管活性药物治疗低血容量和组织灌注不良，运用谨慎剂量的镇静药和麻醉药，必要时使用肌松剂以保证充足的通气和氧合。

碳酸氢钠是高钾血症和钠离子通道阻滞剂中毒的首选治疗药物。此药也可应用于严重酸中毒（pH<7）且通气充足的患儿，但由于碳酸氢钠可引起细胞内酸中毒，所以不作为常规药物使用。药物，如氨丁三醇需缓慢给药，给药速度一般为3～5mL/(kg·h)，但需须注意其可引起低钾血症、高钾血症和低血糖的恶化，在确诊肾功能衰竭的患儿应避免使用。

（六）实验室检查

床旁血糖检查应在急性患儿到达医院时即进行，因为采样和实验室出报告都需要时间。初始的实验室检查应包括全血细胞计数（血常规）、血生化、游离钙、血气分析以及凝血功能，以了解患儿情况并寻找休克原因；并且还需尽快送出血液标本，查血型并交叉配血，以备在进一步复苏时取得必要的血液制品。

虽然血培养和尿培养在寻找感染源时非常重要，但不能因为这些样本较难取得就延误抗生素的使用。腰椎穿刺应在患儿状况稳定后进行，因为其化验结果不会影响初始治疗。事实上，腰椎穿刺可能造成患儿病情恶化甚至心搏骤停，特别当操作对象为颅内高压、凝血功能障碍或接近失代偿的患儿时，而这些状态在未进行气管插管的患儿中常见。

> !
>
> 脓毒性休克的患儿应及时早期给予抗生素治疗。
>
> !

对疑诊先天性代谢异常患儿还需检查血氨、血清氨基酸和尿有机酸水平。这些疾患常常在婴儿早期即被检测出来，但部分可出现在较大的婴儿和儿童身上。对表现为休克和脑病的患儿进行毒物血筛查非常重要。对一些特殊的病情可考虑做内分泌检查，包括皮质醇水平和甲状腺功能检查。同样，对疑诊肾上腺皮质功能不全患儿不能因为内分泌检查而延误氢化可的松的给药（1mg/kg，最大量不超过 50mg，每 6 小时给药 1 次）。

（七）放射学检查

对任何表现为休克的患儿都应进行胸部 X 线片检查：大多数低血容量患儿心影正常或减小。心影增大提示心功能不全、容量过多或心包积液。应注意胸片上所有医用管路和线路的影像。对疑诊创伤性损伤的患儿应进一步检查颈椎侧位片和骨盆片。在需转运患儿离开急诊做上述检查时，应注意确保气管插管的固定与安全，否则会引起病情的迅速加重。

（八）一般治疗

休克患儿第 1 小时的治疗目标包括完成对呼吸和循环的初始评估和系统评估。此项工作可运用 DIRECT 流程，并在最初的几分钟内建立足够的血管通路。同时，应管理气道以保证充足的氧合和通气，改善灌注并恢复患儿的生命体征。

合理的监护项目包括持续脉搏血氧饱和度，心电监护，频繁的血压测量（每 5 分钟 1 次），每小时监测体温及尿量（通过导尿管），以及反复监测血糖和游离钙。在动脉置管和深静脉置管建立后（在基层医院可能无条件建立），即应持续监测动脉血压和氧输送指标。对有低血糖高风险的患儿特别是婴儿，每小时监测床旁血糖。可能提示末梢器官功能不全的指标、凝血功能和血气分析，至少每 6 小时监测 1 次。

应开展系统的从头到脚的检查。恰当地使用麻醉药物、镇定药物、肌松药物能降低患儿氧耗。能通过小剂量间歇使用苯二氮䓬类药物和芬太尼或氯胺酮来实现安全有效的镇静（见第二十章）。

虽然异丙酚在成年人中已得到广泛应用，但在儿童特别是有低血压表现和心功能不全的患儿中应用常引起低血压。因此，对休克患儿，特别对需要转运的患儿的治疗，并不推荐使用异丙酚。为确保患儿安全和人机协调，可能需要使用肌松剂，使用的前提必须是已给予充足的镇静剂和麻醉剂，并给予了良好的气道管理。对所有儿童均进行柔软的肢体约束。

努力维持最佳的前负荷、后负荷和心肌收缩力比较重要。需要通过合理的输血、吸入充足的氧以及调整合适的呼气末正压来维持充足的血红蛋白浓度和氧饱和度。乳酸作为能量运输到组织和底物利用的替代标志在休克纠正之前需要反复检测。

当疑诊感染时，在治疗的第 1 小时内就需给予患儿抗生素治疗，甚至在血培养标本无法取得时就需给予抗生素治疗。将血糖水平维持 200mg/dL 以下可能有助于减轻渗透性利尿所造成的体液丢失。若运用胰岛素治疗，则应每小时监测血糖 1 次。

在患儿休克状态纠正之前，不应给予肠内营养。应放置鼻胃管或口胃管进行胃肠引流，除非有特殊的指征(如腹部膨隆)再改为持续或间歇的胃肠吸引。应对每个患儿利用 H_2 阻滞剂或质子泵抑制剂进行胃保护。如果患儿少尿或肾功能不全，则需要根据肌酐清除率来调整药物浓度。另外，需要密切监测具有潜在肾毒性药物(如氨基糖苷类药物)的谷浓度。

五、其他相关问题

(一)新生儿和婴儿的处理

婴儿的肺循环和体循环逐渐从胎儿型转变为成年人型，此时有快速进展成右心室衰竭的高风险，表现为休克伴有肝大、心排血量减少以及肺循环和体循环血管阻力增加，心脏超声提示三尖瓣反流。在这些婴儿液体复苏过程中，患儿如出现肺水肿可导致动脉导管重新开放。此时需要谨慎地反复评估并间断使用等张液。

大儿童的休克原因相对容易被发现，但其鉴别诊断与新生儿有很大的不同。儿童休克的最主要原因是先天性心脏病，特别是导管相关的左心阻塞性损害，在导管关闭和出现明显休克之前其难以检测到。对任何临床疑诊先天性心脏病的患儿，均需给予合适的呼吸循环支持、等张液体扩容以及输注正性肌力药物和血管活性药物。

对表现为休克的新生儿，应立即输注前列腺素 E_1，起始浓度为 0.05～0.1μg/(kg·min)，并持续监测可能出现的副作用，包括呼吸暂停、低血压和发热。前列腺素 E_1 应持续输注直至心脏超声排除以下损害，如主动脉缩窄、主动脉弓离断、重度主动脉瓣缩窄或左心发育不全综合征。

先天性代谢异常和先天性肾上腺皮质增生患儿可以表现为低血糖、代谢性酸中毒和末梢器官功能不全。对这些紊乱均需积极治疗。在转入 PICU 之前的合理治疗包括在常规的支持治疗之外密切监测血糖(至少 1 次/h)和游离钙，抗生素治疗必须立即开始，因为许多种病变会在合并新生儿脓毒血症时迅速恶化。

(二)创伤患儿的休克

当创伤患儿液体复苏开始且气管插管建立后，应立即开始仔细的全面创伤检查。所有年龄患儿的头皮撕裂伤均可造成低血容量状态。婴儿或幼儿由于颅骨未闭合，所以可因颅内出血导致低血容量性休克。骨盆骨折可造成大量的内出血，所以应予以固定。骨盆撕裂时发生的血管栓塞可能致命。对相关损伤部位(头、胸、腹和骨盆)的 CT 扫描能对创伤初期在急诊室获得的初始影像学结果进行补充。特别对继续失血的患儿，输注红细胞极其重要。在紧急挽救生命的情况下，可以输注未进行交叉配血的 O 型血。

(三)脓毒性休克

病例分析

一名既往健康的青少年主诉严重不适和气促，病初有流感样症状，2d 前出现左膝肿胀。患儿清醒，急性病容，严重心动过速，心率为 160 次/min，毛细血管充盈时间正常，脉搏有力，血压 86/30mmHg。

评估

—哪些是诊断潜在原因的重要线索？

—此例患儿脓毒性休克的主要原因是什么？

干预

—需要立即进行什么干预？

—患儿在 1h 内接受了 500mL 生理盐水的输注，后转入 PICU，请问液体复苏的剂量合适吗？

—液体输注的正确时间是多少？

—怎样治疗以稳定此患儿？

—对患儿休克的优先治疗有哪些？

重新评估

—在到达 PICU 时，患儿反应迟钝、四肢灌注差、血压测不出。

—基本的治疗原则有哪些？

—患儿休克治疗中常见的不足是什么？

—为什么冷休克难以纠正？

有效沟通

—当患儿临床状态改变时，需要告知谁？

—临床信息如何传递？

—哪里是治疗这名患儿的最佳地点？

团队合作

—如何实施你的治疗方案？

—谁将做什么？何时做？

脓毒性休克患儿常有低血容量性、分布异常性和心源性休克的临床表现。相对或绝对的低血容量、异常的血管张力、血流异常分布和心功能不全，伴随难以恢复的酸中毒、凝血功能障碍以及代谢和内分泌的异常，最终表现为亚细胞水平的能量利用障碍。毛细血管渗漏综合征迅速发展并可进一步影响患儿的治疗(见表 6-4)。

> ！
>
> 低血压并不一定是冷休克或暖休克的初始症状，但是未出现低血压不一定就能确保安全。
>
> ！

许多多巴胺抵抗的休克患儿表现为低心排血量(包括心动过速)、意识改变、外周脉搏搏动细弱、皮肤花斑和毛细血管再充盈时间延长，以上表现称为冷休克。成年人与部分脓毒性休克患儿可表现为高血流动力学改变、高心排血量状态、伴有血管舒张、心动过速、脉搏有力、毛细血管再充盈时间正常和外观红润，以上表现称为暖休克。随着脓毒性休克进展，暖休克患儿心排血量能迅速由高转低，这些患儿从充血、温热和高血流动力学状态，转变为低灌注合并呼吸急促、心动过速、低血压和毛细血管再充盈时间延长、脉搏细弱以及代谢性酸中毒(乳酸堆积)。

治疗目标包括迅速识别休克、充足的血管内扩容、快速纠正心血管功能障碍、尽早气管插管、血管活性和正性肌力药物支持及感染控制(抗生素使用或必要时予以外科清创术)。

表 6-4　休克可能的病因

休克类型	病　因
低血容量性休克	• 液体丢失：胃肠疾病(急性胃肠炎，胰腺炎)，肾功能不全
	• 失血：创伤或凝血障碍疾病所致出血
	• 毛细血管渗漏：烧伤，肠扭转、肠套叠或坏死性小肠结肠炎引起的肠缺血
分布异常性休克	• 神经源性休克：头部外伤，脊髓损伤
	• 严重过敏反应
	• 药物中毒
	• 肾上腺皮质功能不全：先天性肾上腺皮质增生
心源性休克	• 先天性心脏病
	• 心功能不全(舒张性或收缩性)：缺血性心脏病(川崎病)，心肌病
	• 心律失常：室上性心动过速
	• 代谢紊乱
	• 药物中毒
脓毒性休克	• 细菌感染
	• 病毒感染
	• 真菌感染
	• 立克次体感染
	• 寄生虫感染
梗阻性休克	• 主动脉瓣狭窄、主动脉缩窄或其他左心梗阻性损害(小于 6 个月婴儿常见)
	• 未识别出的气胸
	• 心脏压塞
	• 肺动脉栓塞

针对既往体健和伴随疾病的有脓毒性休克风险的患儿，预检工具、就诊流程表、医嘱单和治疗流程表能使治疗更畅通和迅速，同时也使医务人员之间的沟通更为简洁明了。以下治疗方法能明显降低患儿的发病率和死亡率：液体复苏，迅速的抗生素治疗，合理的血管活性药物输注，以恢复正常生命体征且中心静脉血氧饱和度达到>70%。

(四)肾上腺皮质功能不全

小婴儿有较高的肾上腺皮质功能不全的风险，特别是在初始的化验结果提示存在低血糖、低钠血症和高钾血症时。肾上腺皮质功能不全的高危人群包括：既往体健患儿对常规治疗表现为休克难以纠正，患儿出现快速进展的皮疹（特别是紫癜或瘀斑瘀点的皮疹），使用过依托咪酯，近一年内全身使用过激素，严重的头部或腹部损伤或有垂体功能减退病史的患儿。对诊断或疑诊为肾上腺皮质功能不全的患儿应给予氢化可的松治疗。此药可同时提供盐皮质激素和糖皮质激素。首剂为 1mg/kg，之后每 6 小时给予 1mg/kg，也有些专家建议使用更高的剂量。有先天性肾上腺皮质增生的患儿可能需要口服氟氢可的松。

（五）糖尿病患儿的休克

新发糖尿病患儿当存在酮症酸中毒时，可表现为严重的低血容量和低灌注状态。这些患儿中如有血流动力学不稳定，其治疗与其他低血容量性休克一样，应给予适当的液体复苏。但是一旦通过生理盐水或 5%白蛋白溶液稳定了血流动力学，则多数危重症医师和内分泌医师推荐要比其他原因引起的真正低血容量状态更为谨慎小心地扩容治疗。对高血糖的逐步控制是纠正分解代谢和液体继续丢失的关键（见第八章），需频繁监测床旁血糖以避免过快的血糖下降，特别是对即将转运的患儿。

（六）难治性休克

对于经初始治疗后休克难以纠正者，应怀疑其他诊断，例如先天性心脏病、获得性心脏疾病（包括心脏的钝性创伤）、心脏压塞、气胸、血胸、肺动脉高压、中毒、未发现的继续失血、先天性代谢紊乱或先天性肾上腺皮质功能不全、腹腔的严重病变合并进行性腹腔高压或腹腔间隔室综合征、持续存在的感染灶。

（七）发展中国家的儿童休克

发展中国家因为资源有限，对儿科休克的处理就特别具有挑战性。对普通民众和医务人员的教育可增加对休克的诊断意识、早期干预、密切地观察病情。对患儿的治疗不能过分强调早期口服补液（避免使用中枢性止吐药例，如异丙嗪）或通过骨髓腔、外周静脉补液。抗生素应尽早给予。对严重贫血患儿早期输血似乎比积极的晶体液或胶体液扩容更有益处。运用简单临床方法经常性评估危重症患儿有助于预防肺水肿及其他容量过剩的表现。

休克的诊断和治疗要点

- 成功治疗任何危重症和创伤患儿的关键是完整的初始评估，及对气道完整性、呼吸和循环的系统评估。在进行完整的实验室检查时，还需进行床旁血糖监测。
- 不管初始的血氧饱和度如何，对任何有休克风险的患儿均要给氧。
- 应在最初的数分钟内建立血管通路，早期考虑放置骨髓腔输液针。
- 液体复苏应先给予等张晶体液，例如 0.9%生理盐水快速输注，直至达到相应的临床效果。
- 氯胺酮和阿托品是休克患儿气道的药物选择。
- 抗生素需在第 1 小时内给入。
- 详细的体格检查有助于找到休克潜在病因的线索。
- 低血压是各种病因所致儿童休克的晚期表现，并可能导致呼吸、心搏骤停。

推荐阅读

1. Aneja R K, Carcillo J A. Differences between adult and pediatric septic shock. *Minerva Anestesiol*, 2011,77:986-992.
2. Brierley J, Carcillo J A, Choong K, et al. Clinical practice parameters for hemodynamic support of pediatric and neonatal septic shock: 2007 update from the American College of Critical Care Medicine. *Crit Care Med*, 2009,37:666-688.
3. Carcillo J A, Davis A L, Zaritsky A. Role of early fluid resuscitation in pediatric septic shock. *JAMA*, 1991,266:1242-1245.
4. Carcillo J A, Piva J P, Thomas N J, et al. Shock and shock syndromes. In: Slonim AD, Pollack MM, eds. *Pediatric Critical Care Medicine*. Philadelphia, PA: Lippincott Williams & Wilkins,2006:438-471.
5. Carcillo J A, Tasker R C. Fluid resuscitation of hypovolemic shock: acute medicine's great triumph for children. *Intensive Care Med*, 2006,32:958-961.
6. Colletti J E, Homme J L, Woodridge D P. Unsuspected neonatal killers in emergency medicine. *Emerg Med Clin North Am*, 2004,22:929-960.
7. Cruz A T, Perry A M, Williams E A, et al. Implementation of goaldirected therapy for children with suspected sepsis in the emergency department. *Pediatrics*, 2011,127:758-766.
8. Han Y Y, Carcillo J A, Dragotta M A, et al. Early reversal of pediatric-neonatal septic shock by community physicians is associated with improved outcome. *Pediatrics*, 2003, 112:793-799.
9. Larsen G Y, Mecham N, Greenberg R. An emergency department septic shock protocol and careguideline for children initiated at triage. *Pediatrics*, 2011,127:1585-1592.
10. Maitland K, Kiguli S, Opoka R O, et al. Mortality after fluid bolus in African children with severeinfection. *N Engl J Med*, 2011,364:2483-2495.
11. Melendez E, Bachur R. Advances in the emergency management of pediatric sepsis. *Curr Opin Pediatr*, 2006,18:245-253.
12. Oliveira C F, Nogueira de Sa F R, Oliveira D S, et al. Time and fluid sensitive resuscitation for hemodynamic support of children in septic shock. *Pediatr Emerg Care*, 2008, 24:810-815.
13. Parker M M, Hazelzet J A, Carcillo J A. Pediatric considerations. *Crit Care Med*, 2004,32:591-594.
14. Pizarro C F, Troster E J, Damiani D, et al. Absolute and relative adrenal insufficiency in children with septic shock. *Crit Care Med*, 2005,33:855-859.
15. Smith L, Hernan L. Shock states. In: Fuhrman BP, Zimmerm. JP, eds. *Pediatric Critical Care*. 3rd ed. Philadelphia, PA: Mosby Elsevier,2006:394-410.

第七章

急性感染

目　标

- 识别严重和危及生命的感染。
- 及时启动目标导向治疗。
- 根据临床表现及流行病学情况确定可能的病原。
- 早期足量抗微生物治疗。
- 识别及治疗发生在发展中国家的严重感染。

病例分析

患儿，女，11岁，因发热、腹痛伴呕吐、烦躁不安2d入院。体格检查：心动过速（心率154次/min），呼吸增快（呼吸频率28次/min）；腹部触痛伴肌卫、反跳痛及腹壁僵直。血白细胞计数（WBC）18500/mL。你怀疑她为脓毒血症并开始积极液体复苏及抗生素治疗。

评估

—你关注患儿的哪些生理参数？

—可能感染的部位是哪里？如何证实？

—考虑可能的诊断是什么？

干预

—需要补充哪些检查以确诊？

—最需要立即采取的治疗策略是什么？

重新评估

—目前最有效的治疗策略是什么？

—需要考虑哪些辅助治疗？

有效沟通

—当患儿临床情况发生变化时，需告知谁，怎样告知？

—处理及监护患儿的最佳地点在哪里？

团队合作

—你打算怎样实施治疗策略？

—谁来做，做什么，什么时候做？

一、引　言

急性感染在儿科患儿中非常普遍，并且往往是儿科医师需要面对的急性疾病的一部分。这些感染可以表现为危及生命的症状，抑或症状表现不明显而在未及时发现时迅速进展为重症状态。在过去的几十年内，虽然对严重危重症患儿的治疗已有一些进展，但儿童严重感染的发病率及死亡率仍然居高不下。这与临床上所遇到的高危人群增加直接相关，诸如慢性器官功能不全患儿（如先天性心脏病、慢性肺部疾病）及免疫抑制患儿（如先天性免疫缺陷、恶性肿瘤、器官或干细胞移植）。

> ！
> 对严重感染的早期识别及处理可预防危及生命的并发症的发生。
> ！

儿科急性感染的预后与对感染的及时识别以及迅速开始恰当的处理直接相关。延误诊断可能导致重要器官功能不全、休克、多脏器功能衰竭和死亡。由于严重感染的症状和体征可能不明显，所以医务工作者对这些患儿必须保持高度警惕；动态观察患儿的病情变化，进行密切监测及全面细致的体格检查；必须认识与患儿年龄相关的生命体征参数的变化，以尽早发现与严重感染相关的生理紊乱（见表 7-1）。关于儿童脓毒血症、器官功能不全等的诊断标准见表 7-2及表 7-3。

表 7-1　不同年龄心率、呼吸上限（第 95 百分位）、心率及收缩压下限（第 5 百分位）

年龄组	心动过速（次/min）	心动过缓（次/min）	呼吸增快（次/min）	白细胞计数（$\times10^3$/mL）	收缩压（mmHg）
0 天～1 周龄	>180	<100	>50	>34	<65
1 周龄～1 月龄	>180	<100	>40	>19.5 或<5	<75
1 月龄～1 岁	>180	<90	>34	>17.5 或<5	<100
2～5 岁	>140	无适用范围	>22	>15.5 或<6	<94
6～12 岁	>130	无适用范围	>18	>13.5 或<4.5	<105
13～18 岁	>110	无适用范围	>14	>11 或<4.5	<117

注：摘用许可，© 2005 Wolters Kluwer Health. Goldstein B, Giroir B, Randolph A, et al. International pediatric sepsis consensus conference: definitions for sepsis and organ dysfunction in pediatrics. *Pediatr Crit Care Med*, 2005,6:2-8.

二、诊　断

感染性疾病的症状与体征差异很大，某些患儿容易诊断，但某些患儿症状不明显且无特异性。全面细致的体格检查，以及识别不同年龄患儿的解剖学及生理学的不同，对感染性疾病病因的鉴别非常重要。应始终对感染性疾病保持高度警惕。一般来说，若严重感染越早被诊断出来，则患儿预后越好。对严重感染的及时诊断基于对其高危因素、流行病学及体格检查等发现的清楚认识。诊断过程尚需实验室及放射科检查的辅助，恰当地进行微生物学检查是做出正确诊断的有价值依据。

表 7-2 全身炎症反应综合征、感染、脓毒血症、严重脓毒血症及脓毒性休克诊断标准

疾病类别	诊断标准
全身炎症反应综合征(SIRS)	以下 4 项诊断标准中必须至少具备 2 项,其中 1 项必须是体温异常或白细胞计数异常。 • 核心温度(直肠、膀胱、口腔或中心导管探头)>38.5℃(101.3℉)或<36℃(98.8℉)。 • 心动过速:平均心率>各年龄组正常值加 2 个标准差(无外界刺激、慢性药物或疼痛刺激或<1 岁婴儿不可解释的心率增快且持续 0.5~4h)。 • 心动过缓:平均心率<各年龄组第 10 百分位(无外部迷走神经刺激、β 受体阻滞剂应用、先天性心脏病或不可解释的心率减慢且持续时间超过 0.5h)。 • 平均呼吸频率>各年龄组正常值加 2 个标准差或因急性病程需机械通气(无神经肌肉疾病,也与全身麻醉无关)。白细胞计数升高或降低(非继发于化疗的白细胞计数降低),或未成熟中性粒细胞>10%
感 染	任何病原引起的可疑或已证实的感染(阳性培养、组织染色或 PCR),或与感染高度相关的临床症候群。感染的证据包括临床体检、影像学检查或实验室检查的阳性发现(如正常无菌体液中出现白细胞,内脏穿孔,胸片持续存在肺炎,瘀斑、紫癜样皮疹或暴发性紫癜等)
脓毒血症	SIRS 出现在可疑或已证实的感染中或为感染的结果(即感染+SIRS)
严重脓毒血症	脓毒血症+下列病症之一:心血管功能障碍(治疗前或能被 40mL/(kg·h)以下的液体复苏纠正);急性呼吸窘迫综合征(ARDS);2 个或更多其他脏器功能障碍(见表 7-3)
脓毒性休克	脓毒血症合并心血管功能障碍(见表 7-3)

注:摘用许可,© 2005 Wolters Kluwer Health. Goldstein B, Giroir B, Randolph A, et al. Internationalpediatric sepsis consensus conference:definitions for sepsis and organ dysfunction in pediatrics. *Pediatr Crit Care Med*, 2005,6:2-8.

表 7-3 器官功能不全诊断标准

器官功能不全类型	诊断标准
心血管功能障碍	1h 内静脉输入等张液体≥40mL/kg 后仍存在: • 血压下降且小于该年龄组第 5 百分位或收缩压小于该年龄组正常值 2 个标准差以下; • 或需用血管活性药物方能使血压维持在正常范围; • 或具备下列中 2 条: —不可解释的代谢性酸中毒,碱剩余>5.0mmol/L; —动脉血乳酸增加>正常值上限的 2 倍; —无尿,尿量<0.5mL/(kg·h); —毛细血管再充盈时间>5s; —中心与外周温差>3℃
呼吸功能障碍	• PaO_2/FiO_2<300mmHg,无青紫型先天性心脏病,病前亦无肺部疾病; • 或 $PaCO_2$>基线 20mmHg; • 或证明需要高氧或 FiO_2>50%才能维持氧饱和度≥92%; • 或需非选择性有创或无创机械通气
神经功能障碍	• Glasgow 昏迷评分≤11; • 或精神状态急性改变伴 Glasgow 昏迷评分从基线下降≥3 分
血液系统功能障碍	• 血小板计数<80×10^9/L 或在过去 3d 内从最高值下降 50%(适用于慢性血液/肿瘤患儿); • 或国际标准化比率≥2

表 7-3 器官功能不全诊断标准(续表)

器官功能不全类型	诊断标准
肾功能障碍	• 血清肌酐为同年龄组正常值上限的 2 倍及以上或较基线增加 2 倍
肝功能障碍	• 总胆红素≥68μmol/L(4mg/dL)(不适用于新生儿); • 或 ALT 为同年龄组正常值上限的 2 倍

注:急性呼吸窘迫综合征的诊断需要包括 PaO_2/FiO_2≤200mmHg,双肺湿啰音,急性发作,而且没有左心衰竭的表现。急性肺损伤与急性呼吸窘迫综合征的诊断标准一样,但 PaO_2/FiO_2 必须≤300mmHg。对于这类患儿,应尝试先行低氧气流量吸氧;如果有需要,再加大氧气流量。对于术后患儿,吸氧用于急性炎症或者预防拔管后肺部感染。

摘用许可:© 2005 Wolters Kluwer Health. Goldstein B, Giroir B, Randolph A, et al. International pediatric sepsis consensus conference: Definition for sepsis and organ dysfunction in pediatrics. *Pediatr Crit Care Med*, 2005,6:2-8.

(一)感染的一般征象

宿主对入侵微生物的反应表现为免疫介导的瀑布反应。如出现这些导致大量生理系统激活的一系列反应,临床医师应警惕感染的可能。

> ! 小婴儿出现双眼凝视、易激惹、拒奶、末梢灌注的改变需考虑处于严重感染的高危状态。

发热是感染最常见的症状。评价中心体温最好的是直肠温度,另外口腔或膀胱温度也是可以接受的。中心温度>38℃(100.4℉)通常被认为是发热。但是,当体温达到 38.5℃(101.3℉)时,可提高特异性,并常常作为临床实践的阈值。免疫缺陷儿童患危及生命的感染的风险可能更高,当其体温超过 38℃(100.4℉)时就必须进行进一步检查以辅助诊断。大多数儿童感染的表现为发热;某些严重感染患儿(特别是新生儿)可出现低体温[体温<36℃(96.8℉)]。在有些情况下,发热可能不是感染引起的,需进行一一鉴别。这些情况包括:炎症性疾病、药物使用、血液制品使用、肿瘤、内分泌疾病、中枢神经系统出血、血栓、近期外科手术后或医源性因素(如包被过多)等。而当体温超过 41℃(105.8℉)时,很少与感染性原因有关。

表 7-4 中列出了不同器官系统受累的一般感染征象见表 7-4。原发感染灶的症状可能有特异性,或者可能反映远程感染的系统效应。

皮疹是不同微生物感染的常见临床表现。在对患儿感染的严重程度、急性过程的精确评估中,对不同类型的皮疹的基本理解必不可少。常见的皮疹见表 7-5。斑丘疹最常见于病毒感染性疾病、免疫介导综合征及某些细菌感染性疾病。对身体皮疹分布范围(如外周性或中心性分布)的确定有助于缩小鉴别诊断范畴。对瘀点需立即加以关注并评估,以排除严重感染的可能。在大多数情况下,若瘀点分布在乳头以上部位(向头部),则不考虑严重感染。

(二)实验室检查

对任何疑似严重感染的患儿均需行血白细胞计数检测。白细胞增多(WBC>12000/mL)可能是感染或炎性浸润的反应。大多数细菌感染可引起成年人及 1 岁以上儿童白细胞增多伴中性粒细胞增高(中性粒细胞≥8000/mL);但是在严重感染时亦可表现为白细胞减少(WBC<4000/mL),

表 7-4 不同器官系统受累的一般感染征象

器官/系统	临床表现
心血管	心动过速、周围脉搏减弱、奔马律、杂音或摩擦音
呼　吸	呼吸增快、咳嗽、呼吸困难、胸痛、鼻翼翕动、呻吟、三凹症、发绀、听诊啰音、呼吸音减弱、语颤异常
中枢神经系统	婴儿:发热、易激惹、昏睡、前囟膨隆、呼吸暂停、惊厥、双眼凝视
	儿童:发热、头痛、呕吐、烦躁不安、精神状态改变、颈项强直、局灶性神经征象
泌尿道	婴儿:发热、易激惹、喂养问题、呕吐、高胆红素血症或发育停滞
	儿童:排尿困难、尿频、尿急
皮　肤	疼痛
	红斑
	硬结
	皮温高
	有或无发热
	全身累及可能
腹　腔	发热
	弥漫性腹痛
	呕吐
	腹部触痛伴或不伴反跳痛
	腹壁僵硬
败血症性关节及骨髓	发热
	疼痛
	肿胀
	红斑
	运动受限
非特异性	儿童:寒战、肌痛、乏力、厌食
	新生儿:易激惹、喂养困难、皮肤花斑

表 7-5 常见原发皮肤病变

病变类型	临床表现
斑疹	界定的区域内有正常皮肤颜色,不高出皮面或凹陷;可以是任何大小
丘疹	高于皮肤的界限性隆起,皮疹结实,最大直径为 0.5cm
结节	与丘疹相似但更深,位于真皮或皮下组织;与丘疹的鉴别着重于触觉及深度,而不是大小
斑块	皮疹占据的范围更广;常由多个丘疹汇合而成
脓疱	皮肤包含不同脓液(如液体可以是白色、黄色、绿色或血性)的局限性增高
水疱	皮肤局限性增高,包含液体病变最大直径为 0.5cm;源于表皮内或表皮下
大疱	与水疱相似,最大直径>0.5cm

引自:Fitzpatrick T B, Johnson R A, Polano M K, et al. *Color Atlas and Synopsis of Clinical Dermatology: Common and serious Diseases*. 3rd ed. New York, NY:McGraw-Hill,1997.

Habif TP, ed. *Clinical Dermatology: A Color Guide to Diagnosis and Therapy*. 3rd ed. St. Louis, MO: Mosby,1996.

特别是小婴儿。单凭白细胞增多或中性粒细胞增高并不能精确预测细菌性感染的存在与否。血小板是急性相反应物，因此，血小板增多（PLT＞450000/mL）可作为感染的间接征象。而血小板减少症（PLT＜150000/mL）及凝血异常是脓毒血症众所皆知的并发症。

血浆凝血酶原时间（Prothrombin time，PT）和活化部分凝血酶原时间（Activated partial thromboplastin time，APTT）的改变可作为严重感染预测弥散性血管内凝血（Disseminated intravascular coagulation，DIC）的指标。根据 D-二聚体及纤维蛋白降解产物水平的升高伴低纤维蛋白原可确立诊断，尽管确诊需顾及其他的临床情况，如血栓性血小板减少性紫癜，需进一步进行实验室检查或根据临床表现以与 DIC 鉴别。其他急性相反应物生物学指标[如 C 反应蛋白（C reactive protein，CRP）、红细胞沉降率（Erythrocyte sedimentation rate，ESR）及前降钙素]可提示感染的存在。在感染急性期，这些指标联合其他炎症指标及临床诊断标准，可有助于鉴别感染的病因。监测这些生物学指标的滴度变化亦有助于评价治疗效果。

血气分析（动脉或毛细血管）对氧输送充足与否的评价非常有价值。动脉血气代谢性酸中毒合并高乳酸水平或低碳酸氢钠提示氧供与氧需的不匹配。动脉与中心静脉氧含量的差异可以用来评估氧供充足与否，差异大于 25%～30%，提示氧供不足。动脉血氧分压（PaO_2）及经皮血氧饱和度可被用来确定氧合状态，并有助于确立急性肺损伤或 ARDS 的诊断。呼吸代偿时，$PaCO_2$ 较低（＜35mmHg[4.6kPa]）；而在通气不足时，$PaCO_2$ 常升高（$PaCO_2$＞45mmHg[5.9kPa]）。另外，中心静脉导管（最好来源于下腔静脉）的血液标本通过碳氧血氧测量仪进行混合静脉血氧饱和度（SvO_2）的测定，有助于指导严重脓毒血症的治疗（见第六章）。

氧供不足同样可通过临床表现判断，特别是中枢神经系统与肾功能的临床表现改变是即将发生的心血管系统恶化的早期征象。大脑与肾脏接受 20%的心排血量。如果受到严重感染的影响，器官功能就会发生改变。这些改变看似微小，如易激动、焦虑、昏睡、嗜睡，或更严重的表现为脑病，而尿量及精神状态正常通常说明氧输送充足。

严重感染可直接（通过肾毒素，如同疟疾的溶血现象）或间接（通过减少肾血流量，如休克）影响肾功能，因此，必须监测血尿素氮（Blood urea nitrogen，BUN）及肌酐值。当发生肾功能衰竭时，需根据肌酐清除率调整药物（抗生素）的剂量。在发生急性肾损伤期间，通过肾脏排泄的药物（如抗生素）计算肌酐清除率，以相应调整药物剂量。

新生儿与小婴儿严重感染时常常出现低血糖与高血糖。已发现危重症患儿出现高血糖与死亡率增高相关。在外科监护病房应用胰岛素将血糖控制在正常范围（同时努力避免低血糖）似乎可改善病死率。循证医学研究对儿科患儿的胰岛素应用尚有争议；不过当儿童血糖值持续超过 180～200mg/dL（9.98～11.1mmol/L）时，通常需按诊疗常规进行处理。近期更多的研究资料显示，血糖水平的较大变化可能与预后不良有关。对于严重感染患儿，必须将常规床旁血糖监测作为初始稳定化治疗的一部分，并在病程中随访。不过最近的研究显示，对于先天性心脏病患儿，在经历体外循环后应用胰岛素将血糖严格控制在正常范围并无益处，因此再次对危重症患儿的血糖控制提出了质疑。

最后，因为所有的器官系统均可因急性感染造成原发性或继发性的损伤，所以需随访监测血清电解质（钠、钾、钙、磷、镁或碳酸根）水平以及肝肾功能（见第八章），而且某些实验室指标的紊乱可进一步界定多种感染性综合征。

(三)微生物学检测

微生物学检测对于最后病因学诊断的建立是必不可少的。临床医师需选择恰当的实验室工具,以提高诊断的敏感性与特异性。

仔细收集任何积聚的液体、感染组织或应该获得的液体进行常规培养。革兰染色能够快速提供有意义的信息,并可立即应用于患儿监护,特别是对细菌性脑膜炎、泌尿系感染或其他感染性体液积聚(如脓肿、脓胸及腹膜炎)的确诊很有帮助。组织活检或支气管镜检查标本必须常规送检行革兰染色。根据怀疑的感染类型分别送检可能的其他染色[如抗酸杆菌、银染色(肺囊虫属)、真菌等]。在特殊培养皿的细菌菌落的生长(需氧菌、厌氧菌、真菌、分枝杆菌)将帮助获得最终的微生物学诊断及有助于药物敏感试验。任何合适的收集材料均可送检培养,只要有可能,应至少抽取 2mL 的血量以最佳程度分离到血液标本里的病原。例如,对 45kg 或以上的患儿,需送检 2 份血液培养标本,每份 10mL 血。如果可能,每套血培养的血液至少应从 2 个不同的部位(如≥2 套)抽取,以提高特异性。疟疾仍常规从血涂片鉴定:厚涂片识别寄生虫,薄涂片识别微生物。同时,快速诊断试验,可提供涉及病原菌的快速即时信息。应用直接免疫荧光法及乳胶凝集试验进行的抗原检测技术可用于快速检测细菌抗原,适用于各种不同的标本,如尿液、痰液或咽拭子标本。抗原检测技术能够提供有用的信息,但由于其敏感性较低,对严重感染的初始抗生素的选择不能单单基于这些技术。

聚合酶链反应(Polymerase chain reaction,PCR)用于监测 DNA 及 RNA,可助于对各种感染的检测。PCR 已成为检测脑脊液(Cerebrospinal fluid,CSF)疱疹病毒及肠道病毒感染的标准技术。

血清学试验对抗体的检测是某些感染(如 EB 病毒、落基山斑疹热、登革热及某些真菌感染)的试验选择。

三、感染性综合征

(一)脓毒血症

> !
>
> 低血压是儿童脓毒性休克的晚期征象。
>
> !

脓毒血症是由已知的或推测的感染所导致的 SIRS 被激活的结果(见表 7-2)。如果治疗不恰当,那么该综合征可致高死亡率。重症监护技术及目标导向治疗的开展并已显示可改善其预后。儿童 SIRS(包括脓毒血症)的临床定义与成年人略有不同。

除了心率及呼吸的异常外,在儿童 SIRS 中,体温或白细胞计数的异常必须存在,心动过缓可以是新生儿年龄组 SIRS 的征象,但不是较大儿童的 SIRS 征象(这种情况往往提示患儿处于终末期)。

早期临床疑诊必须基于发热或低体温、精神状态的改变、外周灌注的改变。对于疑有脓毒血症患儿的评估基于反复细致的体格检查。对其心率、毛细血管再充盈时间、精神状态改变、尿量及肤色的改变都必须仔细评估。

> !
>
> 在严重感染期间，早期快速及足量经验性抗生素治疗是降低脓毒血症患儿死亡率的必要条件。
>
> !

一旦疑有脓毒血症，就必须立即治疗。治疗目标是避免或纠正由细胞水平氧输送不足所引起的各种异常，可通过维持足够的血红蛋白氧合、合适的血红蛋白水平及充足的心排血量输送氧气至需要部位来达到。

对于病情特别危重的患儿，优先需要进行气道的评估、合适的通气、有效循环的建立以及快速抗生素的应用等。对脓毒血症患儿的液体及正性肌力药物的治疗详见第六章。

对脓毒血症患儿的早期识别及积极的处理是达到最佳预后的关键。在抽取培养标本后，推荐在诊断的第1小时内给予合适的抗生素治疗。如果合适的培养不能获取，则也不应该推迟对广谱经验性抗生素的使用。同样地，目标导向液体复苏是处理这些患儿的基本原则。在快速建立静脉或骨髓通道后，最初的复苏必须在5～10min内推注等渗晶体液20mL/kg。患儿常常需要40～60mL/kg液量，但值得注意的是，患儿可能需要更多的液体量。液体复苏必须以生理性参数的改善为靶向：心率正常，尿量＞1mL/(kg·h)，毛细血管再充盈时间＜2s，及精神状态正常。血压本身并不是评估足够液体复苏的可靠终点（见第六章及第八章）。肝脏增大多出现在液体超负荷时。因此，当存在肝脏增大时，代表液体复苏已充足。

虽经合适的液体复苏，但血流动力学仍未达到目标时，需加用升压药或正性肌力药物。多巴胺是优先被推荐的药物。如果发生多巴胺抵抗性休克，则必须加用第2种药物。药物的选择取决于临床检查：对低排低阻来加用升压药；而对低排高阻者，加用扩血管药。

脓毒性休克的治疗目标包括改善先前描述的临床表现以及提高氧输送等其他指标。达到血清乳酸水平下降或$ScvO_2$＞70%的目标将有助于治疗及改善预后（见图7-1）。

1. 激素

关于儿科脓毒血症患儿激素的使用，一直争议不断。现今的指南推荐，存在儿茶酚胺耐药性休克及肾上腺皮质不全风险的患儿可使用氢化可的松。肾上腺皮质不全风险因子包括怀疑脑膜炎球菌感染、长期激素应用、垂体或肾上腺异常。根据情况不同，推荐剂量有所差异：用于应激时的剂量为1～2mg/kg；治疗难治性休克时，剂量可达50mg/kg，随之以同样剂量行24h泵注维持。如果有可能，必须在首剂应用氢化可的松之前测定血清皮质醇浓度。

2. 抗生素治疗

必须在第1小时内抽取血液培养标本后立即给予抗生素治疗。当然，如果微生物学标本获取困难，也必须毫不迟疑地开始抗生素治疗。

广谱抗生素经验性的选择取决于疑诊感染的类型。不同的选择取决于患儿年龄、体检结果、免疫功能、既往有无住院病史、既往抗生素应用史、中心静脉置管或其他医疗装置的有无等。对当地病原菌耐药类型的了解，也能够帮助指导抗生素的选择。脓毒血症可能的病原菌归纳见表7-6。

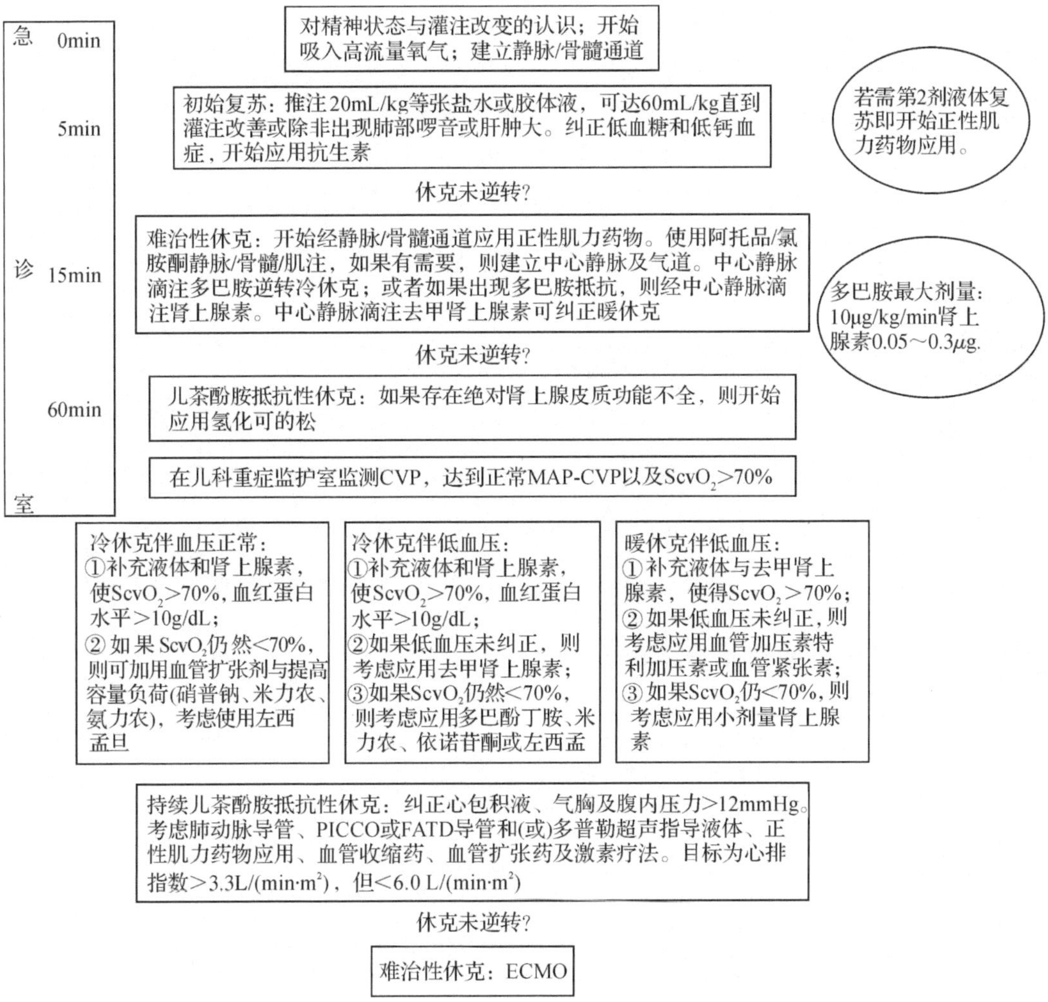

图 7-1 儿科休克的处理步骤

注：CVP 指中心静脉压；MAP-CVP 指平均动脉压-中心静脉压；$ScvO_2$ 指中心静脉氧饱和度。

摘用许可：© 2009Wolters Kluker Health. Brierley J，Carcillo JA，Choong K，at al. Clinical practice parameters for hemodynamic support of pediatric and neonatal septic shock：2007 update from the American college of Critical Care Medicine. *Crit Care Med*，2009，37：666-688.

表 7-6 脓毒血症可能的病原菌

年龄分组	病原菌
0～30d	B 族链球菌、肠球菌、肠杆菌属、葡萄球菌、李斯特菌
1～3 月龄	肺炎球菌、脑膜炎球菌、流感杆菌、肠杆菌属
3 月龄～5 岁	肺炎球菌、脑膜炎球菌、流感杆菌、葡萄球菌
大于 5 岁	肺炎球菌、脑膜炎球菌、链球菌、葡萄球菌
免疫抑制或住院患儿	金黄色葡萄球菌、表皮葡萄球菌、革兰阴性棒状体、假丝酵母菌

抗生素的治疗取决于疑似脓毒血症的类型。在大多数非热带地区，对于社区获得性脓毒血症，头孢噻肟或头孢曲松联合万古霉素可提供足够的起始经验性治疗。在世界的某些地区流行立克次体、伯克菌属及疟疾等感染，因此，抗生素治疗应直接针对这些病原作起始经验性

治疗。而对于具有高危因素或住院的患儿，由于覆盖革兰阴性菌感染，所以需应用氨基糖苷类联合超广谱β内酰胺酶(如哌拉西林/他唑巴坦或美罗培南)。如果有中心静脉导管，则必须应用万古霉素。此外，一旦感染与内置的中心静脉导管相关，如果有可能，就需立即拔除导管。尽管在患儿病情尚稳定时，一些医师会尝试通过感染导管给药治疗。对院外获得的严重感染的经验性治疗见表7-7。抗生素的治疗剂量见表7-8。

当存在可去除的感染源(如感染异物或脓肿)时，如果条件可行，则应移除异物或行脓肿引流。

表7-7 社区获得性脓毒血症的抗生素经验性治疗[a]

年龄分组	疑似败血症	脓毒血症和(或)严重感染
<4周龄	氨苄西林+头孢噻肟或庆大霉素	氨苄西林+万古霉素+头孢噻肟或庆大霉素
4～7周龄	氨苄西林+头孢曲松或头孢噻肟	氨苄西林+万古霉素+头孢曲松或头孢噻肟
8周龄～青少年	头孢曲松或头孢噻肟	万古霉素+克林霉素+头孢曲松或头孢噻肟

表7-8 脓毒血症的抗生素治疗剂量

患儿分组	治疗剂量[a]
新生儿年龄≤7d	• 氨苄西林 50～100mg/(kg·次)，q12h； 高剂量用于脑膜炎或B族链球菌感染。 • 庆大霉素： <29周，5mg/(kg·次)，q48h； 30～34周，4.5mg/(kg·次)，q36h； >35周，4mg/(kg·次)，q24h(依据胎龄)。 • 头孢噻肟 50mg/(kg·次)，q12h
新生儿年龄>7d	• 氨苄西林 50～75mg/(kg·次)，q6～8h(依据胎龄)；高剂量用于脑膜炎或B族链球菌感染。 • 庆大霉素 4mg/(kg·次)，q24h(若>30周)，间隔时间根据血药浓度。 • 头孢噻肟 50mg/(kg·次)，q8～12h(依据胎龄)。 • 万古霉素 10～15mg/(kg·次)，q6～12h(依据胎龄)。 • 甲硝唑 7.5mg/(kg·次)，q12～48h(依据胎龄)
既往健康的婴儿及儿童	• 头孢曲松 50mg/(kg·次)，q24h；若剂量>2g，则分成q12h给药。 • 万古霉素 10～15mg/(kg·次)，q6h(高剂量用于中枢神经系统感染)。 • 甲硝唑 7.5mg/(kg·次)，q6h
住院或免疫抑制儿童	• 头孢曲松 75～100mg/(kg·次)，q24h；若剂量>2g，则分成q12h给药(高剂量用于脑膜炎)。 • 庆大霉素 2～2.5mg/(kg·次)，q8h。 • 阿米卡星 7.5～10mg/(kg·次)，q8h。 • 头孢他啶 50mg/(kg·次)，q8h。 • 甲硝唑 7.5mg/(kg·次)，q6h。 • 万古霉素 15mg/(kg·次)，q6h，用于中枢神经系统感染；15mg/(kg·次)，q8h，用于非中枢神经系统感染。 • 美罗培南 20mg/(kg·次)，q8h；脑膜炎时，40mg/(kg·次)，q8h

3. 其他注意事项

在初始稳定阶段，有用的血液检查包括血气分析、乳酸、电解质、尿素氮、肌酐、血糖水平及白细胞计数、凝血功能（PT、APTT、纤维蛋白原、D 二聚体）等。当血红蛋白水平维持在 10g/dL 时，最适于氧输送，同时必须纠正低血糖及电解质异常。

最后，对于采取最大限度传统治疗仍存在难治性休克和（或）呼吸衰竭的患儿，可考虑急性体外膜肺支持治疗。

（二）中毒性休克综合征

病例分析

患儿，女，16 岁，因发热达 40℃（104℉）、不适、头痛、昏睡、腹泻伴皮疹入住急诊室。2d 前来月经。体检：脉率 130 次/min，血压 98/50mmHg，皮肤弥漫性红斑，腹部触诊轻度触痛。

评估

—该疾病的可能病因是什么？

—你如何描述该患儿的生理性状况？

干预

—需开始什么治疗？

重新评估

—在进行液体复苏后，需考虑其他什么治疗？

有效沟通

—当患儿的临床状况发生改变时，需告知谁，怎样告知？

—处理及监护该患儿的最佳地点在哪里？

团队合作

—你打算怎样实施治疗策略？

> **!** 当儿童出现发热、皮疹及血流动力学不稳定时，需考虑中毒性休克综合征的诊断。

中毒性休克综合征（Toxic shock syndrome，TSS）是威胁生命的综合征。当患儿出现发热及红斑伴有或不伴有低血压时，需考虑 TSS。TSS 由金黄色葡萄球菌感染引起，最早描述见于儿童术后创口感染。在 20 世纪 80 年代，年轻妇女月经期间应用高吸收卫生棉条后发生该病的流行后，TSS 始被公认。自此以后，因卫生棉条导致的 TSS 发病率有所下降，但在不使用卫生棉条下仍继续有病例发生。非月经期 TSS 已被证实与外科及产后伤口感染、乳腺炎、鼻窦炎、呼吸系统疾病（特别是在流感以后）、骨髓炎、关节炎、烧伤以及皮肤软组织感染等导致的金黄色葡萄球菌感染有关。大多数病例属甲氧西林敏感的金黄色葡萄球菌，但也有病例报道为甲氧西林耐药菌株感染。TSS 由毒素作用所致，如 TSST-1 或葡萄球菌肠毒素 B，它们作为超级抗原结合并刺激某些 T 细胞以独立的主要组织相容性复合体存在。受刺激的 T 细胞释放出肿瘤坏死因子及其他细胞因子，引起机体发热、皮疹、毛细血管渗漏，导致低血压及器官损害。

患儿通常表现为急性发热、咽痛、强烈肌痛、严重腹泻，有时合并呕吐。TSS的皮疹是早期表现，常表现为红斑，有时候易被误诊为日光皮炎，因两者非常相似，也可见猩红热样皮疹。患儿可出现精神萎靡或神志模糊，同时可出现非化脓性结膜充血、咽部炎症或草莓舌。TSS可影响多脏器系统，患儿可出现急性呼吸窘迫征象、肾衰竭或其他胃肠道及血液系统受累征象，可快速发展至暴发性休克。典型患儿在恢复期可出现手指、手掌、足底脱皮现象。

金黄色葡萄球菌引起的TSS的特异性诊断标准见表7-9。因微生物不扩散至全身，故血激培养很少出现阳性——这是一种外毒素介导的综合征。金黄色葡萄球菌可从创口、呼吸道或其他黏膜部位分离到，尽管葡萄球菌TSST-1的诊断并不需要对其进行分离。其他实验室检查结果异常也反映了器官受累的程度，如凝血障碍、转氨酶和肌酐水平升高。

同样地，TSS可由化脓性链球菌(A族溶血性链球菌或GABHS)引起，可在一些患儿发生局灶感染(如肌炎、肺炎、坏死性筋膜炎)或水痘感染期间见到。其临床特征与实验室检查与金黄色葡萄球菌感染类似。

对于怀疑TSS的患儿，需给予克林霉素联合万古霉素，也可初始选择萘夫西林，根据金黄色葡萄球菌药敏结果决定继续用药或停止用药。除了去除卫生棉条外，当有脓液积聚时应进行外科引流。对于金黄色葡萄球菌所致的TSS，可考虑给予免疫球蛋白(IVIG)，特别是严重病例及对初始支持治疗和抗生素治疗无反应者。不过，目前尚无对照研究资料支持IVIG的使用。

表7-9 金黄色葡萄球菌引起中毒性休克综合征特异性诊断标准[a]

症状	具体表现
发热	体温>38.9℃(>102.0℉)
低血压	• 收缩压≤90mmHg(成年人)或<第5百分位(<16岁儿童)。 • 直立性舒张压下降≥15mmHg。 • 直立性晕厥或眩晕
皮疹	弥漫性红斑
脱皮	发病后1～2周，特别见于手掌与足底
多系统受累(3个或以上器官受累)	• 胃肠道：发病时呕吐或腹泻。 • 肌肉：严重的肌肉痛或肌酸磷酸激酶水平>正常上限的2倍。 • 黏膜病变：口咽、结膜或阴道黏膜充血。 • 肝脏：胆红素或转氨酶水平>正常上限的2倍。 • 肾脏累及：血清尿素氮或肌酐水平≥该年龄组正常上限的2倍，或无尿路感染下每高倍镜下白细胞数≥5。 • 血液系统：血小板减少<100000/μL。 • 中枢神经系统受累：意识或定位改变，无发热或低血压的局灶性征象。 • 实验室诊断标准：从血、咽喉或脑脊液并获得采样培养，其他病原体(如落基山斑疹热、钩端螺旋体)或麻疹结果均为阴性(血培养可能为金黄色葡萄球菌)

注：[a] 金黄色葡萄球菌引起的中毒性休克综合征的特异性诊断标准摘自美国疾病控制与预防中心(Centers for Disease Control and Prevention Web site. http://www.cdc.gov/mmwr/indrr_2005.htmL. Accessed April17, 2013.)。确诊病例：符合包括脱皮在内的5条临床表现(除非患儿在脱皮发生前死亡)；可能病例：符合5条临床表现中的4条。

(三)脑膜炎球菌血症

病例分析

患儿,男,15 岁,因突然高热、寒战、呕吐及弥漫性压之不褪色的皮疹收住入院。生命体征显示心动过速及低血压。

评估

—你会关注患儿哪些生理性参数?

—最可能的诊断是什么?最坏的可能诊断是什么?

干预

—最需要立即采取的治疗策略是什么?

重新评估

—现有的治疗策略是否有效?

—还需要考虑哪些辅助治疗?

有效沟通

—当患儿的临床状况发生改变时,需告知谁?怎样告知?

团队合作

—你打算怎样实施治疗策略?

—谁来做?做什么?何时做?

脑膜炎奈瑟球菌是一种革兰阴性双球菌,与其他局部感染(如肺炎、心包炎、关节炎、腹膜炎等)及隐匿性菌血症一样,可引起脑膜炎球菌血症及脑膜炎。致病的主要血清群有 A、B、C、Y、W135。两个年龄组高危人群分别为年龄<2 岁的婴幼儿及 15~18 岁青少年。大量青少年及青年居住在环境拥挤处可增加该疾病的发生率。

> **!**
>
> 对所有发热伴瘀点的患儿均应怀疑脑膜炎球菌血症,直到排除诊断。当疑诊脑膜炎球菌感染时,必须立即开始治疗,而不必等实验室结果。
>
> **!**

脑膜炎球菌血症是一种危重疾病,大多数患儿在 12~24h 内进展为脓毒性休克。初始临床症状往往为非特异性的,类似于常见的病毒感染性疾病,包括发热、头痛、呕吐、腹痛及肌痛。典型皮疹表现如瘀点、瘀斑,紫癜可出现在疾病的晚期,皮疹表现各不相同(如水疱状、变苍白斑点)或可能无皮疹。其他休克征象可表现为心动过速、外周灌注不良、呼吸增快、少尿、神志模糊、意识减退及多脏器功能衰竭等。预后不佳的征象有昏迷、低体温、低血压、白细胞减少、血小板减少。患儿可伴脑膜炎。从血液及脑脊液中可分离到脑膜炎奈瑟球菌。因此,任何患儿若出现发热、瘀点、全身性表现,均应行合适的培养以辅助诊断。用于革兰染色及培养的标本可从瘀点皮肤、痰液、滑液及其他体液中采样获取。

由于本病呈暴发性进展,血清学试验结果并不可靠,所以从脑脊液、血液甚至尿液标本鉴定脑膜炎荚膜抗原 A、C、Y、W135 有一定帮助,特别对于那些在获取标本前已应用抗生素者。在美国、欧洲及太平洋地区占优势的亚群 B 抗原检出率低。PCR 检测对那些已接受抗生素治疗的有价值，因为它不依赖生物活体且只需要少量的 DNA 即可提供结果。

与其他引起脓毒性休克的治疗一样，脑膜炎球菌血症需要早期、积极的液体复苏及血流动力学与呼吸支持。如果患儿在给予足够的液体复苏及正性肌力药物以及血管加压素支持后，仍有低血压，则应考虑应用皮质激素，因为可能存在肾上腺皮质功能不全。目前，脑膜炎奈瑟球菌对抗生素敏感。第三代头孢菌素（如头孢噻肟或头孢曲松）是合适的初始抗生素治疗的选择。如果是易感病原，则可选择窄谱青霉素 G。缺血组织有时需要外科治疗。

对发病 7d 内有过密切接触的家庭成员，托儿所、幼儿园，或对患儿的口腔分泌物有过暴露的人群（如接吻、共用卫生用具或行未受保护的体格检查的人员等），必须给予药物预防。可用于预防的药物有利福平、环丙沙星、头孢曲松，见表 7-10。

表 7-10　侵袭性脑膜炎球菌感染高危接触人群的药物预防

年　龄	剂　量	药物持续时间
利福平[a]		
<1 月龄	5mg/kg，口服，q12h	2d
≥1 月龄	10mg/kg（最大量为 600mg），口服，q12h	2d
成年人	600mg，口服，q12h	2d
头孢曲松		
<15 岁	125mg，肌注	单次剂量
≥15 岁	250mg，肌注	单次剂量
环丙沙星		
≥1 龄月	20mg/kg（最大量为 500mg）	单次剂量
成年人	500mg，口服	单次剂量
阿奇霉素	10mg/kg（最大量为 500mg）	单次剂量

注：a 不推荐用于妊娠期女性。

摘用许可：Bilukha O O，Rosenstein N. Prevention and control of meningococcal disease. *MMWR*，2005，54：1-21.

（四）落基山斑疹热

病例分析

患儿，女，9 岁，在 9 月份出现发热 3d，体温 39℃（102.2℉），严重头痛，皮疹。患儿否认排尿困难。脉搏 103 次/min，血压 125/75mmHg。体格检查发现患儿四肢及躯干、手掌、足底有斑丘疹样皮疹，压之不褪色。同时有结膜发炎及肌肉触痛。

评估

—你会关注患儿的哪些生理性参数？

—最可能的病因是什么？

干预

—最需要立即采取的治疗策略是什么？

重新评估

—目前的治疗策略是否有效？

—还需要考虑哪些辅助治疗？

有效沟通

—当患儿的临床状况发生改变时，需告知谁？怎样告知？

—处理及监护患儿的最佳地点在哪里？

团队合作

—你打算怎样实施治疗策略？

—谁来做？做什么？何时做？

落基山斑疹热(Rocky Mountain spotted fever，RMSF)是由专性胞内球杆菌、立式立克次体通过美国犬蜱感染的结果。在美国，大多数病例发生在4月和9月。这种细菌感染所有主要组织小血管的内皮细胞，并导致系统性血管炎。经典的RMSF临床四联症有发热、严重的头痛、肌肉触痛和皮疹。最初的皮疹是分布在压之褪色的足踝与腕部的黄斑丘疹，并呈向心性分布扩散至躯干、手掌和脚底。皮疹可发展成压之不褪色的瘀点样皮疹。其他临床特征有恶心、呕吐、腹痛、结膜炎、昏睡、浮肿、脑膜刺激征和昏迷。RMSF的实验室特征包括低钠血症、低蛋白血症、贫血、血小板计数减少，白细胞计数可以正常或升高。如果取到脑脊液标本，则可看到白细胞计数升高且以单核细胞为主。立克次体血清学试验可确诊，但对疑诊病例的经验性抗生素治疗不应该等待这些结果，因为它们通常无法迅速获得而且初始血清学可能为阴性。

RMSF可以是非常严重的感染，必须基于临床可疑情况启动治疗。得到早期治疗的患者预后较好。药物治疗可以选择多西环素或四环素，或者也可以使用氯霉素。虽然四环素导致的牙齿着色是值得关注的一个问题，但这是与剂量和用药时间相关的一个并发症。多西环素较四环素的不良反应发生率低，因此，短期应用较少发生四环素牙。鉴于这种感染的潜在严重性，多西环素的应用不应该被推迟。

(五)坏死性筋膜炎

病例分析

患儿，女，15岁，因左踝关节明显疼痛、红斑及肿胀入急诊室。查体：体温39.4℃(102℉)，呼吸窘迫，心率增快，大气吸入下SpO_2 88%。你注意到患儿有明显的局部感染伴全身症状。

评估

—你会关注患儿的哪些生理性参数？

—最可能的诊断是什么？

—根据这些检查结果，应考虑哪些感染性病因？

干预

—最需要立即采取的治疗策略是什么？

重新评估

—目前的治疗策略是否有效？

—还需要考虑哪些辅助治疗？

有效沟通

—当患儿的临床状况发生改变时，需告知谁？怎样告知？

团队合作

—你打算怎样实施治疗策略？

—谁来做？做什么？何时做？

软组织感染包括一系列疾病，从浅层(和更多良性)感染(丹毒、脓疱病或蜂窝组织炎)，到最威胁生命的深部感染(坏死性筋膜炎和肌坏死)。坏死性筋膜炎是一种少见的疾病，早期识别和治疗对患儿的生存是至关重要的。GABHS是最常见的个体细菌种类，是导致气性坏疽且令人生畏的微生物，梭状芽孢杆菌就是很好的例子。目前，社区获得性耐甲氧西林葡萄球菌也越来越常见，但大多数感染为多重感染。单个微生物感染或多重感染的预后并无差异。其临床表现有坏死皮肤，潜在脂肪和筋膜层导致的红斑、皮温增高、肿胀、发热、异常触痛等，与其他体格检查不匹配。上面覆盖的皮肤与浆液性或血性水疱一样能出现捻发音。患儿可表现为脓毒性休克或多脏器功能衰竭。不经治疗的坏死性筋膜炎常常致命，因此，在高度怀疑时必须立即开始治疗。诊断主要依赖于临床检查，但也可通过计算机断层扫描(Computerized tomographic，CT)或磁共振成像(Magnetic resonance imaging，MRI)助诊，实验室检查，如C反应蛋白、白细胞计数、血清肌酐和血清葡萄糖水平的增高以及血红蛋白水平或血清钠水平的降低有诊断价值。活检可确诊该疾病。

早期积极治疗(包括手术清创)对提高患儿的存活率非常有必要。初始抗生素治疗应包括广谱抗革兰阳性及革兰阴性需氧菌以及厌氧菌，如碳青霉烯类。对于GABHS感染者，大剂量注射用克林霉素是最佳方案；对某些患儿，特别是容易伴气体形成的微生物感染者，推荐联合应用大剂量青霉素；如果怀疑耐甲氧西林金黄色葡萄球菌感染，那么应该使用万古霉素或达托霉素。

其他治疗，如大剂量应用免疫球蛋白，已经被证明对大多数病例有益。高压氧被认为可以促进愈合及减少组织损伤。

(六)细菌性脑膜炎

病例分析

患儿，男，7月龄，因上呼吸道感染3d伴发热、呕吐及易激惹1d入住儿科病房。前1天，患儿已出现喂养减少及尿量减少。查体：心率148次/min，呼吸24次/min。

评估

—你会关注患儿的哪些生理性参数？

—考虑什么诊断？

干预

—需要哪些试验确立诊断？

—最需要立即采取的治疗策略是什么？

重新评估

—目前的治疗策略是否有效？

—还需要考虑哪些辅助治疗？

有效沟通

—当患儿的临床状况发生改变时，需告知谁？怎样告知？

—处理及监护患儿的最佳地点在哪里？

团队合作

—你打算怎样实施治疗策略？

—谁来做？做什么？何时做？

在常见感染的病程初期，可以发生发热和呕吐但没有腹泻如急性胃肠炎，但可能是颅内感染（如脑膜炎）的征象之一。立即识别急性中枢神经系统（Central nervous system，CNS）感染非常重要，因为在未治疗的患儿中可发生威胁生命或改变生命本质的事件，尽管各种各样的临床表现使得诊断较为困难。占儿童 CNS 感染绝大多数的有细菌性或病毒性脑膜炎、病毒性脑膜脑炎或病毒性脑炎。CNS 感染的典型症状有急性发热、意识改变、头痛、颈项强直、畏光、恶心、呕吐、厌食、抽搐及前囟膨隆等。

通常，患儿有上呼吸道感染史。小于 18 月龄婴幼儿患脑膜炎可能缺乏脑膜刺激征（如颈项强直、克氏征、布氏征）。因此，高度警惕脑膜炎或其他 CNS 感染显得非常重要。

> **!**
>
> 细菌性脑膜炎是一种危及儿童生命的急性中枢神经系统感染，属于医学急症。
>
> **!**

细菌性脑膜炎是儿童最常见的危及生命的急性 CNS 感染，且属于医学急症。关于细菌性脑膜炎常见病原体的总结见表 7-11。细菌性脑膜炎的诊断建立在临床表现的基础上，确诊需通过腰椎穿刺获取脑脊液进行病原微生物的培养。在某些情况下，腰椎穿刺可能置患儿于危急状态，属腰穿禁忌，如患儿心肺功能不稳定、异常出血、颅内压增高（不规则的瞳孔、呼吸形式异常、高血压、心动过缓、去大脑或去皮层姿势）、腰穿部位上缘软组织感染、急性癫痫发作（时间＜30min）或持续发作（时间＞30min）、格拉斯哥昏迷评分（GCS）＜13 分、视神经盘水肿、局部神经体征和颅内占位或脑积水。脑 CT 正常并不能排除脑疝的可能；头颅 CT 不是执行腰椎穿刺的先决条件。同时，前囟未闭合并不能保护婴儿不发生脑疝。如果腰椎穿刺延迟进行，则必须立即实施合适的抗生素治疗细菌性脑膜炎。CSF 分析结果与细菌性脑膜炎一致，与其他类型的中枢神经系统感染的比较见表 7-12。血培养也应该进行，因为常能培养到阳性致病微生物。

> **!**
>
> 一旦怀疑患儿脑膜炎，必须立即开始抗生素治疗，甚至在腰穿实施之前就开始抗生素治疗。
>
> **!**

表 7-11　引起细菌性脑膜炎的常见病原体

小儿类型	病原体类型
新生儿	B 族链球菌
较大婴儿及儿童	大肠埃希菌
	其他革兰阴性杆菌
	单核细胞增生性李斯特菌
	肺炎链球菌
	脑膜炎奈瑟菌
	B 型流感嗜血杆菌（未接种疫苗）

表 7-12 脑膜炎类型及脑膜炎的脑脊液特点

脑膜炎类型	压　力	细胞数	血　糖	蛋白质
细菌性脑膜炎	升高	100～10000/mL	降低(低于正常)	>40mg/dL
病毒性脑膜炎	正常或升高	10～1000/mL(通常为100～500/mL);通常以淋巴细胞为主	通常正常	50～100mg/dL
结核性脑膜炎	通常升高	5～500/mL;通常以单核细胞为主	正常或降低	>500mg/dL
真菌性脑膜炎	通常升高	5～500/mL	正常或降低	100～500mg/dL
病毒性脑炎	正常或升高	正常或轻度脑脊液细胞数增多;以多核或单核细胞为主	正常或轻度降低	正常到100mg/dL

适当剂量的合适抗生素的积极治疗是有效治疗的基础。经验性抗生素的选择取决于患儿的年龄及危险因素。氨苄西林联合庆大霉素或头孢噻肟是新生儿期适合的经验性治疗。而对较大婴儿及儿童,必须开始用第三代头孢菌素(头孢噻肟或头孢曲松)联合万古霉素,直到获得病原体及药敏结果。

尽管有争议,应该考虑类固醇激素(地塞米松)在8周龄以上的儿童细菌性脑膜炎早期病程中的应用;它已被证实能够降低流感嗜血杆菌和链球菌肺炎脑膜炎患儿的听力丧失的发生率。如果应用地塞米松,那么剂量为0.15mg/(kg·次),每6小时1次,连用2～4d,第1剂激素应在第1剂抗生素应用之前或同时给药。在怀疑为H流感嗜血杆菌B型脑膜炎的情况下,建议对至少与1个可疑患者接触过的所有家庭成员接触者(<4岁儿童未完全针对流感嗜血杆菌进行免疫;<12月小婴儿或免疫缺陷儿童)进行药物预防。若托儿所2个月内至少有过2例侵袭性疾病的患儿,则需要进行药物预防。推荐利福平(20mg/kg,1次/d)应用4d(最大量为600mg);对2月龄以下的小婴儿,推荐剂量为10mg/(次·d)。对于妊娠期女性,需给予头孢曲松125～250mg,单次肌注。对脑膜炎球菌性脑膜炎的药物预防同脑膜炎球菌血症。

(七)无菌性或病毒性脑膜炎

病毒是引起大多数"无菌性脑膜炎"的常见病原体。其他病因有肺炎支原体、莱姆病、结核杆菌和RMSF。在相关的地理区域和返程的旅游人员中,需考虑寄生虫感染(如血管圆虫属、腭口线虫属、血吸虫、弓蛔虫、棘球绦虫),因为他们有很多不同的预后转归,并且一般来说是可以得到治疗的。其他少见的非感染性病例可能是恶性肿瘤、自身免疫性疾病、药物反应、胶原血管疾病或结节病等。肠道病毒是最常见的病毒性原因(特别是艾柯病毒及柯萨奇病毒)。一般来说,CSF细胞计数、细胞分类、葡萄糖、蛋白质和革兰染色结果将有助于区分病毒和细菌性原因,因为临床表现常常有重叠。尽管淋巴细胞是病毒性脑膜炎患儿脑脊液中占的优势细胞,但在早期仍可见到嗜中性粒细胞占优势。其治疗主要是支持治疗,重点放在气道、呼吸和循环,以及对症治疗,如控制体温、控制惊厥及防止补液过多。

(八)脑　炎

急性脑炎的特征是精神状态的改变。通常由病毒感染所致,如肠道病毒、疱疹病毒、EB病毒、巨细胞病毒、虫媒病毒或水痘带状疱疹病毒等。肺炎支原体或其他病原体亦可累及。在大多数病例中，尽管做了很多检查，但病因仍不明确。

脑脊液可以表现为淋巴细胞增多，但也可以在正常范围内。脑脊液 PCR 可帮助诊断肠道病毒及单纯疱疹病毒（Herpes simplex virus，HSV）感染。在影像学方面，头颅 MRI 较 CT 更能探查炎症部位或帮助排除非感染性因素。例如，对于 HSV 感染者，MRI 可显示颞叶异常灶，脑电图（EEG）检查可发现典型的周期性一侧性癫痫样放电（Periodic epileptiform discharges，PLEDs）。若疑诊患儿感染 HSV，则常需立即给予更昔洛韦治疗，直到 CSF PCR 排除 HSV 感染。对于肺炎支原体脑炎患者应用抗生素是否能够改善病程或预后，尚无足够的循证医学证据。

> ！
>
> 对于不伴腹泻的呕吐，需迅速认真考虑中枢神经系统病理现象。
>
> ！

病例分析

患儿，女，16 岁，因发热 40℃（104℉）1d 伴腹痛、背部痛以及呕吐 1 次入住急诊室。无性生活史，否认排尿困难。体检发现弥漫性腹部触痛，左侧腹部为甚。心率 124 次/min，呼吸 22 次/min。

评估

—你会关注患儿的哪些生理性参数？

—最可能、最严重的情况是什么？你必须考虑什么诊断？

干预

—最需要立即采取的治疗策略是什么？

—需要做哪些进一步检查来确立病因？

重新评估

—目前的治疗策略是否有效？

—还需要考虑哪些辅助治疗？

有效沟通

—当患儿的临床状况发生改变时，需告知谁？怎样告知？

—处理及监护患儿的最佳地点在哪里？

团队合作

—你打算怎样实施治疗策略？

—谁来做？做什么？何时做？

急性腹痛的鉴别诊断非常广泛，涉及许多非急诊诊断。由于其性质严重，故对腹腔内所有感染性和非感染性疾病均需要立即引起重视。以下非感染性疾病可随时危及生命，必须加以警惕：①肠扭转、肠旋转不良；②急性小或大肠梗阻；③肠穿孔；④由于尿路阻塞引起急性肾损伤；⑤创伤引起的内脏损伤；⑥消化性溃疡性疾病；⑦急性胰腺炎；⑧宫外孕；⑨卵巢或睾丸扭转。

(九)泌尿道感染

泌尿道感染(Urinary tract infection,UTI)可累及膀胱(膀胱炎)或肾脏(肾盂肾炎),后者可能导致全身性的菌血症和脓毒血症(尿脓毒血症)。儿童首次UTI最常见的病原是大肠埃希菌。其他微生物(如克雷伯菌、变形杆菌属粪肠球菌、腐生葡萄球菌或铜绿假单胞菌等)可见于泌尿道梗阻或有导尿管的患儿。

UTI的诊断常常建立在尿液分析及尿液培养上。尿检发现脓尿或革兰染色找到细菌可帮助快速诊断UTI。诊断的金标准是耻骨上膀胱穿刺,在进行此项操作时,细菌生长就提示感染的存在。不过尿培养最多的来源是中段清洁尿样、间歇性导尿以及已经存在的导尿管。

对上尿路感染与下尿路感染的鉴别非常困难。高热、白细胞计数增高以及腰肋触痛可见于急性肾盂肾炎。尿急、尿频、排尿困难则是膀胱炎的典型表现。

对具有中毒貌的患儿经常需静脉内给予抗生素。头孢噻肟或头孢曲松是儿童及青少年不错的经验性选择,而氨苄西林联合氨基糖苷类适用于新生儿。超广谱β内酰胺酶和产金属β内酰胺酶的革兰阴性菌正迅速成为亚洲地区UTI的主要病原体。在治疗上需选择氨曲南、替加环素或多黏菌素。新生儿UTI由于伴随败血症的发生率高,常需静脉应用抗生素。

(十)腹膜炎

根据感染源的不同,腹膜炎可分为原发性腹膜炎与继发性腹膜炎。如果感染源通过血液或淋巴途径弥散感染腹腔且病原体是单一的微生物的,则考虑为原发性腹膜炎。原发性腹膜炎最常见的病原是肺炎链球菌、A族溶血性链球菌、大肠埃希菌或其他肠道细菌。其最常见的诱发因素是由肝硬化、门静脉高压或肾病综合征所致的腹水的存在。

继发性腹膜炎多由于腹腔内脏器破裂、过度扩张或脓肿所致,因此,通常是多重感染。最常见的病原体有肠道革兰阴性菌(如大肠埃希菌、克雷伯菌或肠杆菌属)以及厌氧菌,有时候为肠球菌。

对于任何疑有腹膜炎的患儿,均应请儿外科医师协助治疗。B超或CT药诊断技术有助于界定感染灶。对原发性腹膜炎的经验性抗生素治疗通常先选择头孢噻肟或头孢曲松联合氨基糖苷类。继发性腹膜炎的治疗需覆盖厌氧菌及革兰阴性菌。常选择超广谱β内酰胺类药物(如哌拉西林/他唑巴坦),碳青霉烯类,(如美罗培南,氨苄西林/舒巴坦或氨苄西林联合庆大霉素及甲硝唑或克林霉素)。当流行耐万古霉素肠球菌时,则需考虑应用利奈唑胺/达托霉素/替加环素/多黏菌素。

(十一)急性肝衰竭

急性或“暴发性”肝衰竭是指肝细胞功能障碍和坏死后发生的代谢性及全身性结果,特别包括既往无肝脏疾病而在发病8周内进展为肝性脑病和凝血障碍的情况。

在美国,大约6%的急性肝衰竭是由原发病毒感染造成的。病毒感染是继对乙酰氨基酚中毒后的第二大致肝衰竭的病因。相关的病毒包括腺病毒、巨细胞病毒、EB病毒、肠道病毒、甲肝与丙肝病毒及单纯疱疹病毒。全球其他已知能引起弥漫性肝功能障碍的病毒还有乙型和丁型肝炎病毒、埃可病毒及钩端螺旋体。

大多数暴发性肝衰竭患儿表现为肝功能障碍、低血糖、凝血障碍、肝性脑病等。黄疸可能是晚期表现。大多数患儿没有其他慢性疾病史或已知的肝炎病史。

暴发性肝衰竭的治疗主要是支持治疗，因为除了肝脏移植手术外无其他特异性治疗。患儿在等待肝功能恢复的过程中，需要肝支持治疗、获得性感染的治疗、并发症的预防与治疗。体外肝支持治疗通常是肝脏移植手术的过渡。如果有合适的供体，快速对移植中心做出反应是至关重要的，因为患儿病情有可能迅速恶化而不能适应稳定的移植。只有在怀疑脓毒血症或预计肝移植时，才使用广谱抗生素。

(十二)心肌炎与心包炎

病例分析

患儿，男，7 岁，因呼吸增快伴剧烈咳嗽 1d 入住急诊室。1 周前，患儿因发热达 38.4℃(101.2℉)、咳嗽、流鼻涕而被诊断为上呼吸道感染。查体：呼吸频率 42 次/min，心率 184 次/min。大气吸入下，SpO_2 88%。胸部听诊双肺闻及湿啰音，肝脏肋下触及 2cm。

评估

—你会关注患儿的哪些生理性参数？

—最可能、最严重的情况是什么？你必须考虑什么诊断？

干预

—最需要立即采取的治疗策略是什么？

—需要哪些进一步检查来确立病因？

重新评估

—目前的治疗策略是否有效？

—还需要考虑哪些辅助治疗？

有效沟通

—当患儿的临床状况发生改变时，需告知谁？怎样告知？

—处理及监护患儿的最佳地点在哪里？

团队合作

—你打算怎样实施治疗策略？

—谁来做？做什么？何时做？

呼吸窘迫或衰竭的原发病理并非总是源于肺部。原发性心肌衰竭(即心肌病)或炎性心脏病通常也表现为呼吸道症状。炎症性心脏病多数是心包和(或)心肌急性感染的结果。心包炎可由病毒、细菌、分枝杆菌或真菌感染引起。病毒感染是心肌炎的主要病因。表 7-13 列出了心肌炎与心包炎的多数感染性病因。由 A 族 β-溶血性链球菌感染后发生的风湿热，也可表现为发热和心包炎。

心包炎患儿可出现胸痛和发热，疼痛往往位于胸骨后并可放射到后心，吸气时疼痛加重，前倾位可缓解。如果发生多量心包积液，患儿也可出现呼吸困难、呼吸浅促、休克或呼吸衰竭。听诊可闻及摩擦音，但当有大量积液时反而消失。胸片显示心影增大，心电图示 ST 段和 T 波改变或 QRS 波幅缩小可支持诊断，超声心动图可确诊。实验室检查无特异性。

在当入侵微生物直接影响心肌层时，发生心肌炎，常导致炎性变化和肌细胞坏死。其感染病因谱类似于心包炎，但是病毒感染是最常见的病因。临床表现变异很大，可以无症状，也可表现为明显的充血性心力衰竭征象。许多儿童在发生心肌炎前有发热病史，可出现胸痛或晕厥，但常因多系统效应及潜在的病毒性疾病症状掩盖了与心血管系统相关的症状。婴儿可表现为易激惹和喂养困难。心律失常，如室性期前收缩、房室传导阻滞、ST-T 异常或与发热不相称的心动过速等，提示心肌炎的可能。严重急性心肌炎患儿可发生猝死。大多数实验室和心电图结果是非特异性的。肌钙蛋白Ⅰ的增高是除心肌活检结果以外最敏感的诊断指标。常可以见到由于心排血量减少导致氧输送减少(即血清乳酸)，或由于容量超负荷所致心肌伸展(即 B 型利尿钠肽)的实验室证据。建立诊断通常较难，一般来说需要详尽的证据，比如，近期的病毒感染史和突然发生的心脏功能障碍。必须进行感染性病原体的分离，但常常难以获得，PCR 法可增加病原体分离的成功率。

心肌炎和心包炎的治疗包括治疗感染病原体(如果有可能的话)，以及提供心肌功能的医疗支持，并结合应用能降低后负荷的药物(即米力农)、正性肌力药物(即多巴胺和肾上腺素)以及利尿剂(即呋塞米)。严重的心肌功能障碍也需要机械通气，可以是无创通气(如双水平气道正压通气)或气管插管有创通气。如果存在大量心包积液并影响心脏功能或存在化脓性心包炎，则可进行外科引流。IVIG 有指征用于治疗病毒性心肌炎。

表 7-13 心肌炎与心包炎的感染性病因[a]

类别	病原体
病毒	腺病毒
	柯萨奇病毒 A、B 型
	埃可病毒
	微小病毒 B19
	EB 病毒
	乙型肝炎病毒
	单纯疱疹病毒
	人类免疫缺陷病毒
	流感病毒 A、B 型
	腮腺炎病毒
	脊髓灰质炎病毒
细菌	伯氏疏螺旋体
	鹦鹉热衣原体
	白喉杆菌
	钩端螺旋体
	脑膜炎球菌
	肺炎支原体
	金黄色葡萄球菌
	链球菌
	梅毒螺旋体
	放线菌
	b 型流感嗜血杆菌
	结核分枝杆菌
寄生虫	包虫病
	恶性疟原虫
	血吸虫
	弓形虫
	旋毛虫
	克氏锥虫
真菌	念珠菌
	球孢子菌属
	组织胞浆菌属
	曲霉菌
	隐球菌
	芽生菌

注：[a] 为心肌炎或心包炎常见病因。

(十三)新生儿单纯疱疹病毒感染

病例分析

患儿,女,出生 4d,足月自然分娩,胎膜早破 118h。因发热达 40℃(104℉)而收治入院。体格检查(包括皮肤在内)似乎正常。孕产妇未显示有已知的高危因素。对患儿,在完成全套感染标本检查后,开始应用氨苄西林及头孢噻肟抗感染治疗。尽管给了抗生素,但是患儿仍可进展为呼吸窘迫及低血压。

评估

—你会关注患儿的哪些生理性参数?

—最可能、最严重的情况是什么?你必须考虑什么诊断?

干预

—最需要立即采取的治疗策略是什么?

—需要哪些进一步检查来确立病因?

重新评估

—目前的治疗策略是否有效?

—还需要考虑哪些辅助治疗?

有效沟通

—当患儿的临床状况发生改变时,需告知谁?怎样告知?

—处理及监护患儿的最佳地点在哪里?

团队合作

—你打算怎样实施治疗策略?

—谁来做?做什么?何时做?

除细菌感染外,对于新生儿多系统受累伴或不伴有低血压,必须考虑两大病毒感染的可能:单纯疱疹病毒(HSV)感染和肠道病毒感染。

新生儿 HSV 感染最常见于围产期。大约 50%的病例系 HSV-1 感染,其余为 HSV-2 感染。在所有感染的婴儿中,50%~70%由无症状的妇女分娩。婴儿感染的最高风险(50%)是其由妊娠期原发感染女性所生。

新生儿 HSV 感染可表现为如下 3 种类型。

(1)播散性病例约占这些感染的 25%。它通常表现为起病前两周的多系统累及,包括肺、肝脏、肾上腺、皮肤、眼睛和(或)大脑。若未治疗,则病死率>80%,通常死于严重凝血病、肝衰竭和(或)呼吸衰竭。

(2)没有皮肤损伤的中枢神经系统疾病受累常发生在感染 2 周以后,表现为发热、易怒、喂养差、局灶性惊厥或全身性惊厥。这类病例约占新生儿 HSV 病例的 25%。

(3)病变仅局限于皮肤、眼睛和(或)口(SEM)的占新生儿 HSV 感染病例的 50%。对这些婴儿必须行脑脊液检查,因为 1/3 患儿会有中枢神经系统受累的情况。

典型的水疱状皮肤病变可以发生在病程的任何阶段,但有 10%~20%的伴播散性感染或中枢神经系统累及的婴儿未发生皮肤损害。这使得最初的诊断较为困难,因为其他病因所致的脓毒血症的症状和体征与其相似且无特异性。若新生儿发生惊厥或脓毒血症，则应高度警惕 HSV 感染的可能。为明确诊断，对于任何可疑部位，须采用合适的转运媒介行病毒学拭子培养，诸如口、鼻咽部、结膜、直肠等表面分泌物培养。对于常规 CSF 标本，应行 PCR 检测 HSV。如果可行，对血液标本也应行 PCR 检测。

治疗包括应用大剂量阿昔洛韦，60mg/(kg · d)，分为每 8 小时 1 次给药。对于散播性及中枢神经系统病变者，疗程为 21d。对于累及皮肤、眼睛和(或)口腔病变而无中枢神经系统病变者，疗程为 14d。

(十四)Lemierre 病(坏死菌病)

病例分析

患儿，男，16 岁，入院前 5d 出现咽痛不适，2d 以后(3d 前)患儿开始出现颈部右侧疼痛伴颈部运动受限，同时有发热伴寒战、胸痛、腹痛。既往体健。体检发现患儿呼吸增快，体温 39℃(102.2℉)，咽部似乎正常，右侧胸锁乳突肌触痛并可触及炎性包块。心肺正常。胸片可见双侧多个淋巴结浸润影。

评估

—你会关注患儿的哪些生理性参数？

—最可能、最严重的情况是什么？你必须考虑什么诊断？

干预

—最需要立即采取的治疗策略是什么？

—需要进行哪些进一步检查来确立病因？

重新评估

—目前的治疗策略是否有效？

—还需要考虑哪些辅助治疗？

有效沟通

—当患儿的临床状况发生改变时，需告知谁？怎样告知？

—处理及监护患儿的最佳地点在哪里？

团队合作

—你打算怎样实施治疗策略？

—谁来做？做什么？何时做？

Lemierre 病最可能的致病微生物是厌氧菌属坏死梭杆菌或另一个梭杆菌属 sp，其他微生物(如厌氧链球菌、金黄色葡萄球菌、拟杆菌属 sp)也可导致该病的发生。该病通常会影响青少年和年轻成年人。

Lemierre 病最初报道于 20 世纪初，也被称为咽后壁脓毒血症或坏死菌病，被认为是因感染从口咽播散至咽旁间隙，从而导致颈内静脉感染性血栓性静脉炎、菌血症、脓毒性栓子，甚至败血症。大多数患儿表现为发热和咽痛，随之出现颈部疼痛，伴有颈部肿胀、牙关紧闭、吞咽困难。脓毒性栓子最常转移到肺部，可发生肺炎与脓胸。胸片显示，双肺结节性浸润影、空洞、胸腔积液或肺气肿。也可播散到其他器官，如肌肉骨骼系统，引起化脓性关节炎和骨髓炎，或播散至肝脏、脾脏和肾脏。偶尔逆行蔓延至脑部导致脑静脉窦血栓形成、脑膜炎或脑脓肿。

对于年龄超过 11 岁的青少年，若其出现发热且怀疑为 Lemierre 病，则均需行血厌氧菌及需氧菌培养，同时行颈部影像学检查检测有无颈内静脉血栓性静脉炎。B 超对确诊有一定帮助但敏感度低；可行 CT 或 MRI 扫描以确立诊断。Lemierre 病患儿应该接受青霉素/β 内酰胺酶抑制剂（如哌拉西林/他唑巴坦）或联合头孢曲松、克林霉素，同时治疗可能存在的梭菌属与链球菌。甲硝唑可针对所有的梭菌属，常与 β 内酰胺类合用。抗生素疗程通常为 4～6 周。抗凝治疗已用于成年人和儿童的颈静脉血栓及海绵窦血栓，这可降低血栓扩散的风险和缩短恢复时间。但因为缺乏明确的数据，对其使用仍有争议。有时候有必要进行外科干预，包括清创或切开引流。

(十五)疟疾

病例分析

患儿，男，12 岁，因发热 7d 入急诊室。患儿发病前去加纳旅游 3 周，返程后不久出现发热。最近 3d 伴呕吐及腹泻，伴进行性意识恍惚。入院当天出现谵妄。查体：体温 39.3℃（102.7℉），心率 129 次/min，血压 112/73mmHg，呼吸频率 32 次/min，肝脾大，皮肤黄疸，说话含糊不清，定向障碍，不听指令。血常规：WBC 10.7mm^3（中性粒细胞占 65%，带状核占 20%）；血红蛋白 9.4g/dL；血小板 47000mm^3。

评估

—你会关注患儿的哪些生理性参数？

—最可能、最严重的情况是什么？你必须考虑什么诊断？

干预

—最需要立即采取的治疗策略是什么？

—需要进行哪些进一步检查来确立病因？

重新评估

—目前的治疗策略是否有效？

—还需要考虑哪些辅助治疗？

有效沟通

—当患儿的临床状况发生改变时，需告知谁？怎样告知？

—处理及监护患儿的最佳地点在哪里？

团队合作

—你打算怎样实施治疗策略？

> ！
>
> 任何旅游者出现发热必须排除疟疾，因其预防不一定 100%有效。

对于有过重要旅游史的任何患儿，均有必要考虑并认识到全球特定地区的某种地方性传染病，因其发病率及死亡率可以较高。

疟疾是通过由雌性按蚊的叮咬传播的。导致人类发生疟疾的疟原虫有 5 种，其中以恶性疟原虫最严重。恶性疟原虫感染后有潜在的致命性，全球有 40%～60%的疟疾病例以及 95%的死亡病例由恶性疟原虫引起，并发症包括严重贫血、脑型疟疾和肺水肿。间日疟原虫和卵形疟原虫可在肝脏中休眠，在初发感染数年以后可致病或再发。疟原虫可导致长期慢性疾病。新近报道的诺氏疟原虫大多局限于印度尼西亚和马来西亚，临床表现类似于恶性疟疾，并且可有致命性。认识旅游目的地疟原虫物种的分布对抗疟药物的选择非常重要。双重感染有一定的可能性，事实上在某些地区还较为常见。

疟疾感染的初期表现具有非特异性，包括发热、寒战、头痛、呕吐、腹泻、肌痛、乏力、头晕和脾大。经典的周期性发热隔天发作1次（恶性疟和卵形疟）或每隔2天发作1次（间日疟）在儿童中较为少见。体格检查可发现肝脾大、黄疸、出汗、脸色苍白。

诊断是基于对寄生虫的厚薄血涂片而定的。一次血涂片阴性并不能排除疟疾，如果高度怀疑，则需间隔几个小时行多次血涂片检查。PCR对疟原虫的诊断具有较高的敏感性及特异性，既可以确立诊断，也可以鉴别不同的疟原虫。其他实验室检查结果异常有血红蛋白水平降低、血小板计数降低、血胆红素水平增高、肝酶水平增高。重症疟疾（意识状态改变、癫痫发作、贫血、少尿/急性肾损伤、酸中毒、低血糖症）属于医学危急症。抗疟治疗的选择取决于几个因素，包括不同类型的疟原虫、感染疟原虫对药物的敏感性、病情严重程度以及药物的可利用度。口服药物包括蒿甲醚和青蒿素联合疗法，氯喹，阿托伐醌盐酸氯胍，甲氟喹和硫酸奎宁加多西环素、四环素或克林霉素。当未知何种疟原虫感染时，应按恶性疟原虫感染治疗。氯喹可用于尚无耐药报道地区的患儿。有关治疗的细节可查询网址 http://www.who.int/malaria 和 http://www.cdc.gov/malaria/。

除妊娠前3个月的女性外，对每位严重疟疾患儿均应该立即给予常规的抢救措施结合静脉重复应用青蒿琥酯（2.4mg/kg，12～24h），每天1次，直到可以口服治疗。口服治疗通常选择本芴醇、阿莫地喹、磺胺多辛-乙胺嘧啶或甲氟喹。口服青蒿素联合疗法（即复方本芴醇蒿甲醚）是有效的。直肠给药对于尚未建立静脉通道和骨髓通道的昏迷患儿也是一种选择。青蒿素化合物由于易产生耐药而不能单独使用。妊娠前3个月的女性感染后，应该接受静脉用奎宁或奎尼丁，需入住重症监护病房进行心脏监测。对于极其严重的病例（即寄生虫血症中恶性疟原虫>10%及终末器官损伤病例），可考虑换血疗法以去除被寄生的红细胞。

（十六）登革热

登革热是指通过雌性埃及伊蚊和白纹伊蚊传播登革热病毒所得的疾病。其典型潜伏期为4～7d。患儿可表现为亚临床轻度发热或经典登革热（断骨热）。症状包括发热和头痛，严重的肌肉、关节、骨（背部）疼痛；恶心和呕吐，皮疹和轻度出血。皮疹可以是黄斑疹、猩红热样或瘀斑，局限在手掌和足底。登革热是一种自限性疾病，病程持续3～10d。最严重的病变形式为登革出血热/登革休克综合征，随时可危及生命。疾病严重的警告症状有初始症状改善后又再发、严重腹痛、持续呕吐、低体温、出血或精神状态改变。对登革热病毒性感染的诊断需要PCR检测或连续免疫球蛋白M抗体浓度测定，但后者因与其他虫酶病毒有明显的交叉反应又不具有特异性。

对登革热的处理是支持治疗。当存在感染性休克时，需要液体复苏和血流动力学支持，并且包括严密监测血液检查结果。

急性感染的要点

- 感染的症状与体征多种多样，并根据年龄不同而有所不同。潜在严重感染的检测基于细致的临床检查。

- 在应用抗生素之前，必须进行适当的培养，除非有特定的禁忌证。
- 抗生素的选择基于患儿的年龄、可能的感染类型及高危因素，如免疫抑制、侵袭性医学装置的存在或近期住院史，以及当地微生物的耐药类型。
- 在幼童、婴儿及新生儿，难以发现严重感染及局限的感染征象。治疗基于高危因素、中毒貌情况及实验室检查。
- 对于怀疑脓毒血症者，需应用目标导向治疗快速处理。抗生素治疗必须开始于感染发生后第1小时内。
- 金黄色葡萄球菌及化脓性葡萄球菌可以产生侵袭性疾病，如中毒性休克综合征。
- 对于所有发热伴瘀点儿童，均需考虑脑膜炎球菌血症的可能。
- 脑膜炎常常需要紧急处理。腰椎穿刺可帮助诊断，但该操作存在禁忌证。当患儿发热伴意识障碍时，需考虑单纯疱疹病毒脑炎，可予以阿昔洛韦治疗。
- 若住院患儿出现发热，则必须排除院内感染。院内感染最常见的细菌是凝固酶阴性的葡萄球菌及革兰阴性肠杆菌。
- 受感染的中心静脉或医疗装置必须去除。
- 对于地方性传染病，如登革热及疟疾，治疗不恰当会造成高病死率。若患儿在这些感染流行地区旅游过，则需考虑这些感染性因素。

推荐阅读

1. American College of Emergency Physicians Clinical Policies Committee; American College of Emergency Physicians Clinical Policies Subcommittee on Pediatric Fever. Clinical policy for children younger than three years presenting to the emergency department with fever. *Ann Emerg Med*, 2003,42:530-545.
2. Brierley J, Carcillo J A, Choong K, et al. Clinical practice parameters for hemodynamic support of pediatric and neonatal septic shock: 2007 update from the American College of Critical Care Medicine, *Crit Care Med*, 2009,37:666-688.
3. Carcillo J A. Pediatric septic shock and multiple organ failure. *Crit Care Clin*, 2003,19: 413-440.
4. Carcillo J A, Field A I, American College of Critical Care Medicine Task Force Committee Members. Clinical practice parameters for hemodynamic support of pediatric and neonatal patients in septic shock. *Crit Care Med*, 2002,30:1365-1378.
5. Goldstein B, Giroir B, Randolph A. International Consensus Conference on Pediatric Sepsis. International Pediatric Sepsis Consensus Conference: definitions for sepsis and organ-dysfunction in pediatrics. *Pediatr Crit Care Med*, 2005,6:2-8.
6. Hart C A, Thomson A P. Meningococcal disease and its management in children. *BMJ*, 2006,333:685-690.
7. Isturiz R, Torres J, Besso J. Global distribution of infectious diseases requiring intensive care. *Crit Care Clin*, 2006,22:469-488.
8. McIntosh K. Community-acquired pneumonia in children. *N Engl J Med*, 2002,346:429-

437.

9. Melendez E, Bachur R. Advances in the emergency management of pediatric sepsis. *Curr Opin Pediatr*, 2006,18:245-253.

10. Pickering L K, Baker C J, Long S S, et al. *Red Book*: 2006 *Report of the Committee on Infectious Diseases*. 27th ed. Elk Grove Village, IL: American Academy of Pediatrics, 2006.

11. Pollard A J, Britto J, Nadel S, et al. Emergency management of meningococcal disease. *Arch Dis Child*, 1999,80:290-296.

第八章

液体与电解质及神经内分泌代谢紊乱

目　标

- 总结维持血管内液体平衡的基本概念。
- 讨论常见的电解质紊乱及其识别和处理。
- 描述常见的急性神经内分泌疾病，包括糖代谢相关疾病，并讨论该类疾病的处理。

病例分析

患儿，12 月龄，因呕吐、腹泻伴发热至 40℃(104℉)3d 而收入急诊科。该患儿嗜睡，口唇干裂，前囟凹陷。实验室检查结果如下：Na^+ 水平 125mEq/L(125mmol/L)，K^+ 水平 4.8 mEq/L(4.8mmol/L)，Cl^- 水平 89mEq/L(89mmol/L)，Glu 水平 4.9mg/L(89mmol/L)，CO_2 水平 7mEq/L(7mmol/L)，BUN 水平 50mg/dL，Cr 水平1.2mg/dL(106.08μmol/L)。

评估

—该患儿最重要的临床体征是什么？

—最可能的诊断是什么？

干预

—在最初的等渗盐水液体复苏后，你的后续液体管理计划是什么？

—如果血钠水平降至 117mEq/L，患儿开始抽搐，你该如何处理？

重新评估

—检查患儿对处理的反应。

—目前的治疗方案是否有效？

—治疗的终点(如意识水平，脱水体征，血钠水平)是怎样的呢？

有效沟通

—当患儿的临床情况出现变化时，什么人需要知道，这些信息该如何传递？

—处理该患儿的最好场所是哪里？

团队合作

—你将如何实施治疗方案？

—谁将做什么？何时做？

住院患儿中，水、电解质及内分泌代谢紊乱在是常见的。有必要对不同患儿进行个性化液体管理。个性化液体管理应建立在对潜在疾病的诊断和疾病严重程度的判断之上。

一、液　体

(一)液体维持

为维持血容量,需要液体输注。而液体输入量主要取决于患儿最初的脱水程度和潜在的疾病。

"液体维持"这个术语粗略地指出静脉液体的需要量,来维持胃肠道疾病、出血和烧伤儿童(没有不正常的继续丢失量)的血容量。液体计算方法提供了快速和方便的途径来决定维持血管内容量的液体需要量。

计算静脉维持液体量的 Holliday-Segar 方法,是与体重相关的能量消耗有关的(见表 8-1)。这种计算方法也基于该患儿的基础体重。

其他方法包括应用体表面积和能量消耗的线性关系来决定液体需要量。

表 8-1　计算静脉维持液体的 Holliday-Segar 方法

分　类	具体方法
第一个 10kg	液体需要量为 100mL/(kg・d)或 4mL/(kg・h)
10～20kg	超过 10kg 的每千克体重,在初始的 40mL/h 的基础上再增加 50mL/(kg・d)或 2mL/(kg・h)的液体量
大于 20kg	超过 20kg 的每千克体重,在初始的 60mL/h 的基础上再增加 20mL/(kg・d)或 1mL/(kg・h)的液体量

注:例如,一位 26kg、禁食、待手术的患儿静脉维持液体量为 40mL/h+20mL/h+6mL/h=66mL/h。

> **!**
>
> 院内儿科患儿在应用低张液体后,可逐渐出现低钠血症。提倡将等张液体(D5NS、D5LR)应用于住院患儿,以预防低钠血症的进展。
>
> **!**

既往儿童的维持液体是低张液体(如 0.225%生理盐水),这是基于健康儿童每天的电解质需要量,即 2～4mEq/kg 的钠和 1～2mEq/kg 的钾,转变为大约 D5 0.225%或 0.45%的生理盐水和 20mEq/L 的氯化钾。这些替代的液体为机体提供了所需的钠和钾,为那些没有明显额外丢失或肾脏损害的患儿将电解质维持在正常范围内。对于患儿,0.45%或 0.9%的生理盐水是首选的维持液体。有证据表明,等张液体的应用可以预防获得性低钠血症。传统用于重症和住院患儿的液体疗法(Holliday-Segar 方法)必须反复评估。

除非患儿有足够的尿量,为避免发生高钾血症的风险,静脉替代液中不能给予钾。常规在静脉液体中加入 20mEq/L 的氯化钾和对静脉液体中氯化钾浓度的"一刀切"做法都是不可取的。静脉补液时,氯化钾的量应根据每个患儿的尿量、大便量和其他会影响钾的需要量的参数进行确定。

(二)液体复苏

婴儿和儿童的复苏液体必须是等张液体。治疗低血容量的初始推荐包括 20mL/kg 的生理盐水,随后需要立即评估和重复剂量应用(30～60min 内可用到 60mL/kg)。大多数复苏指南建议,最初的液体复苏应首先用晶体液(生理盐水或林格氏液)。在应用 60mL/kg 的晶体液后,可考虑应用胶体液。

(三)休克的液体复苏

引起低血容量性休克的最常见原因是胃肠炎。用替代液体快速恢复血管内容量是患儿存活的关键。液体复苏不充分或延迟会造成患儿脏器功能衰竭或进展至难治性休克的风险。不论何种类型的休克,都有一定程度的低血容量特征。静脉液体治疗常是初始复苏处理的一部分,每组液体应在10~15min内尽快通过静脉通路输入,但心源性休克患儿除外。心源性休克患儿对容量负荷高度敏感,故在应用液体时必须谨慎,剂量控制在5~10mL/kg;此外,在输入等张液体时必须同样谨慎,最好能进行中心静脉压监测。

在休克的液体复苏过程中,需要一种补液和给药的途径,应建立快速静脉或骨髓途径。

利用DIRECT法(见第一章),对生命体征和临床状态的重新评估必须在应用两剂复苏液体之间进行,从而评估临床状态的变化和疗效。

二、电解质紊乱

电解质紊乱在儿童中是常见的。这些电解质紊乱偶尔是医源性的原因。患儿严重的电解质紊乱会导致喂养困难或易激惹,进而导致脱水、休克、惊厥、昏迷甚至死亡。

!

血浆渗透压可以在实验室中测得,也可以利用公式计算:血浆渗透压=(2×钠)+(葡萄糖/18)+BUN/2.8。正常血浆渗透压范围为285~295mOsm/L。

!

(一)钠(Na^+)

1.低钠血症

低钠血症是指血钠水平低于135mEq/L。血钠水平下降可由不同的原因引起:水分摄入过多(稀释的婴儿配方奶、多饮等),水潴留过多[抗利尿激素分泌不当综合征(Syndrome of inappropriate secretion of antidiuretic hor-mone,SIADH),肾功能衰竭等],以及钠丢失增加(胃肠炎、利尿剂应用、肾上腺功能不全等)。

低钠血症的临床症状包括易激惹、喂养困难、恶心与呕吐、昏睡、痉挛,甚至昏迷、死亡。明显的钠丢失导致低钠血症的原因有胃肠炎、造瘘术后漏出、过度出汗、肺囊性纤维化、热休克、烧伤或胰腺炎,及胸腔积液从第三间隙渗出。应用利尿剂的儿童经常会出现低钠血症。肾脏疾病(如肾小管酸中毒)可造成盐分和水分的丢失。在住院儿童中,抗利尿激素的过度分泌也可导致SIADH的形成。婴儿可在出生后的头几个月出现严重的低钠血症,这是继发于食用过度稀释的配方奶或吞咽大量游泳池或浅水池内的水引起的水中毒。其他的原因包括后尿道梗阻和钠丢失继发于脑室切开引流术。临床上,低钠血症可根据患儿的细胞外液容量状态分为低血容量、正常血容量或高血容量(见表8-2)。

表 8-2 低钠血症的原因

分类	原因
正常血容量	肾上腺功能不全
	中枢神经系统疾病
	肺部疾病
高血容量	SIADH
	充血性心力衰竭
	肾功能衰竭(急性/慢性)
	肾病综合征
	肝硬化
低血容量	腹泻
	呕吐
	烧伤
	胰腺炎

注:SIADH 指抗利尿激素分泌不当综合征。

> **!**
> 快速地部分纠正临床表现明显的低钠血症(如到惊厥停止)是非常重要的。然而,总的来说,低钠血症的纠正应缓慢而谨慎进行。
> **!**

对血钠水平低于 120mEq/L,并出现神经系统改变或抽搐的所有患儿都应进行低钠血症的紧急治疗。在大部分情况下,最好通过中心静脉给予 3% NaCl(513mmol/L)溶液。当中心静脉的建立需要一定的时间才能完成时,可以通过外周静脉或骨髓内应用 3%NaCl 溶液。治疗目标是将血钠水平维持在 120～125mEq/L 或直到惊厥停止。在升高血钠水平的同时,计算出高张含钠液的需要量。为了快速控制惊厥,应用时间大于 15～20min。1.2mL/kg 的 3%NaCl 溶液可提高血钠 1mEq/L。如果没有高张含钠液,也可用 20mL/kg 的 0.9%NaCl 溶液。

低钠血症的纠正应该是缓慢的,速度大约是每天下降 12mEq/L[0.5～1mEq/(L·h)]。血钠水平的快速提高会导致中央脑桥髓鞘溶解综合征(渗透性脱髓鞘)。

下面的公式可用来计算纠正所需的钠量(mEq/L):

升至目标血钠水平所需的 Na^+ 总量(mEq/L)=0.6×(体重)(kg)×(目标 Na^+ 水平－实际测得 Na^+ 水平)(mEq/L)

图 8-1 显示如何在临床病例中应用该公式。开始用于补液的理想液体既可以是生理盐水,也可以是 D5NS。维持液体中可加或不加适量的钾,需常检测电解质。

病例：一名6周龄的婴儿(4kg)出现惊厥，发现血钠水平为114mEq/L

⇩

第一步：快速纠正

⇩

你决定用3% NaCl溶液将血钠水平升至120mEq/L。所需NaCl的量=0.6×4kg×(120−114)mEq/L=14.4mEq/L的Na^+，即3%NaCl溶液=0.5 mEq/L；28mL的3%NaCl溶液或者(1.2mL/kg)3%NaCl溶液大约升高血钠1mEq/L，即1.2mL×4kg×(120−114)=28mL的3%NaCl溶液

⇩

第二步：缓慢纠正

⇩

你需要每天把血钠水平从120mEq/L继续升高12mEq/L，即0.6×4kg×(132−120)=余下24h的29mEq/L溶液

图 8-1　举例计算所需的钠量

(1)抗利尿激素分泌不当综合征

抗利尿激素分泌不当综合征(SIADH)是由ADH分泌不当引起的。当患儿出现血液高渗或明显低血容量时，就会释放ADH，从而减少尿量来最大限度地维持血容量。SIADH患儿则表现为血容量正常或增高，而尿量减少。诊断SIADH的三要素：低尿量，低钠血症和不适当的浓缩尿(尿钠增高)。

> ! SIADH是住院患儿低钠血症的常见原因。 !

SIADH的病因分为四类：中枢神经系统(Central nervous system，CNS)问题，如感染、创伤、手术、肿瘤、分流、缺血缺氧损伤(见第十七章)；肺部问题，如肺炎、积液、正压通气、哮喘、肿瘤；药物问题，如卡巴咪嗪(卡马西平)、长春新碱、麻醉药、阿司匹林(ASA)、迷幻药、选择性5-羟色胺再摄取抑制剂(Selective serotonin reuptake inhibitor，SSRIs)；肿瘤，如白血病、淋巴瘤、神经母细胞瘤。

SIADH的治疗是液体限制。减少50%的液体进量可使多余水分排出，增加血钠水平。有时有必要使用含钠液和利尿剂来纠正血钠水平。

(2)水中毒引起的低钠血症

当配方奶被过多的水无意(没按照说明书)或有意(使配方奶保持更长时间)稀释会引起水中毒，导致婴儿发生低钠血症。这是常见的，也可见于用水稀释的配方奶和电解质液(如补液盐)来喂养胃肠炎和腹泻的婴儿。

游泳可能是婴儿低钠血症的另一个原因。这是婴儿在浴缸、浅水池、澡盆里玩耍时吞入大量液体造成的。婴儿会出现易激惹和胃纳下降。明确的病史和血钠水平的检测可以发现该病因。

2. 低钠血症和低容量状态

(1)非肾源性因素

①胃肠炎：就全世界来说，胃肠炎是导致1～5岁儿童死亡的主要原因。典型的病史是大量的多次的水样便，患儿可以出现不同程度的脱水和低血容量性休克。鉴于低血容量的严重性，对患儿需要用等张液体进行积极而及时的液体复苏。

②第三间隙液体渗漏：脓毒血症和腹膜炎就是液体渗漏至肠间隙的例子。这种情况可在儿

治疗包括口服和静脉补充。

如果患儿正在接受肠内喂养，那么纠正无症状的低钾血症（无心电图改变）的最安全方法是在食物中逐步加入补充的钾剂。1～3mEq/(kg·d)的钾补充量可分3～4次经肠道应用，以纠正低钾血症，或预防应用无保钾成分利尿剂的患儿出现低钾血症。氯化钾对胃黏膜有刺激作用，患儿多不容易耐受，可导致腹泻。

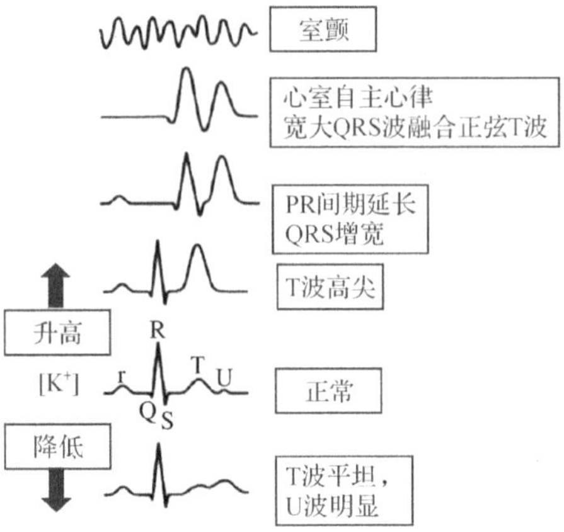

图 8-2　低钾血症或高钾血症的心电图改变

注：版权许可，©2002 Elevier. Gennari F J. Disorder of potassium homeostasis: hypokalemia and hyperkalemia. *Crit Care Clin*, 2002, 18: 273-288.

静脉补液的传统步骤如下。①K^+水平处于3.0～3.5mEq/L，1h内应用0.25mEq/kg的KCl。②K^+水平处于2.5～3.0mEq/L，2h内应用0.5mEq/kg的KCl。③K^+水平小于2.5Eq/L，3h内应用0.75mEq/kg的KCl。应在给药的中途再次检测血钾水平。④保守而安全的补钾方法是单一的，静脉替代剂量不超过0.5mEq/(kg·h)，最大剂量为10mEq/h。这些推荐方法比成年人更严格。⑤任何时候，KCl输注均推荐通过中心静脉或大静脉途径补给，并用足够的静脉溶液稀释。若有条件，尽可能进行心电监护。

2. 高钾血症

> **!**
>
> 高钾血症（血钾水平＞5.5mEq/L）是危及生命的紧急情况。
>
> **!**

高钾血症（血钾水平＞5.5mEq/L）需要紧急确诊并迅速进行治疗以降低血钾水平，特别是如果出现心电图的改变。因为肾脏清除多余钾的能力是非常有限的，高钾血症很少出现在有足够肾功能的病例中。高钾血症可以出现在肾衰竭（急性或慢性），醛固酮减少症，肾上腺功能不全，代谢性酸中毒，肌肉和组织坏死（横纹肌溶解，烧伤，挤压伤），肿瘤细胞溶解综合征（见第十七章）和过多摄入或应用钾的患儿中。酸中毒也起一定作用，pH每下降0.1，血钾水平就会上升0.5mEq/L。药物如保钾利尿剂（螺内酯），血管紧张素转换酶抑制剂，以及地高辛也可以导致高钾血症，特别是合并肾功能不全的患儿。足跟血标本溶血或止血带的应用是假性血钾水平升高的一个常见原因。当然，如果没有重复采取无溶血的、自由流动的血标本来证明血钾正常，就不能说明这就是引起高钾血症的原因。

高钾血症的临床表现和体征与心律失常相关的低心排血量有关。心电图表现为高尖的T波，增宽的QRS波，房室传导阻滞，心动过缓，最终导致室性心动过缓和心搏停止（见附录八）。

当 K^+ 水平>7mEq/L 时，可出现无力和麻痹。

有症状的高钾血症需要开展如下紧急干预和治疗措施。

(1)用导联线将患儿与心肺监护仪相连，并获得 12 导联的心电图。

(2)复查电解质以确诊高钾血症。

(3)停止任何外源性钾的补充。

(4)应用一种或以上的治疗方法。治疗方法包括如下几种。

a. 予以葡萄糖酸钙，约在 3min 内静推 100mg/kg(1mL/kg 的 10%溶液)以稳定心肌细胞和预防心律失常。

b. 予以碳酸氢钠，在 10～15min 内通过静脉给予 1～2mEq/kg。在应用之前，确保足够的通气。因为钙剂与碳酸氢根混合会有沉淀，两种药物应用之间需要冲洗静脉通路。

c. 胰岛素-葡萄糖溶液输注会使钾转移到细胞内，通常是将胰岛素[0.1U/(kg·h)]与 25%葡萄糖溶液[相当于 0.5g/(kg·h)，2mL/(kg·h)]混合。如果浓度更高的葡萄糖溶液不能获得，那么 10mL/(kg·h)的 25%葡萄糖溶液可与胰岛素一起输注。在开始持续输注之前，第 1 小时的剂量需快速输注(约 30min)。在输注过程中，葡萄糖水平应每小时监测 1 次。

d. 多次的沙丁胺醇吸入或雾化结合上述一种或多种方法并不是一种强有力的治疗手段，不能使血钾水平有明显的改变，这就是它必须与其他治疗方法结合应用的原因。

e. 交换树脂，如聚苯乙烯钠树脂，可经直肠应用 1g/kg。如果患儿血流动力学稳定，气道通畅，那么该树脂可通过口服或鼻胃管每 6 小时给予同样的剂量(1g/kg)。直肠给药的效应更快；而口服或鼻胃管给药起效缓慢，效果持久。该树脂可经胃肠道进行钠钾交换，交换比例是 1g/kg 树脂下降 1mEq/L 的血钾水平。如果大于该剂量的树脂被应用，则应监测血钠水平，因为其可能引起高钠血症。

(5)如果高钾血症危及生命并需要紧急纠正，那么除了上述方法外，还可行急诊血液透析。特别是如果要建立大的中心静脉通路，血液透析需要一定时间，所以，在等待时也需要使用上述方法。

(三)镁(Mg^{2+})

镁是三磷酸腺苷相关功能的辅助因子，如参与氧化磷酸化、蛋白质合成和 DNA 转录。镁在大部分食物中含量丰富，日常摄入通常是充足的。正常血镁水平是 1.6～2.4mg/dL(0.66～0.97mmol/L)。

1. 低镁血症

低镁血症(Mg^{2+} 水平<2mg/dL)在重症监护室患儿中相当常见(20%～50%)，可能因为危重症患儿每天摄入不充分或缺失合并胃肠道和肾脏丢失增加。胰腺炎时，可出现低镁血症和持续的低钙血症。肾功能不全的患儿很少会出现低镁血症，因为他们从尿中排镁的能力有限。

低镁血症常与低钙血症相关，可以导致低钙血症的临床症状，如肌无力、肌萎缩、心电图改变(PR 间期延长、QT 延长和 T 波低平)。低钾血症也与低镁血症相关，纠正血清镁水平有助于持续低钾血症的治疗。喉痉挛和惊厥也可出现在严重低镁血症病例中。

低镁血症的原因有如下几方面。①禁食和静脉补充不足。②家族性低镁血症，泻药应用，短肠综合征导致的吸收不良。③继发于利尿剂应用，两性霉素 B，氨基糖苷类，肾实质疾病(急性肾小管坏死)而从肾丢失增加。

低镁血症的治疗是 3～4h 内缓慢输注 25～50mg/kg 的硫酸镁。血镁水平在 2mg/dL (0.82mmol/L)以上,肾脏会排出多余的镁,因此,没有必要快速静脉补镁。

2. 高镁血症

多余的镁常会被肾脏清除,因而除肾功能不全的患儿,很少出现高镁血症。当血镁水平＞5mg/dL(＞2.05mmol/L)时,可以出现有症状的高镁血症。

临床表现和体征包括恶心、呕吐、腱反射减弱和神经肌肉阻滞。心血管表现为心动过缓、心肌抑制和 ECG 改变,包括 PR 间期延长和房室传导阻滞。新生儿可出现肌张力下降和呼吸暂停。

治疗包括静脉应用 50～100mg/kg 的葡萄糖酸钙,摄入限制和利尿。

(四)钙(Ca^{2+})

钙是二价阳离子,99%存在于骨骼,剩下的 1%分布于全身各处。食物来源的钙包括每天的食品,如绿叶蔬菜、贝壳类海鲜。钙对牙齿、骨骼矿物质沉积和肌肉兴奋性(特别是心肌兴奋-收缩偶联)是非常重要的。它在凝血过程中也起着关键的作用。最近有资料显示,它在损伤和坏死的细胞机制中也有重要的作用。在复苏过程中和复苏后稳定状态,使用过多的钙剂不利于心肌和其他组织的恢复(见第三章)。

有活性的钙(游离型)几乎占总钙的 50%,剩下的大部分钙与白蛋白结合为无活性状态,因此应检测可利用的游离钙。甲状旁腺激素、维生素 D、降钙素和肾脏排泄这几个方面的相互作用,与血钙水平的调节密切相关。

1. 低钙血症

低钙血症是指总钙水平＜2.12mmol/L(＜8.5mg/dL)或游离钙水平＜1mmol/L。典型的钙缺乏是指摄入的食物中钙含量过低和(或)维生素 D 或甲状旁腺激素缺乏的结果。低钙血症常常是长期蛋白质-能量营养不良临床表现的一部分,但也可以是由钙的单独缺乏引起的。它可以是胰腺炎临床表现的一部分,但在儿科中少见。低钙血症最常见的原因是甲状旁腺激素的先天缺乏,如 Di-George 综合征。

低钙血症常出现于危重症患儿,他们常常合并有低白蛋白血症,所以测定游离钙水平比测定总钙水平更可靠。

低钙血症共有的神经肌肉表现有手足抽搐,易激惹,反射亢进、无力和麻痹,肌无力,喘鸣和喉痉挛等。心血管表现有低血压、心动过缓和心律失常。

(1)新生儿/婴儿

足月新生儿的血钙水平在出生后第 1 个 24h 内下降,然后被调节激素维持。新生儿低钙血症的出现与母亲妊娠期糖尿病、妊娠期毒血症与母亲甲状旁腺功能亢进相关,可导致患儿易激惹、手足抽搐或惊厥。

Di-George 综合征的新生儿(第 3 和第 4 咽囊逐渐异常)可出现有症状的低钙血症。这些患儿可以出现下列损害,如下颌骨发育不良、甲状旁腺功能低下、T 淋巴细胞缺项(胸腺功能不全)和先天性心脏病(房间隔缺损、室间隔缺损、主动脉弓异常、肺动脉狭窄和永存动脉干)。

新生儿低钙血症可能是低镁血症的后果。低镁血症的纠正对低钙血症来说是必要的。

(2)儿童

大龄儿童的低钙血症常是调节血钙水平的一个或以上机制紊乱的后果。低钙血症的常见原因有甲状旁腺功能低下、维生素 D 缺乏、食物中钙摄入不足和肾脏丢失等,但也可见于危重症和外伤儿童。

有症状并且有实验室依据的低钙血症需要紧急补钙。评价肾功能,检测其他电解质,特别是镁的水平(在评价和处理低钙血症中非常重要)。对于低钙血症的原因,需要关注甲状旁腺功能、肾功能(磷酸盐水平)和维生素 D 代谢(25-羟化维生素 D 和 1,25-二羟化维生素 D)的水平。

(3)治疗

静脉补充钙剂治疗最好通过大的静脉或中心静脉,因为钙剂渗出会导致化学烧伤及随后组织坏死,不能通过头皮静脉、肌肉、皮下注射来补充钙剂。

静脉应用钙剂的指征包括低钙血症[游离钙水平＜1mmol/L(＜4mg/dL)]、高钾血症、钙离子通道阻滞剂过量、高镁血症和有低钙实验室证据的心搏停止后稳定状态。

常用钙剂有氯化钙和葡萄糖酸钙。

静脉途径的氯化钙是最高生物效应的钙形式。10％氯化钙溶液包含 1.36mEq/mL 的游离钙。它可以 10～20mg/kg 的剂量通过中心静脉,大约在5～10min 输注完毕。过快地应用会导致心动过缓和低血压。葡萄糖酸钙是新生儿首选的钙盐,在大婴儿和儿童中可以通过口服或静脉应用。10％葡萄糖酸钙溶液包含 0.45mEq/mL 的游离钙。新生儿剂量为50～200mg/kg,约在 5～10min 静脉输注完毕;婴儿和儿童的剂量为 50～125mg/kg,约在 5～10min 静脉输注完毕。

2. 高钙血症

高钙血症是指总钙水平＞11mg/dL(＞2.75mmol/L)或游离钙水平＞1.3mmol/L,是钙从骨骼中释放出来的结果。它可见于长时间不活动,甲状旁腺功能亢进,恶性肿瘤引起肿瘤细胞溶解,维生素 A 或 D 过度摄入和肉芽肿性疾病等。

高钙血症可出现导致误诊的临床表现和体征,尽管这在儿科患儿中相对少见。由于高血压和意识水平的下降,高钙血症患儿可被误认为即将发生脑疝。其他临床表现和体征有心血管和神经肌肉方面的表现,包括高血压、QT 间期缩短、易激惹、昏睡、惊厥、昏迷、恶心、呕吐和腹痛。

需要找到高钙血症的原发病因,采取能明确降低血钙水平的治疗方法。总钙水平＞15mg/dL的高钙血症需要紧急降低血钙水平。

用 200～250mL/(kg·d)的等张盐水静脉水化,结合呋塞米诱导利尿(1mg/kg,每 6 小时静脉应用),可通过肾脏增加钙排泄(尿钙)而迅速起效。在利尿过程中,应严密监测电解质(包括磷和镁)。

重组降钙素起效迅速,通过阻止骨骼重吸收钙和促进尿钙而起作用。降钙素的剂量为10U/kg,静脉输注,每 4～6 小时可重复应用。普卡霉素、阿司匹林和吲哚美辛也是可选择的治疗高钙血症的药物。糖皮质激素可减少胃肠道对钙的吸收。氢化可的松(1mg/kg,每 6 小时重复应用)可有效减少钙的吸收,但对急性高钙血症作用不大。

(五)磷酸盐(PO_4^{3-})

磷在日常食物中含量丰富,在人体内以磷盐形式出现,并与钙摄取紧密相关。血磷水平由肾脏滤过和近球肾小管重吸收来调节。

磷的主要功能体现于细胞膜磷脂、骨骼、三磷酸腺苷和 2,3-二磷酸甘油酸。这四个系统各自使磷维持体内稳态,并对维持人体的基本生理功能有至关重要的作用。

1. 低磷血症

典型的磷摄入减少和过度排出会出现在糖尿病酮症酸中毒的病例中。胰岛素治疗主要通过使磷转移至细胞内而降低血磷水平。肾功能不全,如急性肾小管坏死、肾小管酸中毒、Wilson's 病、低钾血症和甲状旁腺功能亢进都能导致低磷血症。患儿单独接受静脉输液(没有磷补充),那些应用含铝制酸剂的患儿和危重症患儿都有可能出现低磷血症。

急性低磷血症病例的临床表现和体征包括肌无力、通气不足、心功能不全、惊厥和昏迷。当血磷水平低于 1mg/dL(0.323mmol/L)时,治疗包括将磷酸盐(如钠和钾盐)加入静脉输注液体中。磷酸钠包括 3mmol(94mg) PO_4^{3-} 和 4mEq/mL Na^+;磷酸钾包括 3mmol(94mg) PO_4^{3-} 和 4.4mEq/mL K^+。可以每 4～6 小时补充 0.16～0.32mmol/kg 的速度给予静脉输注,两种盐都可应用。如果合并肾功能不全,则可以应用磷酸钾,但需严密监测血钾水平。此外,有高钙血症时不能输注磷酸盐。

2. 高磷血症

磷过度摄入(少见)和排出减少,如肾功能衰竭、甲状旁腺功能低下和假性甲状旁腺功能低下,都可导致高磷血症,肿瘤溶解综合征和横纹肌溶解症也可以引起高磷血症。一份溶血的标本可检测出错误的血磷水平而误解为高磷血症。

当总钙与无机磷结合产物水平>60mg/dL 时,高磷血症的主要效应是由于螯合作用而出现低钙血症。治疗包括肠内应用氢氧化铝抑酸剂和等张液体的再水化,同时积极处理低钙血症。

三、代谢性疾病

(一)葡萄糖

葡萄糖是组织代谢所必需的物质,血糖水平通过胰岛素的作用维持在一定的范围内。糖代谢的异常可导致低血糖或高血糖,造成明显的临床后果。

1. 低血糖

低血糖的血糖水平<40mg/L(<2.2mmol/L)。低血糖患者可以出现无力、出汗、心动过速、颤动,并最终可导致惊厥。大脑的神经活动依靠葡萄糖的稳定供给,因此 CNS 症状是低血糖特别的证据。低血糖患者的临床症状多种多样,特别是在新生儿中。

导致低血糖的不同情况有高胰岛素血症,新生儿代谢异常,内分泌疾病(包括肾上腺和垂体功能异常),酮性低血糖症和药物/毒物中毒(包括外源性胰岛素的应用)。大量的内分泌和代谢相关的检查对诊断是必要的。心得安和其他 β 受体阻滞剂可以掩盖低血糖的症状(如心动过速、出汗)。

实验室检查,包括皮质醇、胰岛素、生长激素、尿酮检查;而血生化和肝功能检查应尽可能在低血糖事件发生的过程中进行。

低血糖一旦被确诊,紧急的治疗是初始静脉补充葡萄糖溶液。2～4mL/kg 的 25%葡萄糖溶液静脉应用可提供 0.5～1.0g/kg 的葡萄糖。该溶液可 1∶1 稀释成 12.5%葡萄糖溶液并通过外周静脉或骨髓内应用。因为葡萄糖是相对高渗的，所以对新生儿不能给予浓度为 12.5%以上的葡萄糖溶液。

2. 高血糖

在血糖水平>150mg/dL 时，应考虑诊断为高血糖。这种情况在危重症儿童中不少见。它是应激反应和循环内高水平的肾上腺素与其他抗胰岛素激素作用出现的结果。在复苏后稳定的阶段，应监测血糖水平。

(二)糖尿病酮症酸中毒

糖尿病酮症酸中毒(Diabetic ketoacidosis，DKA)有时会被漏诊，从而引起脑水肿，导致严重的神经系统后遗症。一个新诊断的糖尿病患儿(大约 30%会以 DKA 为首发表现)或一个已知胰岛素依赖的糖尿病患儿出现 DKA 时，需要立即进行液体管理和纠正酸中毒。

糖尿病患儿血糖控制不佳会诱发 DKA。患儿会出现头痛、呕吐、腹痛、昏睡和脱水等临床症状。患儿常有体重下降、多饮、多尿的病史。腹痛和呕吐可被误诊为腹部疾病或"急腹症"。如果脱水很严重，则可出现低血容量性休克的临床表现。典型快速/深慢呼吸的临床症状会被误认为哮喘和呼吸窘迫。呼吸中的烂水果味有助于做出准确的诊断。

1. 初始治疗

最初的实验数据一旦被确认符合糖尿病酮症酸中毒的诊断，治疗的关键就是持续输注胰岛素和纠正脱水。如果病史提示是感染诱发，则应评估病情和进行合适的治疗。

第 1 剂的液体可用 20mL/kg 的生理盐水，如果患儿因为脱水而血流动力学不稳定，则可额外补充 1 剂液体。等张的生理盐水只能用于液体复苏的第一阶段。如果肾功能明显受损，则应避免应用乳酸林格氏液。

胰岛素输注的初始剂量为 0.05～0.1U/(kg·h)，没有单次的负荷剂量。

随后，在尿量正常时，可用含 20mEq/L 氯化钾和 20mEq/L 磷酸钾的生理盐水(钾浓度相当于维持量的 1.5～2 倍)，总量不超过 3500mL/(m^2·d)。血糖水平一旦低于 300mg/dL，就可补充葡萄糖溶液(含氯化钾和磷酸钾的 D 10%NS)。

血糖水平下降速度每小时不超过 100mg/dL(5.5mmol/L)。当血糖水平甚至估计在 300 mg/dL以上时，血糖下降过快也需要迅速补充葡萄糖至静脉输注液体中。因为胰岛素对纠酸是有作用的，在调节葡萄糖溶液时，需要静脉输注胰岛素以调整合适的血糖水平。

每 2～4 小时应监测 1 次血糖和血气，并经常监测电解质(包括钠、钾、钙、镁和磷)，以及进行 ECG 监护。

> **!**
>
> 除非严重酸中毒影响血流动力学或因高钾血症导致心律失常，否则目前没有证据显示需要应用碳酸氢钠。碳酸氢钠具有潜在的危害，因为它可引起血液渗透压明显升高，并可能加重脑水肿。
>
> **!**

2. 脑水肿

大部分 DKA 患儿在病程中可有不同程度的脑水肿。发展为脑水肿的主要危险因素有应用大量的低张液体、血糖水平的快速下降和低钠血症。低钠血症常出现在 DKA 中，是高血糖和高甘油三酯血症（假性低钠血症）的后果。

标准血 Na^+ 水平＝实际血 Na^+ 水平＋{[血糖水平(mg/dL)－100/100)×1.6]}

如果高血糖和高甘油三酯血症被完全纠正，则血钠水平可用下列公式计算：

{测定的钠水平(mEq/L)}{0.021[甘油三酯水平(g/dL)＋0.994]＋0.016[血糖水平(mg/dL)]}

(三)肾上腺功能不全

1. 原发性肾上腺功能不全

先天性肾上腺皮质增生症常见于出生后的第 2～3 周，出现休克合并低钠血症、低血糖和高钾血症。它是由于胆固醇合成皮质醇途径中酶的缺乏，而影响盐皮质激素和糖皮质激素生成的一组疾病。高水平的促肾上腺皮质激素导致肾上腺皮质增生。典型的伴或不伴有外阴性别不明的新生儿在临床表现中会出现休克，他们有高水平的激素代谢。酶部分缺乏也会出现肾上腺功能不全，需要促肾上腺皮质激素刺激试验来明确诊断。

2. 继发性肾上腺功能不全

继发性肾上腺功能不全是肾上腺功能不全最常见的形式，可出现在儿科重症监护室。患儿会有无力、呕吐、腹痛和发热。长期应用激素治疗会导致患儿（比如用于哮喘患儿）出现下丘脑-垂体-肾上腺轴的抑制。反复发作的患儿可以出现休克，但临床表现不典型。当出现低血糖、低钠血症、高钾血症、代谢性酸中毒以及氮质血症时，应怀疑肾上腺功能不全。当应激、危重症患儿的皮质醇水平$<5\mu g/dL$(137mmol/L)时，强烈提示肾上腺功能抑制或不全。继发性肾上腺功能不全中的促肾上腺皮质激素和皮质醇水平都低。

肾上腺功能不全在广大的危重症患儿中的早期诊断率越来越高。对于任何婴儿和儿童，在经过足够的容量复苏和适当的血管活性药物应用（儿茶酚胺抵抗性休克）后，仍然存在低血压时，均应考虑肾上腺功能不全。如果严重应激患儿的皮质醇水平低于 $25\mu g/dL$，则应测定皮质醇水平，可应用氢化可的松，初始剂量是静脉输注 2mg/kg，随后每 6 小时给药 1 次(1mg/kg)。

可选择的治疗方法包括如下几个方面：每 6 小时予以 0.2mg/kg 地塞米松静脉输注；或每 6 小时予以 1mg/kg 甲泼尼龙静脉输注。对脱水和低血糖的治疗应包括用生理盐水开展充分的液体复苏和纠正低血糖。

液体与电解质及神经内分泌代谢紊乱的要点

- 影响钠平衡的重要疾病：
  - —抗利尿激素分泌不当综合征(SIADH)：低尿量、低钠血症和浓缩尿，尿 Na^+ 水平＞30mmol/L。
  - —脑性低钠血症：正常或高尿量，低血容量，甚至尿 Na^+ 水平＞100mmol/L。
  - —尿崩症：高尿量、低血容量、高钠血症和稀释尿。
- 急性肾上腺功能不全可见于先天性肾上腺皮质增生症（新生儿）或继发于长期应用激素

的患儿。其可以出现低血容量(休克)、低血糖、低钠血症、高钾血症和氮质血症。

- 对有症状的低钠血症(低钠性惊厥)患者,检查 ABCs,然后约 15～20min 用 3%含钠溶液行静脉输注以纠正血 Na^+ 水平。在惊厥得到控制后,缓慢持续纠正低钠血症。
- 新生儿若合并低钠血症、高钾血症、低血糖和酸中毒,则必须考虑先天性肾上腺皮质增生症的诊断并立即处理。
- 血钠水平应缓慢纠正(以每小时 0.5～1.0mEq/L 的改变为宜)。若血钠水平下降过快,则可导致脑水肿;若血钠水平上升过快,则可导致脑桥中央髓鞘溶解症。
- 有心电图改变的高钾血症需要紧急处理。
- 在儿科患儿中,避免用低张液静脉维持,特别是对有 SIADH 风险的患儿。
- 静脉输注液体中的钾应根据患儿的真正需要、尿量和血钾水平来调整。避免对所有的患儿在静脉输注液体中常规加入 20mEq/L 的氯化钾。
- 对于明显的低血容量患者,应在第 1 小时内给予 40mL/kg 以上的液体复苏。在用等张液体(生理盐水或乳酸林格氏液)行快速静脉液体复苏的同时,应反复评估其临床状态。
- 在糖尿病酮症酸中毒的处理中,血糖水平下降速度不超过 100mg/(dL·h)。
- 在 DKA 患儿的治疗中,首次不要静脉推注胰岛素。
- 在 DKA 患儿的治疗中,不应用碳酸氢钠纠正代谢性酸中毒。

推荐阅读

1. Arora S K. Hypernatremic disorders in the intensive care unit. *J Intensive Care Med*, 2011,28:37-45.
2. Banasiak K J, Carpenter T O. Disorders of calcium, magnesium, and phosphate. In: Nichols D G, ed. *Roger's Textbook of Pediatric Intensive Care. 4th ed*. Philadelphia, PA: Williams & Wilkins,2008:1635-1648.
3. Brierley J, Carcillo J A, Choong K, et al. Clinical practice parameters for hemodynamic support of pediatric and neonatal septic shock: 2007 update from the American College of Critical Care Medicine. *Crit Care Med*, 2009,37:666-688.
4. Gennari F J. Disorders of potassium homeostasis. Hypokalemia and hyperkalemia. *Crit Care Clin*, 2002,18:273-288.
5. Holliday M A, Segar W E. The maintenance need for water in parenteral fluid therapy. *Pediatrics*, 1957,19:823-832.
6. Kelly A, Moshang J R. Disorders of water, sodium, and potassium homeostasis. In: Nichols D G, ed. *Roger's Textbook of Pediatric Intensive Care. 4th ed*. Philadelphia, PA: Williams & Wilkins,2008:1615-1634.
7. Mekitarian Filho E, Carvalho W B, Troster E J. Hyperglycemia, morbidity and mortality in critically ill children: critical analysis based on a systematic review. *Rev Assoc Med Bras*, 2009,55:475-483.
8. Moritz M L, Ayus J C. Maintenance intravenous fluids with 0.9% sodium chloride do not produce hypernatremia in children. *Acta Paediatr*, 2012,101:222-223.

9. Neville K A, Sandeman D J, Rubinstein A, et al. Prevention of hyponatremia during maintenance intravenous fluid administration: a prospective randomized study of fluid type versus fluid rate. *J Pediatr*, 2010,156:313-319.
10. Reddy P. Clinical approach to adrenal insufficiency in hospitalized patients. *Int J Clin Pract*, 2011,65:1059-1066.
11. Rosenbloom A L. The management of diabetic ketoacidosis in children. *Diabetes Ther*, 2010,1:103-120.
12. Santanae Meneses J F, Leite H P, de Carvalho W B, et al. Hypophosphatemia in critically ill children: Prevalence and associated risk factors. *Pediatr Crit Care Med*, 2009, 10:234-238.
13. Thomas C P, Fraer M. Syndrome of inappropriate antidiuretic hormone secretion. Available at: http://emedicine.medscape.com/article/924829-overview. Accessed March 15, 2013.
14. Yee A H, Burns J D, Wijdicks E F. Cerebral salt wasting: pathophysiology, diagnosis, and treatment. *Neurosurg Clin N Am*, 2010,21:339-352.

第九章

儿童创伤

目　标

- 安排创伤儿童的优先治疗。
- 对创伤儿童使用拯救生命的疗法。
- 描述儿童创伤模式与成年人的不同之处。

一、引　言

目前,创伤仍然是导致儿童和青少年死亡的一个重要原因,儿童的损伤机制和模式与成年人有着显著的不同。儿童意外及非意外伤害在急诊和医疗资源使用方面占了一个显著的比例。

二、初步调查

儿童创伤的评价从初步检查开始。该初步检查以系统化的方式进行并以 ABCDE 方便记忆。ABCDE 包括:气道(Airway,A)的评估和管理(限制脊椎运动);其次,呼吸(Breathing,B)的评估(识别和治疗开放性气胸及张力性气胸);接着是循环(Circulate,C)的评估(控制外部出血及静脉输液治疗);再次是残疾(Disability,D)的评估(发现需要早期神经外科干预的状态);最后是暴露(Expose,E)(给患儿脱衣检查,同时保持患儿体温)。该最初步检查旨在确定那些直接危及生命的生理和解剖上的异常。除非早期发现这些异常并采取正确的措施,否则患儿可能病情恶化并在很短的时间内死亡。

初步调查的模式是评估和治疗。在进入下一个阶段前,对每一位患儿的确定的危及生命的状况,都需要先予以治疗。例如,如果需要先吸痰,那么就先吸痰,然后重新评估呼吸;而如果需要吸氧,那么在检查循环前就要予以吸氧。当然,儿童创伤通常需要多个人参与抢救,一些人可以进行治疗,而其他人可以继续进行评估。

创伤事件发生后,在移动患儿之前必须要固定其颈椎、胸椎和腰椎。通常情况下,患儿在事故地点就会被套上半刚性可调节颈托并被放置在脊柱固定板上。在放置颈托前,应确定患儿躯体保持直线,并进行双合诊和脊柱制动。如果现场没有放置颈托,则应尽快放置。给创伤婴幼儿固定时,应在婴幼儿和脊柱固定板之间放置一个从肩膀到臀部的 2.54cm 厚的填充物,使患儿颈部保持正中位并可以防止压疮。

(一)气　道

气道评估从评价患儿正中位时呼吸道是否通畅开始。对婴幼儿,通过从肩膀到臀部加垫2.54cm厚的填充物使气道通畅;而对于年龄较大的儿童,这层填充物应放置到整个身下包括头部。这种差异是由于在放平时,婴儿头部比例较大和颈部有前屈的倾向造成的。如果无法通过患儿体位来实现气道通畅,那么还可能使用一些措施(包括抬下巴和推下腭)来实现气道通畅。避免头后仰,以防止潜在的颈椎再损伤。

> !
>
> 鉴于颈椎损伤的风险,禁忌创伤患儿头后仰。
>
> !

人工气道辅助也可能是有用的。人工气道用来取代舌和咽部组织。口咽通气管只能应用于无意识的患儿,因为它可能导致患儿出现明显的恶心、呕吐。其长度的测量是从口到头侧下颌角。对于有意识的合作患儿,可以用鼻咽通气道。鼻咽通气道长度的测量是从鼻尖到耳屏。

> !
>
> 对于面中部外伤、颅底外伤、脑脊液鼻漏或凝血功能障碍的患儿,应避免鼻咽通气道。
>
> 可依据Broselow儿科急救尺或"(16+年龄)/4"公式来确定正确的气管插管型号。
>
> !

当患儿有阻塞或外伤引起的无法保持呼吸道通畅、气道张力丧失、呼吸衰竭、休克失代偿或严重的神经功能障碍[格拉斯哥昏迷评分(Glasgow coma scale,GCS)≤8]时,明确需要气管插管。当患儿有吸入损伤,或需要保护呼吸道防止误吸胃内容物及血液时,也明确需要气管插管。正确的气管插管尺寸可通过使用Broselow儿科急救尺或"(16+年龄)/4"公式进行计算。传统上,没有气囊的气管插管可用于小于8岁的患儿。然而,患儿如果有气体交换受损的风险,如急性呼吸窘迫综合征、吸入性损伤或肺挫伤,则不考虑他们的年龄,可以而且应该使用带气囊的气管插管,因为他们可能需要高通气压力来实现充分氧合和通气。

应将所有创伤患儿假定为饱腹状态并应进行快速插管。插管用药所致低血压应当被预见并采取措施避免。因为氯胺酮有升高颅内压的风险,所以当怀疑有颅脑损伤时应避免使用。如果有高钾血症、神经肌肉疾病和烧伤,那么琥珀酰胆碱是禁忌的。如果患儿出现休克症状和体征,则应避免使用依托咪酯。

神经肌肉阻滞后,行气管插管插入。插管应进的深度为管内径的3倍或用公式"(年龄/2)+12"来确定。对插管放置的检查通过直接可视的插管通过声门,并且可通过听诊双肺呼吸音,监测氧饱和度及呼气末CO_2改善来证实。胸片可用于确定正确的插管深度,但仍旧不能排除气管插管误入食管的可能。气管插管一旦成功,就应停止环状软骨按压。如果医师不确信他们能够插管,就不应使用神经肌肉阻滞剂;或插管不成功,应使用气囊-面罩通气并应用环状软骨按压。此时可能需要先进的气道技术辅助插管,如纤支镜、直接喉镜或橡胶导管。直接喉镜是一个喉镜配一个摄像头,它将图像传送到一个小屏幕上以供多个观众观看。如果不可能进行气管插管或预计气管插管比较

> !
>
> 计算气管插管深度的公式:(年龄/2)+12
>
> !

困难，则应使用替代的气道，如喉罩通气道或 King 氏喉通气道。当患儿有明显的面中部外伤或颈椎损伤时，预估其有困难气道的可能。使用喉罩通气道或 King 氏喉通气道的年幼患儿，如需要转换成气管插管，应谨慎地将患儿送往手术室进行转换。并且若需要环甲膜切开，则医务人员应具有相应的环甲膜切开方面的专业知识。

(二)呼 吸

一旦呼吸道通畅，就应开始评估呼吸。我们的目标是正常的氧合和通气。脉搏血氧饱和度应用于监测血氧饱和度，其目标值应维持在 94%～99%。可经鼻导管、面罩、非回吸式面罩或机械通气供氧。通气可由皮囊-面罩设备或机械通气机提供。在没有脑疝的迹象时，不建议给创伤患儿过度通气。在疑似头部外伤的情况下，过度换气会降低脑灌注和潜在导致颅脑二次损伤的可能。然而，一旦出现脑疝的征象，就应采用过度换气以减少脑血流量和降低颅内压。患儿如果出现张力性气胸的征象，就需要立即针刺减压，随后行胸腔置管术。患儿如果有开放性气胸的征象(吸入性胸壁伤口)，则需用敷料堵塞后行胸腔置管术。

(三)循 环

呼吸评估后，接着需评估和稳定循环。创伤患儿最常见的休克是出血导致的低血容量性休克。儿童在失血量达 30%时还能继续维持正常血压。因此，低血压是儿童休克非常晚期的表现。故在出现明显的低血压前应积极治疗低灌注。如果可以，需要直接压迫开放性伤口的活动性出血。当直接压迫止血失败时，可以用已制造的动脉压迫带来控制四肢末端出血。

在创伤患儿中，还可以看到其他类型休克，包括由张力性气胸或心脏压塞导致的梗阻性休克，脊髓损伤导致的神经源性休克，及比较少见的心肌损伤或瓣膜破裂伤导致的心源性休克。

对于有张力性气胸征象的患儿，需要立即针刺减压，随后行胸腔置管术。对于有出血性休克或神经性休克征象的患儿，需要建立外周静脉通道进行液体复苏。经过医师 2 次建立静脉通道不成功的尝试后，应考虑给予放置骨髓内针，首选将髓内针放置在胫骨近段。如医师技术熟练且在髓内针放置失败时，也可考虑经股静脉行中心静脉置管术或静脉切开术。

静脉或髓内针通路一旦建立，应快速给患儿输入 20mL/kg 的等渗晶体液并进行重新评估。如果休克的征象仍然存在，则应第 2 次和第 3 次推注 20mL/kg 的等渗液体。如果患儿已输入 40～60mL/kg 的液体，但血流动力学仍不稳定，则应给予输注 10mL/kg 的浓缩红细胞。如需进一步输血，则应与新鲜冰冻血浆及血小板浓缩物一起输注，其比例为 1∶1∶1 或 2∶1∶1。如果神经源性休克患儿在输注 60mL/kg 的液体后血流动力学仍不稳定，则应考虑应用升压药物。同时放置导尿管以监测尿量和复苏是否充分，因为尿量能反映肾脏灌注充分与否。若尿量不足，则反映了血容量和前负荷不足。对于血流动力学持续不稳定者，可能需要通过手术干预来控制出血。

(四)残 疾

在患儿血流动力学稳定后，应进行残疾(神经系统状态)的评价，包括意识水平、瞳孔反应、定位体征和麻痹水平。GCS 评分应在初步调查时以及二次调查期间时行，并且在这之后应经常进行 GCS 评分。通过 GCS 评分，可预测神经系统的结果，其范围从 3 分（最差）至 15 分（最好）。评分的组成包括运动功能（1～6 分）、语言反应（1～5 分）和睁眼（1～4 分）。由于儿童及婴幼儿的口头表达能力发展有差异，所以修改了语言反应评分（见第十五章，表 15-1）。如果有可能，对于任何神经系统状态异常，均应及时迅速地进行神经外科评估。最后，低血糖和高血糖可能加重神经系统症状。因此，对所有危重的或受伤的被送到急诊室的患儿来说，快速血糖测定是必不可少的。

（五）暴　露

评估患儿的神经系统处于稳定状态后，应除去患儿所有的衣物使患儿暴露，以便检查背部有无威胁生命的损伤。然后，给患儿加盖温暖的毛毯以防止体温过低。就像需要液体复苏一样，室温应该是温暖的。

（六）初步实验室检查的辅助

根据患儿创伤的性质，可将一些额外的检查、程序以及设备用于辅助初步实验室检查，包括心肺监测、脉搏血氧仪、血压监测、呼气末 CO_2 监测、动脉血气分析、留置导尿管测尿量和评估肾灌注、留置胃管行胃减压和防止误吸等。

> ！
>
> 如果有鼻衄、鼻漏或颅底骨折的迹象，则应经口放置胃管。
>
> ！

> ！
>
> 如果在尿道口看到血液，则应推迟留置导尿管。
>
> ！

在初次实验室检查时，应获得胸部、骨盆和颈椎正侧位便携式 X 线光片，或延迟到二次实验室检查时获取。通过这些 X 线光片，可以确定需要立即引起注意的损伤。技术熟练的医师可以进行创伤早期超声筛查，以识别心包、腹腔或盆腔的血液或液体。

三、二次调查

初次调查一旦已经完成并且患儿状况稳定，就可以开始二次调查。对于不稳定的患儿，则需要积极的抢救措施，二次检查可能会推迟。二次检查的目的是找到不明显或生理性的伤害或状态，这些伤害如果在接下来的几小时仍然没有被发现并处理，也可能威胁到患儿的生命。

> ！
>
> 二次调查包括一个完整的病史和从头到脚的体格检查。
>
> ！

（一）病　史

外伤史的重要组成部分包括症状、过敏史、药物治疗、过去的用药史、妊娠状态、最后的进食及液体摄入、外伤的过程和周边环境。了解损伤的机制在确定损伤的方式方面是非常有用的。另外，对患儿所有的已经应用的药物及替代制剂都应复审并记录在病历上。

（二）体格检查

体检检查应从头到脚进行。在对婴儿的前囟进行评估时，可将患儿的头部抬高 30°（如果没有禁忌）并触摸其囟门。饱满或膨出的囟门是颅内压增高的标志，而凹陷的囟门表示血容量丢失。若头部检查有割伤和不规则，则提示骨折。熊猫眼（眶周瘀斑）和 Battle 征（乳突部位瘀斑）提示颅底骨折。眼睛检查包括瞳孔反应、结膜下出血、眼球运动。鼻子检查包括鼻衄、鼻漏（提示脑脊液漏）和骨折。口咽部检查评价撕裂和牙齿损伤。

> ！
>
> 头部和颌面创伤与颈椎外伤紧密联系在一起。
>
> ！

二次检查到颈部时，移开颈托并保持颈部成一直线，暂时应用双合诊严格限制颈部运动。颈部和颈椎触诊查看有无肌肉痉挛，连续性缺失和其他的畸形，压痛及捻发音，同时评估颈动脉搏动和气管位置。在颈部检查后，用颈托重新固定好。在检查胸部时，应先观察有无穿透伤和相关吸入性胸部伤口，以及畸形或明显骨折，然后触诊以确定是否存在压痛或捻发音。通过肺部听诊观察呼吸音是否对称及清晰。呼吸音不对称可能继发于气胸或血胸。在检查心脏时，应注意心率、心律和心音强弱。遥远而低钝的心音可能提示心脏压塞，此时可能伴随心动过速及脉压缩窄。腹部检查包括听诊肠鸣音是否存在，以及触诊（如压痛、腹膜刺激征和张力）。

如果初次检查期间没有移开背板，那么二次检查期间应移开患儿背板。患儿要从背板上长轴方向翻滚下来，然后检查背部的连续性、畸形以及瘀斑，触诊是否有压痛。应在 2h 内尽量移除固定患儿的背板，以防止出现皮肤压疮。此后，患儿每隔 2 小时应长轴翻身一次以防止压疮，直到确定脊柱是正常的。在检查生殖器时，应观察尿道口有无裂伤和出血。在检查直肠时，是评估直肠状况及直肠穹窿是否存在积血。通过对肌肉骨骼系统的检查及触诊，以确定骨折、脱位和提示骨筋膜室综合征的体征。

二次检查时，应重新评估患儿的意识水平和瞳孔对光反射。对 GCS 评分应制表，并应通过评估以确定反射、感觉和运动障碍。通过运动和感觉功能的水平来定位脊髓损伤水平（见表 9-1 和表 9-2）。

表 9-1　运动水平

神经根	主要受影响的肌肉
C_3—C_5	膈肌
C_5	肘屈肌
C_6	腕伸肌
C_7	肘伸直
C_8	手指屈肌
T_1	手指外展（第五掌指）
L_2	髋部屈肌
L_3	膝伸肌
L_4	踝背屈肌
L_5	趾长伸肌
S_1	踝关节跖屈肌

表 9-2　感觉水平

神经根	主要受影响的感觉面积
C_4	锁骨
C_6	拇指
C_7	第 2 个和第 3 个手指
C_8	第 5 个手指
T_4	乳头
T_{10}	脐部
L_1	腹股沟韧带
L_3	大腿下前部/膝盖
L_5	大脚趾
S_1	足外侧
S_3—S_5	会阴

(三)二次检查的辅助

二次检查的结果可能提示需要更进一步的检查。这些检查包括血液学和生化检查,计算机断层扫描(CT),颈椎、胸腰椎和四肢的X线光片,血管造影和超声波。

> ! 当务之急是持续和反复评估,以确保患儿病情的稳定。!

血细胞比容检查对任何严重创伤儿童都很重要,可以监测实质脏器损伤(如脾、肝或肾裂伤)的出血。血白细胞计数、淀粉酶和脂肪水平上升,可能是肠道或胰腺损伤的重要线索。肝转氨酶水平升高可以早期提示肝钝挫伤。尿液分析将有助于排除肾挫伤或撕裂伤。失血性贫血及消耗性凝血功能障碍通常发生在严重受伤的患儿,应将凝血功能检查标本连同其他初步血液检查及血型和交叉配血标本送至实验室。这样,一旦患儿需要,就可以立即给予血液制品。动脉血气监测对任何严重创伤使用机械通气的儿童的病情稳定是非常重要的,血气监测也可以指导机械通气。碱缺失值的监测可以指导复苏。

四、创伤管理

(一)创伤性脑损伤

病例分析

一名4岁的男孩在跑步过街时被一辆行驶速度中等的出租车撞倒,然后被送到急诊室。他在现场出现短暂的意识丧失,但当紧急医疗救护到达时可被唤醒,有交替呻吟和哭泣,能自发性睁眼和遵循简单的运动指令。患儿的生命体征稳定,在运输之前,用半刚性的颈托和脊椎长板固定。到达急诊科时,他哭着要母亲,对语言有睁眼反应,对疼痛能定位。查体:体温36℃(96.8℉),心率66次/min,呼吸频率24次/min,血压110/67mmHg。大气吸入下SpO_2为96%。体检提示右侧瞳孔对光反应迟钝,左侧瞳孔对光反应灵敏,右侧有一大的头颅血肿。随后,男孩变得昏昏欲睡,对声音只有睁眼反应,不能理解语言的含义,对疼痛刺激有回缩反应,右眼瞳孔较前稍大。头部CT扫描显示右侧双凸状硬膜外(硬膜外)血肿伴中线移位和脑室受压,相邻右顶叶颅骨骨折无移位。

评估

—治疗这名患儿的下一步措施是什么?

—这名患儿有没有表现出经典的中间清醒期?

干预

—什么是最直接的治疗策略?

重新评估

—目前的治疗策略是否有效?

—患儿是否需要插管或接受其他治疗的干预?

有效沟通

—患儿的临床状况有了这样的变化后，谁需要知道这样的信息，怎样通知？

—治疗及照顾这名患儿的最好地点在哪里？

团队合作

—你将如何实施治疗策略？

—谁应在何时做何事？

创伤性脑损伤(Traumatic brain injury，TBI)是导致创伤儿童死亡的主要原因，通常继发于机动车碰撞、高处坠落、自行车事故和运动损伤。非意外创伤仍然是 2 岁以下儿童创伤性脑损伤的重要原因。创伤性脑损伤可表现为轻度(GCS 13～15 分)、中度(GCS 9～12 分)或重度(GCS 3～8 分)。

轻度脑损伤的儿童通常表现很好。然而，这些儿童尽管表现良好，但已证实有多达 53%的患儿头部 CT 影像学检查异常。多达 57%的儿童和 85%的婴儿有硬膜外血肿，但碰撞时没有意识丧失，并有 7%的患儿在损伤后的任何时间内没有精神状态改变。这些统计数据强调，尽管损伤开始时患儿表现良好，但危及生命的损伤仍可能存在。目前，如果儿童神经系统检查和头颅 CT 正常，其病情很少恶化，可以安全地出院回家。幸运的是，最近建立的脑损伤临床预测规则提示，头颅 CT 和迟发癌症的风险可以在 2 岁以上儿童身上被安全地避免，这些儿童精神状态正常，没有意识丧失，无呕吐，无严重的伤害机制，没有颅底骨折迹象，并没有出现剧烈头痛。这对 2 岁以下的儿童也适用，这些儿童有正常的精神状态，没有头皮血肿，没有意识丧失或意识丧失不超过 5s，没有严重损伤机制，未扪及颅骨骨折，在父母看来其行为是正常的。

中度至重度脑外伤患儿大多不会出现颅内占位性改变，而是出现弥漫性脑肿胀的表现，这与脑动脉压自动调节功能丧失导致的大多数损伤部位血管性水肿和其他部位充血有关。虽然可能需要通过脑室底排出脑脊液以协助降低 ICP，但对此类患儿的治疗主要还是非手术方式。然而，颅内占位病变可能需要立即行神经外科评估，然后由神经外科干预进行排水或减压。硬膜外血肿在儿童期较罕见，如果能及时发现并由神经外科进行清除，则其预后良好。然而，如前所述，通常在成年人身上可以观察到 TBI 典型的清醒间隔，而在儿童身上不常看到。相反，硬膜下血肿在儿童和成年人身上都比较常见，并且更加致命，这是因为其总是与脑组织损伤一并存在。如果中线移位超过 5mm 或一个颅内血肿对患儿的影响较大，则需要神经外科进行清除术。

对中度至重度 TBI 患儿的治疗需要密切监测通气、血流动力学状态以及 ICP。我们的目标是防止复苏不足引起的缺氧和低灌注导致原发性脑损伤加重，这种加重被称为继发性脑损伤。中度 TBI 儿童(GCS 9～12 分)可能因为其他征象(而非脑损伤)而需要插管和机械通气。对严重 TBI(GCS 3～8 分)的患儿，应考虑插管、机械通气和 ICP 监测。而对 GCS 评分迅速恶化 2 分及以上的头部损伤患儿，也应重点考虑插管、机械通气和 ICP 监测。当头部创伤患儿符合此标准时，机械通气的目标是正常的氧合(SpO_2 94%～99%)和正常的通气[$PaCO_2$ 35～40mmHg(4.7～5.3kPa)]，因为高碳酸血症和低碳酸血症都可能通过充血或缺血性损伤使结果恶化。因此，只有在即将或已经发生脑疝的时候，才需要过度通气。因为低氧血症和低血压都会显著增加 TBI 患儿的发病率和死亡率，所以密切注意呼吸和血流动力学状态是有必要的。控制癫痫发作和维护正常的体温是抑制脑损伤进展到细胞死亡和脑软化的另一重要措施，还必须提供足够的镇痛和镇静。如果没有特别禁忌，应将患儿的床头抬高 30°，使孩子的头部位于中线，避免屈曲、外展或旋转，否则会影响颈静脉回流。

对于严重TBI患儿(GCS 3～8分),应将颅内压监测器放置在侧脑室(脑室底)、硬膜下(间隙)或脑实质。优先选择脑室引流管,因为它不仅可以监测ICP,还可以引流脑脊液作为降低ICP的一种手段。成年人ICP的正常值小于10mmHg,婴幼儿更低。任何年龄ICP超过20mmHg都是异常的。ICP急性的持续增加(穿刺)需及时通过皮囊-面罩或气管插管机械通气实现轻度过度通气来治疗。注射高渗盐水(3%)或静脉注射甘露醇0.5g/kg(范围0.25～1g/kg),以提高血浆渗透压(300～310mOsm/L)和降低ICP。

> !
>
> 脑灌注压(CPP)=平均动脉压(MAP)－颅内压(ICP)
>
> !

必须密切监测TBI患儿脑灌注压(Cerebral perfusion pressure,CPP)。CPP代表平均动脉压(Mean arterial pressure,MAP)和ICP的压差(CPP＝MAP－ICP)。成年人CPP通常在60～70mmHg。现在没有数据记录儿童和婴儿正确的CPP。然而,鉴于其MAP和ICP较低,可以推断大概的范围。儿童和婴幼儿合理的CPP范围分别为50～60mmHg和40～50mmHg。控制ICP的其他方法包括:镇静,神经肌肉阻滞,抬高头部,轻度低温[＜35℃(＜95℉)],通过主动冷却方式严格避免高温,吸痰前气管内滴注或静脉注射利多卡因,维持正常血容量,如果需要可将血浆渗透压维持在360mOsm/L(血清钠水平＜150mEq/L)。

如前所述,为控制不断升高的ICP,高渗盐水(3%)是首选,因为它会增加血浆渗透压而不会造成血管内血容量减少。在顽固性ICP升高的情况下,正性肌力药物或血管加压素也可用通过增加MAP而增加CPP,甚至可以将血压提高到相对全身性高血压。除非存在顽固性颅内高压,否则甘露醇作为减轻脑水肿和降低ICP的手段已逐渐被废弃。因为甘露醇是一种强效渗透性利尿剂,可能导致低血压;且在不继续使用甘露醇后,ICP可能反弹。类固醇对TBI患儿无作用。

(二)颈椎损伤

病例分析

一名17岁男孩在运动中受伤后被送到急诊室。该患儿在严重撞击后倒地,颈部严重过伸,无法移动下肢,上肢运动严重减弱,在运动场时生命体征平稳,在转运前用颈托固定,并在背部垫一个长的脊柱背板制动。在急诊科时,患儿清醒、警觉,无发热,呼吸频率为9次/min,大气吸入下血氧饱和度为94%,心率56次/min,血压70/40mmHg。

评估

—稳定患儿的第一步应该做什么?

—为什么患儿会出现低血压?

—诊断是什么?

干预

—最紧急的治疗策略是什么?

重新评估

—目前的治疗策略是否有效?

—有无其他治疗方法可以升高血压？

—有无其他治疗方法可以增加通气？

有效沟通

—谁需要知道关于这名患儿的临床状况，以及如何沟通信息？

团队合作

—你将如何实施治疗策略？

—是谁在何时做何事？

> **!**
>
> 儿童有因为脊髓拉伸导致的无放射影像异常的脊髓损伤(Spinal cord injury，SCI)，而成年人没有。无放射影像异常脊髓损伤不能排除完全性脊髓损伤。
>
> **!**

儿童颈椎损伤不常见，死亡率达15%～20%，主要与严重的脑损伤有关。年龄小的儿童(年龄<11岁)颈椎损伤主要是由于机动车辆碰撞、高处坠落和行人事故。他们出现高位颈椎损伤、颈椎脱位、无放射影像异常的脊髓损伤(SCI)的风险较高。后者由于为小关节水平方向的和椎间韧带的弹性好，这使得在力量作用下上段颈髓出现移动而不是断裂，从而导致头部和颈部成角移动。年龄较大的儿童(年龄>11岁)和成年人发生低位颈椎损伤和颈椎骨折的风险较高。年龄在10～11岁的儿童普遍开始显示出成年人的损伤模式，在青春期后期，损伤模式过渡最终完成。损伤模式的差异可能是由幼童和年龄较大的儿童/成年人的解剖差异造成的。年龄小的儿童有较大比例的头部和相对薄弱的颈部肌肉，这使得他们更容易受到屈伸损伤；椎体未完全骨化，相对于成年人韧带更有弹性。儿童颈椎上部的椎体是楔形的，易诱发椎体向前运动导致前脱位。年龄小的儿童颈椎运动的支点在C_2—C_3，而青少年和成年人在C_5—C_6。年龄小的儿童脊髓很容易拉伸、撕裂或继发脊柱韧带松弛的挫伤，它可以拉伸到5cm而不撕裂；而成年人脊髓牵引5～6mm就可能破裂。

颈髓和高位胸髓损伤的儿童易患呼吸窘迫和神经性休克。前者可能是因为C_4以下的脊髓损伤致肋间肌失神经支配，或膈肌失神经支配伴C_4以上的脊髓损伤致肋间肌失神经支配。后者是由于交感神经血管张力丧失，导致看似矛盾的心动过缓及低血压休克。然而，即使患儿脊髓损伤，失血性休克比神经性休克常见，并且可能和神经性休克共存，因此即使SCI存在，也应仔细寻找出血来源。

因为膈肌麻痹、肺需清理，或两者兼而有之，颈髓和高位胸髓损伤患儿呼吸衰竭，需要气管插管。其次，对神经性休克应进行积极的容量复苏治疗，但若在足够的容量复苏后，血压仍低，就应选择性地使用血管加压素。脊髓休克是指损伤后脊髓反射的丧失，有时也会被错误地用来描述脊髓损伤的血流动力学结果，其使用应仅限于神经系统后遗症。最后，必须足够重视防止压疮的发生，它可以在脊髓损伤后1h立即开始。目前，还没有科学证据支持SCI后可以使用糖皮质激素。事实上，使用糖皮质激素可能增加并发症，如高血糖和大关节缺血性坏死，如髋关节股骨头缺血性坏死。

颈椎正侧位X线光片通常可用于筛查颈椎损伤(Cervical spine injury，CSI)，但仍有15%的骨折会被漏诊。加拍前后位和齿状突位X线光片可确诊其他大多数骨折。虽然CT越来越多地用于明确诊断儿童和成年人的颈椎骨折，但是由于其晚期癌症相关的风险，最好是将CT检查用于诊断那些标准胸片检查不能明确的病例。关于重大创伤儿童颈椎损伤有效的临床预测规则还没有被开发，但已知有8个因素与预后相关：精神状态改变，局灶性神经系统疾病的发现，颈部疼痛，斜颈，主要躯干损伤，条件易感CSI，潜水和高风险车祸。如果缺乏这些因素，应限制常规使用CT来诊断可能存在的CSI。无论如何，保护颈椎的预防措施包括半刚性颈托和胸腰段脊柱运动限制，这些措施应被实施和维护直到通过正确的临床和影像学手段（包括脊柱外科会诊和磁共振成像）排除CSI。

（三）胸部创伤

病例分析

患儿，女，4岁，从二楼窗户坠落后被送到急诊科。在坠落现场患儿有短暂的意识丧失；在救护车到达时，患儿已经清醒，警觉，哭闹。患儿的生命体征稳定。在转运前，已用半刚性颈托固定，并且垫着背板。在急诊科，患儿清醒并且哭喊着要母亲。生命体征如下：体温37℃（98.4℉），心率120次/min，呼吸频率50次/min，血压120/65mmHg，大气吸入下血氧饱和度92%。患儿存在矛盾呼吸并且胸廓不对称。

评估

—该患儿出现低氧血症的原因是什么？

—你将如何施治？

干预

—目前最紧急的治疗策略是什么？

重新评估

—目前的治疗策略是否有效？

—她是否需要插管？

有效沟通

—当患儿的临床状态发生改变时，谁需要知道患儿的信息以及如何沟通信息？

—治疗和照顾该患儿最好的地方是哪里？

团队合作

—你将如何实施治疗策略？

—谁在何时做何事？

胸部创伤通常由钝挫伤所致，在儿童创伤致死原因中排第2位（排在颅脑损伤后）。据报道，胸部损伤如伴随头部和腹部创伤，总体死亡率将从5%增加至25%。婴儿和幼儿的胸部创伤最常发生于机动车辆碰撞和被虐待事件中。学龄儿童胸部创伤最有可能发生于自行车、滑板车、滑冰意外；而青少年胸部创伤最有可能发生于机动车碰撞中。

在评价胸部创伤时，胸片应该是初步诊断性检查的首选。由于儿童胸壁顺应性非常好（相对于成年人），其肋骨骨折风险低，但肺挫伤风险高，因此如果有肋骨骨折，则说明作用于胸部的力量非常大。肺挫伤是儿童最常见的胸部创伤，并可能伴有低氧血症、通气不足、通气-血流比异常、呼吸做功增加、肺顺应性降低。在挫伤的部位可能有肺实变、水肿和肺泡出血。在早期的X线光片上可能看不到肺挫伤，但是在后期的X线光片上会表现出来。当存在相应的损伤机制时，应该高度警觉胸外伤的可能性。其治疗包括避免液体超负荷、给氧、镇痛、诱发性肺量测定，必要时行机械通气(见表 9-3)。

当有肋骨骨折(尤其是后肋骨骨折)时,应高度怀疑患儿受到身体虐待的可能。这些骨折通常继发于显著的胸部受压(比如晃动)。其他潜在的病因包括产伤和骨头骨化异常,如化成骨不全症和佝偻病。第 1 肋骨骨折时,通常并发相当高概率的胸腔创伤,包括气胸和血胸,应立即做 CT 血管造影对明显的血管损伤进行诊断。

表 9-3　诊断评估

创伤类型	诊断研究
任何部位	全血细胞计数
	凝血酶原时间/部分凝血酶原时间
	基础代谢检查,包括谷草转氨酶、谷丙转氨酶、淀粉酶、脂肪酶
	尿液分析
	胸部、颈椎(后前位、侧位、齿状突)和骨盆 X 线片
头部	头部 CT
	MRI(不是立即要做,在以后的治疗中可以帮助预测)
颈椎	颈椎 X 片(正位,侧位,枢椎齿状突开口位)
	颈椎 CT(如果 X 平片不够)
	屈/伸 X 片(X 片/CT 扫描并无骨质损害,但若有颈部疼痛/压痛则需做,以评估韧带损伤[a])
	MRI:X 片/CT 扫描并无骨质损害,但若有颈部疼痛/压痛则需做,以评估韧带损伤[a]
胸椎	胸片
	胸部 CT
	胸部 CT 血管造影(怀疑严重血管损伤时)
	心电图
	超声心动图检查(怀疑心包积液时)
	食管造影(怀疑食管破裂时)
	支气管镜/支气管(怀疑伤到气管支气管时)
腹部	谷草转氨酶、谷丙转氨酶
	淀粉酶、脂肪酶
	尿液分析
	腹部创伤超声快速评估
	口服和静脉注射腹部 CT 对比

注:CT 指计算机断层扫描;MRI 指磁共振成像;FAST 指腹部创伤超声快速评估;[a] 应做屈/伸位片或 MRI 检查。

已证明,患儿的严重损伤与多根多处肋骨骨折有关。肋骨骨折数越多,患儿死亡率也越高。尽管肌肉痉挛可能限制小的枷链段的运动,但两个或更多连续肋骨骨折可导致连枷胸造成矛盾胸壁运动(吸气时,胸廓向内运动;呼气时,胸廓向外运动)。

> **!**
>
> 连枷胸通常需要镇痛作用下的保守治疗,也有可能需要正压。

创伤性气胸有1/3是单独发生的，其他2/3常伴发其他损伤。气胸常常是无症状的，只有通过胸部X线检查才能发现。其治疗主要通过胸腔引流管引流气体。张力性气胸时，胸膜腔内积累大量气体导致同侧肺压缩，气管和纵隔移位导致血流动力学不稳定。出现张力性气胸的征象包括气管移位，患侧肺无呼吸音，心动过速，低血压，呼吸困难，低氧血症。当临床怀疑张力性气胸时，不能因为等待放射片证实而延迟对张力性气胸的引流，应立即通过针刺胸腔造口及随后尽可能快的胸腔置管引流以减压，然后尽快通过胸管，这对防止血流动力学失代偿是必需的。血胸通常是由于胸部钝伤或穿透伤，导致胸部血管断裂、肋间血管断裂或肺实质损伤引起的。血胸引流后，最重要的是预防继发感染，治疗慢性肺不张、肺气肿。它可能由于失血和阻塞性休克而急剧降低心排血量，也可能存在通气/血流异常，因此应在积极的液体复苏后进行血胸引流。

心脏挫伤发生的最常见原因是钝性损伤，可能表现为胸痛、心律失常或低血压。心电图(Electrocardiogram，ECG)可能显示ST段改变、房性心动过速、窦性心动过速或期前收缩。一般采取支持治疗，只有在心电图异常时才需要心电监护。液体积聚在心包腔内就可能发生心脏压塞。患儿表现为心动过速、心音低钝、脉压小。当在乳头线、锁骨线、肋缘之间的范围发现有穿通伤时，应怀疑有心脏压塞，并通过创伤快速B超或超声心动图检查证实。治疗包括经心包开窗或紧急开胸心包积液去除术。心包穿刺术可以作为一个暂时的治疗措施，过渡到由有经验的外科医师行心包引流术，发现出血源并进行治疗。

膈肌损伤不常见，多见于左后外侧膈肌。通过胸片，可看到鼻胃管反折向上和腹腔内容物疝入胸腔。高达50%的膈肌损伤在最初的诊治过程中会被漏诊，只有在随后的胸片上才表现出来。

穿通伤是食管破裂最常见的原因。挫伤也可引起胃食管交界处撕裂。由于急性胃内容物进入食管，可能导致胃内容物溢出至胸膜腔和纵隔。用食管造影提示造影剂外渗来诊断。治疗包括抗生素应用和手术修复。

支气管损伤在儿童中比较少见，但有30%的死亡率。支气管损伤的原因可能有挫伤或穿透性创伤。患儿表现有皮下气肿、气胸、咯血和有持续的气体从胸腔引流管漏出。可通过支气管镜诊断，但是可能需要支气管造影发现远端支气管撕裂。

(四)腹部创伤

病例分析

患儿，女，2岁，被母亲送至急诊室，表现为嗜睡及难以唤醒，没有发热史、疾病史、异物食入史或外伤史。患儿主要生命体征提示：体温36℃(96℉)，心率170次/min，呼吸频率45次/min，血压64/40mmHg，大气吸入下血氧饱和度95%。稳定后，脱去衣物，发现她的腹部有一个大面积瘀斑。

评估

—应进行什么样的干预措施稳定这名患儿？

—这名患儿适当的诊断是什么？

干预

—最紧急的治疗策略是什么？

—应对她行插管吗?

重新评估

—目前的治疗策略是否有效?

—她是否还需要液体或血液制品?

—需要外科会诊吗?

—有无发现提示非意外性创伤?

有效沟通

—当患儿的临床状态发生改变时,谁需要知道患儿的信息以及如何沟通信息?

—治疗和照顾患儿的最好地方是哪里?

团队合作

—你将如何实施治疗策略?

—谁在何时做何事?

儿童由于胸壁顺应性好,腹壁肌肉和脂肪较少,所以在腹部外伤时比成年人更易遭受重要脏器的损伤。此外,由于儿童个子小,给予一定的外力会打击相对较大的体表面积比例,从而使多个器官损伤。由自行车车把和不恰当的汽车安全带造成的腹腔内脏器损伤很可能需要手术。体检常发现腹胀,擦伤,挫伤,腰部安全带形的瘀斑,腹膜炎,局灶性或弥漫性压痛。对血流动力学不稳定的患儿需要紧急复苏和行剖腹手术;对血流动力学稳定的患儿,需要进一步评估。

腹部创伤的诊断从实验室评估开始。若血红蛋白和血细胞比容降低,则应怀疑腹腔内出血。几项研究表明,血清中的天门冬氨酸转氨酶和丙氨酸转氨酶水平升高可能与腹部外伤有关。特别是其中一项研究表明,血清丙氨酸转氨酶水平>131U/L 伴随腹部压痛,预测腹部损伤的敏感性为 100%。血清淀粉酶和脂肪酶水平可以预测胰腺损伤。胰腺损伤发生后不久查血清淀粉酶水平可能是正常的,但在损伤 3h 或以上后,血清淀粉酶水平即可升高。有头部外伤而无胰腺损伤时,血清淀粉酶水平也可以升高。

正腹部创伤超声快速评估(Focused abdominal sonography for trauma,FAST)检查对儿科患儿的作用是有限的。大多数血流动力学稳定的腹部损伤患儿不需要手术治疗。FAST 检查可能对两类特殊的儿科患儿有用:①多发伤、血流动力学不稳定的患儿,FAST 检查可以用于检查腹部出血引起血流动力学不稳定的患儿;②它可以与实验室检查及体检一起作为筛查工具来识别那些需要 CT 检查的患儿。

> **!**
>
> CT 检查结果和化验值是在变的,空腔脏器损伤后不久检查可能敏感性不佳。

腹部 CT 检查的指征包括体检异常,实验室检查异常,由于意识不清或精神状态改变而没有可靠的体检,或迫切需要知道特定器官损伤的精确信息或伤残等级。腹部 CT 是可以选择的用于评价腹部创伤的诊断性检查,它对发现实质脏器损伤是最有用的,特别是肝、肾、脾。将腹部 CT 及增强 CT 进行对照是最好的区分这些伤害的检查。最初,腹部 CT 检查可能遗漏胰腺损伤和肠损伤,尤其是损伤后不久进行的检查。如果临床征象提示一隐蔽的小肠损伤,则口服造影剂有助于接下来的扫描。再次,最近建立的一个需要急诊干预的腹腔内损伤临床预测规则提示腹部 CT 和随之而来的晚期癌症风险可以在以下的孩子身上安全地避免：没有主诉腹痛，没有呕吐史，无腹壁创伤（包括安全带勒伤痕迹），GCS 评分≥14 分，无腹部压痛，无胸壁损伤证据，无呼吸音减低。

脾损伤是最常见的腹部闭合性钝性创伤。腹部 CT 及静脉造影是发现脾损伤的最有特异性的检查。为了防止免疫低下，保存脾是儿童脾损伤时的标准治疗方法。只有在血流动力学不稳定且脾损伤不能修复时，才行脾切除术。

肝损伤是第二个常见的腹部钝性创伤，肝损伤最好的诊断方法也是腹部 CT 和静脉造影。类似于脾，大多数肝损伤是不需要手术治疗的。然而，在必须手术时，手术控制出血是常用的保守的手术措施，而不是切除术。

同样，儿童肾损伤也很少需要外科干预，除非是无法控制的出血、尿漏或肾蒂伤。儿童胰腺损伤比其他实质性器官损伤要少得多，往往是自行车车把冲击的结果，并可能作为一个孤立的损伤发生。腹部 CT 是可选择的诊断方法。除非胰胆管横断，否则其通常采用非手术治疗。

空腔脏器损伤比实质脏器损伤少，并且这些损伤不容易被发现。因此，需要对这些损伤保持高度警惕。在机动车碰撞中，约束不佳的安全带可能导致儿童肠道损伤。对肠道损伤患儿，可在腹部 CT 上看到气腹或口服造影剂外渗。通常情况下，游离腹腔液体是唯一的异常，但其仍然是一个非特异性发现。同样，在机动车碰撞事故中，儿童约束不佳也可导致膀胱损伤。膀胱顶破裂表现为腹腔静脉造影剂外渗，可通过剖腹手术修复；膀胱其余部分的破裂可以通过静脉造影剂外渗到腹膜外发现，可以通过导尿管或膀胱造瘘管减压治疗。

当体检或腹部 CT 检查结果模棱两可时，应保持高度怀疑并进行一系列后续的检查。在特定的情况下，诊断性腹腔镜检查可能有帮助。

腹腔室隔综合征表现为持续腹内压≥20mmHg，并存在腹胀，少尿或无尿，呼吸代偿，低血压或休克，代谢性酸中毒。这在严重儿童创伤中比较罕见。与成年人一样，对于腹腔室隔综合征患儿需要及时进行手术减压以期有好的恢复。

(五)盆腔和四肢创伤

病例分析

患儿，女，5 岁，被快速行驶的机动车撞到墙上。在现场，未测量生命体征、转运前，用半刚性的颈托和脊椎长背板固定。患儿在急诊科时非常激动，呻吟和哭喊着要她母亲。生命体征提示：体温 36℃（97.6℉），心率 140 次/min，呼吸频率 40 次/min，血压 70/45mmHg，大气吸入下血氧饱和度为 94%。体检提示骨盆不稳定。胸部 X 片正常，但骨盆 X 线光片证实骨盆环多处骨折。

评估

—应采取什么措施控制出血？

—可能存在其他什么创伤？

干预

—什么是最直接的治疗策略？

—是否应该给予血液制品？

—是否应该留置导尿？

重新评估

—目前的治疗策略是否有效？

—为了患儿血流动力学的稳定，是否需要其他治疗性干预？

有效沟通

—当患儿的临床状态发生变化时，谁需要知道患儿的信息以及如何沟通信息？

—治疗和照顾患儿最好的地方是哪里？

团队合作

—你将如何实施治疗策略？

—谁在何时做何事？

儿童肌肉骨骼创伤很少导致危及生命的出血。但是也有不符合此规则的，包括不稳定型骨盆骨折和双侧股骨骨折。应用骨盆黏合剂或骨盆带限制骨盆容量是控制骨盆破裂相关的腹膜后出血的第一步。然后，进行积极的容量复苏。最终，可能需要选择性栓塞或外部固定。长骨骨折后，尽快固定以减轻疼痛，减少出血。在受到血管灌注低的威胁情况下，应尽快恢复灌注。肢体灌注受损往往与肘部和膝盖骨折有关。骨折复位后，可缓解外部冲击对动脉血流的影响。缺血性损伤和挤压伤最常见于四肢远端，可能导致骨筋膜室综合征，需要紧急筋膜切开术和积极的水化，以防止肌红蛋白沉积在肾小管和其后续发的急性肾功能衰竭。一旦伴有严重的心肌坏死，及血清肌酸磷酸激酶和肌红蛋白水平显著升高的情况，则应用碳酸氢钠溶液碱化尿液，并进一步减少管状肌红蛋白沉积。

被机动车辆撞击所发生的骨盆和股骨骨折，可伴有头部和躯干受伤，这种频繁发生的不完整的损伤模式被称为沃德尔症状。如前所述，幼儿在经受大的钝挫伤（比如机动车辆碰撞）时，很少发生单一脏器损伤，因此仔细寻找全身的损伤是有必要的。

（六）软组织创伤

在发生软组织创伤时，需要对所有开放性伤口中没有活性的组织进行清创。随后，如果可行或适当，就行一期缝合；如果不可能，则应该换药和行局部伤口护理；一旦肉芽组织形成，就行延迟的一期缝合，一般在 5～7d 完成。用伤口真空辅助闭合器闭合大的开放性污染创面，或用治疗仪（KCI）或类似设备可促进愈合。对筋膜切开伤口，可以用“鞋带”技术关闭，如一期缝合无法实现，则可能需要植皮。对表面擦伤，应清洗及外用抗生素治疗。除了干净的小的伤口外，对其他伤口来说，抗菌药物的预防性使用是有必要的。而对所有破伤风易感的伤口，则必须预防性应用破伤风免疫球蛋白。对所有的穿透伤，必须考虑其是污染的并采取相应的治疗。

（七）溺　水

溺水是指被水淹没后发生的病理结果。一些人将溺水分为干性和湿性。成年人干性淹溺更常见。干性溺水指没有液体吸入肺部，患儿存在严重的喉痉挛，往往在上部气道有显著的黏液和泡沫，结果因脑缺氧死亡。湿性淹溺是肺部吸入液体后产生的病理生理变化。

个体在被水淹没后，发生一段时间的主动屏气。幼儿与水接触的开始就伴随着潜水反射，这使皮肤和内脏循环的血流分流到冠脉和脑循环，血压上升，心率降低。恐惧和冷水温度可放大潜水反射。这可能是长时间淹没在冷水中生存率略高的部分原因。在温水中[15～20℃（59～68℉）]，人类的致死性淹没时间在3～10min。在冷水中[0～15℃（32～59℉）]，有报道神经学正常生存下来，其淹没时间可延长到40min。经过初期主动屏气，到了一个转折点，患儿会呼吸导致吸入水。初期，水进入上呼吸道会导致喉痉挛，一直持续到缺氧导致肌肉松弛。紧接着出现二次屏气，导致不自主喘气呼吸，呼吸暂停，最终心搏骤停。

对溺水患儿的治疗与对其他创伤患儿的治疗相似。严重电解质紊乱不常见，并且通常没有必要应用抗生素。新主张表明，成年人和新生儿一旦出现心搏骤停，冷却头部作为治疗方法能提高患儿神经系统的预后。

儿童创伤的要点

- 初级检查包括ABCDE的评价：气道、呼吸、循环、残疾(神经系统状态)和暴露。
- 初级检查的辅助检查包括心肺监测，脉搏血氧饱和度，血压监测，呼气末CO_2监测，动脉血气分析，导尿管置入，胃管置入，胸片，骨盆平片和颈椎正侧位片。
- 二次检查包括询问病史和体格检查，如体征、过敏史、药物治疗、过去用药史、妊娠状态、最后的进食、事件过程和环境(受伤机制)。体格检查应从头到脚进行。
- 二次检查的辅助包括计算机断层扫描(CT)，颈椎、胸腰椎和四肢的X线光片，超声，血管造影。
- 儿童多见肺挫伤，但由于胸壁顺应性好，所以肋骨骨折比较罕见。由于肋骨骨折通常见于严重的创伤，所以在没有重大创伤的情况下有肋骨骨折，应怀疑被虐待。
- 儿童腹腔脏器损伤的发病率比成年人高。脾损伤最常见，其次为肝损伤。肠管损伤较少见，对其诊断需要高度警惕。

推荐阅读

1. American College of Surgeons, Committee on Trauma. *Advanced Trauma Life Support for Doctors Student Course Manual*. 7th ed. Chicago, IL: American College of Surgeons,2005.
2. American Heart Association. *Pediatric Advanced Life Support Provider Manual*. Chicago, IL: American Heart Association,2006.
3. Berman S S, Schilling J D, McIntyre K E, et al. Shoelace technique for delayed primary closure of fasciotomies. *Am J Surg*, 1994,167:435-436.
4. Dias M S. Traumatic brain and spinal cord injury. *Pediatr Clin North Am*, 2004,51:271-303.
5. Holcomb J B, Wade C E, Michalek J E, et al. Increased plasma and platelet to red cell ratios improves outcome in 466 massively transfused civilian trauma patients. *Ann Surg*, 2008,248:447-458.
6. Holmes J, Lillis K, Monroe D, et al. Identifying children at very low risk of intra-abdominal injuries undergoing acute intervention . *Acad Emerg Med*, 2011,18(Suppl 1):S161.

7. Holmes J F, Gladman A, Chang C H. Performance of abdominal ultrasonography in pediatric blunt trauma patients: a meta-analysis. *J Pediatr Surg*, 2007,42:1588-1594.
8. Kochanek P M, Carney N, Adelson P D, et al. Guidelines for the acute medical management of severe traumatic brain injury in infants, children and adolescents-second edition. *Pediatr Crit Care Med*, 2012,13(Suppl 1):S1-S82.
9. Kochanek P M, Fink E L, Bell M J, et al. Therapeutic hypothermia: applications in pediatric cardiac arrest. *J Neurotrauma*, 2009,26:421-427.
10. Kragh J F, Cooper A, Aden J K, et al. Survey of trauma registry data on tourniquet use in pediatric war casualties. *Pediatr Emerg Care*, 2012,28:1361-1365.
11. Kuppermann N, Holmes J F, Dayan P S, et al. for the Pediatric Emergency Care Applied Research Network(PECARN). Identification of children at very low risk of clinically-important brain injuries after head trauma: a prospective cohort study. *Lancet*, 2009,374:1160-1170.
12. Leininger B E, Rasmussen T E, Smith D L, et al. Experience with Wound VAC and delayed primary closure of contaminated soft tissue injuries in Iraq. *J Trauma*, 2006,61:1207-1211.
13. Leonard J C, Kuppermann N, Olsen C, et al. For the Pediatric Emergency Care Applied Research Network. Factors associated with cervical spine injury in children after blunt trauma. *Ann Emerg Med*, 2011,58:145-155.
14. Levin D L, Morriss F C, Toro L O, et al. Drowning and near-drowning. *Pediatr Clin North Am*, 1993,40:321-336.
15. Nance M D, Rotondo M F, Fildes J J, et al. American College of Surgeons National Trauma Data Bank. Pediatric Annual Report, 2011. Available at: http://www.facs.org/trauma/ntdb/pdf/Ntdbpediatricreport 2011.pdf. Accessed April 21, 2012.
16. Pearn J. Pathophysiology of drowning. *Med J Aust*, 1985,142: 586-588.
17. Pieretti-Vanmarcke R, Velmahos G C, Nance M L, et al. Clinical clearance of the cervical spine in blunt trauma patients younger than 3 years: a multi-center study of the American Association for the Surgery of Trauma. *J Trauma*, 2009,67:543-550.
18. Pitetti R D, Walker S. Life-threatening chest injuries in children. *Clin Pediatr Emerg Med*, 2005,6:16-22.
19. Pollack I F, Pang D. Spinal cord injury without radiographic abnormality(SCIWORA). In: Pang D, ed. New York, NY: Raven Press,1995:509-516.
20. Potoka D A, Saladino R A. Blunt abdominal trauma in the pediatric patient. *Clin Pediatr Emerg Med*, 2005,6:23-31.
21. Rana A R, Drogonowski R, Breckner G, et al. Traumatic cervical spine injuries: characteristics of missed injuries. *J Pediatr Surg*, 2009,44:151-155.
22. Rice H E, Frush D P, Farmer D, et al. APSA Education Committee. Review of radiation risks from computed tomography: essentials for the pediatric surgeon. *J Pediatr Surg*, 2007,42:603-607.

23. Sasser S M, Hunt R C, Faul M, et al. For the Centers for Disease Control and Prevention. Guidelines for field triage of injured patients: recommendations of the National Expert Panel on Field Triage, 2011. *MMWR Recomm Rep*, 2012,61(RR-1):1-21.

24. Weed T, Ratliff C, Drake D B. Quantifying bacterial bioburden during negative pressure wound therapy: does the Wound VAC enhance bacterial clearance?. *Ann Plast Surg*, 2004,52;276-279.

25. Zorrillo P, Marin A, Gomez L A, et al. Shoelace technique for gradual closure of fasciotomy wounds. *J Trauma*, 2005,59:1515-1517.

第十章

小儿烧伤

目　标

- 解释烧伤的病理生理过程。
- 对儿童烧伤进行适当地评估和治疗。
- 认识儿童吸入性损伤，并采取适当的气道管理。
- 认识和妥善治疗烧伤的后遗症。

病例分析

患儿，女，15 月龄，在锅炉爆炸及部分建筑物倒塌中受伤。在当地急诊室的初步评估期间，患儿清醒，会哭闹，存在明显的心动过速，呼吸急促，20%体表面积(Body surface area，BSA)深Ⅱ度烧伤和 40%体表面积Ⅲ度烧伤。在抵达急诊室约 40min 后，患儿出现咳黑色痰、喘息、呼吸窘迫和嗜睡。动脉血气显示血氧分压(PaO_2)正常，为 99mmHg (13.2kPa)，CO_2 分压($PaCO_2$) 100mmHg(13.3kPa)。

评估

—患儿评估的重点是什么？

—这名患儿可能遭受什么类型的损伤？外部烧伤是否是唯一可能的损伤？

干预

—应立即启动什么样的治疗策略？

重新评估

—目前的治疗策略是否有效？

—复苏需要多少液体？什么将提示复苏是否充分？

有效沟通

—当患儿的临床状态发生变化时，谁需要知道患儿的信息以及如何沟通信息？

—什么样的沟通协商是必要的？

团队合作

—你将如何实施治疗策略？

—谁在何时做何事？

一、引　言

烧伤是一种由热能、物理或化学制剂所致的皮肤创伤性伤害。美国每年大约有 120 万人烧伤，其中1/3的烧伤住院和死亡发生于儿童。在儿科人群中，4岁以下儿童是烫伤和受虐待风险最大的人群。总体而言，儿童烧伤中，烫伤占65%；而接触烧伤占小儿烧伤的20%。尽管烧伤治疗在过去的20年有改进，但是烧伤仍然位列儿童意外伤害致死原因的第五位。死亡率与烧伤的深度和广度及患儿年龄密切相关。

二、烧伤的病理生理

烧伤的影响远不止于其对所损伤皮肤的影响。烧伤生理反应的范围可以从限制性损伤导致的局部炎症到广泛损伤导致的全身炎症反应综合征和烧伤休克。烧伤组织液体丢失是健康组织的5～10倍，并伴随有蛋白质和电解质丢失。在损伤的12～24h内产生局部水肿，并且通常在24～48h达到高峰。一些水肿是可以预料的，但是过多的液体治疗可导致病理性水肿，并导致骨筋膜室综合征的发生。当烧伤达身体体表面积(BSA)的15%～20%或更大时，可能发生全身炎症反应综合征。严重烧伤短期和长期的后遗症有温度失调，免疫功能低下增加伤口感染和败血症的风险，高代谢等。

(一)方　法

在任何紧急情况下的评估都是从气道、呼吸和循环开始的。对气道的评估和对烟雾吸入及气道损伤危险性的关键评价对密闭空间火灾受害者是至关重要的。应对其经验性地给氧，直到评估彻底和明确完成。一旦气道评估完成并且气道状况稳定，就应尽快建立静脉通道，最好有两路相对大的静脉通路。液体复苏的量由烧伤的深度和广度决定。

(二)最初治疗

1.气道评估

吸入性损伤的征象包括呼吸窘迫，缺氧，喘鸣，气喘，烧焦的鼻毛和眉毛，流涎，口咽水疱，舌肿胀，出现含碳样痰。如果这些迹象都存在，早期就应进行气管插管以防止呼吸道进行性阻塞。吸入燃烧所产生的毒物也可致使气道出现炎症和水肿，从而导致吸入性损伤。炎症反应可导致支气管栓的形成和远端气道阻塞。黏液纤毛清除机制被破坏，坏死碎片的积聚和炎性产物为感染提供了一个有利的环境。这些患儿常常受益于支气管镜检查。它可以提高肺部清洁度，降低肺炎的风险，当发生肺炎时，具有促进其治疗的作用。

> **!** 吸入性损伤的征象包括：呼吸窘迫；缺氧；喘鸣；喘息；流涎；舌肿胀；口咽水疱；烧焦的鼻毛和眉毛；产生碳样痰。

吸入性损伤可能与一氧化碳(CO)及氰化物(CN)中毒有关，也可能无关。任何人暴露于密闭空间的火灾中都有一氧化碳和氰化物中毒的风险。并且一氧化碳中毒可能导致与吸入性损伤相关的高达80%的死亡率。一氧化碳与血红蛋白的亲和力比氧高250倍。它削弱了血红蛋白的携氧能力，并且使氧合血红蛋白解离曲线向左移动。它也可能在线粒体水平干扰细胞氧代谢。虽然

!

支气管镜检查的适应证包括：诊断性支气管镜检查帮助疑有吸入性损伤的明确诊断。治疗性支气管镜检查有助于去除含碳碎屑和吸入性损伤所产生的炎性物质。

!

在一氧化碳中毒时测得的氧分压是正常的，但是组织仍旧相对缺氧。这就是一氧化碳中毒后出现延迟的中枢神经系统后遗症的原因。对碳氧血红蛋白(COHb)水平的检测可用于诊断一氧化碳中毒。COHb 水平超过 5%是不正常的，而那些 COHb>25%的患儿，特别是有头痛或精神状态改变的患儿需要转诊到有高压氧治疗的机构，所以患儿应吸入的氧浓度为 100%。在大气中，COHb 的半衰期为 3～4h；当氧浓度达到 100%时，COHb 的半衰期减少到 30～60min。在 3 个大气压的高压氧条件下，其半衰期进一步降低到 15～20min。

因为患儿可能出现如恶心、呕吐、头痛或感觉中枢改变的非特异性症状，所以在诊断一氧化碳中毒时应保持高度警惕。火灾时，患儿凡有意识丧失都应假定有一氧化碳中毒。所有有一氧化碳中毒风险的患儿都应吸入 100%的纯氧。应该记住，COHb 水平不反映组织一氧化碳的负担。因此，如果可能，有明显神经系统异常的患儿都应接受高压氧治疗。

线粒体细胞色素 C 氧化酶抑制使细胞不能利用氧，导致急性能量缺失，从而导致氯化物中毒。吸入大量 CN 可能因此导致昏迷、抽搐、呼吸暂停和死亡。以前，CN 解药包括吸入亚硝酸异戊酯和静脉注射四亚硝酸钠，转换含铁血红蛋白使其结合铁，从而形成高铁血红蛋白与 CN 优先结合，将高铁血红蛋白转换成为氰化高铁血红蛋白。在这之后，注射硫代硫酸钠，将氰化高铁血红蛋白转化为硫氰酸盐、亚硫酸盐和血红蛋白。然而，羟钴胺——维生素 B_{12} 的羟基形式——与 CN 结合形成无毒的氰钴胺维生素 B_{12} 的形式，这是无害的，可从尿中排泄。羟钴胺优于亚硝酸盐和硫代硫酸钠，前者可作用于细胞和血管，而后者仅作用于血管。羟钴胺在儿童中的使用经验仍然有限，但其使用继续增长，并正在成为标准的治疗方案。与历史悠久的氰化物解毒剂相比较，一旦患儿暴露在 CN 下，必须尽快给予羟钴胺以尽可能获得最大的解毒效应。

2. 液体复苏

烧伤患儿需要液体复苏是因为烧伤本身导致炎性介质释放，从而产生局部和全身的毛细渗漏和血管内容量丢失。浅表的 10%～15%体表面积的烧伤可只用口服补液或静脉(IV)补液；超过 15%体表面积的烧伤通常需要静脉补液并且最好有两路静脉，应留置导尿方便准确监测尿量并评估是否有足够的液体复苏。通过烧伤组织可以安全地放置静脉导管，但应尽量避免在烧伤周围的远端放置静脉置管。

液体复苏所需要的量是由烧伤的深度和广度决定的，通常以 Parkland 公式为指导进行补液，其估计患儿 24h 内液体需要量为 4mL(kg・%烧伤的体表面积)。修正性 Brooke 公式是 Parkland 公式的修改公式。该公式推荐 24h 内进液量为 2mL(kg・%烧伤的体表面积)，O'Neill 修改了 Brooke 公式，他建议在静脉维持液的基础上加用 2～3mL(kg・%烧伤的体表面积)的液体量。乳酸林格氏液作为最初的复苏液体，在第 1 个 8h 内输入总量的 50%，其余的 50%在随后的 16h 内输入。最终，液体入量应根据对患儿血管内容量的反复评估而定。血管内容量反映为心率、血压、毛细血管再充盈时间、尿量，并且根据患儿的表现频繁进行调整。2 岁以下儿童充足的尿量为 1.5～2mL/(kg・h)；2～10 岁儿童充足的尿量为 1～1.5mL/(kg・h)；10 岁以上儿童充足的尿量为 0.5～

1mL/(kg·h)。第1个24h的液体复苏通常采用晶体液。目前的研究并没有证明在复苏初始阶段应用胶体液是有利的。除了静脉维持输液外,在第2个24h给予5%的白蛋白溶液,每日剂量为0.3～0.4mL(kg·%烧伤的体表面积)。随着液体复苏的进展,许多烧伤患儿的进液量比以上公式估计出来的多很多,所以必须注意不要使患儿容量超负荷。

3.烧伤评价

对15岁以下儿童体表面积的估计,最合适的工具是常被提起的和经常使用的伦德-布劳德图(见图10-1)。广泛采用的九分表用于15岁以上患儿是最恰当的(见图10-2)。仔细评估烧伤的深度和严重程度是很重要的,因为这些因素很大程度影响愈合。仅将烧伤分为Ⅰ度、Ⅱ度、Ⅲ度并不精确,因为没有准确地反映烧伤的深度。虽然现在的分类方案与以前的相似,根据与皮肤解剖结构相关的损伤深度来分,但是现在的分类方案更加精确。现在的分类是Ⅰ度,浅Ⅱ度,深Ⅱ度,全层,深度全层(皮下)。

皮肤有三层:表皮、真皮和皮下组织。表皮是最外层,包括被称为角质形成细胞的复层鳞状上皮细胞。表皮无血管,从真皮接收血液供应和营养。基底膜位于表皮和真皮之间。真皮是最具生理活性的皮肤层。它主要包括成纤维细胞,但也包含基底表皮细胞、巨噬细胞和中性粒细胞,并在结构上得到胶原蛋白、葡萄糖胺聚糖和纤维连接蛋白的支架作用。真皮含有血管、淋巴通道、皮脂腺、汗腺和毛囊。

烧伤局部反应的特点是烧伤区域的凝固、瘀血和充血(见图10-3)。凝固的区域是烧伤最核心的部位并且出现由接触热源引起的坏死。瘀血或损伤区常围绕着凝固区(坏死)。此组织中的微血管被破坏,就

!

液体复苏指南

第1个24h:

- Parkland公式:24h内,每1%体表烧伤面积、每千克体重补液4mL。
- 修正性Brooke公式:24h内,每1%体表烧伤面积、每千克体重补液2mL。
- O'Neill对Brooke公式进一步修改:在静脉维持液的基础上加用24h维持的每1%体表烧伤面积、每千克体重2～3mL。
- 液体最终量取决于:
  —心率;
  —毛细血管再充盈时间;
  —血压;
  —尿量:1.5～2mL/(kg·h)(0～2岁);
  1～1.5mL/(kg·h)(2～10岁);
  0.5～1mL/(kg·h)(>10岁)。

第2个24h:

- 维持静脉补液量;
- 除静脉维持输液外,仍需要额外的复苏液,但比第1个24h少。

!

!

烧伤的分类

浅Ⅱ度(以前的Ⅰ度):

- 红色、湿,有水疱;
- 非常痛。

深Ⅱ度(以前的Ⅱ度):

- 外观白色或微黄色,干;
- 相对于浅Ⅱ度,疼痛较轻,且少起疱。

全层(以前的Ⅲ度):

- 白色、黄色、黑色或褐色;
- 硬和无弹性;
- 不痛。

!

容易出现继发性缺血性损伤。瘀血区的组织有潜在的再生能力，但必须在最初的 24～48h 内输入液体以支持其循环，从而最大限度地提高活组织的生存率。围绕瘀血区的充血区是受影响最小的损伤外侧带，7～10d 内可自行痊愈。

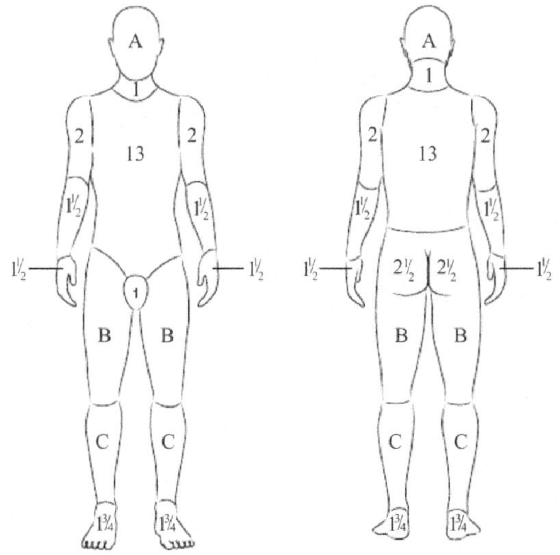

受生长影响的体表面积相对百分比						
年　龄	0 岁	1 岁	5 岁	10 岁	15 岁	成年人
头 （正面或背面）	$9\frac{1}{1}$	$8\frac{1}{1}$	$6\frac{1}{1}$	$5\frac{1}{1}$	$4\frac{1}{1}$	$3\frac{1}{1}$
B-1 大腿 （正面或背面）	$2\frac{3}{4}$	$3\frac{1}{4}$	4	$4\frac{1}{4}$	$4\frac{1}{2}$	$4\frac{3}{4}$
C-1 腿 （正面或背面）	$2\frac{1}{2}$	$2\frac{1}{2}$	$2\frac{3}{4}$	3	$3\frac{1}{4}$	$3\frac{1}{2}$

图 10-1　伦德-布劳德图

注：伦德-布劳德图是估计烧伤程度的最准确方法，其必须用于评价 15 岁以下患儿。伦德-布劳德图最适用于 15 岁以上的儿童。

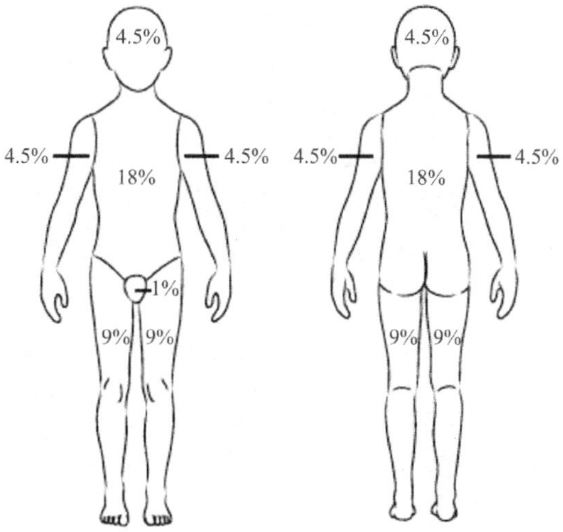

图 10-2　九分法

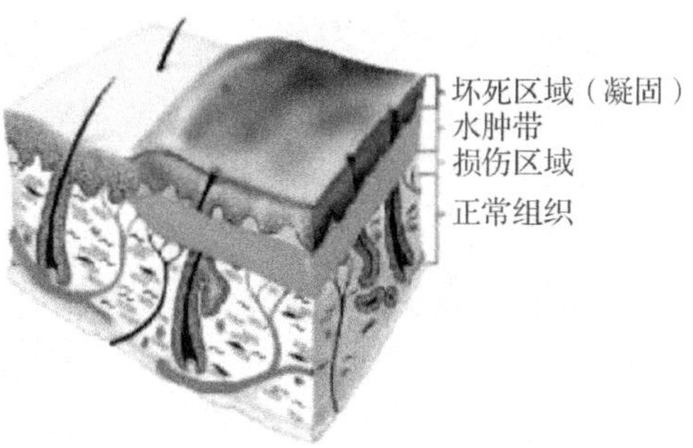

图 10-3　浅Ⅱ度烧伤

注：皮肤浅层烧伤的特点包括：坏死局限在皮肤上部 1/3；由于水肿，坏死区脱离的伤口；小范围损伤。

摘用许可：©2006 Elsevier. Duffy B J, McLaughlin P M, Eichelberger M R. Assessment, triage, and early management of burns in children. *Clin Pediatr Emerg Med*, 2006,7:82-93.

浅表烧伤只涉及表皮，通常比较干，其特征是红斑和无大疱的疼痛。角质形成细胞脱落，上皮细胞迁移到表面以促进伤口愈合。浅表烧伤通常在5～7d内自行痊愈。治疗方法有外用止痛剂和保湿霜。这类烧伤通常不需要估计烧伤的体表面积，因为此类烧伤无须干预可完全愈合。

浅Ⅱ度烧伤从表皮延伸至真皮。儿童烫伤通常是这种类型。因为浅Ⅱ度烧伤是不均匀的，可能会在数小时至数天内进展，所以通常需要清创以更准确地评估损伤的深度。偏浅的浅Ⅱ度烧伤或中等的浅Ⅱ度烧伤有红斑，比较湿润，且有水疱是其标志。因为有神经暴露和损伤，所以会有剧痛。偏浅的浅Ⅱ度烧伤通过再上皮化可以在2～3周内愈合。

深Ⅱ度烧伤的特点是白色或黄色的外观，疼痛不剧烈，起疱少（见图10-4）。烧伤的深度增加，但疼痛减少，是因为更多的神经末梢被损坏。在没有干预的情况下，深Ⅱ度烧伤通过上皮形成和收缩在3～6周愈合。然而，因为其愈合后功能性和美容性较差，所以对深Ⅱ度烧伤通常需要切痂和植皮治疗。

全层烧伤，以前称为Ⅲ度烧伤，通常由火焰长时间接触热油或油脂造成的。没有长时间接触热水的烫伤很少产生这样的烧伤。全层烧伤的特点是皮肤变色，变成白色、黄色、棕色或黑色。烧伤处水肿严重而无水疱，皮肤质地坚硬，无弹性，可能会出现焦痂（见图10-5）。深全层或皮下烧伤可深达筋膜甚至伤及肌腱和骨骼。全层烧伤通常见于房屋火灾的受害者。深全层烧伤绝对需要植皮，甚至需要肌皮瓣移植。

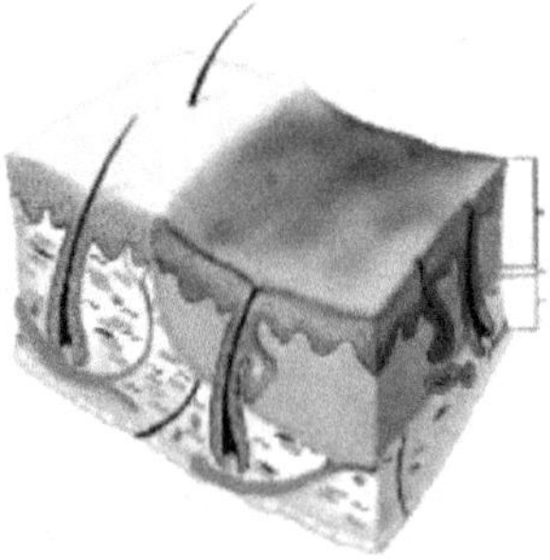

图10-4　深Ⅱ度烧伤

注：皮肤深层烧伤的特点包括：皮肤层大部分坏死；坏死区黏附于损伤区；水肿层较小。

摘用许可：©2006 Elsevier. Duffy B J, McLaughlin P M, Eichelberger M R. Assessment, triage, and early management of burns in children. *Clin Pediatr Emerg Med*, 2006,7:82-93.

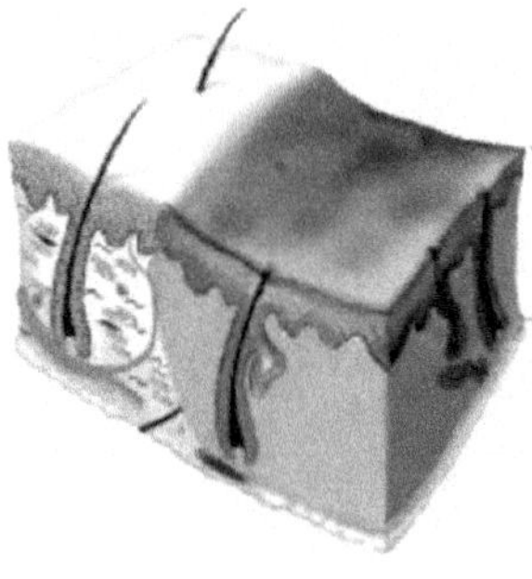

图10-5　全层烧伤

注：全层烧伤的特点包括：无剩余正常皮肤。

摘用许可：©2006 Elsevier. Duffy B J, McLaughlin P M, Eichelberger M R. Assessment, triage, and early management of burns in children. *Clin Pediatr Emerg Med*, 2006,7:82-93.

三、治疗烧伤

(一)入院标准

烧伤患儿入院治疗的适应证包括浅Ⅱ度烧伤超过10%的体表面积，或重要部位烧伤(如眼、面部、耳朵、手脚和外阴部等)，无法维持充足的水分或营养，照顾者不愿或不能提供烧伤护理，烧伤患儿有严重慢性疾病，需要静脉注射镇痛药或抗焦虑，涉嫌受虐待儿童。美国烧伤协会已建立并公布患儿准入烧伤中心的标准(见表10-1)。

表10-1　美国烧伤协会转诊烧伤中心指南

序　号	具体情况
1	Ⅱ度烧伤，面积大于10%的体表面积
2	烧伤包括脸、手、脚、会阴部或主要关节
3	任何年龄组的Ⅲ度烧伤
4	电烧伤，包括光损伤
5	化学烧伤
6	吸入损伤
7	烧伤患儿原有可以使治疗复杂化的、恢复延长的或影响死亡率的内科疾病
8	任何有烧伤及并发外伤(如骨折)的患儿因烧伤对发病率或死亡率构成最大的威胁。在这种情况下，如果外伤造成更大的直接风险，应让患儿在创伤中心先初步稳定下来，然后再转移到烧伤病房。在这种状况下，医师的判断是必要的，应制订区域医疗控制计划和分流协议。
9	烧伤患儿所在医院没有治疗儿童的合格的人员或设备
10	烧伤患儿需要特殊的社会、情感或康复干预

注：引自American Burn Association/American College of Surgeons. Guidelines for the operation of burn centers. *J Burn Care Res*, 2007, 28: 134-141.

(二)非手术伤口治疗

烧伤伤口治疗的目标是尽量减少细菌定植，防止感染。在植皮前，可将各种外用制剂用于浅Ⅱ度烧伤和深Ⅱ度烧伤或全层烧伤皮肤，以防止伤口感染(见表10-2)。这些外用制剂包括杆菌肽、磺胺嘧啶银、醋酸磺胺米隆、浸渍银抗菌敷料。

随着时间的推移和研究品进展，外用剂或敷料的选择已经逐渐演变。对这些药物的选择应咨询烧伤中心的工作人员，如一些药物会掩盖烧伤，可能需要根据药物的评价弃用。

表 10-2 烧伤治疗的外用制剂

产品		应用	优点	缺点
杆菌肽		浅Ⅱ度或深Ⅱ度，小面积	不溶于水，好用于脸上	不适用于大面积烧伤
霜	磺胺嘧啶银	深Ⅱ度或全层	舒缓，好用于运动部位	有中性粒细胞减少症，渗透性小
	醋酸磺胺米隆	深Ⅱ度或全层	可穿透焦痂	疼痛明显，有代谢性酸中毒
溶液	硝酸银溶液（0.5%）	深Ⅱ度或全层	有良好的抗菌疗效	有低钠血症，污染伤口，渗透性小
	醋酸磺胺米隆（5%）	植皮敷料和开放性伤口浸泡	活性广，敷料湿润	不用于未清创的伤口
浸渍辅料	银离子辅料	深Ⅱ度	每 3 天换 1 次敷料（爱银康 7 可以每周更换 1 次敷料）	只用于深Ⅱ度烧伤
	爱康肤银	深Ⅱ度	敷料可连续放 21d	只用于深Ⅱ度烧伤，运动的伸展性和灵活性差

杆菌肽可有效地预防革兰阳性菌和一些革兰阴性菌，但可能有局部刺激。

磺胺嘧啶银是最常用的治疗烧伤创面的外用抗菌制剂，是针对革兰阳性菌、革兰阴性菌和酵母的杀菌剂，可用于Ⅱ度烧伤和全层烧伤的植皮预备期。要避免给对磺胺过敏的患儿和葡萄糖-6-磷酸脱氢酶缺乏的患儿应用磺胺嘧啶银。由于磺胺嘧啶银会产生永久皮肤染色所以2 月龄以下的面部烧伤患儿禁忌使用。因为它与核黄疸及磺胺类药物有关联，所以孕晚期孕妇也是禁忌的。

醋酸磺胺米隆是对革兰阳性菌和革兰阴性菌都有效的抑菌剂，包括假单胞菌和某些厌氧菌。由于它可以穿透失活组织，所以主要应用于部分或全层烧伤。它在酸性环境（化脓性）作用强，因此特别适用于焦痂。醋酸磺胺米隆能够抑制碳酸酐酶，从而产生代谢性酸中毒。

多种相对较新的可以吸收渗液的敷料比（如浸渍银抗菌敷料）被应用于烧伤创面。相对于外用抗菌剂，这些敷料的优点是可以留在伤处几天，这样就不需要每天换药，减轻患儿的疼痛和焦虑，从而减少镇静和镇痛药物的使用。目前，尚没有较好的比较结果数据，但与外用抗菌药物相比，抗菌敷料可以产生疗效和等同的美容效果。

（三）烧伤创面切痂和植皮

虽然没有对照研究表明在烧伤早期切痂和植皮能改善预后，但是在过去 20 年的临床实践中发现这种做法可能降低烧伤死亡率。早期闭合的深创伤可以减少局部感染、液体丢失和随之而来的并发症。

目前的实践要求植皮在烧伤后的 1～2 周内进行，植皮由烧伤中心训练有素的外科医师来做。

有比较深的或大面积的Ⅱ度烧伤的婴幼儿，往往需要中度至深度镇静和镇痛，以完成适当的清创和换药。镇静的深度根据损伤程度和清创的需要，及患儿的年龄、呼吸和心血管状况来决定。

(四)吸入性损伤的治疗

吸入性损伤的治疗包括积极清除肺内污物，使用黏液溶解剂，感染的早期发现和治疗，支持性治疗。虽然没有数据支持吸入性损伤患儿常规使用黏液溶解剂治疗，但许多专家建议使用 N-乙酰基-半胱氨酸(3～5mL 20%雾化溶液吸入，3～4 次/d)或阿法链道酶(2.5mg 雾化吸入，1～2 次/d)以帮助清除分泌物。常规不预防性使用抗生素。使用糖皮质激素没有任何好处，且还有潜在危害。

所需呼吸支持水平的范围可以从吸氧到高级模式的辅助通气及高频氧治疗。吸氧可通过鼻导管或简单面罩，这两种方式都需要额外的加湿。如果出现因上呼吸道炎症和水肿导致的喘鸣，则需要应用外消旋肾上腺素以立即解除气流梗阻。氦氧外加剂(氦氧混合气)可以减小湍流气流阻力，进而在上呼吸道阻塞的情况下减少呼吸做功。当气道顺应性差时，应对这些患儿进行插管和控制呼吸，并进行最终评估。根据小儿烧伤中心最近的一项调查，约 12%的烧伤患儿需要气管插管，约 70%烧伤的插管患儿有持续吸入性损伤。

儿科高级生命支持(Pediatric advanced life support，PALS)指南支持所有儿童使用带气囊的气管导管。有充足的证据表明，给危重症患儿和烧伤患儿使用带囊的气管插管是安全有效的，尤其是那些有限制性肺部疾病的患儿，这些患儿使用的插管管周漏气会影响氧合和通气效果。插管大小的计算就用不带囊插管的计算公式：(年龄＋16)/4。然而，烧伤有/没有吸入性损伤的患儿气道明显水肿，因此当使用带囊插管时，气管内管的大小应减小 0.5mm。

在严重烧伤患儿，需要机械辅助通气的急性呼吸窘迫综合征(ARDS)的患病率估计高达 54%。虽然在烧伤患儿中，ARDS 的患病率可能较低，但急性肺伤害和 ARDS 仍旧是烧伤治疗的重要临床挑战，特别是年幼患儿。在治疗这些烧伤患儿时，应根据肺功能不全的水平选择适当的机械通气模式。当患儿有急性肺损伤的风险时，应采用肺保护通气策略。当患儿需要的呼气末正压(Positive end expiratory pressure，PEEP)超过 10～15cmH_2O 时，最初使用低潮气量/高 PEEP，然后发展到高频振荡通气(High frequency oscillatory ventilation，HFOV)或气道压力释放通气(Airway pressure release ventilation，APRV)。呼吸机治疗的其他信息可见于机械通气的章节(见第五章)。

气管切开术通常用于长时间气管插管的患儿。虽然早期的气管切开术(开始辅助通气后 2～4d)也被安全地用于一组烧伤患儿，但通常气管切开保守地用于拔管失败的患儿或预计需要长期机械通气的患儿(如神经损害的患儿)。

(五)高代谢和营养

经典的损伤代谢反应包括一个早期的抑制期，其特征是低心排血量和低代谢率，然后在伤后 24～36h 出现高代谢阶段。儿童大面积烧伤后，因为高代谢、液体丢失、败血症和炎症，蛋白质代谢和能量消耗约增加 50%，并且这种分解代谢状态可以持续 9～12 个月。已经证明，早期和积极的营养治疗能减少烧伤患儿高静息能量消耗。最有效的测定静息能量消耗的方法是间接测热法。如果不能测定静息能量消耗，那么烧伤患儿的营养治疗通常用表 10-3 中的公式推算。

表 10-3　营养治疗公式

年　龄	计　算
婴儿(0～12 月龄)	2100kcal/m^2 +1000kcal/m^2 烧伤、
儿童(1～11 岁)	1800kcal/m^2 +1300kcal/m^2 烧伤
儿童(12 岁及以上)	1500kcal/m^2 +1500kcal/m^2 烧伤

注:转载于 Rose J K, Herndon D N. Advances in the treatment of burn patients. *Burns*, 1997,23(Suppl 1):S19-S26.

肠内途径是营养治疗的首选途径。最初评估和烧伤复苏完成后,应尽快放置鼻胃管或鼻十二指肠管。在没有禁忌证的情况下,肠内营养应在伤后 24h 内开始。然而,如出现胃内容物残留和腹泻,则表明患儿对喂养不耐受,这可能限制通过胃肠道的热量输送。腹泻是烧伤人群中比较常见的问题。其病因可能是多因素的,通常是非感染性的,也不会因为低白蛋白血症而恶化。降低烧伤患儿腹泻发病率的措施包括使脂肪的摄入量低于 20%总热量的摄入,成年人每天维生素 A 摄入大于 1 万 U,烧伤后 48h 内实施肠内营养。

除维生素 A 外,其他的维生素、矿物质和微量元素的需要量应超过每日推荐的允许量,包括钙、镁、维生素 D、锌、铜和其他微量营养素。应将钙和镁补充至在正常推荐范围内的血清水平。

除早期和积极的营养支持外,已有尝试用药物减轻烧伤后的持续高代谢状态。β 阻滞剂可以在一定程度上减弱高代谢,所以一些人建议使用普萘洛尔。但它只在有经验的儿童烧伤中心应用。

有学者通过使用蛋白同化制剂(如氧雄龙)做出了加速愈合的尝试。最近一项单中心前瞻性试验表明,这些制剂的应用,无论在身高、骨矿物含量、心脏做功还是肌肉力量方面,都可以改善严重烧伤儿童的长期恢复。这可能是通过减少静息能量消耗和增加胰岛素样生长因子,这些效益在烧伤后 5 年持续,并且没有证据证明其存在有害的副作用。再者,应将这些制剂的使用限制在儿童烧伤治疗中心内。

(六)低蛋白血症

烧伤患儿常出现低蛋白血症,其病因是多种的。白蛋白丢失增加是直接通过烧伤创面排出及弥漫的严重的毛细血管渗漏的后果,主要由烧伤触发炎症介质级联伤害引起的。重大疾病时,白蛋白的产生也减少,可能是急性期蛋白产生增加的缘故。此外,在复苏后的短期内,如果发生血管内容量增加可能产生稀释性低蛋白血症。慢性疾病和营养不良是其他的潜在的慢性低蛋白血症的原因。

白蛋白产生 80%正常的胶体渗透压,因此低蛋白血症会导致水肿,特别是肺水肿和肠壁水肿。经常用白蛋白,是为了避免加剧急性肺损伤,腹泻,喂养不耐受,伤口愈合受损,以及由此产生的并发症。然而,有很多证据表明,以往健康的患儿对轻度至中度的低蛋白血症的耐受性良好。有低蛋白血症的烧伤患儿,特别是接受积极营养治疗的患儿,其血清白蛋白水平可逐渐恢复正常,并且相对于肠胃外营养患儿,肠内营养患儿血清白蛋白的浓度更高。因此,常规的过多地输入白蛋白是不必要的。目前的建议是最好尽快尽可能通过肠内营养途径确保适当的热量输入;并且在儿科危重症患儿,当血清白蛋白水平低于 2mL/dL 时,应输注 25%白蛋白液。

(七)血糖控制

如前所述,儿童大面积烧伤后,蛋白质代谢和能量消耗增加约50%。这种高分解代谢状态的病因是多方面的,但都能得益于胰岛素治疗。虽然还没有证实在儿科人群可以安全、有效地实施强化胰岛素治疗但它可能降低烧伤患儿的感染率和提高其生存率,应特别要注意避免低血糖。参与照顾烧伤患儿的医疗团队成员应认识到血糖监测的重要性和及时发现低血糖,尤其是在非常年幼或不能语言的患儿。只为表现出持续的高血糖的患儿开持续胰岛素输注的医嘱。而当通过肠内或肠外营养的方式给患儿输注葡萄糖时,必须有频繁的床旁血糖监测。

(八)结　果

烧伤的死亡率在过去20年有所改善,但在过去10年中达到了一个平台期。儿童死亡的风险仍然与年龄成反比,与伤害的程度成正比。2岁以上儿童烧伤大于50%的体表面积,死亡率约为20%;但2岁以下患儿的死亡率约为50%。早期切痂及封闭受伤的组织被认为是会增加死亡率的。烟雾吸入和热伤害仍旧是增加死亡率的危险因素;吸入性损伤能增加20%的死亡风险。

对烧伤患儿治疗的进步是烧伤治疗进步和重症监护进步的共同结果。早期物理治疗非常重要,用夹板固定受伤四肢,及皮肤移植和皮肤替代技术的进步,对烧伤后生活质量的改善做出了贡献。另外,移植组织弹性和微血管重建技术方面的进步进一步改善伤后患儿的美容性和功能性结果。

小儿烧伤的要点

- 对烧伤患儿的初步评估应从气道、呼吸和循环评估开始。此外,应对烧伤的广度和深度进行评估。
- 评估吸入性损伤、浓烟吸入、CO和CN中毒,并进行恰当的治疗。
- 全身炎症反应综合征常见于烧伤患儿,它导致血管内血容量减少及休克。
- 在第1个24h内及以后充分的液体复苏是重要的,它可以避免严重烧伤的早期并发症。
- 根据Parkland或修正性Brooke公式决定进液量,但最终进液量必须以尿量和血管灌注为依据。
- 早期切痂和植皮是深Ⅱ度和全层烧伤的标准治疗方法。
- 高代谢是严重烧伤的一个重大的长期的(9～12个月)后遗症,适当的治疗可以显著改善发病率和死亡率。

推荐阅读

1. American Heart Association. Pediatric advanced life support: 2010 American Heart Association Guidelines for Cardiopulmonary Resuscitation and Emergency Cardiovascular Care. *Circulation*, 2010,122(Suppl 18):S876-S908.

2. Barrow R E, Wolfe R R, Dasu M R, et al. The use of beta-adrenergic blockade in preventing trauma-induced hepatomegaly. *Ann Surg*, 2006,243:115-120.

3. Duffy B, McLaughlin P, Eichelberger M. Assessment, triage, and early management of burns in children. *Clin Pediatr Emerg Med*, 2006,7:82-93.

4. Finfer S, Bellomo R, Boyce N, et al. A comparison of albumin and saline for fluid resuscitation in the intensive care unit. *N Engl J Med*, 2004,350:2247-2256.

5. Fortin J L, Giocanti J P, Ruttimann M, et al. Prehospital administration of hydroxocobalamin for smoke inhalation-associated cyanide poisoning: 8 years of experience in the Paris Fire Brigade. *Clin Toxicol (Phila)*, 2006,44(Suppl 1):S37-S44.

6. Gottschlich M M, Warden G D, Michel M, et al. Diarrhea in tube-fed burn patients: incidence, etiology, nutritional impact, and prevention. *J Parenter Enteral Nutr*, 1988,12:338-345.

7. Greenhalgh D G, Housinger T A, Kagan R J, et al. Maintenance of serum albumin levels in pediatric burn patients: a prospective, randomized trial. *J Trauma*, 1995,39:67-74.

8. Hart D W, Wolf S E, Herndon D N, et al. Energy expenditure and caloric balance after burn: increased feeding leads to fat rather than lean mass accretion. *Ann Surg*, 2002,235:152-161.

9. Jeschke M G, Finnerty C C, Kulp G A, et al. Combination of recombinant human growth hormone and propranolol decreases hypermetabolism and inflammation in severely burned children. *Pediatr Crit Care Med*, 2008,9:209-216.

10. Levine B A, Petroff P A, Slade C L, et al. Prospective trials of dexamethasone and aerosolized gentamycin in the treatment of inhalation injury in the burned patient. *J Trauma*, 1978,18:188-193.

11. Mlcak R P, Jeschke M G, Barrow R E, et al. The influence of age and gender on resting energy expenditure in severely burned children. *Ann Surg*, 2006,244:121-130.

12. O'Neill J A. Fluid resuscitation in the burned child-a reappraisal. *J Pediatr Surg*, 1982,17:604-607.

13. Patterson B W, Nguyen T, Pierre E, et al. Urea and protein metabolism in burned children: effect of dietary protein intake. *Metabolism*, 1997,46:573-578.

14. Pham T N, Warren A J, Phan H H, et al. Impact of tight glycemic control in severely burned children. *J Trauma*, 2005,59:1148-1154.

15. Porro L J, Herndon D N, Rodriguez N A, et al. Five-year outcomes after oxandrolone administration in severely burned children: a randomized clinical trial of safety and efficacy. *J Am Coll Surg*, 2012,214:489-504.

16. Sheridan R L, Prelack K, Cunningham J J. Physiologic hypoalbuminemia is well tolerated by severely burned children. *J Trauma*, 1997,43:448-452.

17. Silver G M, Freiburg C, Halerz M, et al. A survey of airway and ventilator management strategies in North American pediatric burn units. *J Burn Care Rehabil*, 2004,25:435-440.

18. Suman O E, Mlcak R P, Chinkes D L, et al. Resting energy expenditure in severely

burned children: analysis of agreement between indirect calorimetry and prediction equations using the Bland-Altman method. *Burns*, 2006,32:335-342.

19. Voruganti V S, Klein G L, Lu H X, et al. Impaired zinc and copper status in children with burn injuries: need to reassess nutritional requirements. *Burns*, 2005,31:711-716.

第十一章

非意外伤害的诊断与处理

目　标

- 确定虐待的风险因素。
- 描述提示存在虐待的伤害模式。
- 探讨如何合理评估可疑受虐儿童。
- 描述如何开展受虐儿童的初始复苏。
- 回顾医疗服务人员作为潜在的/强制性的可疑受虐儿童报告者的作用。

一、引　言

虐待儿童是一个在全球范围内引起儿童死亡及终身残疾的常见的悲剧性原因。虽然许多孩子从既往史和临床表现中提示存在虐待伤害，但因为非典型性和延迟表现，模糊和误导病史，以及与患儿无法沟通等因素，所以诊断和处理可能变得很复杂。对任何表现外伤或者意识水平下降的儿童，在鉴别诊断中都要考虑其是否受到虐待。

公认的儿童遭受虐待的风险因素多种多样，见表 11-1。早产可能干扰孩子与父母之间的关系。婴儿经过长期住院治疗出院后可能存在着明显损害，包括发育落后、喂养问题和呼吸困难。这些孩子可能易激惹且难以安慰，并且可能最终耗尽看护人的精力。如厕卫生及激惹行为可能导致初学步和年长儿童受到虐待伤害。

> ！
>
> 非意外伤害常见于关系紧张，特别是父母-孩子关系受损的家庭。
>
> ！

表 11-1　儿童遭受虐待的风险因素

序　号	风险因素
1	亲密伴侣之间的暴力
2	有虐待儿童或疏忽照顾儿童史
3	滥用药物的监护人员
4	哭闹不止/易吵闹的儿童
5	早产儿或长期住院治疗的新生儿
6	神经系统发育异常的儿童

二、导致涉嫌虐待儿童增加的损伤

在儿童发育阶段，看护者报告受伤原因是极少见的。存在滥用药物问题的看护人员，特别是生产、销售甲基安非他命或其他非法毒品者，宁可不请家庭医师上门，而选择自己将受伤儿童送到医院就诊而无视这种行为可能导致的附加风险。

> ！
>
> 受伤情形描述的前后矛盾和任何延迟医治的行为都应引起医务人员对儿童遭受虐待的警惕性。
>
> ！

(一)提示虐待的模式

虽然虐待的模式不是绝对的，但在有目击者的受伤儿童中经常发现，意外伤害有：硬膜外血肿；简单的颅骨线性骨折；会走的孩子出现骨干骨折和螺旋性骨折；不规则的、无规律的、图纹不对称的热损伤；虽有飞溅点的烧烫伤痕迹，但在肘窝和腘窝处无损伤。一些常见的意外伤害及非意外伤害比较见表 11-2。

表 11-2　意外与非意外伤害模式对比[a]

受伤部位	意外伤害	非意外伤害
头　部	·集中在冲击点； ·病史清晰； ·简单的颅骨线性骨折； ·无其他损伤	·部位广泛； ·病史不一致； ·颅骨分离骨折； ·其他部位亦有损伤
骨　骼	·锁骨中轴骨折； ·会走路儿童的长骨干骨折	·后肋骨骨折； ·不会走路儿童的长骨干骺端骨折； ·椎体损伤形式； ·多部位损伤形式； ·不同年龄段均有受伤
瘀　斑	·会走路儿童骨骼突起处的瘀斑； ·有飞溅点表现的烧烫伤	·不会走路儿童脸部和头部的瘀斑； ·瘀斑出现在非衬垫区域，眼睛、脖子、生殖器等部位有规则的伤痕，咬伤，有着清晰边缘的烧烫伤(包括生殖器的烧烫伤或瘀斑)

注：[a] 非模式损伤是指不考虑儿童既往史及所处特定发育阶段的意外伤害或虐待的诊断。

> ！
>
> 受伤模式可能提示意外或非意外伤害，必须考虑受伤情况的描述，孩子医疗和发育史，文化因素和临床症状。
>
> ！

虽然意外撞击到头部受伤会导致受伤部位的硬膜下出血，但很少会小于 3～4 英寸(7.6～9.2cm)。相反，弥漫性薄边缘的硬膜下出血、视网膜出血、后肋骨骨折、干骺端骨折更常见于受到非意外伤害的儿童。对于双侧的、对称的，或者深度均匀、有明确边界，有明确图纹，有明显治疗或感染的依据或者包括肛门生殖器部位的烧烫伤，均应怀疑儿童受到虐待(见图 11-1 和图 11-2)。

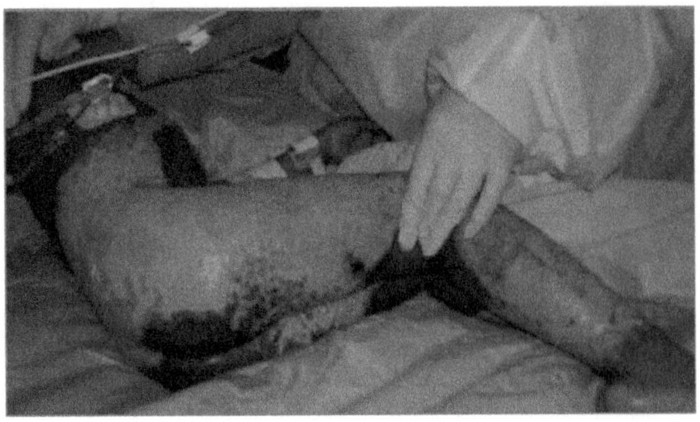

图 11-1　在热水中浸泡导致的烫伤

注：浸泡在热水里导致弯曲部位全层烫伤。

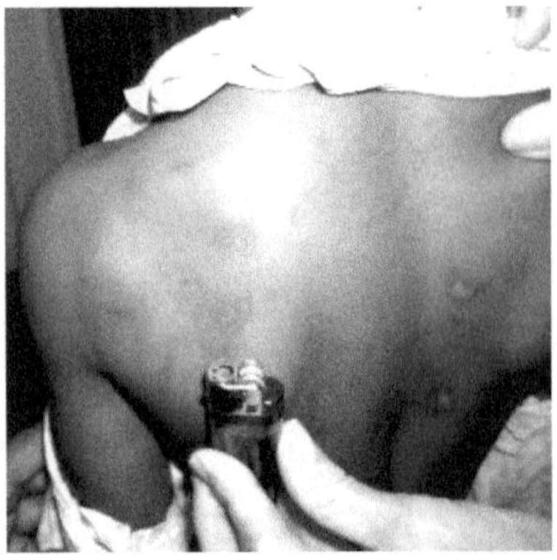

图 11-2　体积小的、已愈合的、图纹化的烫(烧)伤

(二)常见的虐待模式

病例分析

患儿，女，2 月龄，既往健康，因进食窒息后呼吸暂停及嗜睡入院。患儿母亲陈述患儿过去一周有阵发性腹痛。除此之外，在她那天早上上班前将患儿及另一年长儿交由她男友照看时，其他情况良好。初步查体见心动过速，四肢冷，呼吸不规则，立即予以气管插管及液体复苏。虽然进一步的检查未发现瘀斑，但患儿前囟紧，有明显的视网膜出血。

评估

—可能的诊断是什么？

干预

—另外还需要做什么来抢救患儿？

—何种诊断方法具有针对性？

重新评估

—何种测试能够正确评估患儿父母情况的严重性？

—复苏治疗后末梢灌注有无改善？

—患儿是否需要其他的药物或手术治疗？

有效沟通

—哪里是管理这名患儿的最好地方？

—需要其他专科会诊吗？

团队工作

—你打算如何执行治疗方案？

—谁做？做什么？何时做？

1. 虐待性头部外伤

虐待性头部外伤，也被称为摇晃婴儿综合征或摇晃震荡综合征，常表现为不完全的三重损伤，包括有髓外血肿的头部损伤、视网膜出血和骨骼损伤，骨骼损伤包括干骺端和后肋骨的骨折

（见图 11-3）。小婴儿的风险最高，但初学走路的儿童也可能表现为这种受虐方式。沮丧的看护者剧烈摇晃儿童，无论是否存在撞击到硬的或软的物体表面，其严重的旋转和剪切力均可撕裂幼儿硬膜下及蛛网膜下的桥静脉。

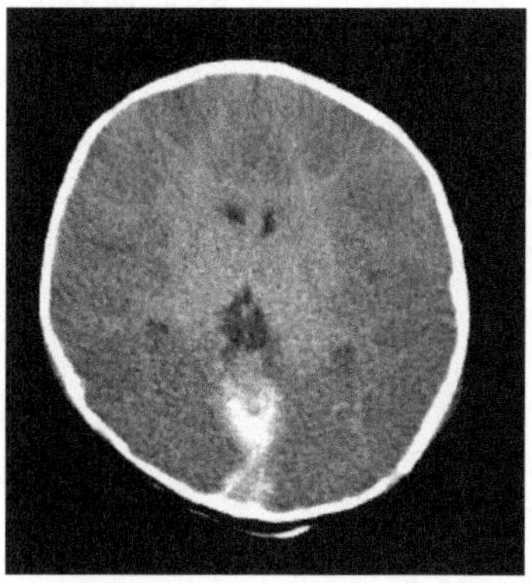

图 11-3　一例虐待性头部外伤婴儿 X 线光片表现

注：X 线光片示蛛网膜下腔出血、硬膜下出血和脑水肿，符合虐待性头部外伤表现。

儿童意外性头部外伤往往有着清晰的病史和局灶性损伤表现；而虐待性头部外伤往往是全脑损伤，临床常表现为休克和面色苍白等。监护人往往否认或淡化创伤。严重的头部外伤可伴或不伴软组织肿胀和青紫，但囟门紧、膨隆时需引起重视。囟门搏动丧失常意味着颅内高压进展。尽管婴幼儿颅骨柔软，但脑水肿仍可能是致命的（见第十五章）。

虐待性颅骨骨折可穿过骨缝，多发且广泛分离。原发性脑损伤常合并继发性通气不足、低氧及低灌注。受伤数小时内可出现脑性发热。癫痫在受虐婴儿中非常常见，可为亚临床表现且往往较难控制。这些继发性损伤可导致深度的、进行性的全脑水肿和缺血。

虐待性头部损伤需与其他原因引起的颅内病变进行鉴别诊断。即使发生细菌性脑膜炎的可能性很小，也应适当进行诊断性测试和治疗，包括应用抗生素甚至地塞米松，且应尽早实施。如果临床症状提示脑炎，则应考虑使用阿昔洛韦。对非创伤引起的颅内出血需进一步完善神经影像学检查，并排除凝血功能异常或者代谢性疾病的可能。

> **!**
>
> 腰穿在病情不稳定的患儿中可能诱发心搏骤停。
>
> **!**

对于不存在呼吸或血流动力学异常的患儿，可暂不考虑腰穿。一般情况下，在急诊室的初步评估和危重症患儿病情转稳前，不会实施腰穿。腰穿的严重并发症包括呼吸、心搏骤停，颅内高压引起的脑疝综合征，以及凝血功能障碍导致的脊髓硬膜外血肿。因此，在所有的这些问题得以评估或纠正前，最好不要进行腰穿。

2. 视网膜出血

在颅脑损伤中，因剪切力造成脆弱的组织损伤进而引起的髓外出血经常但不总是合并视网膜出血。对于幼儿，玻璃体附着于视网膜，在旋转损伤中，这种相互牵拉的结构常导致多层视网膜出血并可发展至

> **!**
>
> 当患儿出现进行性神经系统症状时，应谨慎使用辅助眼底镜检查的药物。
>
> **!**

视网膜外围。不同于那些因颅内压增高而引起的损伤，这种损伤常需要更长时间的复苏治疗，并易引起意外的创伤性脑损伤。当患儿出现进行性神经系统症状时，应谨慎使用辅助眼底镜检查的药物。因为散瞳药物将干扰瞳孔改变，使其失去早期诊断脑水肿加重的机会而引起进行性脑损伤。

> !
>
> 滴注散瞳药可能掩盖颅内压增高引起的早期瞳孔改变长达数小时。因此，直至排除颅内高压的危险因素后，方可实施该眼部检查。
>
> !

3. 腹部闭合伤

病例分析

患儿，男，3 岁，被其祖母发现躺在家门口。等医务人员到达时，存在心动过速和低血压。在送往医院途中进行复苏，患儿腹胀，触诊软。

评估

—可能的诊断是什么？

干预

—需要立刻做什么来复苏此患儿？

—如何确定你的治疗是否充分？

重新评估

—何种检测能有效评估此患儿病情的严重程度？

—评估腹部情况的恰当影像检查是什么？

—应进行何种血液检查？

有效沟通

—哪里是处理这名患儿的最好地方？

—需要外科会诊吗？

团队工作

—你打算如何执行治疗方案？

—谁做？做什么？何时做？

虐待性腹部钝性外伤最常见于会走路的儿童，尤其是初学步者和学龄前儿童。这些损伤通常有延迟表现和极高的相关部位损伤的发生率。虽然该年龄组儿童也会遭受头部外伤，但不同于婴儿的虐待性头部外伤，前者通常是由于直接冲击力致伤而不是旋转力致伤。

> !
>
> 腹部损伤往往在受伤数小时后才表现出来。腹部损伤与虐待性头部损伤是引起受虐儿童死亡及重症病例的最常见原因。
>
> !

若实质脏器和空腔脏器联合损伤且缺乏高速冲击性损伤的证据，则高度提示儿童受虐待。虐待性腹部外伤最常见于肝、脾、肾、胰腺、空腔脏器等。

压力可能导致在高位的十二指肠血管处形成血肿。尽管穿孔可能发生在任何肠段，但由于近端空肠位置相对固定，所以此部位穿孔较常见。胰腺挫伤和破裂可导致严重的胰腺炎。肠系膜断裂可影响肠道灌注，进而造成穿孔。低血容量休克可快速进展为失代偿甚至不可逆的休克。

就像严重的虐待性头部外伤，致命的腹部外伤可能缺乏皮肤表现。患儿可表现为腹部压痛、腹膜刺激体征及腹胀。在有严重的神经系统损伤患儿中，腹部外伤可能因为缺少皮肤瘀斑而被漏诊。对于存在危及生命的腹部外伤的患儿，必须怀疑并进一步排除其他的受虐性损伤。尽管CT成像能够显示实质脏器损伤，但空腔脏器常易被漏诊直至临床症状恶化或进行对比研究时才被发现。

4. 其他损伤模式

(1)骨骼创伤

在尚不会走路的儿童中，后肋骨、肩胛骨、胸骨、棘突以及干骺端骨折常与虐待有关。出现任何与儿童发育阶段、相关结果以及相关机制不符的骨折，均应提高对儿童受虐待的警惕性并行进一步评估。既往体健的婴幼儿出现后肋骨骨折常提示骨骼系统受到严重的损伤，如果缺少明确的严重外伤病史，则应高度考虑与虐待相关。这些骨折发生在受到挤压的儿童，后者破坏肋脊交界处，因此直至骨折愈合阶段骨痂形成前，X线往往无阳性表现(见图11-4)。

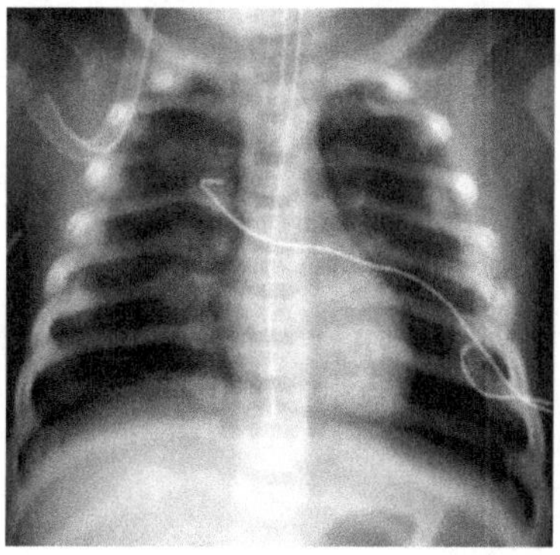

图11-4　多发已愈合的和急性肋骨骨折

(2)皮肤损伤

不会走动的儿童出现瘀斑，范围集中，远离身体骨性突起处，包括腹部、臀部、背部、面部、耳朵，都应视作有受虐嫌疑。有时，皮肤受损的形状可能与制造外伤的物体或工具的图纹一致(见图11-5)。通过瘀斑外观不能准确判断损伤日期，医疗专业人员应谨慎处理并要求调查人员也这样做。关于儿童受虐待，专家可以帮助确认具有特定文化背景的患儿皮肤异常的意义。当瘀斑分布与家庭成员提供的病史不一致时，应获得瘀斑和出血的既往史及家族史。

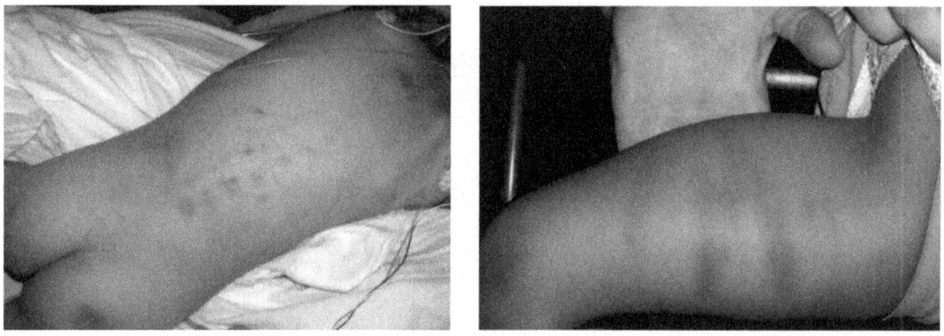

A　　B

图11-5　虐待性皮肤损伤

注：A图展示了后背的很多划痕和瘀斑；B图中这个孩子的大腿上瘀斑图案清晰可见。

（3）性虐待

性虐待不仅发生很频繁且极易被低估，同时也常被漏诊直到患儿出现其他合并伤害甚至怀孕，方被重新进行评估。对于任何一名有会阴外伤的患儿，不管是否存在性虐待史都应进行仔细地评估。如果可疑，应该上报并请专家做进一步检查。当然，即使没有明显的会阴损伤，若患儿表现出明显的被虐待迹象，仍应上报并请专家鉴定。

> ！
> 对任何有会阴外伤的患儿，都必须仔细排除可危及生命的腹部和骨盆损伤。
> ！

若患儿在过去72h内有性接触史，则必须准备证据收集装备并使用恰当的措施来确保证据链不被中断。深度镇静的危重症患儿，经初步评估可能偶然发现肛门扩张，则提示可能存在性虐待。这和其他任何可疑发现最好由有性虐待评估经验的儿科医师进行评估和排除。当患儿疑似遭性虐待时，对性传播性疾病感染的可能性必须记录在案。

（4）窒息

窒息性伤害可能非常难以诊断。窒息与幸免于婴儿猝死综合征的患儿有着某些共同特征，都表现为全脑缺血缺氧性损伤、不同程度的神经系统和多脏器功能不全。在患儿病情初步稳定后，仔细询问病情，可能引出故意或意外窒息的可疑病史。但是若患儿死亡，则真正病因可能永远不为人知。

（5）误服

意外误服最常见于1～5岁儿童。对于卧床或年长的青春期前儿童误服，应关注其是否受虐。若将所有误服视为是偶然性事件，则值得进行安全检讨。大量潜在的致命药物都有可能被强加给所有年龄段的儿童服用，并可能导致患儿出现伴有心搏骤停的难治性血流动力学异常。在评估任一存在意识心理疾病的患儿时，均应立即建立全面的毒理学检测。在药物检测试验中，毒品阳性检测结果必须得到确认，避免报告可能的假阳性结果。咨询毒理学家或毒品控制中心，以寻求最佳的解毒剂和净化治疗建议，挽救患儿的生命（见第十三章）。

基于既往史或发育阶段，比预期更严重的腐蚀性物品的误服常提示儿童生活在一个非法使用或制造毒品的家庭。随着甲基安非他命的使用率增加，这种现象较以前更为常见。

（6）医疗过失

医疗过失是虐待儿童的另一种形式。需照顾的慢性病和技术依赖的儿童成为该虐待形式的主要受体。滥用药物是一种常见的看护者伴随过失。不遵医嘱可能导致近乎致死的并发症，如哮喘、短肠综合征、糖尿病患儿。当儿童的体重低于根据身长预测体重的70％时，严重生长发育落后也可能作为紧急就医的原因。此种患儿极易伴发危及生命的电解质紊乱的再喂养综合征。因此，在支持治疗的初始阶段即需进行密切的监测。

三、受虐儿童的紧急处理

任何急症或受伤儿童的最佳处理包括完整的初始评估和连续评估患儿的气道、呼吸、循环、伤残情况(神经系统)、环境的暴露和优化(ABCDE)。必须获得一套完整的生命体征和GCS评分,之后仍应进行频繁的间断性的评估。在评估可能的创伤儿童时,应该遵循创伤高级生命支持和儿童高级生命支持的所有原则。关于儿童创伤初始处理的详细稳定措施见第九章。

!

在评估潜在的创伤儿童时,应该遵循创伤高级生命支持和儿童高级生命支持的所有原则。关于儿童创伤初始处理的详细措施见第九章。

!

四、儿童受虐的诊断

在诊断儿童受虐时,必须获得一份详尽的病史,着重于看护人员关于受伤原因的报告,并执行全面的身体检查。如果可能,尽量将看护人员与孩子在事发后分开询问,从而将串供的可能性降到最低。对病史细节必须有详尽的记录,且并不仅限于下列信息:家庭结构,患儿既往医疗情况,事件发生时在场人员,对事件发生地点的准确描述,事件及与事件相关的所有其他事件的准确时间,以及看护人员在事发后立即采取的行动。体格检查必须在患儿完全裸体的情况下进行,并小心避免可能由此造成的低体温。对任何异常均应引起重视,并进行恰当的影像学及实验室检查,以及后续一系列的临床检查。

应该常规获得外部结果的照片,尤其是标记、瘀斑和表皮伤口等,因为这些阳性表现可能随着时间推移而改变。此外,照片总是会提供比医疗用绘图更准确的描述和记录。因为照片所拥有的价值,所以院警必须遵循和执行恰当的程序,以便确认相关描述,拍照的日期和时间,以及拍摄者。

只有紧急的诊断性成像才在就诊初期进行。非紧急检查(如骨骼检查)应该在熟悉虐童方面的儿科影像学专家的适当监管下获得。低质量的检查,即使之后重复,也可能成为调查和起诉中棘手的问题。另外,只有紧急必要成像的初步报告应该在最初获得,最终的解释和报告应该由在虐童案件中有经验的儿科放射学家提供,这将使矛盾结果或错误读片的风险最小化。值得注意的是,在某些司法辖区,伴侵袭性成分的非紧急检查(如涉及辐射)可能需要获得父母的同意,如专为法律目的进行的侵袭性检查可能需法院授权。最后,伴随其他类型的创伤如有些需要密切关注的创伤,儿科专家、创伤外科医师、神经外科医师、骨科医师、麻醉医师、重症监护医师、关注虐童案件的儿科医师以及处置虐童机构应尽快会诊。

(一)实验室检查

通过初始的实验室检查能快速直接地鉴定终末器官损伤和后遗症,检查结果指导危重症监护治疗(见第九章)。诊断虐待儿童相关的特殊检查见表11-3,并且这些检查只有在儿科医师会诊后才得以进行。待影响骨盐沉积的全身情况稳定后,方可检测钙、磷和碱性磷酸酶水平。如果怀疑因代谢性或遗传性骨病导致骨折,则拟行特殊检查和相关会诊。

表 11-3 疑似儿童受虐的实验室检查

问题	应考虑到的实验室检查[a]
骨骼损伤	· 全血细胞计数； · 血清碳酸氢根，肌酸磷酸激酶(Creatine phosphate kinase，CPK)水平； · 血清钙，磷，碱性磷酸酶； · 25-OH 维生素 D 水平
瘀斑/出血	· 全血细胞计数； · 凝血功能检查； 注：如果瘀斑无法解释或有瘀斑/易出血家族史，考虑血管性血友病的可能
可能的钝性外力致腹部创伤	· 有血细胞比容的全血细胞计数； · 肝功能检测； · 淀粉酶和脂肪酶水平； · 尿液检查
意识改变	· 床旁葡萄糖和血电解质检测； · 毒理学测试； · 血氨检测； · 肝功能检测

注：[a] 如果患儿病史、家族史或体格检查提示可能存在其他疾病，则可按需开展其他检测。

(二)影　像

1. 计算机断层扫描(CT)

CT 平扫是儿童疑似受虐头颅外伤的首选检查方法。这项检查可以很快完成并且不需要镇静。在确保气道开放的前提下，应将 CT 检查作为意识障碍的婴儿、幼儿及儿童的常规检查，且需确保在检查过程中仍得到持续的监测。如果患有硬膜外血肿、大的进行性的髓外血肿或恶化的脑水肿，则可能需要连续多次扫描。

腹部和骨盆 CT 将完善临床系列检查，但空腔脏器损伤改变不明显，CT 不易诊断。超声的作用在虐待损伤的诊断中尚不明确。

2. 磁共振成像

磁共振成像(MRI)在确定急性出血时不如 CT 敏感。MRI 是个较长时间的检查，本已脆弱的患儿需要额外的转运，并承受因镇静或麻醉带来的附加风险。一般来说，初始的神经系统影像应仅限于头部 CT 平扫。紧急的 MRI 检查仅限于怀疑有脊髓损伤才予以进行。受监控的镇静和全身麻醉是必要的，能避免附加的缺血缺氧性损伤。一旦度过急性期，MRI 成像可能有助于儿童受虐的调查(比如中枢神经系统出血和髓外积液)。伴侵袭性成分的非紧急检查，如涉及辐射以及监控下的镇静或全身麻醉，可能需要父母的同意，如专为法律目的进行的侵袭性检查可能需要法院授权。

3. 骨骼检查

对疑似受虐且年龄小于 2 岁的儿童，应进行全面的骨骼检查。如前所述，该检查只有在有处理受虐儿童案件经验的儿科放射科医师的监管下才进行。并且这不是一项紧急的检查，应按照儿科放射学会制定的指南进行，应获取所有四肢的正位片，包括脚的正位片和手的后前位片。理想情况下，这项检查应在放射室进行。然而病情不稳定患儿的转运风险可能妨碍此项检查。因此，在 PICU 行床旁摄片可最早获得诊断信息。

> ！
>
> 首次骨骼检查必须包括颅骨和胸部的正侧位片，骨盆和腹部的正位片，腰椎的侧位片。
>
> ！

急性骨折，特别是涉及后肋的损伤，在幼儿的首次骨骼检查中可能不明显。因此，一旦患儿病情平稳，推荐进行核素骨扫描。因其区域内骨代谢增加可造成放射性同位素追踪物被吸收，以便诊断常规放射检查中未能诊断的外伤。对于无法离开 PICU 的患儿，可选择 2～3 周后重复骨骼检查，以确认骨折部位骨痂形成。虽然肋骨和干骺端骨折可能不需要骨科干预，但长骨和椎体骨折可能需要加固。

> ！
>
> 体格检查和视网膜异常的影像学检查是评估患儿的一个重要部分，但是，绝不应该为此推迟必要的干预措施。
>
> ！

4. 眼底镜检查和医学摄影

眼科医师进行的眼底镜检和摄影在判定视网膜异常的程度和分布方面很重要。

五、受虐儿童的法医学

面对受虐儿童，让医疗团队感到极其难过，医师和其他直接监护人员必须关注孩子病情转稳以及后续监护工作。社会工作者或儿童保护工作者早期参与进来很重要，他们能帮忙收集相关的重要信息，可以方便地通知当地儿童保护机构。所有这些部门需要与政府执法部门一致行动，从而将弱势儿童从危险环境中解救出来。

> ！
>
> 医疗团队应该专注于稳定孩子的病情，所有方面的调查应由社会服务机构和其他儿童保护组织专家协同进行。
>
> ！

与父母或其他疑似罪犯交流必须保持文明，即使是及时地进行保护性拘留，视为控告的言论，都可能阻碍孩子的监护医疗，不明智的责问也可能危害调查。

医师和其他监护人员不仅要协调孩子的治疗，也要制作对于所有事件和调查结果完整、客观、清晰的病例。注意，如果对一个案例进行刑事审判，那么孩子住院期间所获得的清晰医疗图像和照片将非常有帮助。完整、公正、准确的医疗信息必须清晰、易于理解地展现出来，以促成孩子获得最佳利益，保护无辜，以及让罪犯对他们的行为负责。

美国每一个州和属地均要求，对疑似虐待儿童伤害，必须由专业儿童监护人员报告，未能报告疑似非意外伤害可能导致对病患的再次致命的伤害，以及可能危及其他儿童。所提交报告的要求包括报告是否由供史者亲自提交还是由其他人提交，比如社会工作者，这在不同的司法辖区各不相同。因此，关键是要了解当地的法规和条例。

非意外伤害的诊断与处理的要点

- 对气道、呼吸、循环、伤残、暴露的环境（ABCDE）进行完整的初始和后续评估，是对处理任何危重症或外伤孩子的中心。
- 在评估可能受伤的儿童时，应遵循高级创伤生命支持和儿童高级生命支持的所有原则。
- 初始评估包括床旁血糖测定以及有针对性的实验室和影像学检查。
- 应尽快进行小儿外科、麻醉科以及儿科重症监护医师的多学科会诊。
- 典型的非意外伤害儿童表现为延迟性，初始处置和最终预后的复杂化。
- 团队工作的核心必须集中在患儿病情的稳定和舒适性上，对于疑似虐待的调查工作必须遵从于专业人员。
- 无论孩子本身或看护人员，任何负面因素均会增加忽视性、虐待性以及意外性伤害的风险。
- 与意外伤害相比，伤害模式常可提示但极少可诊断为虐待。

推荐阅读

1. Aryan H E, Ghosheh F R, Jandial R, et al. Retinal hemorrhage and pediatric brain injury: etiology and review of the literature. *J Clin Neurosci*, 2005, 12: 624-631.
2. Cooper A, Floyd T, Barlow B, et al. Major blunt abdominal trauma due to child abuse. *J Trauma*, 1988, 28: 1483-1487.
3. Dubowitz H, Bennett S. Physical abuse and neglect of children. *Lancet*, 2007, 369: 1891-1899.
4. Herr S, Fallat M E. Abusive abdominal and thoracic trauma. *Clin Pediatr Emerg Med*, 2006, 7: 149-152.
5. Hudson M, Kaplan R. Clinical response to child abuse. *Pediatr Clin North Am*, 2006, 53: 27-39.
6. Lonergan G, Baker AM, Morey MK, et al. Child abuse: radiologic-pathologic correlation. *Radiographics*, 2003, 23: 811-845.
7. McGraw E P, Pless J E, Pennington D J, et al. Postmortem radiography after unexpected death in neonates, infants, and children: should imaging be routine?. *Am J Roentgenol*, 2002, 178: 1517-1521.
8. Starling S P, Patel S, Burke B L, et al. Analysis of perpetrator admissions to inflicted traumatic brain injury in children. *Arch Pediatr Adolesc Med*, 2004, 158: 454-458.
9. Trokel M, DiScala C, Terrin N C, et al. Patient and injury characteristics in abusive abdominal injuries. *Pediatr Emerg Care*, 2006, 22: 700-704.

第十二章

儿童应急准备

目　标

- 探讨联邦及州政府制订的灾难应急计划中关于照顾特殊人群部分存在的问题和不足。
- 明确在灾难中照顾儿童和照顾成年人的区别。
- 回顾儿童和成年人间重要的生理差异。
- 描述在某些灾难中儿童特有的劣势。
- 概述在灾难期间维持家庭完整的重要性。
- 总结如何调整计划来适应灾难中孩子的需求。

病例分析

曾经在一所5～12岁儿童就读的大型小学附近发生一起毒物泄漏事件。该毒物会导致休克和呼吸衰竭。在受累的300名儿童中，有87名需要包括机械通气在内的特级护理。但该地区只有30张儿童特护病床、20张成年人特护病床和30台呼吸机，而且当地仅有8名儿科重症监护医师和6名儿童急诊医师能够治疗这个年龄段儿童的休克和呼吸衰竭。

评估

—在这种情况下，什么原因使孩子的气道比成年人更容易受损？

—对于同一时间内出现的大量受害儿童，短时间内采取什么措施才能最有效地减少受害儿童？

干预

—如果这种毒物是胆碱能类的，可以应用什么解毒剂？剂量又如何？

重新评估

—当地目前的医疗保健体系能处理这么多儿科患儿吗？

—如果相关的小儿特级护理人员、急诊医师或急救人员不足，那我们下一步应该怎么办？

有效沟通

—哪里进行第一次分诊？

团队合作

—谁指挥患儿的分配？

一、引　言

在灾难中，儿童可能受伤害的风险高于成年人，与以下两个因素有关：一是儿童尚未发育完善的生理特点，包括独特的心理因素，如心理健康需求、学校环境和儿童保健中心；二是以往的灾难应急计划都是以成年人为对象设计的。对恐怖主义、大规模伤亡事件和灾难应对的了解主要来自过去的战争经历，所以灾难的应急计划（包括应对恐怖主义等）大多只针对成年人。

> 在灾难中，儿童可能受伤害的风险高于成年人，与以下两个因素有关：一是儿童尚未发育完善的生理特点；二是以往的灾难应急计划都是以成年人为对象设计的。

到2010年，18岁以下人口占美国总人口的近1/4。由于平时儿童与成年人相比，相对比较健康，所以医疗系统的资源主要集中在成年人。那就使得只剩下少数几个儿童创伤中心能接受严重创伤的儿童，从而限制了社区医疗系统提升护理的能力以及儿童示范点对预防灾难策略的训练。因此，若全美人口都受到灾难的影响，那么弱势的儿童受到伤害的比例会更高，同时需要比目前更多可用的资源。在1992—2001年美国发生的大规模自然灾难中，患儿的平均年龄为4岁，占了救灾小组处理的全部患儿总数的1/3。纽约州最近开展了一次针对医院应对紧急事件能力的评估发现，地区医院只达到了美国联邦灾难规划部门要求的应对儿科住院能力的近1/2，而应对成年人的能力则远远超过了要求。与美国已建立的创伤系统不同，成年人创伤中心和所有的普通医院需要做好接收和分诊灾难中生病和受伤儿童的准备。最近的一项研究表明，针对一次大规模的流行病，目前医院照顾危重或受伤儿童的能力是不够的、即使将能力的标准降低为儿科急诊危重监护的标准，也是不够的。因此，在灾难事件中，需要将那些平时只有少量轻症患儿的医院作为满负荷儿童医院的补充，同时所有医院需要引进儿科医学专家提升儿科诊治水平。

在目前的美国医疗保健系统中，儿科护理比较专业，所以只有极少数的急救护理、重症护理和急诊护理人员接受过专科培训，有能力去评估、诊断及尽快地治疗严重受伤的儿童。因此，当灾难来临时，没有受过处理此类事件训练的儿科医师只能在上级医师的指导下救治患儿。如果不应用或训练，对儿童的急救能力将减弱。因此，定期训练是必需的。同时，需要提供不同规格的设备以适用于不同年龄、体重、身高及发育阶段的儿童。虽然大多数大型医疗中心有合适的设备，但是那些平时没有接诊和治疗儿童的医院可能没有这些特殊的设备。这些设备的不足和训练的缺乏同样存在于灾难医疗援助队中。

为了效率，美国联邦和区域医疗供应中心采取了统一标准。但这样会产生问题，因为成年人的药物可能对儿童有害。目前，药物储存、包装和制备无法满足儿科用药剂量的要求。因此，美国已经对国家战略储备的医疗用品进行了更改，设计了一种在紧急事件中可以立即派发当地供应中心的12h用量的包装。这种包装中所含的药物已由美国食品和药汤监督管理局批准用于儿童，但这些药物中很多达到了成年人的剂量。此外，因为儿童剂量的有效性、无毒性等重要问题尚未解决，所以恐怖袭击中所需要的化学解毒剂还未被批准用于儿童。为了配备足够数量、合适的药物供受灾儿童使用，还需要对剂量、保质期以及成年人特定药物在儿童中使用的指南进行调整。

二、儿童生理上特有的劣势

由于在灾难应急计划中，关于儿童方面的内容往往被忽视，所以医疗保健的管理者应该重新审视灾难应急计划以确保在其中加入照顾儿童的相关条文。在灾难发生之后，儿童的逃脱能力差，更可能遭受严重的损伤且灾难后需要特殊的照顾。即使在日常情况下，因为不同年龄的儿童存在生理上的差异，也加大了没有儿科评估和分诊经验的救援者的工作难度(附录一)。由于年龄上、生理上和认知能力上的差异，使得灾难对儿童的影响更大。

> !
> 在灾难发生之后，儿童的逃脱能力差，更可能遭受严重的损伤且灾难后需要特殊的照顾。
> !

(一)呼吸道的劣势

由于儿童比成年人更贴近地面，所以他们更容易吸入比空气密度大的化学剂，如氯和氨，而导致发生气道损伤的风险更大。儿童呼吸频率比较快，相对体表面积比较大，这就增加了化学剂在其呼吸系统的摄入量和代谢效应。儿童吸入这些化学剂导致的黏膜受损和气道水肿将比成年人更严重。气道半径每增加 1 倍，气道阻力就会相应地增加 4 倍，所以少量黏液或水肿就会阻塞儿童的气道，从而导致严重的呼吸窘迫甚至死亡(见第二章)。

此外，由于儿童身高比较矮，可能使得他们更容易淹没在洪水中。在地震和海啸中，90%的儿童是因为溺水而死亡的。吸入混有细菌的土壤、水或化学溶液，使溺水者更易患肺炎，如 2004 年南洋海啸和 2011 年日本大地震中的“海啸肺”。

由于胸壁的顺应性和相对不发达的肋间肌，所以横膈在儿童通气中发挥着比成年人更重要的作用。呼吸运动会消耗儿童大量的能量，使他们更容易患呼吸窘迫和呼吸衰竭。一名儿童每千克体重的需氧量是成年人的 2 倍(儿童 6～8mL/kg，成年人 4mL/kg)，所以儿童因肺泡通气量不足更易发生低氧血症。

与成年人相比，儿童的舌在口咽部所占的比例较大，使其易在嗜睡中阻塞气道。儿童的气管比较柔软和狭窄，如果应用不适当的复苏术，则易使其气道扭结屈曲。解剖结构上的不同使得儿童气道开口的狭窄程度不同，使气道易被分泌物和水肿阻塞。

(二)循环上的劣势

相比于成人，儿童循环血容量所占的体重比相对多(儿童 70～80mL/kg，成年人 65mL/kg)。由于儿童血容量相对较少，所以同量的出血量在成年人可能被视为轻微出血，但对儿童来说可能就是大量失血。由于儿童体表面积比较大、液体储备比较少且肾脏发育不成熟，所以更容易发生血容量减少和低血容量性休克。在全球范围内，约 17%的 5 岁以下儿童因腹泻引起低血容量性休克而导致死亡。在灾难发生之后，污染的食物和水可能导致严重的胃肠道疾病，造成大量儿童发病和死亡。

儿童可以通过增加心率来代偿血容量的减少，也能通过加强血管收缩反应来维持前负荷。心动过速和血管收缩可以掩盖休克征象(如低血压)，直到孩子濒临死亡。与成年人相比，失代偿性休克在儿童中进展更迅速且更易造成死亡。

(三)神经学上的劣势

儿童在灾难中受创伤的部位与成年人有所不同。小儿头部所占的比例比成年人大，颅骨和头部血管相对于躯干部薄弱，再加上颈部肌肉力量不够，使得儿童的头部和颈部更易受伤。儿童中，70%的颈椎骨折为 C_1 和 C_2 椎体骨折；而在成年人中，这一比例仅为 15%。在具有严重的冲击力或高速爆炸的灾难事件中，儿童更易受到严重、隐蔽的创伤，以至于没有被优先治疗。

年幼儿童由于其髓鞘未完全形成，使得神经损伤评估和恢复更加困难。酯酶（包括乙酰胆碱酯酶）不成熟，可能使儿童更容易受到杀虫剂和神经毒性药物的伤害。由于儿童比成人更容易发生抽搐，所以从发病率和资源利用率方面来说，小剂量毒物引起的不良后果可能更大。

（四）肌肉骨骼上的劣势

儿童的肝和脾相对较大，且位于肋缘下，因此更容易受到钝性外伤。因为儿童的肋骨比较韧，不容易发生骨折，所以外界的冲击力直接作用于内部血供丰富的脏器，增加了内脏受损和出血的风险。

儿童的体表面积相对较大，且皮肤层比成人薄。这两个因素使得儿童容易遭受化学和热烧伤，以及长时间暴露导致的低体温。但这也使儿童在治疗上易通过大量消毒水的冲洗来降低体温。

（五）发育和心理上的劣势

因为儿童通常无法识别或规避危险，所以他们更容易在灾难中受到伤害。甚至他们可能因为好奇而主动接近危险。相反地，他们可能因为害怕救援人员身穿的防护服（见图 12-1）而逃跑。此外，儿童往往不能表达他们所经历的，这可能混淆或误导救援者，从而给予不恰当的治疗。

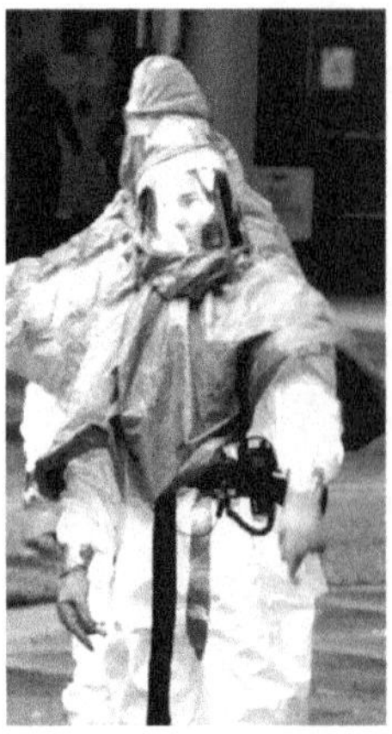

图 12-1　救援人员身穿的防护服

因为儿童不能遵循指示和需要持续的心理安慰，所以对他们进行清理和疏散更加困难。儿童有时候会因为害怕陌生人或疼痛而对照顾者有抵触情绪。在某些过程中，如开放性伤口的处理，操作者在受惊吓的儿童中将花费更多的时间。因为儿童的体表面积比较大，所以他们比成年人更容易丢失热量，从而导致低体温。在这种情况下，需要有经验的护理团队来负责抚慰。因为儿童无法自己照顾自己，所以那些没有受伤的儿童可能到处徘徊或寻求庇护所。

三、灾难中对受伤和患病儿童的治疗

尽管儿童在应急事件中存在很多劣势，但急性损伤或患病的儿童比成人能更快速、有效地从医疗救治中恢复。在灾难应对中，最基本的就是支持治疗。简单的措施，如供给氧气和适当静脉输液可以救治很多受伤的孩子。我们应该在各种灾难应对中尽量满足儿童的特殊需要。

（一）接触化学剂

由于儿童呼吸频率较快，故其很容易受到气态化学剂的损伤。这些密度比空气大的气体，如氯气和氨气，在小儿呼吸道中的积聚比成年人更迅速。神经毒性化学剂中毒在儿童中的表现比成年人更加多种多样。当神经毒物引起乙酰胆碱过量时，儿童更容易因胃肠道分泌液丢失而引起脱水和休克。且儿童也比成年人更容易因胆碱能危象而出现抽搐。

神经毒性化学剂和杀虫剂的解毒剂常制备于自动注射器内，但该注射器的剂量和针的长度并不适用于儿童。而且解磷定、阿托品及其他新的解毒剂都还没有在儿童身上进行大规模的临床试验。但是在严重暴露的情况下，如果自动注射器中的一格代表的是成年人的剂量，那么假如那是唯一的解药，哪怕是最小的孩子也得应用。阿托品和解磷定在儿童中的推荐剂量如表12-1所示。

由于儿童的皮肤比较薄，更容易通过全身吸收，所以他们更容易受到发泡剂的伤害。由于其体表面积比较大，所以同样剂量的化学剂对儿童皮肤损伤的范围比成年人更广。大型化学烧伤更易引起儿童脱水、低血容量性休克和低体温。

在炸药爆炸时，可能吸入发泡剂（如芥子剂等），而这些药物更容易使儿童的小气道受阻。因为儿童无法遵循指导并在整个过程中保持配合，所以冲洗更加困难。高压清洗可能伤害儿童，冷水清洗可能造成低体温和休克，所以给孩子们消毒最好用温水。但在灾难期间，如果没有事先精心准备，在现场是不可能应用如此高消耗的方法的。

表12-1　抗胆碱能药物在儿童中的剂量

药　品	剂量和用法	年龄3～7岁 或体重13～25kg	年龄8～14岁 或体重16～25kg	年龄＞14岁 或体重＞50kg
阿托品	中重度中毒，每次0.05mg/kg，静推或肌注；若出现胆碱能危象，如支气管痉挛、缺氧、呼吸受损，则可根据需要每2～5分钟给予0.1mg/kg	一格注射器用量 0.08～0.13mg/kg	两格注射器用量 0.08～0.13mg/kg	三格注射器用量 ＜0.11mg/kg
解磷定	每次20～50mg/kg，静推或肌注；最大剂量，静推不超过1g，肌注不超过2g；若症状比较重或阿托品用量比较大，则可以每30～60分钟重复1次，最大剂量每小时不超过2000mg/h	一格注射器用量 24～46mg/kg	两格注射器用量 24～46mg/kg	三格注射器用量 ＜35mg/kg
地西泮	0.05～0.3mg/kg，静推			
劳拉西泮	0.1mg/kg，静推或肌注			
咪达唑仑	0.1～0.2mg/kg，静推或肌注			

注：重度、中度的用量是自动注射器的一格。分类使用的数据总结自美国儿童：关键的健康指数。联邦机构关于儿童和家庭统计资料的论坛——2012. http://www.childstats.gov/americaschildren/demo.asp. 访问于2012年11月14日。

参考资料：Rotenberg J S, Newmark J. Nerve agent attacks on children: diagnosis and management. *Pediatrics*, 2003,112:648-658.

(二)接触辐射

与容易吸入化学试剂相同，儿童也同样容易吸入放射性气体。如果暴露于相同剂量的辐射下，儿童比成年人更容易发生肿瘤。如果胎儿在子宫内受到辐射，则可能导致出生后发和智力障碍和其他的先天性畸形。人乳会很快受到辐射的污染，所以暴露于辐射下的母亲不能喂养婴儿。碘化钾治疗被推荐用于治疗暴露于低剂量辐射下的17岁以下儿童、妊娠期妇女和哺乳期妇女。

若接触的放射性碘的剂量大于 0.05Gy，则需要应用碘化钾进行治疗，以预防放射性碘对甲状腺的影响。在用碘化钾治疗新生儿时，在首剂使用后应该在第 2～4 周检测他们的甲状腺功能。

(三)接触生物制剂

儿童接触生物制剂后所出现的症状和体征与成年人相似。用于治疗炭疽和鼠疫的氟喹诺酮类药物和四环素禁用于儿童，其替代药物可见表 12-2。

表 12-2 接触生物制剂后的相关治疗药物

感染源	儿童预防	儿童治疗	注意事项
吸入性炭疽	环丙沙星 10～15mg/kg，口服，每 12 小时 1 次（最大剂量为 500mg/次），疗程 60d；或多西环素 2.2mg/kg，口服，每 12 小时 1 次（最大剂量为 100mg/d）	环丙沙星 10～15mg/kg，静注，每 12 小时 1 次（最大剂量为 400mg/次）。或多西环素 2.2mg/kg，静注，每 12 小时 1 次（最大剂量为 100mg/d）；联合克林霉素 10～15mg/kg，静注，每 8 小时一次，及青霉素 G 250～600μ/(kg·d)，每 4 小时一次	症状稳定的患儿可以每日口服一次环丙沙星或多西环素，连用 60d
恐怖袭击造成的皮肤炭疽		青霉素 V 25～50mg/(kg·d)，每 6 小时 1 次，口服；或阿莫西林 40～80mg/(kg·d)，每 8 小时 1 次，口服；或环丙沙星 10～15mg/kg，口服，每 12 小时 1 次（最大剂量为 1g/d）；或多西环素 2.2mg/kg，口服，每 12 小时 1 次（最大剂量为 100mg/d）	
胃肠道炭疽	用法同吸入性炭疽		
瘟疫	庆大霉素 2.5mg/kg，静注，每 8 小时一次；或多西环素 2.2mg/kg，静注（最大剂量为 200mg/d）；或环丙沙星 15mg/kg，静注	庆大霉素 2.5mg/kg，静注，每 8 小时 1 次；或链霉素 15mg/kg，肌注，每 12 小时 1 次；或环丙沙星 15mg/kg，肌注，每 12 小时 1 次（最大剂量为 400mg/次）；或多西环素 2.2mg/kg，静注，每 12 小时 1 次（最大剂量为 200mg/d）；或环丙沙星 15mg/kg，静注；或氯霉素 25mg/kg，每 6 小时 1 次（最大剂量为4g/d）	当出现鼠疫型脑膜炎时，优先选择氯霉素；但用于小婴儿可能引起明显的副作用
兔热病		用法同瘟疫	
肉毒中毒		支持治疗，从疾控中心获得解毒剂	
布鲁氏菌病		甲氧苄啶/磺胺甲噁唑 30mg/kg，口服，每12 小时1次，连用 6 周；同时联用利福平15mg/(kg·d)或庆大霉素 7.5mg/(kg·d)，肌注，连用 5d	

注：所使用的数据总结自美国儿童：关键的健康指数。关于儿童和家庭统计资料的联邦机构论坛——2012. http://www.childstats.gov/americaschildren/demo.asp. 访问于 2012 年 11 月 14 日。

儿童感染天花的风险比较高，因为他们对天花病毒没有免疫力；而成年人在年幼时接种过疫苗而获得免疫力。通过飞沫传播的传染性疾病可以影响全球较多的人口。由于感染后易引起呼吸衰竭，所以在呼吸道感染流行时，儿童严重感染以及对机械通气的需求将会增加。磷酸奥司他韦在流感发病后 48h 内应用非常有效，但没有被批准用于 2 周龄以下的婴儿，很少有研究表明，健康儿童在流感流行中，何时合适进行预防性用药。扎那米韦——另一个被批准用于 7 岁以下儿童的神经氨酸酶抑制剂，在季节性和大流行性流感中应用比磷酸奥司他韦更有效，且没有出现对扎那米韦耐药的菌株。

(四)分 诊

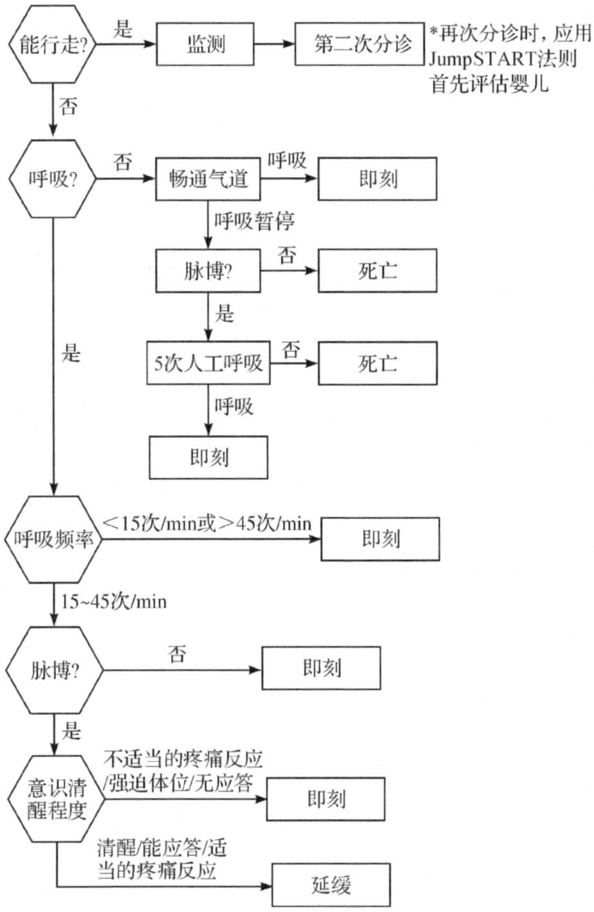

图 12-2 儿童重大灾害 JumpSTART 分诊流程图

注:AVPU 分别代表清醒、能应答、适当的疼痛反应和无应答。经许可转载自 Lou E. Romig,MD,FACEP FAAP 和团队生命支持公司。儿科 MCI 分类工具 Web 网站——http://www.jumpstarttriage.com/JumpSTART_and_MCI_Triage.php.最后更新于 2012 年 5 月 29 日。访问于 2012 年 11 月 20 日。

在一场灾难中,资源是有限的,医院必须通过快速可靠的分诊,优先照顾病情危重或可以救治的患儿。如果没有一个有效的分诊系统,任何急诊室碰到大规模的伤亡事件都会变得不堪重负。在这里,我们讨论一些广泛使用的分诊系统,它们的优点在于可以在灾难发生时利用有限的资源来迅速抢救更多的患儿。

1983 年,开始应用的“简单分类快速转运”(Simple triage and rapid transport,START)分诊系统,因当时资源稀缺而具有独特的优势,它只需要观察生命体征和记录数据,所以分诊速度快。后来,罗米格完善了 START 系统——JumpSTART 系统,修改后的版本包括了对婴儿到青春期早期的儿童的分诊(见图 12-2)。START 和 JumpSTART 系统之间的区别在于后者反映了成年人与儿童之间的生理差异。例如,一名儿童如果出现呼吸暂停,则更可能是原发于呼吸系统的疾病。然而,通过机械通气或氧疗的儿童较成年人更容易恢复。大家要知道,没有一个院前分诊系统能适用于重大灾难中的每个年龄段患儿。START 和 JumpSTART 系统是初级分诊系统的例子。三级分诊的目的是确定患儿最终将被安置在医院(如急诊室、病房、手术室,或重症监护病房),还是待病情稳定后转运到另一个设备更完善的地方。因此,三级分诊有助于在灾难中最有效地利用有限的资源。

序贯器官衰竭评分(Sequential organ failure assessment,SOFA)是一个相对比较新的器官衰竭评分系统,可以预测 ICU 患儿的病情。ICU 患儿的 SOFA 平均分和最高分已被证明可用于预测死亡率。若初始 SOFA 评分大于 11,则预测死亡率可大于 90%(见表 12-3)。SOFA 和良好的临床判断可能有助于医生判断哪些患儿最可能存活下来。最初的 SOFA 评分并不适用于儿科。儿童中没有这样的评分,而且由于成年人对儿童的特殊情感,使得在预测儿童死亡率的问题上变得更加棘手。不分诊或过度分诊都可能增加灾难中额外的死亡和发病。

> 简单的干预措施,如供氧和适当静脉补液,即可救治很多受伤的儿童。

表 12-3 序贯器官衰竭评分

器官/系统	0	1	2	3	4
呼吸:PaO_2 FiO_2	>400	≤400,>300	≤300,>200	≤200,>100	≤100
肾脏:肌酐水平	≤110 (μmol/L)	110~170 (μmol/L)	171~299 (μmol/L)	300~400(μmol/L);尿量≤500mL/d	>440(μmol/L);尿量<200mL/d
肝:胆红素水平	≤20 (μmol/L)	20~32 (μmol/L)	33~101 (μmol/L)	102~204(μmol/L)	>204(μmol/L)
心血管:血压	无低血压	平均动脉压<70mmHg	多巴胺[a]≤5μg/(kg·min)	多巴胺[a]>5μg/(kg·min);或肾上腺素[a]≤0.1μg/(kg·min);或去甲肾上腺素[a]≤0.1μg/(kg·min)	多巴胺[a]>15μg/(kg·min);或肾上腺素[a]>0.1μg/(kg·min);或去甲肾上腺素[a]>0.1μg/(kg·min)
血液:血小板	>150	≤150,>100	≤100,>50	≤50,>20	≤20
神经:格拉斯哥昏迷评分	15 分	13~14 分	10~12 分	6~9 分	<6 分

注:[a] 肾上腺素类药物应用至少需要 1h[剂量按 μg/(kg·min)给予]。

根据创作共同署名许可协议的相关条款进行转载:Zygun D, Berthiaume L, Laupland K, et al. SOFA is superior to MOD score for the determination of non-neurologic organ dysfunction in patients with severe traumatic brain injury: A cohort study. *Crit Care*, 2006,10:R115.

四、维持家庭的完整性

儿童是不能自给自足的,依赖于家庭和监护人。成年人往往会先满足自己孩子的需要,所以在灾难中将孩子和父母分开是很困难且不明智的。如果必须把孩子和父母家庭分开,特别是年龄小或不会讲话的孩子,应采取特殊的措施让他们能与父母重新团聚。保持家庭的完整性是很有作用的,因为成年人即使受伤也可以参与照顾孩子。家庭成员分开后,孩子在灾后受到故意伤害、遗弃、事故的风险更大。如果家庭成员必须分开,紧急救援人员必须对他们的身份进行确认,且工作人员必须被分配去照顾孩子,直到他们与家人团聚。

必须注意维持整个家庭的完整性。卡特丽娜飓风过后,儿童因在疏散过程中与自己的父母分开而遭受了心理创伤。若儿童与成年人一起疏散,则儿童和成年人的身份必须确认,必须确定他们的监护关系。

若事先没有预报就发生灾难,孩子可能在学校或日托机构。灾难救援计划不应该认定,在灾难来临时,孩子一定会在具有监护权的父母身边。灾难救援计划必须考虑到孩子们虽然没有受伤,但需要保护和疏散。虽然这可能不是医院灾难医疗保健机构的工作,但是儿科医师必须制订当地和区域性计划负责满足那些没有受伤,但又不能自己照顾自己的孩子们的需求。

> **!**
>
> 如果必须把孩子和父母家庭分开,特别是年龄小或不会讲话的孩子,应采取特殊的措施让他们能与父母重新团聚。保持家庭的完整性是很有作用的,因为成年人即使受伤也可以参与照顾孩子。

五、调整灾难救援计划来满足儿童的需求

灾难救援计划在规划过程中本身就有许多弊端。在灾难中，儿童需求的那部分一直被忽视。若灾难救援计划能包括儿童人群，那许多针对成年人的准备工作就能适用于儿童。

(一)针对儿童的急救和院前救治计划

应该对地方、州和国家各级的现场急救人员进行儿科专科分诊流程的教育和训练。应该对可能在灾难中照看儿童的医师、护士和呼吸治疗师所需的专业教育需求进行评估。紧急医疗服务人员和救援的车辆应该配有儿科专用的设备和药物。沟通、转诊和转运的方式应按需进行评估和支持。

(二)针对儿童的院内救治计划

在灾难救援计划中，按照人口比例准备儿童所需要的医疗服务往往是不够的。因为一般是按儿童占总人口的比例来预计受灾的儿童数，但实际上医院的统计结果常显示受灾的儿童数高于预期。若一场灾难发生在学校、日托机构或校车上，那么受灾的数量可能更大。在很多情况下，孩子需要在非儿科的机构进行照看。

> !
>
> 灾难救援计划中，关于儿童需求，必须按需要医疗照顾的儿童数大于预计的儿童数的情况进行准备。
>
> 儿童医院必须作为转诊中心，在可行的情况下照顾受灾的大部分儿童，并设立小儿灾害管理标准。
>
> !

一般来说，不经常救治大量儿童的医院需要在其灾害救援团队中加入儿科医师。如果儿科医师缺乏对灾害处理的专业训练，那么应该对其进行适当的教育。反过来，如果儿科医师具有对灾害管理的专业训练，就能明确儿童与成年人的不同之处并帮助完善区域计划。在灾害中提高对儿科患儿的管理，包括让具有儿科专业技能的救援人员组成团队，去指导那些没有儿科专业技能的人员。社区医院和儿童医院之间应该制定详细的沟通和转运制度，包括明确分诊标准的书面转运协议。应对设备和医药用品进行是否适用于儿童的评估。如果是不常规救治儿童的机构，那么应对其所配备的儿科专用的设备、医药用品和物资(如净化设备和 Mark 1 用具)进行补充。演习中救治对象应该包括儿科患儿。

在某些情况下，当大量的家庭受到影响时，家庭的完整性往往不被重视，这是需要调整的。这样的调整是需要事先计划和训练的。

儿童急诊程序的要点

- 在生长发育过程中，儿童独特的生理需求要求救援者在应对灾难和灾难救援计划中必须熟悉儿童和成年人的差异。

- 儿童在家庭中所处的地位要求计划制订者和救援者制订监护和家庭团聚相关的内容。
- 监护者和医疗专业人员有责任帮助家庭提前制订应对各种灾难的计划。
- 灾难演习必须考虑到儿童独特的生理特点和其在家庭中的地位。
- 儿童的需求可能影响灾难救援计划的其他部分，比如救援人员因为要照顾他们自己的孩子而不能参与工作。
- 在制订特定地点的灾难救援计划时，需考虑如何照顾救援工作人员的孩子。

推荐阅读

1. American Academy of Pediatrics Committee on Environmental Health. Radiation disasters and children. *Pediatrics*, 2003,111:1455-1466.
2. Black R E, Morris S S, Bryce J. Where and why are 10 million children dying every year?. *Lancet*, 2003,361:2226-2234.
3. Dolan M A, Krug S E. Pediatric disaster preparedness in the wake of Katrina: lessons to be learned. *Clin Pediatr Emerg Med*, 2006,7:59-66.
4. Eichelberger M R. *Pediatric Trauma: Prevention, Acute Care, Rehabilitation*. St. Louis, MO: Mosby,1993.
5. Ferreira F L, Bota D P, Bross A, et al. Serial evaluation of the SOFA score to predict outcome in critically ill patients. *JAMA*, 2001,286:1754-1758.
6. Furhman B, Zimmerman J. *Pediatric Critical Care*. 3rd ed. St. Louis, MO: Mosby, 2005.
7. Hagan J F, American Academy of Pediatrics Committee on Psychosocial Aspects of Child and Family Health, Task Force on Terrorism. Psychosocial implications of disaster or terrorism on children: a guide for the pediatrician. *Pediatrics*, 2005,116:787-795.
8. Jenkins J L, McCarthy M L, Sauer L M, et al. Mass-casualty triage: time for an evidence based approach. *Prehosp Disaster Med*, 2008,23:3-8.
9. Kanter R K. Strategies to improve pediatric disaster surge response: potential mortality reduction and tradeoffs. *Crit Care Med*, 2007,35:2837-2842.
10. Kanter R K, Moran J R. Pediatric hospital and intensive care unit capacity in regional disasters: expanding capacity by altering standards of care. *Pediatrics*, 2007,119:94-100.
11. Lynch E L, Thomas T L. Pediatric considerations in chemical exposures: are we prepared?. *Pediatr Emerg Care*, 2004,20:198-208.
12. Mace S E, Bern A I. Needs assessment: are disaster medical assistance teams up for the challenge of a pediatric disaster?. *Am J Emerg Med*, 2007,25:762-769.
13. MiddLeton K R, Burt C W. Availability of pediatric services and equipment in emergency departments: United States, 2002-2003. *Adv Data*, 2006,367:1-16.
14. National Commission on Children and Disasters. 2010 Report to the President and Congress. AHRQ Publication No. 10-M037, October 2010. Rockville, MD: Agency for

Healthcare Research and Quality, 2010. http://archive.ahrq.gov/prep/nccdreport. Accessed April 23, 2013.

15. Romig L E. The JumpSTART pediatric MCI triage tool and other pediatric disaster and emergency medical resources. http://www.jumpstarttriage.com. Accessed April 23, 2013.

16. Rotenberg J S, Newmark J. Nerve agent attacks on children: diagnosis and management. *Pediatrics*, 2003,112:648-658.

17. Waisman Y, Amir L, Mor M, et al. Prehospital response and field triage in pediatric mass casualty incidents: the Israeli experience. *Clin Pediatr Emerg Med*, 2006,7:52-58.

参考网址：

1. Chemical Hazards Emergency Medical Management. U. S. Department of Health & Human Service. http://chemm.nlm.nih.gov/.

2. Chemical Terrorism. New York State Department of Health. http://www.health.ny.gov/environmental/emergency/chemical_terrorism/poster.htm.

3. Children and Disasters. American Academy of Pediatrics. http://www2.aap.org/disasters/.

4. FEMA for Kids. US Department of Homeland Security Federal Emergency Management Agency. http://www.fema.gov/kids/.

5. Helping Kids Cope with Disaster. US Department of Homeland Security Federal Emergency Management Agency. http://www.fema.gov/coping-disaster#4.

第十三章

儿童和青少年中毒的处理

目　标

- 讨论中毒患儿抢救、评估以及使其稳定的策略。
- 比较净化和去除毒物的适应证及禁忌证。
- 回顾常见的中毒症候群、临床表现和治疗方法。
- 探讨 2 种特异性的中毒以及治疗。

病例分析

患儿，女，2 岁，因"对疼痛刺激反应极差"被送入急诊室，查体心率 80 次/min，血压 70/40mmHg，呼吸 12 次/min，瞳孔大小正常，对光反射正常。

评估

—该患儿的生理状态如何？

—鉴别诊断应包括哪些？

干预

—应该立刻优先进行的治疗是什么？

—是否应该保护气道？

—需要补液吗？

重新评估

—之前的治疗措施有效吗？

—患儿神志状态改变的病因是什么？

—是否能从家庭中获得相关病史？

—患儿是否处于持续毒物暴露或吸收的风险中？

—需要采取去除毒物的措施吗？

有效沟通

—需要向毒物中心咨询吗？

—当患儿的临床状态发生改变时，谁最需要知道信息？如何告知？

—最适合治疗该患儿的地方是哪里？

团队工作

—你将怎样执行治疗方案？

—每个人该做什么？何时做？

一、引 言

儿童中毒的年龄组主要有两个：小于6岁组和青少年组。小于6岁组儿童的中毒99%为非故意的，而青少年组中毒必须要考虑主观故意的因素。前者多见于误吞入单一、小量的物质，这些物质常常是无毒的，且常在吞入后短时间内即被关注、送医。青少年组中毒常常导致命性的后果，其死因常常为自杀、吞服混合毒物、好奇试验、故意滥用药物等，且延误就医。在发达国家，所有年龄组中，最常见的致死物质种类为镇痛剂，包括对乙酰氨基酚（扑热息痛）和水杨酸盐。其他导致死亡的物质种类包括抗抑郁药、兴奋剂和街头毒品等。在发展中国家，杀虫剂、抗疟药、金属（包括铁和铅）、植物和蛇毒中毒等仍旧是中毒的主要来源。总体来说，19岁以下儿童和青少年中毒的死亡率为0.8%；在美国，2011年6岁以下儿童中毒的死亡率低至0.3%。

在发展中国家，大多数急性中毒病例是非故意的，多由工业毒物所致，如有机磷酸酯类中毒等，或毒蛇、蜘蛛或昆虫叮咬后所致的中毒。由于饥饿和好奇心驱使，急性和慢性中毒也可由摄入假冒、变质的或“传统的”药物和食品所致。另外，重金属污染的水和食物导致的中毒也比较常见。在发展中国家，儿童物质滥用比较少见，偶见于街头少年、流浪在街上的孩子和“娃娃兵”。

（一）复苏和稳定

> ！
>
> 在中毒儿童伴有气道弹性损伤时，维持较低的阈值以保护气道和稳定呼吸。
>
> ！

在处理所有急性患儿时，第一步是及时发现并迅速干预威胁生命的状态。主要的检查或快速评估方法如下：A（气道）、B（呼吸）、C（循环）、D（意识水平、致残程度、药物和清除毒物）。必须及时获取生命体征，并考虑年龄相关的标准。在应用升压药物之前，液体疗法（如输注生理盐水）应是治疗低血压的一线药物。在患儿意识水平下降时，其最初的治疗应包括应用葡萄糖（Dextrose）、纳洛酮（Naloxone）和氟马西尼（Flumazenil）。

随着患儿病情的稳定，需要再次对患儿进行检查评估，包括较多聚焦于病史，以尽量明确导致中毒的物质、摄入的剂量和时间等。除生命体征和常规体格检查之外，精神状态是易激动、抑郁、瞳孔大小、眼球震颤和惊厥等常常提示某种特定毒物的中毒综合征（Toxicologic syndrome，TS）或中毒症候群（Toxidrome）。低体温、低血压或心动过缓提示麻醉药、镇静剂/安眠药或抗高血压药物等中毒。高体温、高血压或心动过速提示抗胆碱能药物、拟交感血管活性药、可卡因或安非他明等中毒。瞳孔散大提示安非他明、可卡因、抗胆碱能药物、抗组胺药和拟交感血管活性药中毒的可能；而瞳孔缩小提示麻醉药、拟胆碱能药物、有机磷类和苯环己哌啶类中毒。酒精、卡马西平、一氧化碳、苯环己哌啶、氯胺酮、苯妥英类、镇静剂/安眠药类中毒可表现为眼球震颤。很多因素会导致惊厥（见表13-1）。

表 13-1 儿童摄入毒物相关的症状和体征

症 状	中毒原因	临床要点
缺氧	一氧化碳、高铁血红蛋白血症、氰化物	
缺氧合并肺水肿	可卡因、安非他明、金属烟尘、二氧化氮、阿片类物质、水杨酸类和烟雾吸入	
喘息	β受体阻断剂、刺激性气体(氯气)、碳氢化合物、异氰酸酯、有机磷类、氨基甲酸酯、食源性亚硫酸盐和烟雾吸入	
渗透压间隙增加[a]	丙酮、乙醇、乙醚、乙二醇、异丙醇、甘露醇、甲醇、乙二醇、肾功能衰竭及酮症酸中毒(糖尿病性和酒精性)等	计算公式:渗透压=2×Na^+水平(mEq/L)+血糖水平(mg/dL)/18+血尿素氮水平(mg/dL)/2.8。正常渗透压间隙(测量值和计算值=3~10mOsm/kg)
阴离子间隙增加[a]	甲醇、尿毒症、糖尿病酮症酸中毒、三聚乙醛、铁、吸入剂(一氧化碳、氰化物、甲苯)、异烟肼、布洛芬、乳酸中毒、乙二醇、酒精酮症酸中毒、水杨酸盐	阴离子间隙=[Na^+]-([Cl^-]+[HCO_3^-]) 正常值:8~12mEq/L
高铁血红蛋白症	苯唑卡因、氨苯砜、吸入一氧化氮、利多卡因、萘、硝酸盐、亚硝酸盐、硝普钠、丙胺卡因、磺胺类药物	
过速型心律失常	安非他明、可卡因、咖啡因、水合氯醛、芳香族碳氢化合物、抗胆碱能药物以及茶碱	
QT 间期延长	胺碘酮、砷、氯喹、奎宁、奎尼丁、有机磷农药、三环类抗抑郁药	据目前的文献检索,还有很多药物已被证明可以延长 QT 间期;如果 QT 间期延长的原因是钠通道阻滞剂,则给予碳酸氢钠 1~2mEq/kg 或 3%盐水可能有帮助
儿童昏睡	抗组胺药、所有任何镇静催眠药、酒精、γ-羟丁酸、三环类抗抑郁药、阿片类药物、一氧化碳、氰化物和降糖药	针对阿片类药物、低血糖、苯二氮䓬类药物中毒分别给予纳洛酮、葡萄糖或氟马西尼可用于诊断性治疗
惊厥	苯丙胺、抗胆碱药、抗组胺药、丁酰苯类、咖啡因、氨基甲酸酯、樟脑、一氧化碳、氰化物、乙二醇、可卡因、导致低血糖的各种因素、甲醇、亚甲基二羟脱氧麻黄碱(MDMA)、乙哌替啶、锂、尼古丁、有机磷农药、苯环己哌啶、吩噻嗪、苯丙醇胺、三环类抗抑郁药、水杨酸盐、士的宁、茶碱、文拉法辛、鹿花菌属(蘑菇类)	异烟肼诱发的惊厥可用吡哆醇治疗,避免采用苯妥英钠或磷苯妥英
心动过速	安非他明、可卡因、咖啡因、茶碱、氰化物、一氧化碳、硫化氢、抗胆碱能药物(抗组胺药、吩噻嗪、三环类抗抑郁药、阿托品)、酒精、任何精神药物戒断	
心动过缓	地高辛、有机磷类、氨基甲酸酯、毒扁豆碱、β受体阻滞剂、可乐定、阿片类药物、钙离子通道阻滞剂和锂	

注:[a] 请见第八章关于渗透压和阴离子间隙的扩展讨论。

该分类参照:Pulsus Group, Inc. Koren G. A primer of paediatric toxic syndromes or 'toxidromes'. *Paediatr Child Health*, 2007,12:457-459.

除了可能需要检测血糖和动脉血气分析之外，在初始复苏和稳定阶段，中毒患儿往往没有必须要进行的实验室检查。而在开始治疗阶段，测定阴离子、渗透压间隙、电解质、肾功能和特异性血清定量检查可为混合或未知毒物摄入的判断提供有价值的信息，并可以帮助评估是否需要解毒剂或清除疗法。儿科毒理学上的定量测试（见表 13-2）应包括对乙酰氨基酚与水杨酸水平，因其代表常见的、可治疗的及潜在的致命性毒物的摄入。定性试验，如通过尿毒理学筛查得到的结果，可以提供确认信息，协助评估患儿精神状态的改变，并帮助确定是否需要毒物咨询。其他支持性检测包括心电图、血氧饱和度、毒液检测试剂系列，对年龄较大女孩应加做怀孕测试。

表 13-2　儿童毒理学上有用的定量检查

序　号	检查项目	序　号	检查项目
1	对乙酰氨基酚（扑热息痛）	8	铁
2	抗惊厥药（例如：卡马西平、苯妥英、丙戊酸）	9	铅
3	巴比妥酸盐	10	锂
4	碳氧血红蛋白	11	甲醇
5	地高辛	12	高铁血红蛋白
6	乙醇	13	水杨酸盐
7	乙二醇	14	二氧二甲基嘌呤

注：得到许可后节选，©2005 McGraw-Hill. Hoffman R J. Laboratory testing. In：Erickson T B，Ahrens W R，Aks S E，et al，eds. Pediatric Toxicology. 1st ed. New York，NY：*McGraw-Hill*，2005：151-159.

（二）胃肠道净化

胃肠道净化［Gastrointestinal（GI）decontamination］是指采取措施减少摄入的毒素从胃肠道吸收。

> **!**
>
> 在医院和家庭，吐根糖浆不再被推荐作为常规用于治疗中毒。

1. 吐根糖浆

目前没有证据表明，使用吐根糖浆能获得益处，使用吐根糖浆可干扰活性炭吸收，并可能导致吸入性肺炎等并发症。因此，美国儿科学会和美国临床毒理学会不再推荐用吐根糖浆治疗中毒。

2. 洗胃

没有明确的指征表明使用大号口胃管注入盐水或水洗胃对治疗中毒的结果有改善作用。很多研究显示洗胃对治疗结果缺乏改善。因此，美国临床毒理学会不推荐常规使用洗胃的方法。但在以下情况下，可考虑洗胃：毒物摄入 1h 内；预期精神状态将快速恶化，如摄入三环类抗抑郁药；或者即使毒物暴露有最小的下降，对治疗也

> **!**
>
> 洗胃禁忌证包括以下几个方面：
> - 腐蚀剂中毒。
> - 摄入体积较大的异物和较尖锐的物体。
> - 无法保护气道。
> - 物体可能不在胃内。

至关重要，如摄入钙离子通道阻滞剂或锂。洗胃的禁忌证包括：腐蚀剂中毒；摄入体积较大的异物和较尖锐的物体；无法保护气道；物体可能不在胃内。并发症包括：气道吸入、食管或胃穿孔；在操作过程中，氧合下降；低钠血症和水中毒。给予气管插管可能减少误吸，但不能消除误吸的风险。

3. 活性炭

活性炭（Activated charcoal，AC）增加了颗粒表面面积以吸附毒素，如果在毒物摄入 1h 内给予 AC，那么最有可能有利于毒物吸附。然而，摄入水杨酸中毒的患儿由于吸收和胃排空延迟，可能延迟给予 AC 的效果更好。AC 推荐剂量为 1g/kg，最大推荐剂量为 100g。AC 对大多数摄入片剂药物中毒者是有效的，但对有些物质的摄入是无效的，如铁、锂、醇、强酸、强碱、氰化物和碳氢化合物等。已经证实，多种剂量水平的 AC 治疗能降低血清中茶碱、氨苯砜、苯巴比妥、卡马西平和奎宁的浓度，但是并没有证实多种剂量水平的 AC 治疗能够改善患儿的预后。气道内吸入是 AC 治疗的潜在并发症，因此只有在能有效保护气道或已经有气管插管的情况下，才能给予 AC 治疗。疑似肠梗阻或穿孔者禁用 AC 治疗。

（三）全肠灌洗

用聚乙二醇溶液全肠灌洗（Whole bowel irrigation，WBI）（口服或通过鼻饲管给予）可促使胃肠内容物运动而快速排泄。小年龄组儿童的剂量为 0.5L/h，大年龄组儿童的剂量为 1.5～2L/h。使胃肠内容物排泄干净通常需要输注 4～6h。由于没有明确的临床受益结果，因此 WBI 无明确的应用指征。在以下情况下，可以考虑应用 WBI：摄入缓释的或肠溶药物导致可能出现潜在中毒，或摄入不能被活性炭吸收的药物（如铁、锂和铅等）导致可能出现潜在中毒。WBI 也可促进排除某些摄入的非法药物包。清洗溶液可以释放被活性炭吸附的毒素，干扰活性炭吸附的效能，因此应先给予活性炭吸附，再给予 WBI 方案。WBI 的禁忌证有：肠梗阻、肠穿孔、血流动力学不稳定者和无法保护气道时。

（四）导　泻

关于单独应用导泻剂治疗儿童中毒是否有益，目前尚无定论。在儿童中毒的治疗中，导泻剂并没有被推荐为常规应用。然而，水杨酸水平可能由于其从活性炭中释放而升高，因此把活性炭混合在山梨醇中给予是合理的。与所有镁制剂相比，山梨醇通过消化道排出的时间较短。

> **!**
>
> 关于单独应用导泻剂治疗儿童中毒是否有益，目前尚无定论。在儿童中毒的治疗中，导泻剂并没有作为常规应用被推荐。
>
> **!**

（五）强化消除

强迫性利尿，碱化尿液，血液透析，连续性肾脏替代治疗与活性炭血液灌流是临床上在增强排毒方面的尝试，其功效各不相同。强迫性利尿已被证明是无效的，故不推荐。碱化尿液能增加对弱酸性物质的消除，如水杨酸盐和苯巴比妥，故这些药物摄入中毒是碱化尿液的应用指征。尿液碱化的总体目标是维持尿液 pH>7.5。

血液透析是通过半透膜，利用浓度梯度从血中去除特定毒素。血液透析应该被用于水溶性、小分子物质中毒时，且该物质还应具有体积小、与蛋白结合能力不强的特点。对由中毒导致肾衰竭、昏迷、机体状态进行性恶化的患儿，若其中毒物质满足上述药代动力学标准，均可以考虑应用血液透析治疗，这些中毒物质包括乙二醇、甲醇、苯巴比妥、普鲁卡因胺、锂、丙戊酸钠、卡马西平和水杨酸盐。

活性炭血液灌流是指用活性炭盒从血液中清除毒素。活必炭血液灌流可用于卡马西平、苯巴比妥、普鲁卡因胺和茶碱等中毒或过量摄入。

!

对由中毒导致肾衰竭、昏迷、机体状态进行性恶化的患儿，应考虑血液透析治疗。这些中毒物质包括：

- 乙二醇；
- 甲醇；
- 苯巴比妥；
- 普鲁卡因胺；
- 锂；
- 丙戊酚钠；
- 卡马西平；
- 水杨酸盐。

!

（六）体外清除

在皮肤暴露于毒素的情况下，任何残存的有毒物质都必须尽快清除，并注意防止其他人暴露于该有毒物质。对很多毒物来说，采用大量的温肥皂水进行赤裸冲洗的方法对中毒的孩子是安全的；但其对粉末类化学武器中毒的作用还不确定。在冲洗时，必须注意孩子的核心温度，避免低温。被污染的衣物和冲洗后的废水可能是二次中毒源，需妥善处置。一些挥发剂在呼出时是有毒的，包括某些毒素中毒后患儿的呕吐物和粪便也可能是有毒的，均应该谨慎处理。

二、中毒症候群

儿童最常见的中毒症候群概括见表13-3，导致住院的消遣性药物中毒见表13-4。

（一）拟交感类

拟交感神经样中毒综合征表现为高血压、心动过速、癫痫发作、中枢神经系统兴奋和瞳孔扩大。可卡因和安非他明是典型的拟交感类中毒摄入物质。体格检查可发现患儿表现为震颤、皮肤温度较高、出汗、活动减少、肠鸣音活跃、烦躁不安、妄想、幻觉、躁狂和失眠等。在必要时，可用易于测定的苯二氮䓬类和短效降压药对症支持治疗。应监测患儿是否出现心肌缺血、脑卒中和横纹肌溶解症。

（二）麻醉类/镇定类

麻醉剂过量的患儿可表现为瞳孔缩小、呼吸抑制和意识水平下降。摄入海洛因、吗啡、可待因均可出现上述表现，同时伴随低血压、心动过缓、低体温、肠鸣音减弱、反射减弱和意识混乱。对阿片类药物中毒的治疗是支持性的，纳洛酮可作为特定的解毒剂。纳洛酮的半衰期比阿片类药物短，可重复或单次应用，故推荐在麻醉类药物中毒时输注纳洛酮。纳洛酮应用可导致明显的疼痛、心动过速、血压升高和肺动脉高压，因此对存在肺动脉高压风险的患儿应谨慎使用。对长期接触麻醉类药物的患儿给予纳洛酮可能导致严重的戒断危象。

表 13-3 常见的中毒症候群

中毒症候群	血压	脉搏	呼吸	体温	精神状态	瞳孔大小	蠕动	出汗	反射	其他	常见的致病毒物
抗胆碱能类	N↑	↑	±	↑	谵妄	↑	↓	↓	N	黏膜干燥、脸红、尿潴留、语言不清、动作机械	抗组胺药、阿托品、抗精神病药物、东莨菪碱、三环类抗抑郁药
拟胆碱能类/毒蕈碱类	±	↓	N↑	N↓	正常-抑制	N↓	↑	↑	N	简记为 SLUDGE：流涎、流泪、排尿、腹泻、胃肠不适和呕吐；支气管黏液分泌物增多	有机磷农药、毒扁豆碱、毛果芸香碱、吡啶斯的明
拟胆碱能类/烟碱类	↑	↑	±	N	抑制	↑	±	N↑	↓	肌束颤动、麻痹、腹痛、头痛	尼古丁
鸦片类	N↓	N↓	↓↓	N↓	抑制	↓	↓	N	N↓	一些阿片类药物(哌替啶、曲马朵)可能不会引起瞳孔缩小	鸦片类
镇静/催眠	N↓	N↓	N↓	N↓	抑制	N↓		↑	N↓	共济失调	巴比妥类药物，苯二氮䓬类药物(氯硝西泮，阿普唑仑)
拟交感神经类	↑	↑	↑	↑	激动	↑	N↑	↑	↑	震颤、惊厥	安非他明，可卡因，咖啡因，茶碱
5-羟色胺类综合征	↑	↑	N↑	N↑	不定	↑	N↑	↑	↑	下肢阵挛和僵直更明显	西酞普兰，氟西汀，帕罗西汀，舍曲林
戒断效应(乙醇/镇静/催眠)	↑	↑↑	↑	↑	激动、不辨方向	↑	↑	↑	↑	震颤、惊厥	酒精，巴比妥类，苯二氮䓬类药物
戒断效应(鸦片类)	↑	↑	N	N	正常，焦虑	↑	↑	↑	N	呕吐、流鼻涕、竖毛、腹泻、打哈欠	鸦片类

注："↑"指增加；"↑↑"指显著增加；"N↑"指无变化或增加；"±"指不定的；"N"指可能无变化；"↓"指下降；"N↓"指下降或无变化。

简易记法："blind as a bat，mad as a hatter，red as a beet，hot as a hare，and dry as a bone" 简单形象。

SLUDGE 简写：salivation，lacrimation，urination，diarrhea，GI upset and emesis，bronchorrhea。

表 13-4　常见的消遣性药物中毒

因素/俱乐部毒品	毒性机制	临床特征	处　理
苯丙胺(如冰毒、对甲氧苯丙胺)	拟交感神经药：肾上腺素能受体刺激	心血管系统：心动过速，高血压，心悸，心律失常，心肌缺血； 代谢异常：体温过高，横纹肌溶解症，多汗； 神经系统：癫痫发作，颅内出血	· 支持治疗和监测； · 电解质和液体平衡； · 苯二氮䓬类抗癫痫、高血压和镇静； · 主动冷却措施为冰袋，可能需要镇静和麻痹； · 碳酸氢钠，针对广泛的复杂的心律失常
销魂剂(3,4 甲基苯丙胺)	交感神经兴奋；血清素，SIADH	见安非他明＋低钠血症，癫痫发作，磨牙	· 避免使用 β 受体阻滞剂和苯妥英类
可卡因	交感神经兴奋，局部麻醉作用，心脏钠通道阻滞剂	见安非他明	· 抗高血压药物； · 硝酸盐和阿片类镇痛治疗冠状动脉缺血； · 碳酸氢钠，针对广泛的复杂的心律失常
氯胺酮(类似 PCP)	交感神经兴奋	见安非他明＋感官知觉改变，损伤和创伤，暴发现象	· 考虑多物质滥用
复方美沙芬片	前血清素	游离性"high"焦虑；如果服用 MAOI 或 SSRI，会表现出 5-羟色胺综合征	· 混合物中含有抗组胺药，患儿可能有抗胆碱能表现； · 检查对乙酰氨基酚含量
硝酸盐(硝酸戊酯、丁基硝酸盐)	血管舒张，血红素氧化	低血压，晕厥，高铁血红蛋白血症	· 支持治疗，亚甲基蓝治疗高铁血红蛋白血症
γ-羟基丁酸(及其前体 GBL、BD)	GABA 受体活化	镇静，昏迷，肌阵挛，癫痫发作	· 支持治疗
苯二氮䓬类	GABA 受体活化	镇静，昏迷，低血压	· 支持治疗；氟马西尼
抗胆碱能药物	毒蕈碱受体阻断	谵妄，干燥的皮肤和黏膜(无汗)，皮肤潮红，体温升高视觉障碍(简记：瞎得像蝙蝠；疯得像帽商，红得像甜菜，热得像兔子，干得像骨头)	· 减少刺激，苯二氮䓬类镇静，毒扁豆碱
亚甲基二氧吡咯戊酮	交感神经刺激	见安非他明＋精神状态改变显著，出汗，瞳孔散大，肌肉震颤、痉挛，脑卒中，脑水肿，呼吸抑制，心肌梗死恐慌发作，易激惹、偏执狂、幻觉和暴力行为	· 支持治疗； · 苯二氮䓬类药物(镇静，控制惊厥，或两者兼顾)； · 静脉输液，特别是怀疑横纹肌溶解症时
二氢脱氧吗啡	效能是吗啡的 8～15 倍，常有杂质	与吗啡类似＋注射处皮肤变灰色和绿色，皮肤粗糙、剥落，类似鳄鱼的皮肤；可能导致外周肢体缺血坏死和继发感染；闻起来可能有碘的气味	· 支持治疗 · 纳洛酮

注：SIADH(Syndrome of inappropriate antidiuretic hormone secretion)，指抗利尿激素分泌失调综合征；MAOI(Monoamine oxidase inhibitor)，指单胺氧化酶抑制剂；SSRI(Selective serotonin reuptake inhibitor)，指选择性 5-羟色胺再摄取抑制剂；GBL(Gamma butyrolactone)，指 γ 丁内酯；BD(1-2-butanediol)，指丁二醇；GABA(Gamma-aminobutyric acid)，指 γ- 氨基丁酸。

(三)镇静/催眠类

镇静或催眠类药物中毒患儿表现为意识水平抑制、呼吸抑制和反射减弱。典型的药物有苯二氮䓬类药物。巴比妥类药物不太常见。其中毒也可表现出意识混乱、谵妄、共济失调、由瞳孔散大/缩小所致的视力模糊以及眼球震颤。其主要治疗方法是严密观察与支持性治疗，由于氟马西尼可能诱发癫痫发作，故应用时需谨慎考虑。另外，氟马西尼半衰期比较短，如果发生呼吸暂停，可能需要重复使用。接受苯二氮䓬类药物治疗来控制癫痫发作的患儿，如出现该药物导致的呼吸暂停/呼吸抑制，不建议使用氟马西尼治疗。对诊断还未明确的昏迷患儿禁用氟马西尼。氟马西尼在用于治疗三环类抗抑郁药过量和苯二氮䓬类药物中毒的患儿时，可能导致顽固性癫痫。

(四)抗胆碱能类物质

抗胆碱能中毒综合征包括口渴、体温过高、瞳孔散大、谵妄、心动过速、皮肤干燥，其中是否表现出皮肤干燥可以用来区分抗胆碱能中毒综合征和拟交感神经类中毒综合征。抗胆碱能中毒综合征的致病药物包括阿托品、苯海拉明、抗组胺药、三环类抗抑郁药与抗精神病药。许多致幻的植物(如曼陀罗、天使的小号)属于抗胆碱能类药物。该类物质中毒的其他表现还有高血压、精神病、舞蹈病、癫痫发作、昏迷、抑郁、意识混乱、幻觉和尿潴留。主要给予支持性治疗，重点在于降低体温和降压治疗。对易激动的患儿应用苯二氮䓬类药物是有帮助的。

(五)拟胆碱能类中毒综合征

拟胆碱能类中毒综合征的典型症状为流涎、流泪、排尿、排便、肠胃不适、呕吐，还有支气管黏液增多、支气管痉挛和心动过缓。在杀虫剂和某些神经气体如沙林里存在的有机磷农药，能够抑制胆碱酯酶，从而使乙酰胆碱在受影响的组织中积聚。SLUDGE 表现代表着毒蕈碱受体的毒性，除了心动过缓、呼吸急促、体温降低、瞳孔缩小和支气管黏液增多。而刺激烟碱样受体则产生高血压、心动过速、肌束震颤、意识混乱、无力、嗜睡、昏迷、麻痹和瞳孔放大等表现。儿童可能只存在中枢症状以及心动过速，而不是心动过缓，因为其体内烟酸样效应超过毒蕈碱样效应占主导地位，然而瞳孔缩小通常是存在的，同时伴有大蒜气味。这些特征对诊断拟胆碱能类中毒综合征有提示作用。阿托品是仅作用于毒蕈碱型乙酰胆碱受体的竞争性抑制剂；解磷定能作用于毒蕈碱和烟碱受体，是一种可逆转胆碱酯酶抑制的酶类。阿托品和解磷定均是拟胆碱能类中毒综合征的有效解毒剂。

三、特异性药物和解毒剂

常见的有毒药物及其解毒治疗见表 13-5。并且有必要对醋氨酚/对乙酰氨基酚及水杨酸中毒等进行更详细的讨论，因其代表频繁的、潜在致命的又需要以治疗为目的给予的物质。

(一)醋氨酚/对乙酰氨基酚

> ！
>
> 强烈建议对所有疑似中毒者进行对乙酰氨基酚浓度检测。
>
> ！

醋氨酚/对乙酰氨基酚是最常见的潜在有毒药物，也是发达国家中绝大多数中毒者的致死原因。因为其是常见的共同摄入物，且治疗过度的发生率较高。随着对醋氨酚/对乙酰氨基酚作用的认识增加，其所致的肝毒性、肝衰竭和死亡及其可用的有

表 13-5 摄入的有毒药物和特异性的治疗

有毒药物	治疗
对乙酰氨基酚	N-乙酰半胱氨酸
安非他明	苯二氮䓬类
胆碱酯酶抑制剂	阿托品、解磷定
苯二氮䓬类	氟马西尼
β肾上腺素能受体阻滞剂	胰高血糖素
钙离子通道阻滞剂	钙、胰高血糖素、胰岛素
氨基甲酸酯	阿托品、解磷定
一氧化碳	高压氧
可卡因	苯二氮䓬类
氰戊酯	亚硝酸钠、硫代硫酸钠、羟钴胺素
三环类抗抑郁药	碳酸氢钠
地高辛	地高辛特定的 Fab 片段
乙二醇甲吡唑	乙醇
重金属	二巯丙醇、乙二胺四乙酸二钠(EDTA)、青霉胺、二巯基丁二酸(DMSA)
肝素	鱼精蛋白
降糖药物	葡萄糖、奥曲肽、胰高血糖素
铁	去铁胺
异烟肼	吡哆醇
铅	二巯丙醇、二巯基丁二酸(DMSA)
锂	透析
甲醇	甲吡唑、乙醇
高铁血红蛋白	亚甲蓝
亚硝酸盐	亚甲蓝
阿片类药物	纳洛酮、纳美芬
有机磷农药	阿托品、解磷定
吩噻嗪	盐酸苯海拉明
水杨酸钠	碳酸氢盐、血液透析
茶碱	木炭、血液灌流
衍生华法林	维生素 K_1、新鲜冰冻血浆

!

对乙酰氨基酚中毒：

- 150mg/kg 可能致命；而在营养不良与肝脏疾病者，更低剂量即可致命。
- 在摄入对乙酰氨基酚 4h 后，应检测其血清水平。

RX：

- 在摄入 1h 内给予木炭摄入。
- 在第 1 个 8h 内静脉给予 N-乙酰半胱氨酸；若不能静脉应用，则可口服。

!

效解毒剂也越来越为人所认知。强烈建议对所有疑似中毒者进行对乙酰氨基酚浓度检测。

物质在肝脏代谢主要由葡糖醛酸化和磺化进行。当这些代谢体系系统被摄入的有毒物质占据时，细胞色素 P450 系统则产生了一个反应性高且有毒的代谢物——N-乙酰对苯醌。NAPQI 通过谷胱甘肽降解为无毒的代谢物，但当谷胱甘肽贮存枯竭时，NAPQI 增加且引起肝细胞损伤。由于儿童体内谷胱甘肽含量较多，故在儿童中，NAPQI 致命的毒性比成年人小。

对乙酰氨基酚的剂量达到 150mg/kg，有可能出现中毒；然而在还原型谷胱甘肽缺失(如营养不良)和有慢性肝脏疾病的儿童中，较低剂量的对乙酰氨基酚摄入也可能导致致命的后果。在给予对乙酰氨基酚 4h 后，应获取其药物浓度，或在其后使用卢麦克-马修列线图尽快评估中毒的风险。在给药后的最初 4h 使用卢麦克-马修列线图评估是无效的，因为不会出现单次急性摄入的分布曲线。在怀疑给予缓释配方时，在第 1 次检测 4h 后，应该第 2 次测定对乙酰氨基酚的浓度。但该列线图仅对急性暴露患儿有效，并不适用于长期应该对乙酰氨基酚治疗的患儿。对乙酰氨基酚中毒的解毒剂是 N-乙酰半胱氨酸(N-acetylcysteine NAC)。NAC 作为谷胱甘肽的一个前体物质，通过其他机制，可增加其无毒硫酸化代谢。

NAC 可通过口服和静脉注射两种方式给药，在对乙酰氨基酚摄入 8h 内给予最有效。但 NAC 应该在怀疑对乙酰氨基酚中毒时才应用。活性炭可与 NAC 结合，但由于炭结合所致的 NAC 的丢失临床意义不明显，因此在单独的对乙酰氨基酚摄入 4h 内或与其他物质共同摄入时，不应应用活性炭。

(二)水杨酸盐

虽然水杨酸中毒的总体发病率有所下降。2011 年,美国没有儿童因水杨酸中毒而死亡。但因为在一些非处方的口服和外用制剂(如铋、水杨酸甲酯和冬青油)中也存在部分水杨酸,故水杨酸中毒的潜在风险仍不容忽视。从生理学角度来看,水杨酸中毒首先通过直接刺激延髓导致呼吸性碱中毒,随后通过某些机制导致阴离子间隙增加、代谢性酸中毒。因此,早期的血气分析结果可能误导非专业人士。患儿在临床上可表现为恶心、呕吐、耳鸣、脑水肿、中枢神经系统紊乱、发热、凝血功能障碍、肺水肿、肝脏中毒症状、横纹肌溶解症、低血糖、低钾血症和脱水等。婴儿和儿童水杨酸中毒最初也可能不出现呼吸性碱中毒。

摄入水杨酸盐超过 150mg/kg,即应该被考虑为中毒。三氯化铁试验,即在 1mL 尿液中滴加 1～2 滴氯化铁,如果尿液中含有水杨酸,则会变成紫色;或者进行 Phenistix test Miles Laboratories,尿液如含有水杨酸则会变成棕色。当无法检测水杨酸浓度时,上述两个试验都可以作为水杨酸盐的筛查试验。在准备治疗前,必须进行水杨酸的定量检测。当水杨酸浓度 >30mg/dL(2.15mmol/L)时,急性中毒患儿通常会出现临床症状。当水杨酸浓度 >100mg/dL(7.14mmol/L)时,应进行血液透析。对于慢性水杨酸摄入中毒患儿,并不能根据其血清水杨酸水平准确预测疾病的严重程度。但是当慢性中毒患儿血清水杨酸水平 >60mg/dL(4.3mmol/L)时,或者尽管经过适当的支持治疗,仍旧出现癫痫、精神状态改变、难治性酸中毒等症状或病情进行性恶化时,可作为血液透析的相对指征。

> **!**
>
> **水杨酸中毒:**
>
> ■ >150mg/kg 即可中毒。
>
> ■ 血水杨酸水平>30mg/dL 即可出现症状。
>
> **RX:**
>
> ■ 可通过胃肠清除和使用活性炭。
>
> ■ 当血水杨酸水平>40mg/dL 时碱化尿液。
>
> ■ 当血水杨酸水平>100mg/dL 是可考虑透析。
>
> **!**

水杨酸治疗方案应包括:在急性过量时,给予消化道清除以及急性胃排空;在大量摄入中毒时,给予活性炭。积极液体复苏是重要的第一步。当血水杨酸水平>40mg/dL(2.2mmol/L),或者出现水杨酸中毒的症状和体征时,需要碱化尿液,防止肾小管吸收。但不推荐使用乙酰唑胺,因其虽然可碱化尿液,但会使血清酸化。

(三)抗蛇毒血清

抗蛇毒血清可用于某些爬行动物和节肢动物咬伤中毒。大多数抗蛇毒血清是通过给专用的马或羊注射少量毒液而制成的多价纯化免疫球蛋白。作为外源蛋白,抗蛇毒血清有诱导Ⅰ型和Ⅲ型过敏反应的风险。综合上述风险以及其价格,只有毒蛇咬伤(而不是所有的咬伤)才是抗蛇毒血清的应用指征。澳大利亚、欧洲和北美的大多数毒蛇,以及亚洲、非洲和南美洲的许多毒蛇、各种节肢动物,澳大利亚箱形水母(箱水母)和石鱼,目前都有各自对应的高质量的抗蛇毒血清。重要的是要确保在适合的物种咬伤中毒时匹配使用各类抗蛇毒血清,且要存储适当,并由有信誉的商家提供的真产品。在一些国家,特别是亚洲和非洲的一些国家,低质量和假冒的抗蛇毒血清也是一个重大的问题。

儿童和青少年中毒处理的要点

- 在中毒复苏 ABCD 四个步骤之后，对意识水平下降的患儿应考虑给予葡萄糖溶液、纳洛酮或氟马西尼。
- 对慢性苯二氮䓬类药物或麻醉类药物摄入中毒者，特别是突然停药者，不应给予氟马西尼或纳洛酮。
- 最初始的血液毒物检测应包括对醋氨酚/对乙酰氨基酚、水杨酸的检测，因其是常见的可治疗的中毒，但又有潜在的致命性。
- 不再推荐在家庭或医院中常规使用吐根糖浆。
- 对于大多数的中毒，活性炭或洗胃仅适应于在最近 1h 内摄入毒物的患儿。
- 掌握常见中毒症候群的知识较有助于识别中毒最可能的原因，并能及时给中毒患儿适当的治疗。

推荐阅读

1. Abbruzzi G, Stork C M. Pediatric toxicologic concerns. *Emerg Med Clin North Am*, 2002,20: 223-247.
2. Bronstein A C, Spyler D A, Cantilena L R, et al. 2011 annual report of the American Association of Poison Control Centers' National Poison Data System(NPDS): 29th Annual Report. *Clin Toxicol*, 2012,50:911-1164.
3. Hoffman R J. Laboratory testing. In: Erickson T B, Ahrens W R, Aks S E, et al., eds. *Pediatric Toxicology*. 1st ed. New York, NY: McGraw Hill,2005:151-159.
4. Larson A M, Polson J, Fontana R J, et al. Acetaminophen-induced acute liver failure: results of a United States multicenter, prospective study. *Hepatology*, 2005,42:1364-1372.
5. Mazor S, Aks S E. Antidotes. In: Erickson T B, Ahrens W R, Aks S E, et al., eds. *Pediatric Toxicology*. 1st ed. New York, NY: McGraw Hill,2005:121-131.
6. Osterhoudt K C, Ewald M B, Shannon M, et al. Toxicologic emergencies. In: Fleisher G, Ludwig S, Henretig F, eds. *Textbook of Pediatric Emergency Medicine*. 5th ed. Philadelphia, PA: Lippincott Williams and Wilkins,2006:951-1007.
7. Position paper: cathartics. American Academy of Clinical Toxicology,European Association of Poisons Centers and Clinical Toxicologists. *J Toxicol Clin Toxicol*, 2004,42:243-253.
8. Position paper:whole bowel irrigation. American Academy of Clinical Toxicology;European Association of Poisons Centers and Clinical Toxicologists. *J Toxicol Clin Toxicol*, 2004,42:843-854.
9. Tenenbein M. Recent advances in pediatric toxicology. *Pediatr Clin North Am*, 1999, 46:1179-1188.
10. Vale J A, Kulig K, American Academy of Clinical Toxicology, et al. Position paper: gastric lavage. *J Toxicol Clin Toxicol*, 2004,42:933-943.

第十四章

危重症患儿的转运

目 标

- 阐述安全转运危重症患儿的沟通程序。
- 确定转诊医院需向转运团队和接诊医院提供患儿具体信息，以确保患儿病情稳定、合适转诊和及时转运。
- 概述转运前危重症患儿的病情是否稳定的评估方法。
- 明确影响转运团队成员组成和转运方式的因素。
- 识别地面和空中转运的相关问题和并发症。
- 描述转运前的沟通和协调工作。
- 逐项列出并确定必要的设备与监测仪器，以保证安全转运，取得最佳结果。

案例分析

一位继发于烟雾吸入伤而插管的两岁女孩需要转运至一个地区儿童医院在转运途中，呼吸机持续高压报警，在吸入氧浓度增加至(FiO_2 1.0)100%的情况下，患儿的血氧饱和度仍降至90%以下。给予吸痰后，呼吸机还是持续高压报警且氧合情况继续恶化。患儿出现心动过缓和低血压，发生灌注不良情况。

评估

—患儿的生理状态或小儿早期预警分数是多少？(见第一章，表1-1)

—患儿最有可能的诊断是什么？最坏的诊断是什么？

干预

—应该优先稳定患儿的什么情况？

重新评估

—现在给予患儿的治疗方案有效吗？

—患儿需要别的治疗措施吗？

有效沟通

—需要与主管医师沟通哪些信息？

—在患儿转运途中需携带什么设备？

团队合作

—你将怎样去执行治疗方案？

—谁去做？做什么？什么时候做？

一、引 言

为了获得事发地无法提供的诊断、手术室、其他医院或医疗机构的专科照护。而将患儿进行转运。而在此过程中，患儿的危重症发生率和死亡率都有增加的风险。患儿是否需要转运基于对患儿转运后可能带来的好处与转运过程中存在的风险进行评估后，做出决定。转运存在的风险并不仅仅取决于患儿的病情，在某种程度上还与陪同人员有关。经过周密计划，选用合适且有资格的转运人员和设备，可以将转运的风险控制在最小的范围内。

二、总体思路

> ！
>
> 仔细的计划、良好的人员配备、适当仪器的选择与准备能够降低转运患儿的风险。
>
> ！

许多危重症患儿可能需要长时间转运才能到达一个地区级的儿童医疗机构。最初，危重症患儿或受伤的孩子会被送到最近的医疗机构进行一些基本治疗。待病情稳定后，患儿就需要转送至一个能提供合适照护的、具有专业水平的医疗机构。院际转运服务是危重症患儿救护体系中的一个重要环节，它将提供最初照护的医疗机构和提供最终治疗的三级医疗中心连接起来。转运应是从低水平的一家医院转运至较高水平的另一家医院的过程。

转运期间，患儿可能处于病情不稳定和恶化的危险中。因此，如果转运的目的是为了做一个不太可能改变结果的诊断性检查或操作，我们要慎重考虑是否需要转运。如果条件允许，诊断性的检查和一些简单操作应尽量安排在患儿床旁进行，避免因转运而给患儿造成风险。

转运团队应该根据所接受过的培训和技能来挑选转运人员，所需的设备和物品供应保证满足持续和预期的急救需要。在转运过程中，应将对重要功能监护和维持的干扰减至最小限度。理想状态来说，所有危重症患儿的转运，不管是院内还是院际转运，都应该由受过专业培训的医务人员进行，但有时候可能做不到。

因为并不是所有医疗机构都拥有一支完美的专业转运团队，所以需要建立一个如何利用当地资源的应急预案。美国儿科学会(American Academy of Pediatrics，AAP)和美国重症医学会(Society of Critical Care Medicine，SCCM)制定了严格的组织转运标准。对于还未拥有危重症患儿转运团队的医疗机构可根据以下四个步骤来制订一个全面有效的院际转运计划。①由医师、护士、呼吸治疗师、医院管理人员和当地急诊医务人员组成一个多学科团队，共同计划和协调转运过程。②该团队重点对患儿分布，需转运患儿的数量、转运模式、现有资源(人员、设备、紧急医疗服务和交通)和接诊医疗机构进行需求评估。③制订书面转运计划。④在转运计划应用一段时间后，应定期评估并使用标准质量改进过程来改进转运计划。

应该与接诊的三级医疗机构协调，以确保患儿安全转运和转运后患儿情况稳定并有所改善。最好由一个人负责转运，或者与一个有经验或接受过危重症患儿急救培训的医师保持联系。

转运危重症患儿的方式也是全面照护中的一个重要方面。地面救护车、直升机和固定翼飞机是院际转运的主要工具。交通工具的选择取决于地理位置和资源，不仅仅局限于车辆，还包括船、私家车、推车和自行车等。根据现有的资源组建转运团队，但团队中必须有一位经验丰富、技术高超、能最佳满足患儿转运需求的人员。

> ！
> 根据病情和患儿所需照护的复杂性选择转运的方式和转运团队的组成。
> ！

相对来说，患儿转运是一个比较新的医疗领域，在过去的30年期间发展非常迅猛。AAP制定了医院与医院之间的转运标准，目的是为了将危重症患儿和严重受伤害的患儿转运至能够提供合适照护水平的医院。技术和运输的进步使得专业的儿科转运团队能提供许多以前只能在重症监护室进行的治疗。因此，可以最大限度地降低转运相关的风险并改善结果。

每家儿科三级医疗机构都应该有一个组织严密的儿科转运系统。诊人系统最好是地区性的集中医疗管理，由接受过儿科急救医学或儿科危重症医学培训的专科医师进行指导。

三、院内转运

在医院内部转运危重症患儿的最基本原因是患儿需要特别的照护，但这些照护所需要的技术或专家不在目前患儿所在的科室。这就需要通过院内转运将患儿送至诊断性检查所在的部门、手术室或PICU。由于转运会引发潜在的风险，所以要确保转运过程的有序和高效性。院内转运不总是好的，危重症患儿在转运途中会出现不良的生理变化。安全转运危重症患儿需要做好协调、沟通工作，提供合适的设备和监护以确保患儿病情稳定，防范临床情况出现恶化。

> ！
> 转运的关键四要素是：沟通、人员、设备与转运方式。
> ！

(一)院内转运前的沟通和协调

在患儿转运之前和转运完成之后，医师对医师和护士对护士就患儿的病情和治疗进行交接(见附录十四)。无论是改由另一团队承担患儿的治疗和管理，还是从一个病区转至另一个病区，或者在PICU外做检查和治疗，都必须进行详细的交接班。

> ！
> 照护患儿的职责在转移时都需要交接。
> ！

转运前，须与转运目的地(比如放射科、手术室、核医学部门)确认这些部门已做好接收患儿的准备，并随时可以开始进行具体的操作和检查。后勤服务及其他医疗团队的成员(保安、呼吸治疗师及陪同人员)应告知转运的时间和所需的设备及监护。主管医师应该陪同在患儿身边，或在患儿离开监护室，在医院的其他部门可能面临不良事件风险时应通知主管医师。转运时应配备与PICU相当的监护和复苏设备，必要时，配备额外的监护设备，以确保患儿转运安全。在病历上记录患儿转运适应证、转运途中患儿情况及所采取的干预措施等。

(二)院内转运的陪同人员

危重症患儿转运时要求至少有两名医务人员一起陪同。其中一名陪同人员为已经完成基本能力培训且符合儿科重症监护室护士规定标准的护士；另一名陪同人员，根据需要，可以是呼吸治疗师、注册护士、急救技术人员等。当需要转运一名插管和病情不稳定的危重症患儿时，强烈建议由接受过气道管理、高级生命支持、重症监护或相应培训的医务人员(专科医师、护理职业师、医师助理)陪同。若预计一项操作的耗时会比较长，而接收部门配备有接受过专业训练的人员，则在两组达成共识之后可由接收部门负责患儿的照护，以最大限度地利用人力和物力资源。如果照护职责无法转移，则转运陪同人员应一直陪同患儿直至回到PICU。

(三)院内转运途中的设备和监护

在转运患儿途中，建议使用尽可能少的设备和监护。所有危重症患儿需要一个血压监测仪、脉搏血氧饱和度仪及心脏监护仪/除颤仪。建议转运途中的监护水平应保持与ICU相当，至少应该包括持续心电监测、脉搏血氧饱和度监测，并定时测量血压、脉搏、呼吸。对特殊患儿，可能还需要监测呼气末CO_2、连续动脉内血压、中心静脉压和颅内压。

> ！
>
> 在一名危重症患儿需要转运时，转运途中监护水平应保持与ICU相当。
>
> ！

如果可能，选择有存储和能重现床旁数据功能的监护仪，可以对操作和转运途中所搜集的数据进行回顾性分析。转运途中监护所需的最低设备配置见表14-1。

在转运途中，应配备与患儿年龄相匹配的气道管理设备，包括尺寸合适的复苏皮囊和面罩。同时，充足的氧气供应也是很重要的，除了准备转运期间项目所需的氧气外，还需要另外再准备半个小时的氧气量。

表14-1 转运监护所需最低设备配置

序号	监护设备
1	心肺监护仪
2	脉搏血氧饱和度仪
3	具有备用电池和经皮起搏功能的除颤仪
4	氧气分析仪和氧气袋
5	适用于婴儿、儿童和成年人的呼吸机
6	输液泵
7	无创血压监测仪
8	手提式吸引装置

转运途中应配备标准复苏药物，如肾上腺素和抗心律失常药物，以备在发生突发性心律不齐或心搏骤停时使用。在转运患儿时，应随车携带更完整的药物制剂或在转运路线中和目的地配

备抢救车中可以拿到所需的药物。在很多医院,患儿与成年人共用一些诊断和操作设备,所以必须随车携带和在转运的目的地配备适合婴儿及儿童的整套复苏设备及抢救药物。根据患儿情况,考虑准备其他药物,如麻醉药和镇静剂。

转运途中,应使用带电池的输液泵持续泵注静脉给药和静脉补液。所有设备的电池须充足电,确保在整个转运过程中设备功能正常。检查备用电池和电源线是否在内。如果可以做医疗决策的医务人员不能陪同转运,那么必须备有预案或沟通机制,便于受过适当训练的人员能在紧急状态下进行给药和补液。

皮囊加压通气是院内转运最常用的通气方式。而便携式呼吸机因为功能够更可靠地管理每分通气量和所需的氧浓度,所以使用日益普及。在儿科通常给予默认100%的氧浓度。然而,对新生儿、单心室和依赖右至左分流以维持体循环血量的先天性心脏病患儿的用氧浓度须精确控制。对于接受机械通气支持的患儿,接收部门应尽量配备与PICU类似的设备;如果接收部门没有,则PICU的设备也应同患儿一起转运至接收部门,以满足患儿的需要。

在转运之前,必须通过X线片确认气管插管位置并做标记。不管是皮囊加压通气还是使用转运呼吸机,都要确保氧气充足和足够的通气。有时候,在转运途中或在接收部门可能无法给患儿使用之前的通气模式或呼吸机设置。在这种情况下,必须在转运前测试替代的机械通气模式,以确保适当的治疗和患儿病情的稳定。如果不能保证替代治疗的安全性,则必须重新审视转运的风险和好处。

转运呼吸机必须配有呼吸管道断开和气道压力过高时的报警功能。对气管切开的患儿,在转运过程中必须高度警觉。因为大部分的家用和转运呼吸机对呼吸管道断开的识别能力不足,会出现报警延迟的情况。在转运途中,所有的呼吸机必须配备备用电池和电源线。

四、院际转运

需要院际转运的两大指征分别是,转出医院在完成初步的处理后缺乏继续照护的资源;患儿的诊断或病情严重,需要由地区性三级医院提供全面的专科照护。转出医院评估患儿后,确定所在的医院资源缺乏或患儿需要专科照护,就应尽快安排转运。

> **!** 危重及外伤患儿最好让有过相同患儿转运经历的团队转运,尽管等待他们到达的时间会久一些。 **!**

及时确认患儿是否需要转运是至关重要的。患儿的良好预后取决于转诊机构医疗护理人员的专业知识及其实效性和技术支持。

在安排院际转运时,很难避免转运延迟,尤其当需要接收医院派遣专业团队来转运时,应预计患儿的临床情况会出现恶化,在进行初步处理保证患儿情况稳定时就应尽快调动一个专业团队。

在院际转运中,很少会关注转运的快速而忽视病情稳定,应将转运中能提供的照护水平与识别、预防临床恶化并保持病情稳定摆在同等重要的位置。转运的团队必须有能力提供与转出医院同级别或是更高级别的照护水平,并能在转运途中保持

> **!** 在运转患儿的过程中,很难确保患儿病情的稳定,解决方案可能只在更好的接收设备上。 **!**

高级别的照护水平。在转运过程中，应选择最能满足患儿需要的车辆类型、转运方式和团队组成（见附录十五）。

医务人员必须熟悉关于院际转运的当地的、地区的和国家的法律。在美国，联邦法规明确规定所涉及医院的法律责任，以经济利益为驱动的转运是非法的，同时会对医疗机构和执业人员进行严厉的惩罚。美国现行法规和最佳操作流程规定，在院际转运之前，必须征得有行为能力的患儿的同意；若患儿为小儿童或无行为能力的患儿，则须征得其法定监护人的知情同意，包括告知转运的风险和好处并签署知情同意书，以文件的形式记录于病历中。如果情况不允许进行知情同意，则必须记录转运的适应证和未取得知情同意的原因。为了防止不必要的拖延，转运知情同意书必须在转运前就签署完成。院际转运的流程图如图 14-1 所示。

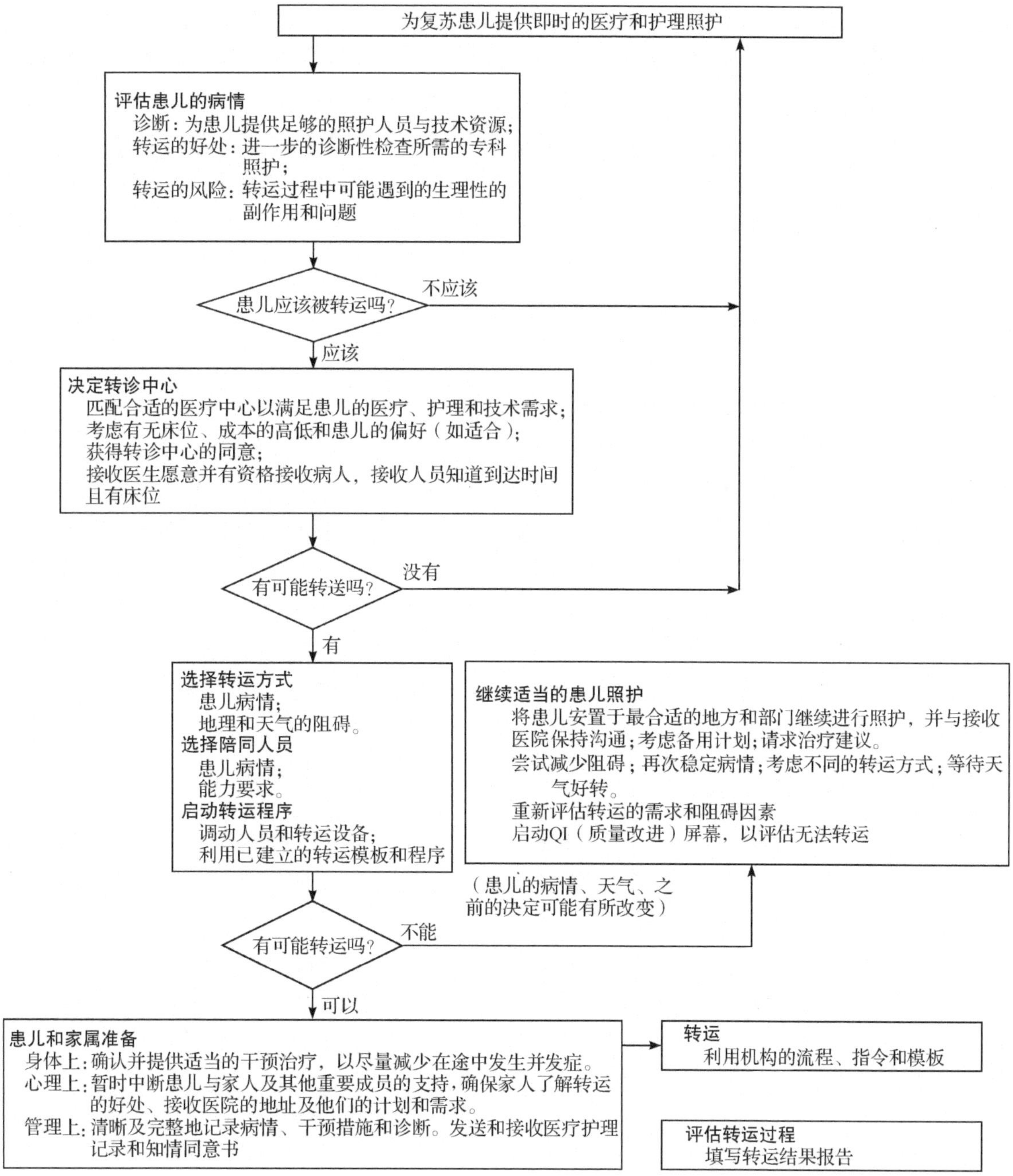

图 14-1　转运的流程图

(一)转运程序

一旦做出了转运的决定，必须马上做好准备。其首要目标是保持病情稳定，同时必须考虑患儿的病情、疾病转归和受伤程度。如果有可能，应与接收医院的专科医师和转运团队讨论旨在保持患儿病情稳定的干预措施，必须确保患儿气道通畅。

> !
>
> 如果转运过程中可能有保持气道通畅的问题，那么应给患儿插管。
>
> !

如果有必要，应由转诊医院或转运团队中最有经验的一位人员进行气管插管的操作。气道稳定且安全，就能保证足够的通气和氧合。须对循环进行评估，保持其稳定。还有很重要的一点是保持足够的静脉通路。在大多数情况下，转运途中应保证两条有效的静脉通路。同时要注意维持患儿的正常体温，特别是当患儿在不同的建筑物间和车辆内时。

在患儿的病情稳定后，将患儿的病历、化验报告复印件及X线片和另外的影像资料放置于患儿身边。在做准备工作时，应至少安排一位父母或法定监护人陪伴在患儿身边，确保告知必要的信息并在转运前取得他们的同意。通常情况下，至少一位父母或法定监护人可以在整个转运过程中陪伴患儿。

(二)转运方法

为了确保院际转运的成功，应配备最合适的车辆类型和最好的转运团队。院际转运通常由地面救护车、移动重症监护救护车、直升机或固定翼飞机来完成，是否选择其他的转运方式取决于当地的资源。在为危重症患儿选择最佳院际转运方法时，应考虑以下因素：①患儿的诊断和病情的严重程度；②转运中病情恶化的风险；③团队能力；④到达三级医疗机构的紧迫性及其团队的反应速度；⑤两个机构之间的距离；⑥当地的地理、天气和交通状况；⑦车辆或飞机的可及性。

在权衡这些因素之后，在临床选择时还必须考虑相应的成本和人力、物力资源的可获得性。

转运团队必须评估不同转运方式在一些小的资源方面的局限性(见表14-2)。因此，团队成员的感官知觉、沟通和活动范围是有限的。

表14-2 不同运转方式的比较

项 目	地面急救车	固定翼飞机	直升机
可及性[a]	非常好	一般	良好
安全性	良好	良好	良好
车内/客舱内环境(空间、噪声、震动)	一般～良好	良好	较差
转运时间	一般	良好	非常好
运输范围	<160km	322～3218km	160～241km
特殊问题	道路和天气状况	需要多重转运	天气状况

注：[a] 由当地地理特点和区域资源决定。

经许可后改编：©1997 Wolters Kluwer Health. Durbin DR. Preparing the child for interhospital transport. In: Henretig FM, King C, eds. *Textbook of Pediatric Emergency Procedures*. Baltimore, MD: William & Wilkins, 1997.

与其他转运方式相比，地面救护车具有可及性良好、费用相对低廉、空间比较大的特点。一般而言，救护车是院际转运最常用的工具，它可以在大多数天气情况下运行，而且如果需要采取某些干预措施和实施操作，也可以随时在半路上停下来。有时，尽管院际间距离非常远，但因天气原因我们也会采用地面救护车进行转运。救护车通常被认为比固定翼飞机和直升机更安全；但是它也有缺点，包括在长距离行驶中会增加转运时间，存在因交通和天气状况导致转运延误的风险。

相对于地面救护车，直升机的一个显著优势就是能比较快地将患儿转运到距离比较远的接诊机构/医院，并且可以避免交通拥堵。当转运速度是管理患儿最关键的因素时，最好使用直升机。在直升机转运时，监护和评估儿科患儿会显得极其困难，机舱内狭小的空间、飞行过程中转子不停转动导致持续的噪声和震动都会限制操作技能的发挥，而且直升机转运相对于地面救护车转运的费用更高。天气因素导致在15%的时间内直升机无法起飞，限制了该转运模式的运用。

> !
>
> 缺氧是在空中转运过程中遇到的主要的特殊应激反应，在不加压的机舱内，随着高度的增加，缺氧的风险也相应增加。
>
> !

固定翼飞机通常用于距离超过240km的转运。飞机的种类决定机舱的环境，机舱或许能为患儿提供良好的评估和监护环境。大多数固定翼飞机需要进行舱内加压并在控制点着陆。相对于转子翼飞机，在固定翼飞机内更容易实施各种操作。固定翼飞机的缺点是，启动时间长（虽然这可能因飞行速度较快而抵消）且需要多次搬运患儿，通常会用地面救护车协助患儿在飞机和医院间转运。多次转运会增加一些困难和风险，如气道恶化、静脉内导管功能失常以及设备故障等。海拔的升高也会增加一些不良反应发生的风险，如缺氧、气体膨胀及对空运特殊因素（温度、湿度、重力等）的反应等。

患儿对缺氧的早期代偿反应是呼吸频率和吸气功的增加，此时应及时给氧，尤其当患儿的肺功能处于代偿状态时。此外，随着海拔的升高，气体容量应相应增加。在生理情况下，因海拔高度增加，大气压逐渐降低，轻微气胸的患儿可能发展至临床上严重的张力性气胸。同样，颅内积气也可能发展至复杂的闭合性颅脑损伤。鼻胃管必须与具有正常功能的吸引器相连以降低胃内压力。在高海拔地区，降压设备可能需要进行调整，以维持适当的负压状态。在飞行前，应将气管导管上的高容量、低压气囊适量地放气并定期检查，同时根据飞行情况进行调整，确保气囊保持气道密封而其所需容量降到最低。然而，尽管有许多需进一步考虑的因素，但飞行节省的时间往往可以抵消其带来的潜在风险。

(三)转运团队的配置

转诊机构负有救治患儿的主要责任，直到患儿被转送至接收医疗机构，其责任方才发生转移，转运团队是由接收医院机构派出的除外。在转运期间，不应降低监护水平而致患儿处于更高风险中。同时，还必须注意转运人员的资历和工作经验。

团队的构成由患儿的需求和医院可获得的资源来决定（见表14-3），并且可能发生变化。转运团队中可能包括医师、护士、呼吸治疗师、医疗辅助人员和急救医疗技术人员。但是没有某一种团队构成优于其他任何团队。

表 14-3　不同转运配置的区别

交通工具	优　点	缺　点
私家车	费用、速度、可及性	在转运途中无监护技能，不可靠
紧急医疗服务/急救车	费用、速度、部分监测	操作技能/干预措施有限
紧急医疗服务团队＋有经验的护士和(或)专科医师	完善的技能/监测能力	资源稀缺
基础的重症监护团队	完善的监测和干预能力	儿科重症监护知识/技能有限
	能提供最高水平的理疗护理，各种监护和技能	数量十分有限

经许可后改编：©1997 Wolters Kluwer Health. Durbin D R. Preparing the child for interhospital transport. In: Henretig F M, King C, eds. *Textbook of Pediatric Emergency Procedures*. Baltimore, MD: William & Wilkins, 1997.

团队成员可能是来自当地的医疗急救服务人员、转出医院的医务人员、通常转运成年和创伤患儿以医院为基地的重症监护团队和专业的儿科和新生儿转运团队。患儿的安全和所需医疗服务的可及性是在组建专业转运团队时所需考虑的因素。虽然当地急救医疗系统能有较快的反应速度，但是当地医务人员通常没有转运危重或受伤儿童的经验和相应的技能或者相应的设备，虽然可以快速调度转出医院的专业医疗人员，但是他们的离院又可能对所在医院不利。儿科院前或重症监护方面经验不足的医务人员会发现在转运环境中进行患儿管理是非常困难的。基于成年人组建的监护转运服务团队能够提供陆地和航空的资源，但是往往缺乏救护危重症患儿的经验和设备。

专业的儿科和新生儿转运团队内有具备护理危重症患儿技能的人员(护士、呼吸治疗师、医师和紧急医疗技术人员)。这些专业团队成员能在转运过程中为患儿提供高水平的护理，并且经常在转运到 PICU 的过程中为患儿提供持续监护。这些专业团队通常驻扎在当地的三级医疗中心，从某种程度上来说，他们到达转出医院的速度较慢，相对于其他陆地转运方式，花费也会更高。但是，这种团队并不是在所有的区域都有，并且他们也无法获得所有的转运交通工具。如果有可能，可将这些专业团队应用于病情最不稳定的患儿的转运，即使他们需要更多的时间才能到达患儿身边或需要较长时间才能稳住患儿的病情。

五、院际转运患儿的准备

(一)院际转运前协调和沟通

> ！
>
> 决定转运成功的最重要的因素是转入和转出医院人员间的有效沟通。
>
> ！

每个医疗机构需建立一个带有各种方案的计划，一旦确定患儿需要转运，就能提供最佳的转运行动流程。将治疗危重症患儿的机构名单和联系电话汇编成通讯录，放在急诊室备用，还需要配备可转运这些患儿的机构或部门的通讯录，以防三级医疗机构不能为患儿提供转运时可及时联系其他转运体系。

危重症患儿院际转运最重要的步骤之一是转出的医院提出患儿转运需求。接收医院须根据交流的信息来决定床位安排（PICU 或者是一般儿科病室）和患儿对特殊检查或治疗方法的预期需求。如果需要调集接收医院的专业儿科转运团队，则需要决定最佳的团队构成。初始转运需求应包括患儿的关键信息，这些信息包括：①患儿识别信息；②转出机构医师的姓名；③转出机构的名称、地点和联系电话；④患儿病情的简要总结；⑤生命体征和体重；⑥相关的体检检查结果；⑦相关的实验室和影像检查结果；⑧患儿接受过的重要干预措施及患儿的反应。

接诊医师可提供有关下一步评估或者临床干预的意见。在开始转运前，医师须确保接收医院已准备好接收患儿并可提供适宜的资源。在咨询接诊医师的建议后，转诊医师应根据患儿的病情、时间、天气、保持患儿状况持续稳定所需的医疗干预、相关人员和可用资源等因素决定转运患儿的方法。

如转运团队与转出或接收机构不直接相关，那么转出医院必须协助安排有效的患儿转运。在转运途中，应随时联系转运者以确定转运的有效性、能力、患儿详细状况和预期需求。相互告知准备和转运所需的大致时间（见表 14-4）。

表 14-4　转运团队所需信息

序　号	具体信息
1	患儿的姓名、体重、年龄、性别及出生日期
2	患儿转入和转出医院的联系方式（科室及病房号），包括地址和联系电话
3	转入和转出医院主管医师的姓名和联系电话
4	基本诊断
5	转运方法（地面救护车、固定翼飞机、直升机）
6	转运性质（保温箱、小儿担架、成年人担架）
7	团队组成（团队成员的人数）
8	采用该转运方式的原因（患儿病情程度、交通或天气情况等）
9	所需设备或预计转运需要的设备
10	患儿的状态，包括已实施的医疗干预措施

引自：Freedman S H，King B R. Aeromedical transport procedures. In：Henretig F M，King C，eds. *Textbook of Pediatric Emergency Procedures*. Baltimore，MD：William & Wilkins，1997.

护士与护士间的报告需提供给接收医院的相应科室。如果接收医院并不参与转运过程，那么转诊医师需要在转运患儿前与接诊医师进行电话联系，报告患儿最近的生命体征、当前的临床状况和预计到达的时间。

在等待转运队伍抵达或者与转运队伍协调期间，转出医院的工作人员需确保患儿已做好转运的最佳准备。应复印病历、实验室和放射学检查结果，继续监测和评估患儿的状况，请最富有经验的工作人员进行所需的操作。若对气道开放或者通气状态存有疑问，则必须备好气管导管以确保气道通畅。

检查所有的血管通路并保持其畅通，用胶带将其安全地固定在恰当的位置。颈椎和其他任何骨折部位在转运前要进行固定和（或）制动。整个转运过程中不要给患儿经口喂食任何东西。

鼻胃管应与有正常负压功能的吸引器相连。如果临床上存在严重的气胸或者血胸，则在转运前必须插入胸腔引流管以排除聚集的液体或空气。而且，须告知患儿家属患儿的疾病或受伤性质，并解释为什么需要安排转运，以征得他们同意并获得知情同意。转出医院的职责总结见表 14-5。

表 14-5 转出医院的职责

序号	责任职责
1	保持患儿病情稳定
2	在转运过程中尽早与接诊医院联系
3	通知家属并取得患儿转运知情同意
4	保护好血管通路和气管插管
5	固定好颈椎和其他骨折部位
6	复制患儿所有的病历记录和放射学检查，包括转院小结、用药清单、实验室检查等
7	按需备好血液制品
8	提供转运队伍用于查询后续实验室检查结果的电话号码

(二)院际转运的人员配备

除驾驶员外，至少要有两个人一起陪同患儿转运，其中至少有一位是护士、医师或者高级医疗急救技术人员，能够提供高级气道管理，包括气管插管、静脉注射治疗、心律失常的干预和治疗以及能够提供基础和高级的心脏和创伤生命支持。若医师不能在转运过程中陪伴患儿，则须保证转运团队能与一位临床医师随时取得联系，在患儿病情发生变化时能够提供建议和开医嘱。如果在技术上不可行，那么转运团队需有备用医嘱以及紧急抢救生命的干预措施。

(三)院际转运所需设备的基本配置

不管谁来转运患儿，所需设备的最低配置清单都需要进行反复查询和讨论。在理想状态下，应配备有儿科患儿合适尺寸的设备和转运所需的药品，包括针对患儿的设备和药品须预先准备好，可以在紧急情况下备用。表 14-6～14-8 列出了儿科转运时建议备用的呼吸设备、转运设备及转运药物。这些物品需伴随患儿院际转运的全程。这一系列的设备和药品可能有必要覆盖整个小儿年龄谱。所提供的物品能满足一个特定患儿的临床需求或转运方式所需。

表 14-6 建议需备用的基本呼吸设备

序号	呼吸设备	序号	呼吸设备
1	500mL 复苏皮囊	7	1L 带有储氧气袋的复苏皮囊
2	供氧管：#2	8	带有管道和适配器的压力计
3	鼻导管：新生儿、儿童、成年人	9	非重复吸入面罩：儿童、成年人
4	复苏面罩，每种一个：新生儿、婴儿、幼儿、儿童，成年人小号、成年人大号	10	呼气末 CO_2 监测器（一次性使用的）：儿童、成年人
5	潮气末 CO_2 用品，每种 1 个：气管插管接头、供应管、儿童和成年人套管	11	呼气末正压阀（可调节）
6	连接袋-活瓣系统和气管插管/气管切开套管的合适接头	12	口咽通气管，每种 1 个：5、6、7、8、9（儿童用型号）；0、1、2、3、4（成年人用型号）

表 14-6　建议需备用的基本呼吸设备(续表)

序　号	呼吸设备	序　号	呼吸设备
13	鼻咽通气管，每种 1 个：14F、16F、18F、20F、22F、24F、26F、30F	23	带有面罩和气管插管接头的喷雾装置
14	MacIntosh 喉镜片：＃1、＃2、＃3、＃4	24	米勒喉镜片：＃0、＃1、＃2
15	气管插管通丝，每种 1 个：小号、中号、大号	25	马吉尔钳，每种 1 个：儿童、成年人
16	喉镜手柄：儿童、成年人	26	额外的喉镜电池和灯泡
17	胶带：1 英寸卷	27	加压止血器
18	10mL 注射器：2 付	28	气管导管，每种 2 个(单位均为 mm)：不带气囊 2.0、2.5、3.0、3.5、4.0、4.5；带气囊 3.0、3.5、4.0、4.5、5.0、5.5、6.0、6.5、7.0、8.0
19	水溶性润滑剂	29	吸痰管，每种 2 个：6F、8F、10F、12F、14F
20	扁桃体尖端吸引器	30	旋转接头
31	听诊器	30	带有管道的连续正压通气三腔管装置：极小、小号、大号
22	带有刀片的环甲膜切开手术刀	32	环甲膜切开针套件

表 14-7　建议需备用的基本转运设备

序　号	转运设备	序　号	转运设备	序　号	转运设备
1	胶带	11	延伸管	21	听诊器
2	酒精棉签	12	用于微量注射器泵的管道	22	吸引装置
3	臂板：儿童、成年人	13	带有开关的三通管	23	吸引管
4	动脉置管的管道	14	静脉留置针：14～24G 型号	24	外科敷料(海绵、带弹性纱布、纺织纱布)
5	骨髓内穿刺针头	15	静脉注射液(塑料袋装)	25	用于静脉穿刺/建立静脉通路的止血带
6	血压袖带：新生儿、婴儿、儿童，成年人小号、成年人大号	16	1000mL，500mL 生理盐水	26	剪刀
7	蝴蝶针：23 号、25 号	17	1000mL 乳酸林格氏液	27	脊椎和颈椎固定装置
8	备用通信工具(如移动电话)	18	5% 葡萄糖注射液 250mL	28	体温计
9	除颤电极片(儿童和成年人)或导电糊	19	冲洗用注射器(60mL)，导管接头	29	无菌和非无菌手套
10	即时检测血糖仪	20	弯钳	30	胸腔引流管道：12F、16F、20F、26F

表 14-7 建议需备用的基本转运设备(续表)

序号	转运设备	序号	转运设备	序号	转运设备
31	心肺监护电极:婴儿、儿童、成年人	37	各种型号的皮下注射用的针头	43	胸腔穿刺包
32	备用额外电池的手电筒	38	各种型号的皮下注射用的注射器	44	鼻胃管:8F、10F、12F、14F
33	HeimLich 阀(胸腔排气阀)	39	冲洗用的生理盐水	45	导尿管和尿袋
34	输液泵	40	输液用加压袋	46	用于静脉置管的透明敷贴
35	静脉输液管道:儿童、成年人	41	带有多种型号或可重复使用传感器的脉搏血氧饱和度监测仪:新生儿、儿童、成年人传感器	47	用于约束四肢的各种柔软约束带
36	输血 Y 管	42	各种型号鼻胃管		

表 14-8 建议运转需携带的基本药品

序号	转运设备	序号	转运设备	序号	转运设备
1	儿科急诊用药参考指南	16	肾上腺素,1mg/1mL(1∶1000)多种剂量瓶	31	神经肌肉阻滞剂(如维库溴胺、泮库溴胺、罗库溴铵)
2	腺苷	17	磷苯妥英(必须冷藏)	32	硝酸甘油注射液
3	沙丁胺醇	18	呋塞米	33	硝酸甘油片
4	胺碘酮	19	胰高血糖素	34	硝普钠
5	阿托品	20	肝素,1000U/mL	35	注射用生理盐水
6	氯化钙	21	异丙肾上腺素	36	苯巴比妥钠
7	局部麻醉喷雾剂;口腔、皮肤、黏膜	22	拉贝洛尔	37	氯化钾
8	25%葡萄糖注射液	23	利多卡因,100mg/10mL	38	普鲁卡因
9	50%葡萄糖注射液	24	利多卡因,2g/10mL	39	前列腺素 E_1(必须冷藏)
10	地高辛	25	硫酸镁	40	肺表面活性物质
11	硫氮䓬酮	26	甘露醇	41	镇静剂安眠药(如劳拉西泮、咪达唑仑、氯铵酮)
12	苯海拉明	27	甲强龙	42	碳酸氢钠
13	多巴胺	28	美托洛尔	43	注射用水
14	肾上腺素,1mg/10mL(1∶10000)	29	纳洛酮	44	特布他林
15	麻醉性镇痛药(如吗啡、芬太奴)	30	维拉帕米		

(四)院际转运的监护

在院际转运过程中,必须提供至少与院内同等水平的监护(见表 14-1)。一些患儿可能从动脉血压、中心静脉压、颅内压和(或)呼气末 CO_2 监护中受益。对于需要机械通气支持的患儿,在转运前应注意其气管插管的位置并妥善固定。需经常确认患儿氧气是否充足,通气状况是否良好。在转运前,要评估机械通气的模式,以确保患儿在转运途中有良好的耐受性和稳定性。转运过程中,患儿的情况、所采取的干预措施和治疗方法都必须记录在患儿医疗病历中。应复印所有转运记录,并将其与转诊机构的相关信息一起交接给接诊医疗机构。

危重症患儿转运的要点

- 转诊医院工作人员应采取所有可能的干预措施确保患儿的病情稳定,包括采取或协助转运团队完成患儿所需的各种操作,防止患儿在转运途中病情发生恶化。
- 为了确保患儿安全转运,只有在患儿情况足够稳定时才能进行转运。
- 需获取足够的信息以决定患儿最佳的转运方式和转运队伍的组成。
- 需尽早联系接诊医院和责任医师,以确保患儿得到最有利的转运。
- 可能的话,在转运前准备好所有需要的材料(病历、实验室检查、放射学检查和联系电话)。
- 应将患儿临床症状发生的任何变化都通知转运团队和接收医师/科室。
- 不管是院际转运还是院内转运,患儿身边都应备好所需的医疗设备。
- 转运团队应备好所有必要的设备和药品,包括比预计转运时间至少多 30min 的时间内患儿所需的足够的器材和药品。

推荐阅读

1. American Heart Association. *PALS Provider Manual*. Dallas,DS:TX,2011.
2. Henretig F M, King C. Textbook of Pediatric Emergency Procedures. Baltimore, MD: *Lippincott Williams & Wilkins*,1997.
3. Kanter R K, Tompkins J M. Adverse events during interhospital transport: physiologic deterioration associated with pretransport severity of illness. *Pediatrics*,1989,84:43-48.
4. McCloskey K, Orr R. *Pediatric Transport Medicine*. St. Louis, MO: Mosby,1995.
5. Wallen E, Venkataraman S T, Grosso M J,et al. Intrahospital transport of critically ill pediatric patients. *Crit Care Med*, 1995, 23:1588-1595.
6. Warren J, Fromm R E, Orr R A, et al. SCCM guideline for the inter-and intrahospital transport of critically ill patients. *Crit Care Med*, 2004,32:256-262.
7. Woodward G A. Guidelines for Air and Ground Transport of Neonatal and Pediatric Patients. 3rd ed. Elk Grove Village, IL: *American Academy of Pediatrics*, 2007.

第十五章

神经系统急症

目　标

- 描述颅内拱顶和脑血流量的正常生理。
- 回顾儿科患儿的急诊神经系统评估。
- 总结对惊厥发作和癫痫持续状态的紧急处理。
- 对精神状态改变或昏迷患儿的描述方法。
- 复习如何处理颅内高压。

病例分析

一个 3 岁的小女孩，发热、无反应、出现心律失常、右侧肢体抽搐后，被送到急诊室。病史提示，她父母发现她无意识地躺在父母的卧室里，在她旁边放着一个开着盖的安眠药空瓶。急救人员呼喊她后，发现她窒息、心动过缓、立即予以皮囊-面罩通气并转运至医院。你被叫来协助对她进行评价和管理。

评估

—最可能的诊断是什么？

干预

—患儿是否需要立即插管？

—应考虑哪些气道管理手法和（或）器械？

—是否应该输注葡萄糖溶液？

重新评估

—是否应该给予拮抗剂（如纳洛酮）？

有效沟通

—关于该患儿应该联系谁？

团队合作

—谁做？做什么？什么时候做？

一、引　言

对神经元的生理学和病理生理学了解越多，对神经的保护治疗也相应增加。

由于在病理生理条件下，稳态反射都有助于保护脑功能和神经元的存活，患儿的神经功能的改变或抑制应该被认为是紧

> **!**
>
> 预防继发性损伤是神经危重症患儿照护中最重要目标。

急情况。功能的恢复需要快速减少侵入和使继发性损伤最小化。因此，在正常氧输送到中枢神经系统(CNS)的同时，最小化维持脑氧利用率仍然是神经损伤患儿的主要目标。

神经突发事件和其他紧急情况一样需要优先建立通畅的气道及有效的呼吸和循环(ABC)。然而，在神经系统急症中，任何已知或怀疑的创伤在气道开放处理中需要稳定颈椎(见第二章和第九章)。

有神经系统疾病的患儿可能因各种原因导致呼吸做功不全，包括低通气、气道阻塞。神经功能状态恶化可能引起严重的呼吸衰竭，应及时考虑建立人工气道。一般来说，选择性插管防止低氧血症和高碳酸血症，比紧急气管插管安全。最后，用等渗或高渗复苏液可以降低发生脑水肿的风险。

!

- 当发生神经系统急症时，首先维持足够的气道、呼吸、循环(ABC)。
- 早期气管插管防止低氧血症和高碳酸血症。
- 不管已知还是怀疑有创伤，在处理神经系统急症时颈椎必须一直制动。
- 复苏时，应输注等渗或高渗液体。

!

二、颅内拱顶的生理基础

许多神经系统急症具有共同的病理生理过程，影响颅内拱顶压力和(或)损害脑血流量(CBF)。人体有一系列的调节机制，有助于减少这些变化以及其对神经功能的影响。对治疗神经系统疾病患儿的医师来说，对这些机制、变化和改进方法的基本了解是必要的。

(一)颅内压

Monro-Kellie 学说认为，颅内拱顶是由 3 个基本成分组成的一个固定容量的器官——大脑(80%)、血液(10%)、脑脊液(10%)，并且被厚的、无弹性的硬脑膜和半刚性的颅骨所包裹。这些成分在体积压力上取得平衡，一个成分的扩张会导致另外两个成分的减少。图 15-1 显示颅内顺应性。颅内这 3 个内容物(脑、脑脊液和脑血液)相互作用的生理机制，提供了神经系统监护的框架。

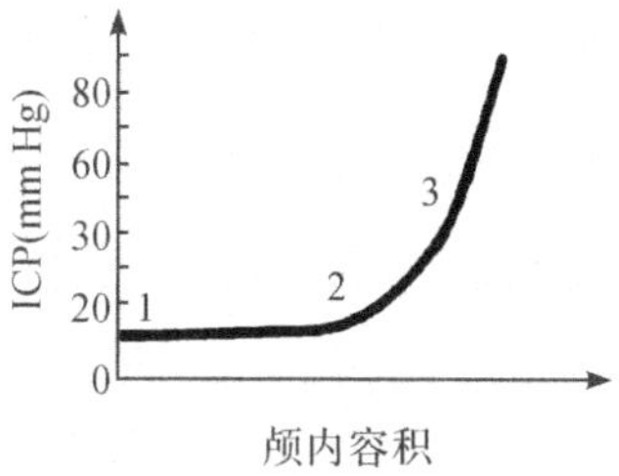

图 15-1　颅内顺应性

注：在 1 点和 2 点之间，尽管颅内容积在增加(如肿瘤、水肿或出血)，但颅内内容物仍保持在一个恒定的压力。脑脊髓液(Cerebrospinal fluid，CSF)和脑血管移到脊髓空间以容纳增加的颅内容积。在 2 点曲线代表区的地方，虽然颅内压(Intracranial pressure，ICP)是正常的，但任何容量的进一步增加(如肿瘤、水肿、阻塞性脑积水或颅内出血)均会导致 ICP 上升，这可能危及生命。3 点代表一个失代偿状态和危险的高 ICP 神经外科急症。

囟门开放的婴儿可能容易发生颅内高压，因为非弹性的硬脑膜包围着大脑，限制着颅内容物的膨胀。此外，婴儿有一个较短的脑脊髓轴(从颅骨硬膜下椎管长度比成年人腰骶部)。在儿科患儿，这使得为 CSV 或脑血容量(Cerebral blood volume，CBV)的位移提供的潜在空间更小了。图 15-2 演示了如何在颅内弥补组件体积的变化。

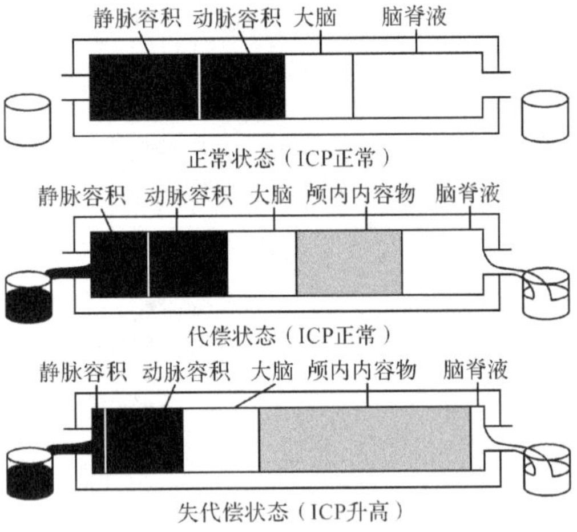

图 15-2 颅内容物之间的相互作用

最上面的图形表明颅内拱顶 3 个内容物在正常 ICP 的状态下是平衡的。

中间图代表一个颅内内容物增大(如出血);补偿机制包括脑脊液及静脉血容量的挤压减少。这相当于图 15-1 上从点 1 到点 2 的移动,ICP 仍维持正常。底部的图说明了失代偿的状态,发生颅内液体从颅内空间的最大移位,ICP 升高。这相当于在图 15-1 上从 2 点到 3 点。颅内这 3 个内容物的相互作用的生理机制,提供神经系统监护的框架。

1. 大脑

大脑构成最大体积(80%)的颅内拱顶。脑实质是由神经元(50%)、神经胶质细胞和血管构成的。神经元需要大量的能量产生神经递质,是电活性细胞。然而,因为脑中只有少量的能量储存,所以脑的代谢需要量增加会使脑血流反应性增加,如癫痫发作和高热时。

大脑的体积是动态变化的,可以对细胞水肿或细胞外液(Extracellular fluid,ECF)空间增加做出反应。细胞损伤产生水肿(细胞毒性水肿)导致细胞稳态机制维持障碍。细胞毒性水肿对渗透疗法反应特别差,往往预示着预后不良。增加血脑屏障通透性的任何病变会增加脑 ECF 体积(血管源性水肿)。因此,在许多病理过程中,这两种形式的水肿导致脑体积和 ICP 增加。

2. 脑血容量

约 10% 的颅内空间是动脉、静脉和毛细血管的血液。代谢、血压、$PaCO_2$、PaO_2 都会影响脑血流量的变化。小动脉张力调节这些变化,因此,CBF 的变化会影响脑血容量的变化,虽然这增加了小动脉张力(例如,通过过度通气来降低 $PaCO_2$)所产生的脑血容量及 ICP 急剧减少,但这些变化会使大脑有缺血性脑损伤的风险。因此,目前只建议支持简单地操纵 $PaCO_2$ 来降低脑血流量和 ICP。

> **!**
>
> 过度通气时间延长使脑血流量急性降低,颅内压降低,增加了脑缺血的风险。
>
> **!**

3. 脑脊液

脑脊液约占 10% 的颅内容积。实质上,脑是漂浮在脑脊液中的,这提供了一个保护垫,防止牵引神经根、血管和精致的细胞膜。婴幼儿实际的脑室体积约为 40~60mL,年幼的孩子为 60~100mL,年龄较大的儿童为 80~120mL,成年人为 100~160mL。约 70% 的 CSF 是由脉络丛产生的,而其余的则是在脉络丛外产生的,包括室管膜、中脑导水管、蛛网膜下腔软脑膜表面,以及脑和脊髓实质。不论年龄,CSF 的生成速率约为 0.35~0.40mL/min,或 500~600mL/d。CSF 循环周期时间约为 5~7h。

> **!**
>
> CSF 生成速度稳定,与年龄无关。血流阻塞、CSF 生成增加或 CSF 吸收障碍,均能增加 ICP。
>
> **!**

图 15-3 显示了脑脊液流动的正常途径，这是室管膜表面纤毛压力梯度的产生机制，由大脑表面的蛛网膜绒毛吸收脑脊液，漏入上矢状窦。

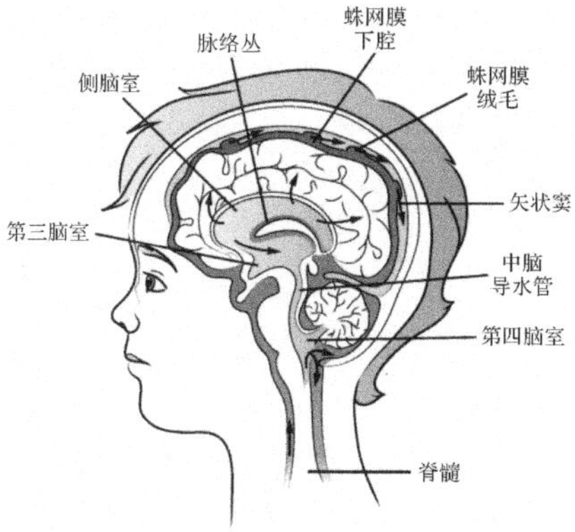

图 15-3 脑脊液流动

CSF 产生增加、吸收障碍或流动阻塞可以增加 CSF 的体积，最终升高 ICP。脑脊液为神经递质和代谢化学副产物去除提供了适宜的环境。作为一个血浆超滤的产物，血清和脑脊液及 ECF 中含有相同的电解质浓度。而葡萄糖和其他大分子透过血脑屏障运送到 CSF 中。因此，血脑屏障功能的改变，可以扰乱神经功能。用渗透活性物质来降低颅内高压、治疗脑水肿，也需要一个完整的血脑屏障。

(二)脑血流量

大脑代谢的需要完全取决于外源性葡萄糖、CBF 与代谢需求紧密配合。毫不奇怪，脑灰质(活跃的神经元)CBF 超过脑白质(代谢不太活跃)。影响 CBF 的其他因素包括平均动脉压、$PaCO_2$、PaO_2 和年龄。成年人正常脑血流量为 50mL/(100g·min)，新生儿为 40mL/(100g·min)，儿童为 100 mL/(100g·min)。缺血或脑电图(EEG)变化的临界阈值，在成年人为 20mL/(100g·min)，婴儿大约为 5～10mL/(100g·min)。

如同所有的器官，大脑的灌注压力由上压和下压之间的差确定。在大脑中，无论是中心静脉压(CVP)或 ICP，都可提供更大的下压。因此，脑灌注压(CPP)＝平均动脉压(MAP)－ICP 或 CVP，以较高者为准。

人体通过自动调节，可以在很宽的动脉血压范围内保持稳定的 CBF，毛细血管前动脉扩张或收缩的产生也是必要的。图 15-4 表明一个正常的成年人的自身调节。在极低的脑灌注压(Cerebral perfusion pressure，CPP)下，CBF 降低，缺血发生。CPP 在自动调节范围以上，过多的 CBF 产生脑水肿。随着时间的推移，通过自动调节患儿 CPP 范围，适应其正常血压。一般来说，自动调节的下限为慢性高血压患儿的平均动脉压(Mean arterial pressure，MAP)25%以下，这应该是最大限度地减少脑缺血风险的血压降低。由于小儿童和婴儿的 MAP 普遍较低，相对于成年人，其 CPP 略低于 60～70mmHg 是可以接受的，但仍无法确定科学的最优值。

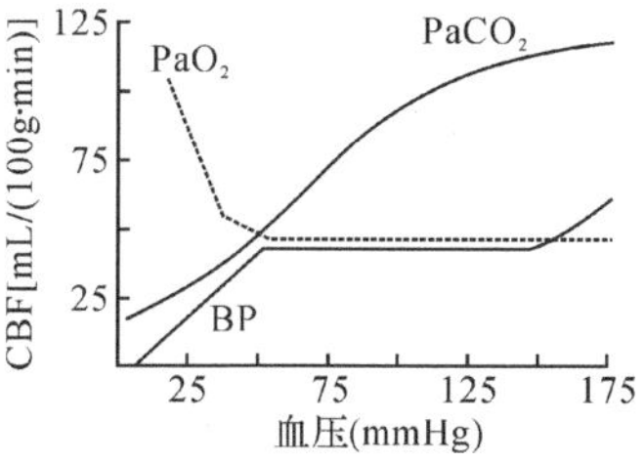

图 15-4 脑血流自动调节

!

- 慢性高血压的变化自动调节曲线向右，因此，MAP 急性下降大于基线 25%，可能发生缺血的风险。
- 高碳酸血症和低氧会扩张脑血管。
- 增加大脑的活动(如癫痫发作)会增加脑血流量，并可能增加 ICP。

!

CBF、脑血流量与 $PaCO_2$ 呈线性相关，范围为 20～80mmHg。$PaCO_2$ 的变化使 CBF 改变，这不依赖于动脉 pH 的变化，这使得过度通气降低 $PaCO_2$，成为降低 CBV 以及 ICP 的有效手段。然而，正如前面所提到的，这可能增加患儿发生脑缺血的风险。40～50mmHg 的低氧血症也能扩张脑血管，导致 CBF 增加，维持脑氧输送到非常低的水平的氧含量。然而，这发生在增加脑血容量以及可能增加的 ICP。最后，任何增加大脑的新陈代谢的需求，包括高热与癫痫发作，会增加脑血流量。

三、急诊儿科患儿神经系统评估

(一)意识水平

在紧急情况下，神经系统检查旨在评估意识水平和颅内高压症状或局灶性病变。年幼的孩子由于无法听从命令或口头交流，不能进行某些方面的评估。然而，仔细、连续评估意识水平是测试中最重要的组成部分。激惹的行为可能是神经功能受损的一个标志。一个安静的孩子的眼睛闭合可能是在一个正常的睡眠状态，或者意识欠佳状态。通常，此类患儿对有害刺激的反应为意识改变程度提供线索。格拉斯哥昏迷评分(GCS)广泛用于成年人患儿。在多数婴儿和儿童中使用改良的格拉斯哥昏迷评分量表(见表 15-1)。

表 15-1 婴儿和儿童 改良的格拉斯哥昏迷评分量表

临床参数	婴幼儿(0～12 月龄)	儿童(1～5 岁)	分值[a]
眼球运动	自发的	自发的	4
	对语言有反应	对语言有反应	3
	对疼痛有反应	对疼痛有反应	2
	没有反应	没有反应	1
语言反应	咕嘟	恰当的语言	5
	易哭	不恰当的语言	4
	哭	持续的哭泣	3
	呻吟	咕噜	2
	没有反应	没有反应	1
最佳运动反应	正常的	自发的	6
	收缩反应	疼痛定位	5
	疼痛收缩	疼痛收缩	4
	屈肌反应	屈肌反应	3
	伸肌反应	伸肌反应	2
	没有反应	没有反应	1

注：[a] 格拉斯哥昏迷评分量表总分＝眼球运动＋语言反应＋最佳运动反应；最佳得分＝15；最差分数＝3。

(二)运　动

对非对称运动进行仔细观察(包括四肢及面部、眼部肌肉)，也可以提供诊断线索。运动异常可能表明癫痫发作(强直阵挛、定型),毒素或代谢病(震颤、扑翼样震颤、肌阵挛),或基底神经节损害(舞蹈症、肌张力障碍)。刺激后(包括吸痰及其他程序)的姿势异常,包括过伸的姿态、过曲的姿态和松弛的姿态。将钢笔或类似物体在甲床施加压力,必须检查所有的4个四肢反应。一方面,适当的回应提示完整的感觉和效应途径。而术语"去皮层状态"和"去大脑强直"表达过于简单化,这个病程通常表明更严重的或更多的病变。另一方面,适当的反应表明感觉和运动途径的完整性。应注意观察反应是不是一成不变的,如在下肢三头肌的屈曲反射。

!

- 四肢的运动和感觉功能必须评估。
- 使用钢笔或类似的物体对甲床产生压力是一个强烈而没有损伤的刺激。
- 一个运动或感觉水平缺失的证据强烈提示脊髓病变。

!

对于合作的患儿,仔细评估运动或感觉水平,可能可以查明一个特定的脊髓病变的位置。

(三)运动和感觉的评估

脑干反射(颅神经检查)允许对病变进行定位,为诊断提供线索,提示气道反射和呼吸驱动是否保持完整。通过瞳孔反射、角膜反射、眼头反射(娃娃的眼睛)、前庭反射(热、冷的水)和咽反射,都可以评估患儿意识水平是否有下降。这些反应将帮助确定病变的位置和严重程度。然而,若患儿有颈椎损伤,则不应该测试眼头反射。

用神经肌肉阻滞剂治疗的患儿,瞳孔反应可能是构成整个神经系统检查。瞳孔反应常常出现在代谢性疾病导致的持续深度昏迷中。但是没有瞳孔反应表示病变位于第三颅神经或中脑,以及包括可能的病症综合征。患儿缺乏或减少咽反射,将增加患儿发生气道阻塞的风险。

(四)呼吸模式

不同的呼吸模式可能表明特定的病变(见表15-2)或潜在的需要安全的人工气道。Cheyne-Stokes呼吸是逐渐增加过度通气,然后减少通气不足和呼吸暂停的定期交流的模式。持续的过度换气(大潮气量)提示脑干损伤。这必须区别于肺水肿导致的过度换气,这也可能是神经系统疾病引起的(神经源性肺水肿)。真正的中枢过度通气的患儿,一方面有动脉血氧分压升高(或至少是正常的),动脉pH值增加。另一方面,患儿可能有Kussmaul呼吸(大、快速的呼吸)以代偿代谢性酸中毒(如糖尿病酮症酸中毒)。脑干呼吸中枢的病变产生长吸气呼吸,包括吸气暂停(通常持续2~3s)。共济失调性呼吸、深呼吸和浅呼吸间的不规则变化,病变发生在延髓。病变位置越低,患儿需要机械通气的可能性越大。长或共济失调呼吸的患儿需要机械呼吸支持的可能性更高。

表15-2 中枢神经系统疾病的呼吸模式

呼吸模式	描 述	病变定位
Cheyne-Stokes 呼吸	渐强渐弱	深皮质和间脑
中枢性过度通气	动脉血氧分压升高	延髓脑干的中央
深吸气	吸气暂停	脑桥尾侧
共济失调	随机深/浅	中央髓质

(五)脑疝综合征

脑疝综合征是指与中枢神经系统内容物疝进入到另一腔隙而出现的一些分散的综合征，这些症状预示预后不良和需要即刻直接干预。大脑半球和基底核移位通过小脑幕切迹向下即发生中央疝。最初，患儿有抑郁或意识改变、Cheyne-Stokes 呼吸和瞳孔的小的反射。在这个阶段，眼睛通常保持共轭。随着病情进展，患儿可出现上肢屈肌的姿态，进一步发展产生中枢性过度换气、瞳孔固定中间位置、伸肌姿态(易与抽搐混淆)。在这个阶段，患儿对眼头测试或冷热水测试也可能有非共轭的眼球运动表现。

当外侧病变的内侧钩回、海马回推到幕外侧缘时，发生钩回疝。早期最一致的症状为单侧瞳孔散大。钩回疝患儿可能伴随进展极快的意识丧失和伸肢体的姿态，通常为对侧肢体屈肢体姿态；也会发展为共轭凝视。

!

- 出现脑疝综合征时，需要紧急治疗。
- 早期钩回疝的唯一体征是单侧瞳孔散大。
- 姿态异常是钩回疝和中央疝的中晚期体征。

!

四、癫痫持续状态

病例分析

一个 18 月龄的孩子在去看望她祖父母时摸起来有些发热，吃得不好，在床上睡午觉。祖父母们听到一声巨响，当他们跑去看孩子时，发现她全身强直-阵挛发作。救护车赶到并转运孩子。用一非重复呼吸面罩给孩子吸氧，当吸入氧浓度为 1.0 时，氧饱和度在 92%。孩子发烧到 40℃(104℉)并且昏昏欲睡。

评估

—该患儿可能的诊断是什么？

干预

—如果有干预措施，应考虑使用何种抗癫痫药物？

重新评估

—如果全部都有，你会考虑第二抗癫痫药物治疗吗？

—影像学检查的适应证是什么？

—腰椎穿刺的适应证是什么？

有效沟通

—护理管理该患儿的最好地方是哪里？

团队合作

—你打算如何实施治疗策略？

癫痫持续状态(Status epilepticus，SE)是一种常见的小儿神经系统急症。据估计，每年有 2.5 万～5 万名的儿童患病，40%的 SE 发生在 2 岁以下的儿童。SE 病因总结见表 15-3。

表 15-3　小儿癫痫持续状态的病因

序　号	病　因	序　号	病　因
1	抗癫痫药物的不依从	8	药物毒性(青霉素、环丙沙星、茶碱、环孢素、阿米替林、吩噻嗪、利多卡因、亚胺培南、他克莫司、可卡因、拟交感神经药、异烟肼、乙醇)
2	脑血管意外(脑卒中、AVM)	9	发热
3	中枢神经系统感染(脑膜炎、脑炎)	10	停药
4	中枢神经系统肿瘤	11	恶性高血压
5	头部外伤(意外、非意外)	12	潜在的中枢神经系统疾病
6	缺氧缺血性脑损伤	13	神经皮肤综合征(斯-韦伯、结节性硬化症、NF1)
7	电解质紊乱(葡萄糖、钠、钙)		

注:AVM 指动静脉畸形;CNS 指中枢神经系统;NF1 指神经纤维瘤病 1 型。

目前,全身大发作 SE 常见于成年人和年龄较大的儿童(年龄>5 岁)。全身惊厥性 SE 是指发作持续时间≥5min 或两个或多个离散的癫痫发作之间有有意识的不完全恢复。下此定义的作者指出,对 5 岁以下儿童应用该定义尚缺乏儿科数据的支持。虽然人们普遍认为,发作持续时间超过的 5min,通常需要处理,但过度治疗可能导致本可避免疾病的发病率升高。

(一)病理生理学和器官功能障碍

癫痫是由于中枢神经系统中的一组神经元异常同步放电(去极化)所致的。去极化源于钠进入神经元,而复极源于钾从神经元细胞流出,恢复细胞静息负电位。这可能是由三磷酸腺苷(ATP)驱动的钠钾离子泵调节的。

长时间惊厥发作可导致富含谷氨酸受体的海马、皮层和丘脑神经元选择性的神经元丧失,这种钙离子介导的神经元细胞死亡被称为兴奋毒性理论。这类似于在中枢神经系统发生了缺血。长期惊厥发作可能足以导致神经元损伤,而缺氧、低血压和酸中毒的叠加、高热可以加重损伤的程度。

癫痫持续状态可划分为两个阶段。前 30min 的特点是自主活动增加,如高血压、心动过速、高血糖、出汗和高热。随后的第二阶段以多器官受累为特征,包括呼吸衰竭(低氧、高碳酸血症)、脑血流量减少、颅内压增高以及血压下降。重度酸中毒患儿可能有白细胞增多、高钾血症和肌酸激酶升高(继发于肌肉活动的增加)的特点。早期与晚期 SE 的比较见表 15-4。

脑血流量相对减少时,对脑能量底物(氧气、葡萄糖)的需求明显增加,脑血流自动调节丧失。这表明自我调节机制的失败。

表 15-4　早期与晚期癫痫持续状态对生理的影响

项　目	早期<30min	晚期>30min	并发症
血压	↑	↓	低血压
PaO_2	↓	↓	低氧血症
$PaCO_2$	↑	可变的	↑ICP
血浆 pH	↓	↓	酸中毒
心律	↑	↔	心律失常

表 15-4	早期与晚期癫痫持续状态对生理的影响(续表)		
项　目	早期<30min	晚期>30min	并发症
CK	正常	↑	肾衰竭
K^+	正常	↑	心律失常
CBF	↑900%	↑200%	中枢出血
$CMRO_2$	↑300%	↑300%	缺血

注:CK 指肌酸激酶;CBF 指脑血流量;$CMRO_2$ 指脑氧代谢率;ICP 指颅内压。

经允许转载:材料参考© 1987 Wolters Kluwer Health. Dean J M, Singer H S. Status epilepticus. In: Rogers M C, ed. *Textbook of Pediatric Intensive Care Medicine*. Baltimore, MD: Williams, & Wilkins, 1987:618.

与 SE 相关的呼吸衰竭的可能原因有:高代谢状态下 CO_2 产生增加,呼吸驱动减少(由肌肉疲劳或抑制抽搐的药物所致的),呼吸肌的机械负载增加;还可能伴随吸入或神经源性肺水肿,这可导致低氧血症和呼吸性酸中毒。

心血管变化和初始交感神经兴奋状态是由于内源性儿茶酚胺释放所致的。起初,患儿的全身血管阻力增加,但随时间的推移又逐渐下降。若癫痫持续时间延长,则防止高热势在必行,因为高热会导致神经细胞死亡。对患儿的研究表明,有可能是脑脊液细胞增多;然而,儿科患儿脑脊液细胞增多应被视为提示可能感染,应予以适当的细菌培养和治疗。长时间的肌肉活动可导致血清肌酸激酶(Creatine kinase,CK)升高和产生血红蛋白尿。因此,必须注意观察患儿的脱水状态和肾功能。SE 的代谢压力也可能导致严重的高钾血症,所以必须注意电解质的状态。酸中毒可使通气下降、低氧血症恶化和发生无氧代谢。

(二)癫痫持续状态评估与管理

SE 治疗的目标包括:①一般支持疗法;②SE 终止;③预防惊厥复发;④校正诱发因素;⑤预防和处理潜在的并发症。立即注意气道、呼吸、循环是必不可少的。癫痫持续状态是一种情况,需要同时进行管理和评价。SE 的处理流程见表 15-5。

表 15-5	癫痫持续状态的处理流程
处理流程	具体措施
院外治疗	劳拉西泮 2~4mg 直肠给药,或者地西泮 5~10mg 直肠给药
到达急诊室	评估 ABC,给氧,建立气道和通气。反复评估。考虑气道辅助通气,用鼻咽通气管和非呼吸器使 FiO_2 增至 1.0。
建立 IV 或 IO 通道	初步实验室检查;低血糖,则输注葡萄糖;低灌注和(或)低血压,则予以等渗液
药物治疗	a. 劳拉西泮 0.1mg/kg,IV,可重复使用一次。 替代方案:地西泮 0.5mg/kg,直肠给药;咪唑仑 0.2 mg/kg,IM。 b. 苯二氮䓬类初始剂量后,立即予以磷苯妥英 20mg/kg,IV,不超过 150mg/min。再次发作之前,可以给额外的 5~10 mg/kg 巴比妥类药物;监测心电图、血压。 替代方案:用苯妥英钠 20mg/kg[不超过 1mg/(kg·min)],最大速率为 50mg/min。预计需要气管插管,持续心肺监护。 c. 在给予最初的苯二氮䓬类和磷苯妥英后,若惊厥仍持续,咨询神经内科医师;并予以苯巴比妥 20mg/kg,IV,不超过 1mg/(kg·min),最大速率不超过 50mg/min;监测血压,考虑选择性气管插管。

表 15-5 癫痫持续状态的处理流程(续表)

处理流程	具体措施预计需要气管插管,持续心肺监护。
药物治疗	d. 如果癫痫持续发作,启动难治性 SE 治疗方案:予以咪达唑仑负荷量 0.2mg/kg,维持量从 0.1mg/(kg·min)开始,每 15 分钟增加直到癫痫发作停止;监测心电图、血压和脑电图。预计需要气管插管,持续心肺监护。 e. 如果癫痫持续发作,给予戊巴比妥钠 5mg/kg,IV,最大速率 50mg/min,从 1mg/(kg·h)开始输注;另外,给予 5mg/kg 负荷量可能实现突发抑制癫痫发作的脑电图或停止模式。预计需要气管插管,持续心肺监护。 f. 临床发作活动可能停止,但非大发作的 SE 可能持续发生;对于未能恢复到起病之前的患儿,通过脑电图来评估神经功能状况是必要的
诊断评估	治疗原发病和并发症

注:PR 指直肠给药;ED 指急诊室;ABC 指气道、呼吸、循环;IV 指静脉注射;IO 指静脉输注;IM 指肌肉注射;PE 指苯妥英钠当量;SE 指癫痫持续状态;ECG 指心电图;EEG 指脑电图。

虽然大多数的癫痫发作是自限性的,5min 或更少的时间内会终止,大多数患儿等到急诊室或儿科 ICU(PICU)时已经发作了相当长的时间。这可能包括发现惊厥之前的时间、等待救援人员的时间和去医院途中的时间。许多患儿可能已经由家庭成员或紧急医疗服务(Emergency medical services,EMS)人员给予了潜在的镇静药物,这可能导致呼吸窘迫。

> **!**
>
> 癫痫持续状态(SE)的管理包括:
> - 一般的支持性护理;
> - SE 的终止;
> - 预防癫痫的复发;
> - 突发原因的纠正;
> - 潜在的并发症的预防和处理。

1. 气道管理

在检查气道的通畅和反射时,立即开始评估气道。简单的操作可使气道开放,如吸痰,体位、气道辅助装置(鼻罩)等。给予高流量氧气,监测血氧饱和度,评估氧合状态。当发生鼻翼翕动、胸廓抬升无力、发绀、腹部反常呼吸、呼吸音减弱或呼吸暂停时,建议予以气管插管和机械通气。如果患儿插管时需要应用神经肌肉阻滞剂(Neuromuscular blocking agent,NMB),则应给予半衰期短的神经肌肉阻滞剂。其与 NMB 受体结合可以阻止惊厥的运动神经元,但无法阻止潜在的电活性。患儿会持续麻痹,应同时连续脑电图监测。

2. 心血管管理

心动过速、四肢发凉、毛细血管再充盈时间延长、脉搏微弱和少尿提示低灌注。附加的药物和过度通气可能加剧低灌注。儿科高级生命支持指南(Pediatric advanced life support guide,PALS)指出,应建立血管通路,一旦建立,应立即给予 SE 患儿补充等渗液(20mL/kg)。在治疗初期,应给予 SE 患儿解热镇痛药。

3. 实验室检查

应根据患儿的病史匹配具体的研究，但应立即检查血糖，特别是对婴儿。其他的血液检查可能包括检测血清电解质（钠、钙、镁）、肝功能、动脉血气、抗癫痫药血药浓度水平及尿毒物。患儿如果有精神状态改变和局灶症状，则应该在腰椎穿刺前完成影像学检查（非对比 CT 扫描），应立即给予抗生素和抗病毒药物（如果有指征）。如果有呼吸、心血管、神经系统问题或其他禁忌证，如凝血病或 ICP 升高，则应推迟腰椎穿刺。

患儿如果不能迅速恢复之前状态，那么有发生非惊厥癫痫持续状态的可能。在临床药物控制已控制的癫痫患儿中，有 15%的脑电图仍提示癫痫放电。这就是有心理状态的改变和无或非常小的运动异常（如手指颤动）的 SE 患儿，通过脑电图检查确诊。目前，儿科非惊厥癫痫持续状态的发病率是未知的；然而，对成年人的研究表明，其死亡率在 30%～50%。

（三）药物治疗

服用抗癫痫药物的目标是实现快速、安全地终止和预防癫痫复发。一线常用药物包括苯二氮䓬类药物（地西泮、劳拉西泮、咪达唑仑），二线药物包括苯妥英钠、苯巴比妥和磷苯妥英。这些药物的给药剂量、途径等见表 15-6。SE 管理中，常见的错误包括药物剂量不足、二线药物给药延迟和不适当的支持治疗。

表 15-6 药物治疗癫痫持续状态

药　物	剂　量	起效时间	持续时间
劳拉西泮	0.1mg/(kg·次)，IV/IO；可重复一次，最大值为 4mg/次	2～3min	>6h
咪达唑仑	0.05～0.2 mg/(kg/次)，IV/IO/IM；最大值为 5mg/次； 1μg/(kg·min)[范围为 1～18 μg/(kg·min)]； 直肠给药：0.5～1mg/(kg·次)	2～5min	30～60min
地西泮	0.1～0.3mg/(kg/次)，最大值为 10mg/次。 直肠给药：0.3～0.5mg/(kg·次)	2～5min	60～90min
磷苯妥英	负荷量 20mg/kg，IV/IM，3mg/(kg·min)到 150mg/min	IV：10～30min IM：>30min	>10h
苯妥英钠	负荷量 20mg/kg，IV；1mg/(kg·min)到 50mg/min	15～30min	>10h
苯巴比妥	负荷量 20mg/kg，IV/IM；1mg/(kg·min)到 100mg/min	20～30min	>50h
戊巴比妥钠	负荷量 5～15mg，最大速率为 50mg/min，1mg/(kg·h)，IV	20～30min	>72h
丙戊酸	负荷量 20mg/kg，3～6mg/(kg·h)，IV	5～15min	>10h
左乙拉西坦	负荷量 20～30mg/kg，然后输注 5mg/(kg·min)，最大速率为 5mg/(kg·min)	60min	>24h

注：IV 指静脉注射；IO 指骨髓给药；IM 指肌肉注射；PR 指直肠给药；PE 指苯妥英钠当量。

(四)难治性癫痫持续状态

难治性癫痫持续状态(Refractory status epilepsy,RSE)被定义为尽管已经给多种药(包括苯二氮䓬类、磷苯妥英、苯妥英钠或苯巴比妥),但是患儿仍予以持续的SE管理。其他用来治疗难治性SE的药物包括丙戊酸、苯巴比妥、左乙拉西坦和丙泊酚。患儿仍有连续[临床和(或)脑电图]几个小时的癫痫活动。对这些患儿,护理专家和医师之间应加强协作治疗,患儿需要标准的重症监护以及24h脑电监护。

> !
>
> SE管理常见错误包括:
>
> - 初始药物剂量不足。
> - 二线抗癫痫药物给药延迟。
> - 不适当的支持治疗。
>
> !

五、精神状态改变和昏迷

病例分析

一个15岁的男孩在发生口角后表现为易激惹和在学校迷路而来到急诊科。到急诊室后,他的精神状况继续恶化,医护人员叫你协助插管和进一步的治疗。

评估

—最可能的诊断是什么?

干预

—对颅脑损伤患儿气道管理应考虑什么指征和技术?

—对颅脑损伤患儿气管插管应给予什么药物?

重新评估

—对意识水平改变的患儿的鉴别诊断是什么?

有效沟通

—关于该患儿应该联系谁吗?

团队合作

—你打算实施什么治疗策略?

昏迷和精神状态改变的鉴别诊断包括所有类别的神经和非神经系统疾病,构成神经系统急症。对这些患儿的系统检查可以增加特定诊断的可能性。功能的最大恢复取决于主要病因的去除。如果可能,应预防任何继发性损伤。

(一)病　因

脑皮质弥漫性受累或脑干网状激活系统(RAS)受累都可引起意识状态的下降。这是紧急医疗状况,因为长时间暴露于损伤,所以限制了恢复的可能性。各种各样的情况均可导致儿童意识改变。表15-7列举了产生精神状态改变和昏迷的病因。创伤,包括意外及非意外的头部外伤是儿科患儿常见的昏迷原因(见第九章和第十一章)。

表 15-7　患儿精神状态改变和昏迷的病因

病　因	具体疾病
缺血	心搏骤停、脑血管意外、溺水、休克
感染	脑膜炎、脑炎、脑脓肿
中毒	有机磷农药、降糖药及其他药物的滥用和意外摄入
代谢	糖尿病酮症酸中毒、低血糖、低氧血症、高碳酸血症、高氨血症
外伤	偶然和意外
肿瘤	肿块、梗阻性脑积水、脑脊液产生过多(脉络丛)
炎症	系统性红斑狼疮脑炎

脑缺氧及缺血缺氧引起的昏迷在患儿中占有显著的比例(关于脑缺血的讨论见第三章)。儿童脑血管意外(Cerebrovascular accident,CVA)导致的局灶性脑缺血发生率低于成年人,但易患血栓栓塞性疾病的患儿可能出现局灶性缺血性 CVA。先天性心脏病患儿易发生异常栓塞和增加血栓形成的风险。血栓栓塞性 CVA 也可能发生于血红蛋白病和高凝状态的患儿,包括肾病综合征、蛋白 C 和蛋白 S 缺乏患儿。导致昏迷、栓塞的 CVA 必须涉及两个大脑半球(罕见)或椎基底动脉系统供应的 RAS。硬脑膜窦血栓发生在新生儿严重脱水、眼眶或鼻窦(尤其是蝶窦)感染后。这可能导致脑干静脉梗塞而致昏迷。

外源性或内源性毒素可导致中毒。低血糖、高/低钙血症、高/低镁血症和高/低渗透压都可能产生精神状态改变。任何原因引起的严重酸中毒(乳酸、先天性代谢异常)或高氨血症(肝功能衰竭、先天异常)也会产生精神状态改变。幼儿在家里可能不小心吞下任何物质,而青少年可能故意摄取各种各样的物质。镇静剂(苯二氮䓬类药物、巴比妥类、醇类)、三环类抗抑郁药、兴奋剂(苯环利定、安非他明、可卡因)、鸦片、水杨酸盐、有机磷和许多其他药物可能导致精神状态改变(见第十三章)。

不论何种原因引起的癫痫发作可能降低意识。惊厥的病史可以微妙。癫痫发作的原因(低血糖、CVA、低钠血症)持续存在或作为惊厥本身的结局,长时间发作后状态可能发生变化。癫痫时,神经元能量需求显著增加,而供应增加不足,可能产生缺血损伤。

脑膜炎、脑炎、脑脓肿和硬脑膜下积脓都可能导致精神状态改变。这可能是由于 ICP 升高,导致 RAS 的直接炎症、血管炎及随后发生脑梗死与癫痫发作。胶原血管疾病(系统性红斑狼疮)同样可以影响意识层面;肿瘤特别是肿瘤急性增大(出血进入肿瘤)或急性梗阻性脑积水,也会影响意识。

(二)评　估

对意识水平的一系列检查是神经系统检查的最重要的方面。在所有的情况下,适当的气道控制、保证呼吸和血流动力学状态是最重要的。相对于成年人,低血糖更常见于危重症婴儿和幼儿,ABC 应扩大到 D 和葡萄糖(血糖)水平检测,以及障碍-中枢神经急症的症状和体征,如瞳孔散大或库欣三联症(高血压、心动过缓与异常呼吸)。任何重要生命体征的变化可能实际上导致患儿精神状态的改变。在昏迷患儿的复苏过程中,必须考虑两个关键点。第一,如果已知或怀疑创伤,则所有时间必须保持颈椎固定,包括人工气道的建立过程(见第二章);第二,任何潜在的神经系统疾病,液体复苏应等渗或高渗以减少发生脑水肿和颅内高压的可能性。

一旦建立了初始稳定和支持，就要开始对改变/下降的精神状态进行特定的评价。对儿童，要考虑鉴别昏迷或精神状态改变的许多可能性（见表 15-7）。应该通过详细的病史和体格检查，尽快排除威胁生命的原因，寻找有无创伤、脑膜刺激征、ICP 升高（视乳头盆）或中毒综合征（见第十三章）迹象。病史信息可能是有限的或很难获得。具体包括：患儿的精神状况恶化/改善？患儿在哪里/怎么被发现，附近有什么？是否已由家庭成员或紧急医疗服务人员给予任何药物？

> **!**
>
> 精神状态改变是医疗紧急情况。ABCs 仍然是最高的优先级。但现在还包括“残疾”（Deformity，D）（脑疝体征、颈椎、其他创伤）和葡萄糖。
>
> **!**

使用 CT 成像扫描确定突发脑出血的病灶、中线移位、颅骨骨折或颅内高压症状，如消失的沟或基底池。在 CT 扫描前，最重要的考虑因素是患儿是否足够稳定可以进行 CT 检查。患儿必须充分复苏，在进行扫描之前，对受损气道保护性反射或呼吸费力的患儿应妥善固定其气道。

腰椎穿刺（Lumbar puncture，LP）可以测定压力，细胞计数，蛋白质和葡萄糖水平，并进行革兰染色培养。与 CT 相同，在进行 LP 之前，必须优先考虑心肺功能检查，特别是在婴儿和儿童的呼吸做功可能因体位因素严重受损时。关于 CT 扫描是否必须在 LP 之前进行，仍存在争论。值得关注的是，LP 可以使肿瘤或者 ICP 升高患儿发生脑疝。

> **!**
>
> - 如果已知或怀疑颈椎损伤，则插管需要两人保持颈椎固定。可能需要光纤技术。
> - 复苏应予以等渗或高渗液。
> - 排除和治疗危及生命的原因。
>
> **!**

然而，CT 扫描阴性不排除 LP 之后可能发生的继发症（如脑膜炎）。对疑似中枢神经系统感染并禁忌 LP 的患儿，应予以经验性抗生素治疗（适当的时候予以抗病毒药物），待病情平稳后再获取脑脊液，必要时可请神经外科协助。

在精神状态改变的患儿，除了检查血糖外，还应监制血清电解质（包括钙、镁、磷），肝、肾功能，动脉血气，乳酸和氨水平。全血细胞计数（Complete blood count，CBC）可以提供感染的证据或贫血与慢性疾病的关系。血清和尿液的毒理学筛查应该在使用止痛药、镇静剂之前进行。

（三）治　疗

治疗昏迷的根本是治疗潜在的病因，而正常氧供、获取正常能量和正常灌注也是至关重要的。治疗低血糖时，予以 25% 葡萄糖溶液（2mL/kg）或 10% 葡萄糖溶液（5mL/kg）以迅速恢复血糖。进一步的血糖监测和血糖水平维持（正常 80～150mg/dL 或 4.4～8.3mmol/L）应该更谨慎。症状性低钠血症的治疗需要初始血清钠水平，迅速增加的血钠水平不产生症状。通常，5mEq/L 的增加就足够了，和 6mL/kg 3% 高渗盐水可提升血钠水平。

> **!**
>
> - 在 ICP 升高可疑，且没有提供足够的气道和循环支持时，不应该对患儿行诊断性检查（CT、MRI、腰椎穿刺）。
> - 如果必要的诊断程序被延迟，则经验性治疗颅内高压或中枢神经系统感染。
> - 如果有颅内高压的临床表现，那么腰穿后头部 CT 检查阴性也不能排除可能的疾病。
>
> **!**

六、颅内高压

病例分析

一个 2 岁的男孩摔下楼梯后被送到急诊室。就诊时，大气吸入 82% 血氧饱和度值，在颈椎预防措施下行气管插管。你协助他的治疗。体检时，他开始僵直，血压升高到 150/90mmHg，心率下降到 55 次/min。

评估

—颅内压(ICP)升高的临床体征和症状是什么?

—库欣三联症是什么?

干预

—甘露醇或者高渗盐水的给药指征是什么?

重新评估

—ICP 升高还有什么其他疗法?

有效沟通

—谁需要了解该患儿吗?

团队合作

—你如何监护该患儿?

虽然颅内压(ICP)升高的病因各有不同，但具体的措施是促进足够的脑灌注压和 CBF。

(一)表　现

Monro-Kellie 学说认为，颅内高压是由于大脑的体积、CSF 或 CBV 增加，而没有其他成分代偿性下降。表 15-8 列举了一些可能 ICP 增加的常见疾病。至少在最初阶段，ICP 的增加必须从临床表现来推断。颅内压增高本身可产生微小的症状(除视盘水肿、头痛)，除非产生局部缺血，或者慢性的、缓慢逐步增加的 ICP 有很好的耐受性。夜间症状加重的证据($PaCO_2$ 增加)、清醒之后(随体位变化，ICP 发生变化)或咳嗽(增加 CBV)都可能表明 ICP 升高。急性升高的 ICP 产生心理状态的变化，更迅速出现颅神经体征，一旦怀疑有颅内高压，治疗应立即开始，考虑予以监测 ICP。

表 15-8　产生颅内压增高的因素

英文首字母	相关因素
A	酒精
E	电解质，脑炎
I	中毒，感染，胰岛素
O	阿片类药物
U	尿毒症
T	创伤

表 15-8 产生颅内压增高的因素(续表)

英文首字母	相关因素
H	高/低血糖，体温，血压
I	肠套叠
P	精神疾病
S	惊厥

(二)颅内压监测

颅内压力可以在多个位置监测(脑室、脑实质、蛛网膜下腔/硬膜下和硬膜外)和采用不同的技术。金标准是放置脑室导管，因为这样的系统允许引流脑脊液，为治疗颅内压增高的一种选择。其主要的缺点是导管放置较难，特别是在脑室受压患儿；增加感染的风险和后果；脑室变得越来越小会引起功能障碍。最终的目标是识别 ICP 升高。ICP＞20mmHg 的需要干预；脑灌注压＜65mmHg(婴儿可能在 40～50mmHg)的也需要提高 MAP 和(或)降低颅内压。

> !
>
> - ICP＞20mmHg，通常需要特定的治疗以降低颅内压。
> - 维护 CPP 是首要目标。

(三)治　疗

对所有患儿来说，保证足够的呼吸和循环功能是最优先考虑的，包括颅内高压患儿。应特别注意，气管插管时所使用的药物不增加颅内压；使用喉镜时，给予足够的麻药减小 ICP 尖峰。应积极治疗发热，防止脑代谢和脑血流量增加。同样，应积极治疗癫痫发作。在有痛操作中，给予足够的镇痛和镇静，以期降低 ICP。

> !
>
> 颅内压增高与插管：
>
> - 琥珀酰胆碱(非去极化)和氯胺酮可以增加 ICP。
> - 缺氧和高碳酸血症会增加 ICP。
> - 用喉镜时，若麻醉深度不足，无疑会增加 ICP。

对于 ICP 升高的治疗开始于短时间的过度通气和镇静，颈部中线定位，升降床头 30°(没有禁忌证)以便最大静脉引流。其他的治疗目的有降低颅内内容体积和(或)减少脑代谢的需求。

当怀疑颅内压增高时，最困难的决定是什么时候对患儿进行选择性镇静和插管，以保持足够的气体交换。虽然镇静会掩盖临床神经系统检查，但选择性插管比呼吸暂停或低通气情况下紧急气管插管安全得多了。一旦患儿插管，由于病情恶化标准缺失，所以需要增加 ICP 监测。如上所述，如果已行脑室引流，则下一步的治疗是脑脊液引流。在脑室分流障碍、感染或因肿瘤阻塞性脑积水的患儿中，最初的放置脑室外引流治疗是特别有效的。即使患儿充分镇静，神经肌肉阻滞可进一步降低颅内压，并具有降低全身耗氧量的益处。

高渗治疗是治疗颅内高压的下一步。甘露醇[如有需要，0.5g/kg（0.25～1g/kg），IV]或高渗盐水（Hypertonic saline，HTS）可提高血清渗透压。控制低血容量是不恰当的，因为它使患儿有低血压和降低 CPP 的风险。甘露醇有利尿作用，需要这方面的考虑。然而，利尿剂可使低血容量患儿或高血容量患儿对甘露醇反应不足。一些证据表明，HTS 可造成比甘露醇（320mOsm/L）高的血清渗透压（360mOsm/L），但发生副作用的风险没有增加。然而，药物的选择通常取决于快速的可获取性和患儿的容量状态。HTS 的剂量取决于溶液的浓度。钠分布在细胞外液中的空间，0.6mEq/kg 提高血清钠 1mEq/L（见第八章）。3mEq/kg 将提高血清钠 5mEq/L（对应于剂量为 6mEq/kg 的 3%HTS）。输注 3%HTS[0.1～1mL/(kg・h)]可以用来维持血钠（和渗透压）在某个水平降低 ICP。重要的是，这个设置的变化在于增加的渗透压必须大于 0.5mEq/(L・h)。在增加 ICP 的设定上，ICP(CPP)的标准化取决于血清渗透压增加率的具体目标。因此，只要血清渗透压低于 360mOsm/L，HTS 速率输注的频率就取决于患儿的 ICP 反应。

> **!**
>
> 高渗盐水静脉推注剂量：
> 3mEq/kg 的 3%HTS 提高血清钠 5 mEq/L，相当于剂量为 6 mL/kg 的 3%HTS。
>
> **!**

其他药物的治疗也有有益的影响。糖皮质激素（地塞米松）可减少水肿，但对非肿瘤性颅内压增高没有有益的影响。在使用糖皮质激素时，应认真考虑给予抗酸药物以预防胃肠道反应，因为患儿发生肠道溃疡和出血（库欣溃疡）的风险增加了。大剂量巴比妥类药物诱导昏迷已经证明了降低 ICP 有益处，尽管他们对预后的影响仍不清楚。此外，另一种可能的益处是降低脑耗氧量。ICP 增加的难治性癫痫患儿，可能需要巴比妥酸盐药物性昏迷。

特别值得一提的医学疗法有两种。第一，积极过度换气[$PaCO_2$≤35mmHg (4.7kPa)]，在 ICP 急剧上升患儿可能需要积有换气，而在在颅内压慢性增高患儿则没必要。如上所述，CBF 的减少增加了发生脑缺血的风险。同时，脑脊液 pH 值的变化会发生持续的低碳酸血症。请注意，这也意味着代谢性酸中毒患儿（如糖尿病酮症酸中毒）可能需要降低 $PaCO_2$ 维持 pH 值在 7.35～7.4 和正常的 CBF，直到酸中毒被纠正。其次，低温理论上可以降低颅内压。几项创伤性脑损伤动物模型及儿童研究表明，低温可以降低脑耗氧，减少脑血流量和炎症，改变细胞内的信号传导。在重型颅脑损伤后 48h 内，可考虑启动中度低温[90～92℉(32～33℃)]。

> **!**
>
> 过度通气 $PaCO_2$＜35mmHg (4.7kPa)对治疗长期 ICP 升高无作用。
>
> **!**

对 ICP 升高的手术治疗包括去除病灶（肿瘤、血肿）或去除颅骨提高颅内空间（去骨瓣）。另外，有限的比较数据支持去骨瓣减压术在特定的临床条件下使用。然而，在难治性颅内高压患儿，去骨瓣可以降低颅内压。另一个二线的外科手术是在患儿的狭缝状脑室放置一个腰椎引流，ICP 升高但基底池开放。有限的数据表明，这降低了 ICP，但不引发脑疝。

七、脑血管意外

病例分析

一天清晨，一个5岁镰状细胞病的小女孩主诉头痛。然后，她母亲发现她反应差、口齿不清，她的左手臂运动减少。母亲把她带到了急诊室，你被叫来会诊。她构音障碍、左侧偏瘫、意识水平轻度下降。她轻度心动过速，其他生命体征正常。

评估

—儿科脑血管意外(CVA)患儿常见的症状和体征是什么？

干预

—疑似CVA患儿应该做什么实验室检查？

—疑似CVA患儿应该做什么神经影像学检查？

重新评估

—疑似CVA患儿的鉴别诊断是什么？

有效沟通

—应该联系谁？应该在哪里监护该患儿？

团队合作

—对CVA患儿的治疗策略应该是什么？

虽然儿童脑血管意外较成年人不太常见，报告发病率约为每年2/10万，接近儿童脑肿瘤。但其在特定高危人群的发生率增加。此外，CVA占儿科患儿死亡率的前10个原因。因此，任何为儿童提供紧急医护的人员必须具有识别和治疗CVA的技能。与成年人一样，治疗应促进功能最大限度的恢复。

(一)脑血管意外

CVA的临床表现部分取决于疾病的类型(出血和血栓栓塞)和受伤的位置。大多数小儿CVA涉及颈动脉颅内分支，特别是大脑中动脉。病变分布产生偏瘫、偏身感觉障碍、偏盲和当影响优势半球时产生失语症。因为下肢运动、感觉皮层位于皮层的内侧，大脑前动脉病变影响这些功能。他们也会影响情绪的控制和保护功能。大脑后动脉病变影响视力或深部结构脑干，产生运动和感官的缺陷、瞳孔异常、意识障碍。最后，椎基底动脉系统(后循环)供应低位脑干和颅神经。因此，深昏迷、颅神经异常、小脑症状与CVA血管分布有关。

(二)出血性脑血管意外

出血性脑卒中比缺血性脑卒中的病死率高，主要原因包括动脉瘤和动静脉畸形(Arteriovenous malformation，AVM)，虽然最初的缺血性事件可能发生转换(尤其是静脉血栓)。动脉瘤发生在动脉肌层或与神经皮肤综合征和遗传性结缔组织成分的先天性缺陷(如Ehlers-Danlos综合征)。近一半的动脉瘤发生在后循环，也有许多发生在上部和深部脑实质内。

ICP的增加和脑血管痉挛有助于动脉瘤破裂出血后降低CBF。血液在基底池混合血流到下丘脑，导致肾上腺素分泌异常。这可能导致心律失常心电图（ECG）的变化和蛛网膜下腔出血（Subarachnoid hemorrhage，SAH）。交感神经张力增高也可能发生于这些患儿中，引起神经源性肺水肿。

在成年人和儿童蛛网膜下腔出血之间的一些差异值得一提。首先，相比于成年人，儿童血管痉挛的作用仍然不太清楚。虽然一些研究表明，儿童血管痉挛速率相似，儿童血管痉挛时症状较少。一般来说，对血管痉挛的治疗与 CVAS 相似，其主要目标是提供充足的 CBF。然而，在未经治疗的动脉瘤患儿，高血压有很大的再出血风险，因此应避免高血压。同时，钙离子通道阻断剂在患儿蛛网膜下腔出血治疗中的作用可能有限。最后，儿童再出血的发生率比成年人低很多，在没有显著的病变或颅内高压减少时，需要紧急手术干预。

目前，动静脉畸形最常见于十几岁的儿童。绝大多数动静脉畸形位于幕上，涉及大脑中动脉分布的一些部位。超过一半的患儿有出血的脑实质受累，但蛛网膜下腔出血可能延伸到脑室系统或大脑凸面，通常不涉及基底池。因此，对动静脉畸形的治疗等方面都类似于动脉瘤出血，而不需考虑血管痉挛。手术切除明确的部位，在某些情况下，栓塞可以降低 2%～3%的每年再出血风险。

(三)血栓栓塞性脑血管意外

血栓栓塞性疾病，产生局部缺血、脑卒中，在绝大多数情况下影响大脑中动脉分布区域。各种各样的疾病会引起患儿的血栓栓塞性疾病。心脏疾病，无论是先天还是后天的，是最常见的因素。镰状细胞病是很好的研究对象和唯一的一个已经完成的临床对照试验。感染，如脑膜炎和鼻窦感染是另一大类病因。最后，许多代谢和遗传性血液病患者者发生脑卒中的程度不同。

不幸的是，大多数儿科患儿缺血性脑脑卒中出现得较晚。症状出现后 3h 是溶栓治疗的禁忌。因此，大多数治疗旨在促进充足的氧气供应边缘地区，以防止继发性损伤。在本章中反复提到的血容量下降、低血压和低碳酸血症均会加重脑缺血。事实上，一些作者建议，扩容会导致血液的稀释。虽然这种方法可能仍有争议，但通过限制血细胞比容到正常范围内预防高黏滞血症似乎是适当的。

一般来说，由于栓塞事件已经发生，所以血栓栓塞性 CVAS 应保持临床稳定。因此，对神经功能恶化的检查应加强再次损伤的怀疑。一种可能性包括低钠血症、低血糖、低灌注恶化或出血性转化。同时，周围水肿梗死部位通常会增加，在前 24～48h 之前到达顶峰。对每种可能性的评估是必需的。另一种可能性是血块栓塞复发或延伸。患儿的再次损伤会使峰值脑水肿发生延迟，如再发性栓塞、继发性低血压的脑缺血或 ECF 低渗。如果其他的实验室检查未能确定病因恶化，则应考虑全身肝素抗凝。如果初始头部 CT 确定无出血，那么对血栓栓塞和急性血栓栓塞性脑卒中患儿，也应该考虑使用肝素。

八、脑脊液分流术

病例分析

一个 14 岁的男孩，出生时因导水管狭窄行脑室腹腔分流术，3 个月前行分流修复手术后出现头痛、右侧无感觉的症状。数日内，他没有去上课，来急诊室之前呕吐 3 次。他妈妈说他有类似流感的疾病。询问病史时，患儿有 1min 的右侧抽搐发作；当你继续体检时，患儿有些茫然。呼吸频率 20 次/min，心率 70 次/min，血压 150/90mmHg，体温 38.2℃（100.8℉）。他的母亲问你是怎么回事。

评估

—脑室分流（VPS）故障常见的症状和体征是什么？

—脑积水分流的主要并发症有什么？

干预

—应进行哪些实验室及影像学检查？

重新评估

—干预的指征是什么？

有效沟通

—关于该患儿需要联系谁？

团队合作

—你打算如何实施治疗策略？

> 在 CSF 分流患儿出现任何神经系统异常时，重要的是，在证明有其他问题以前，都需要先假设分流有问题。

分流梗阻患儿可显示颅内压增高症状，包括头痛、恶心、呕吐、嗜睡和视盘水肿。这是神经外科医师涉及的早期评估和治疗的关键。评估开始于全面的病史和身体检查。除了 ABC 外，影像学检查包括头部 CT 和分流系列检查（头骨侧位片和包括颈部、胸部、腹部前后位片）对分流位置和连接的评价。这些图像在获得后，由神经外科医师阅片，试图从分流处获得无菌脑脊液。CSF 重吸收障碍或升高的压力抽吸表明分流管堵塞，因此手术可能是有必要的。如果获得 CSF，需检查细胞计数，实验室培养，革兰氏染色和葡萄糖和蛋白含量的测定。

脑脊液分流患儿可能发生严重的并发症，包括机械故障（包括近端或远端梗阻）和感染。在置管后的第 1 个月，该分流失败的可能性最大。即使不是全部，许多患儿住进 PICU 观察手术修复情况。常见的体征和症状包括头痛、呕吐、恶心、精神状态改变、嗜睡和一般的感觉不舒服。

梗阻是最常见的分流障碍的原因，近端梗阻的发生率比远端高。导管的近端闭塞可能为脉络丛，室管膜细胞、神经胶质组织、脑的碎片、纤维蛋白或血导管的尖端会迁移到脑实质。远端阻塞可能为导管扭曲、导管断开、外面的腹膜导管迁移、腹腔感染或假性囊肿形成。无论何种梗阻病因，阻断分流防止脑脊液流出室系统，均将最终导致脑室系统中 CSF 增加，最终导致 ICP 增加。

CSF 分流发生感染的概率为 5%～8%。感染可能涉及分流设备、伤口、脑脊液或远端处分流。大约 70%的分流感染发生在术后 2 个月内，几乎 90%发生在术后最初 6 个月内。最常见的分离到的生物体包括表皮葡萄球菌（40%）和金黄色葡萄球菌（20%）、链球菌、肠球菌，剩余部分由革兰阴性杆菌和酵母菌引起。临床感染症状（见表 15-9）取决于感染部位。伤口感染表现发热，切口或分流道发红，病情进展时有脓液沿切口流出。脑室炎和脑膜炎患儿有发热、头痛、烦躁、颈部僵硬或颈强直等表现。治疗的选择是去除分流装置与使用肠外抗生素。对临时放置的脑室外引流的感染，也是同样处理。

表 15-9 分流障碍症状		
婴　儿	儿　童	青少年
发烧、呕吐	发烧、呕吐	发烧、呕吐
头围增大	头痛	头痛
囟门紧张	易怒和疲劳	视力问题
突出的头皮静脉肿胀	分流途径的肿胀	易怒和(或)疲劳
分流途径的肿胀	现有能力的缺失(感觉或运动)	人格改变或在学校表现下降
易怒和疲劳	惊厥	丧失协调
眼偏差		清醒或保持清醒困难

神经系统急症的要点

- 在年幼的儿童中,易激惹是精神状态改变的早期征兆。
- 神经功能急性改变,包括精神状态改变和弱化弱点,需要紧急评估和治疗,以促进最大限度的恢复。
- 在任何神经系统的紧急情况下,保护大脑的血流量是至关重要的。
- 无论对何种神经异常患儿,均应积极预防低氧血症、高碳酸血症和低温。
- 年幼婴儿颅内出血可引起血流动力学显著的血液丢失。
- 婴幼儿应激下低血糖是常见的,必须及时纠正。

推荐阅读

1. Avner J R. Altered states of consciousness. *Pediatr Rev*, 2006,27:331-338.
2. Bratton S, Bullock R, Carney N. Guidelines for the management of severe traumatic brain injury. *J Neurotrauma*, 2007,24(Suppl 1):S1-S105.
3. Emeriaud G, Pettersen G, Ozanne B. Pediatric traumatic brain injury: an update. *Curr Opin Anaesthesiol*, 2011;24:307-313.
4. Forsyth L L, Liu-DeRyke X, Parker D, et al. Role of hypertonic saline for the management of intracranial hypertension after stroke and traumatic brain injury. *Pharmacotherapy*, 2008,28:469-484.
5. Fuhrman B P, Zimmerman J J, eds. *Pediatric Critical Care*. 4th ed. Philadelphia, PA: Mosby, 2011:805-870, 893-906.
6. Issacman D J, Trainor J L, Rothrock S G. Central nervous system. In: Gausche-Hill M, Fuchs S,Yamamoto L, eds. *The Pediatric Emergency Medicine Resource*. 4th ed. Sudbury, MA: Jones and Bartlett Publishers, 2004:146-185.
7. Kligman R M, Stanton B F, Geme J W, eds. *Nelson Textbook of Pediatrics*. 19th ed.

Philadelphia,PA: Saunders, 2011:1998-2108.

8. Kochanek P M, Carney N, Adelson P D, et al. Guidelines for the acute medical management of severe traumatic brain injury in infants, children, and adolescents-second edition. *Pediatr Crit Care Med*. 2012,13(Suppl 1):S1-S82.

9. Posner J B, Saper C B, Schiff N, et al. *The Diagnosis of Stupor and Coma*. 4th ed. Cambridge, MA: Oxford University Press, 2007.

10. Shearer P, Riviello J. Generalized convulsive status epilepticus in adults and children: treatment guidelines and protocols. *Emerg Med Clin North Am*, 2011,29:51-64.

11. Shu S, Section V I. Neurologic. In: Perkin R M, Swift J D, Newton D A, eds. *Pediatric Hospitalist Medicine: Textbook of Inpatient Management*. 2nd ed. Philadelphia, PA: Lippincott Williams & Wilkins, 2008:259-276.

12. Wheeler D S, Wong H R, Shanley T P. *Pediatric Critical Care Medicine: Basic Science and Clinical Evidence*. London, UK: Springer-Verlag, 2007:865-1012.

第十六章

小儿先天性心脏病的管理

目　标

- 识别先天性心脏病新生儿的低心排血量。
- 讨论发绀型先天性心脏病婴儿的初始管理和诊断。
- 回顾非发绀型先天性心脏病患儿的评估和治疗。
- 了解小儿心脏外科患儿术后低心排血量综合征的最常见病因。
- 概述低心排血量综合征的评估和管理。
- 总结术后最常见的心律失常。

病例分析

患儿，男，因“进食差，呼吸急促伴嗜睡 2 天”入院。生命体征：心率 195 次/min，呼吸频率 90 次/min，无吸氧下测量右臂（导管前）和右腿（导管后）的血氧饱和度均为 87%。无肋间和胸骨上窝凹陷。两肺闻及湿啰音，无哮鸣音和喘鸣音。四肢脉搏微弱。

评估

—评估该新生儿最重要的初始步骤有哪些？

—有哪些鉴别诊断？

—最可能的诊断是什么？

干预

—首要的检查和治疗有哪些？

重新评估

—目前的治疗策略有效吗？

—患儿是否需要其他治疗干预？

有效沟通

—哪些人需要关注该患儿？

—哪里最适合监护此患儿？

团队合作

—如何执行治疗策略？

—如何分工合作？

一、引　言

本章的目的是认识涉及心脏患儿监护的原则问题。虽然心脏病患儿的许多监护措施是相似的，但是小儿心脏重症监护需要非常清楚地了解患儿的原始心脏解剖和生理学知识，以及手术干预后的血液循环变化。

二、新生儿低心排血量心脏病

(一)左心发育不良综合征

左心发育不良综合征(Hypoplastic left heart syndrome，HLHS)是指以不同程度的左心结构发育不良为特征的一系列先天性心脏病。在美国，该病在存活新生儿中的发病率为 2.4/1 万。HLHS 的特征包括缩小的左心室、无法支持全身的血液循环和发育不全的二尖瓣及主动脉瓣。常见解剖形式的主要特征是主动脉瓣闭锁伴升主动脉和主动脉弓发育不全。在主动脉闭锁和二尖瓣闭锁的情况下，升主动脉通常很细，通过动脉导管逆行灌注主动脉弓。新生儿在出生后能够存活全依赖持续开放的动脉导管，以维持全身血液循环。对左心发育不良综合征的患儿，如果没有进行治疗干预，那么其在出生后几天内就会死亡。新生儿通常出现轻度发绀，呼吸急促和随着全身血液循环依赖的动脉导管未闭开始闭合而出现的休克迹象。

> !
>
> 在出生的第一周，新生儿若有任何休克症状和严重脉弱甚至无脉表现，都要考虑左心发育不良综合征的可能。
>
> !

HLHS 患者动脉血气分析提示代谢性酸中毒和低氧血症，以 $PaO_2<100mmHg(<13.3kPa)$ 为特征。在体格检查中发现的轻度发绀、呼吸窘迫和心血管衰竭前兆都是非特异性的，不利于区分新生儿期导管依赖性心脏疾病。心电图显示和正常新生儿一样的优势右室。胸片提示心脏增大和肺水肿。超声心动图可明确诊断，要紧急检查。

> !
>
> PGE_1 的使用对于左心发育不良综合征患儿的复苏和治疗至关重要。
>
> !

及时和恰当的初始治疗对患儿的存活至关重要。尽早使用前列腺素 E_1(PGE_1)能使动脉导管重新开放和恢复降主动脉的灌注，通过逆向血流对冠状动脉进行灌注。通常，PGE_1 的起始剂量为 0.05μg/(kg · min)[剂量范围为 0.025～0.1μg/(kg · min)]。因为 PGE_1 的药理作用能导致呼吸暂停和外周血管扩张，所以临床医师必须做好准备，在需要时提供机械通气支持和补充液体，合用或者单独使用正性肌力药物。对于产前诊断出的婴儿或血流动力学平稳的婴儿，自主呼吸大有益处；但心源性休克和低氧的婴儿，则需要通过气管插管和机械通气来控制气道和血流动力学。

动脉导管一旦重新开放和恢复远端灌注，体循环和肺循环之间良好平衡的保持就成为保证远端器官灌注和足够的肺血流量的关键。过度通气和低氧都将使通过导管的肺血流量增加而导致通过动脉导管的体循环血流量减少。对有些患儿，必须给予 10～20mL/kg 的生理盐水或 5%白蛋白溶液进行液体补充，以及予以 3～10μg/(kg · min)多巴胺或 0.01～0.1μg/(kg · min)肾上腺素等正性肌力药物以支持低心排血量。

不同医院在姑息手术治疗 HLHS 的细节方面可能有所不同，但在大多数医院，会在患儿出生后的第一周进行外科分期手术治疗目的是建立新主动脉，并提供足够的肺循环(见表 16-1)。

表 16-1 HLHS 的外科分期手术治疗

术式	年龄	手术方法
Norwood 手术	出生后第一周左右	• 结扎动脉导管未闭； • 分离肺总动脉，用肺总动脉、细小的升主动脉和同种异体血管重建新的主动脉； • 肺血管血流通过改良 BT 分流，即无名或锁骨下动脉与同侧肺动脉连接，或者实施 Sano 分流术，即右心室和肺动脉通过管道连接； • 房间隔开窗术； • 通过固定分流管道的直径和长度来固定肺血流，通过心房间隔开窗开放房内分流，从而能在避免过重的心室容量负荷的同时，亦能使肺血管正常发育
改良双向格林手术	3～6 月龄	• 移除改良 BT 分流或 Sano 分流； • 将上腔静脉与右肺动脉端侧吻合
改良 Fontan 手术	2～4 岁	• 通过心外管道或心内隧道将下腔静脉与肺动脉分支连接

HLHS 患儿第一期重建的三个目的是：①不依靠动脉导管未闭以维持体循环；②保护心室功能，防止容量和压力的超负荷；③促进正常成熟的肺血管的发育。

手术步骤如下：①切开细小的主动脉弓峡部，与自体主肺动脉干相吻合，重建主动脉弓；②建立体肺分流，即将无名动脉和肺动脉分支连接或者将右心室和肺动脉分支连接，从而建立肺血流的来源；③为防止肺静脉高压给房间隔开窗术。在患儿 6 个月左右时，实施第二期手术(腔肺分流双向格林术)，即上腔静脉和右肺动脉端侧吻合。在患儿 2 岁左右时，进行第三期手术(改良 Fontan 手术)，将下腔静脉引流至肺循环。成功完成第三期手术后，全身静脉血通过心脏右侧旁路直接回流至肺动脉。值得注意的是，患儿术后的心脏康复状况与医师的经验水平关联密切。因此，应将需要接受 HLHS 手术的患儿的家长推荐至专长于复杂性先天性心脏病手术的地区医疗中心就诊。

(二)主动脉瓣狭窄

在美国，主动脉瓣狭窄在儿童先天性心脏病中占 3%，其中以主动脉瓣交界处融合、瓣膜增厚并形成圆顶状的狭窄孔口最为多见。临床症状和体格检查依据瓣膜狭窄的分级程度而不同。可以在患儿胸骨右缘听到收缩期喷射样心脏杂音，并向颈部传导，常可听到“咔嚓”音。重症主动脉瓣狭窄患儿出现全身循环灌注不全而导致心源性休克，伴有胃纳差和尿量减少。体格检查中，这类婴儿出现气促、嗜睡、全身外周脉搏减弱的状况。轻度或者中度狭窄的患儿通常无症状，多伴有响亮的收缩期杂音。

重症主动脉瓣狭窄的新生儿若出现心血管功能衰竭，则需要紧急输入 PGE_1，重新建立依赖导管体循环的血流。对这类危重症新生儿，需要进行气管插管、机械通气和正性肌力药物支持。

在治疗主动脉瓣狭窄方面，尽管瓣膜球囊扩张成形术可能造成主动脉瓣严重的血液反流和再狭窄的风险，但是成功率很高。如果瓣膜球囊扩张成形术扩张失败或者患儿主动脉瓣瓣环很小，则可以建议开展主动脉瓣机械瓣置换术或者 Ross 手术(即用自体肺动脉瓣置换植入主动脉瓣)，同时应用将左室流出道扩大补片的 Konno 术，目的是让置换的瓣膜在左室流出道有足够的空间。

(三)主动脉缩窄

主动脉缩窄(Coarctation of the aorta, CoA)在儿童先天性心脏病中占5%。降主动脉缩窄通常发生在动脉导管交界处。这类疾病的临床症状取决于主动脉缩窄的程度。严重的主动脉缩窄可以在新生儿期就出现心源性休克。而轻度主动脉缩窄的患儿,随着年龄的增长会表现出高血压和无症状的心脏杂音。

> !
>
> 在婴儿出生的第一周,随着动脉导管未闭自行关闭,严重的主动脉缩窄患儿会出现心源性休克。左心室因后负荷增加而导致射血分数下降、左心室壁张力增加、心肌灌注不足,从而引起心肌缺血。
>
> !

严重主动脉缩窄患儿往往表现出易激惹、喂养困难的状况,随着时间的推移还会出现嗜睡等表现,其在体格检查中发现右上肢动脉搏动正常或者洪脉时股动脉搏动减弱。如果错过诊断,这些患儿会进展为心源性休克,伴有呼吸衰竭和(或)充血性心力衰竭。

> !
>
> 当严重的主动脉缩窄新生儿出现休克时,PGE_1[0.05μg/(kg·min)]的应用对维持生命至关重要。
>
> !

大多数患儿可以通过手术治疗来缓解症状,而大年龄患儿可以选择性地应用球囊动脉成形术或者支架植入术治疗。许多年龄较大的主动脉缩窄患儿术后会出现高血压的症状,此时可以应用β受体阻滞剂或者血管紧张素转换酶抑制剂。在术后早期,可以考虑应用艾司洛尔[50～250μg/(kg·min)],它的优点是半衰期短,方便计量。患儿通常过渡到口服药物,如阿替洛尔[0.5～2mg/(kg·d)]或依那普利(0.05～0.25mg/kg,2次/d),必要时可以增大剂量(最大剂量为5mg),但需维持正常血压。

(四)心肌炎和心肌病

心肌炎和心肌病可能出现在新生儿期,但更常见于年龄较大的儿童。这两种病变的特点都是心室功能不全。患儿通常表现出充血性心力衰竭的症状和体征(见表16-2和表16-3),但也可能发展为心源性休克。

表16-2 心力衰竭的常见症状

不同小儿	常见症状
婴幼儿	呼吸急促
	出汗
	喂养困难
	尿量减少
	生长迟缓
儿童	生长迟缓
	精力不足
	活动不耐受
	反复呼吸道感染
	胸痛

表 16-3　充血性心力衰竭的常见阳性体征

序号	阳性体征	序号	阳性体征
1	心动过速	5	呼吸急促
2	偏移和削弱的心尖搏动	6	生长迟缓
3	奔马律(S_3 和 S_4)	7	肺部湿啰音
4	肝大	8	外周性水肿

心肌炎大多合并有病毒感染，而心肌病的病因则较多(如先天性代谢异常)，超出本章所涉及的范围，故未予以详细阐述。这类患儿可以通过适当的内科治疗(降低后负荷，予以利尿剂)以明显地改善症状，若其症状不能得以改善，则需要进行心脏移植。

表 16-4 列举了新生儿低心排血量的病因，表 16-5 概述了对新生儿低心排血量的初步评估和治疗。

表 16-4　新生儿低心排血量的病因

序号	病因	序号	病因
1	主动脉缩窄	7	心肌炎
2	左心发育不良综合征	8	心脏压塞
3	重度主动脉瓣狭窄	9	气胸
4	主动脉弓离断	10	胎儿水肿症
5	心律失常(心动过速或心动过缓)	11	败血症(失代偿，晚期)
6	心肌病(母体糖尿病所引起的心肌肥厚)		

表 16-5　新生儿低心排血量的初步评估和治疗

初步评估	初步治疗
血培养	补液复苏：予以 10mL/kg 生理盐水、5%白蛋白溶液或者红细胞悬液(若为贫血)，按照临床指标可重复给予
动脉血气	正性肌力药物(详见表 16-9)
中心静脉血氧饱和度	PGE_1(若为动脉导管依赖性心脏病)，0.05μg/(kg·min)，IV
乳酸	治疗潜在的心律失常
胸片	若为心肌炎，则静脉注射免疫球蛋白
心电图	抗生素
心脏超声	

三、发绀型先天性心脏病

病例分析

患儿，女，出生后 12h，右上肢(导管前)和左上肢(导管后)测得经皮氧饱和度为 70%，患儿清醒，伴有轻度呼吸急促，无窘迫症状。

评估

—在新生儿的评估中,哪一步最重要?

—鉴别诊断有哪些?

—最有可能的诊断是什么?

干预

—首要考虑的检查和治疗有哪些?

重新评估

—目前的治疗策略有效吗?

—患儿是否需要其他治疗干预手段?

有效沟通

—哪些人需要关注此患儿?

—最适合监护此患儿的地方是哪里?

团队合作

—如何执行治疗策略?

—如何分工合作?

对新生儿进行体征检查,可以看到中央型发绀和外周型发绀。手足的外周型发绀不代表真正动脉低氧血症。中央型发绀则表现在全身,但黏膜、唇、舌的颜色变化更有意义,能代表真正的动脉低氧血症。若去氧血红蛋白水平>5g/dL,则临床上可确诊为中央型发绀。

(一)肺血减少型发绀型先天性心脏病

肺血减少型发绀型先天性心脏病患儿存在肺动脉血流梗阻和房间隔或者室间隔水平的右向左分流的状况。在新生儿期间,患儿出现发绀的比例取决于肺动脉狭窄的严重程度,但没有充血性心力衰竭,所以很少出现呼吸困难。

1. 法洛氏四联症

法洛氏四联症(Tetralogy of fallot,TOF)是发绀型先天性心脏病中最常见的一种类型,在美国先天性心脏病儿童中占7%。法洛氏四联症包括:①肺动脉狭窄[瓣下、瓣环和(或)瓣上];②室间隔缺损(Ventricular septal defect,VSD);③主动脉骑跨;④右心室肥厚。

> !
>
> **发生缺氧发作的特征表现顺序:**
>
> ■　烦躁和深快呼吸;
>
> ■　发绀加重;
>
> ■　晕厥。
>
> **治疗方案:**
>
> ■　膝胸位;
>
> ■　高流量给氧;
>
> ■　如有必要,肌注吗啡0.1mg/kg。
>
> !

从病理生理学角度来看,TOF最显著的特征是室间隔缺损和右室流出道梗阻(Right ventricular outflow tract obstruction,RVOTO)。轻度的右室流出道梗阻的患儿可以有室间隔水平左向右分流,这些患儿有正常的氧饱和度(粉色法洛氏四联症)和充血性心力衰竭的症状。然而,重度的右室流出道梗阻的患儿,则出现明显的室间隔水平右向左分流。对于这些患儿,出生后动脉导管开放,则维持正常的肺动脉血流。发绀的严重程度取决于肺动脉狭窄的严重程度;且随着动脉导管关闭,发绀会加重。缺氧发作又被称为“重度发绀发作”或“四联症发作”，是指在婴幼儿和年龄较大的儿童中相继出现烦躁、气促之后发生的长时间发绀而导致晕厥的一系列临床表现。

及时治疗可以抢救回缺氧发作的儿童。首先，尽可能地使患儿镇静，并使之处于膝胸位。给予高流量的面罩吸氧，如果仍然发作，则肌注吗啡 0.1mg/kg。如果仍然持续发作，那么进行更进一步的治疗，即迅速建立静脉通道，给予等张液体（20mL/kg 生理盐水）和碳酸氢钠溶液（1～2mEq/kg）。有时候可以给予 β 受体阻滞剂以缓解右室流出道痉挛，从而增加肺血流量。如果以上措施都没有效果，则需要进行气管插管，并应用 α 受体激动剂（去氧肾上腺素）以提高外周血管阻力，减少室间隔水平的右向左分流。血红蛋白水平低于 10g/dL 的贫血患儿易发生缺氧发作，因此需要及时输血以纠正贫血。

对有缺氧发作或发绀加重（血氧饱和度＜75%）的 TOF 患儿，需要进行外科手术治疗。对有症状的 TOF 患儿，采取分期手术治疗。在婴儿早期，应用改良的 Blalock-Taussing 体肺分流手术（用聚四氟乙烯管道连接无名动脉和肺动脉）完成第一期姑息手术。到患儿 3～4 岁时，应用肺动脉瓣膜切开术、右心室漏斗部肌肉束切除和室间隔缺损修补术以完成根治手术。

随着外科技术和先天性心脏术病婴幼儿监护技术的发展，婴幼儿可以在 6 月龄时通过一期手术来达到根治的目的。

2. 三尖瓣闭锁

大动脉关系正常的三尖瓣闭锁在先天性心脏病中非常少见。但有一点是值得肯定的，这类患儿有卵圆孔未闭和房间隔缺损，使得全身静脉血回流出现右向左分流。除非存在大的室间隔缺损，不然通常存在右室流出道和肺动脉发育不全。大动脉关系正常的三尖瓣闭锁在新生儿期即可表现出发绀（氧饱和度≤70%）。首要的治疗措施包括应用 PGE_1[0.05μg/(kg·min)]来维持动脉导管开放，并在出生后一周进行 Blalock-Taussing 体肺分流手术；大概在 6 月龄时进行双向格林手术（右上腔静脉和右肺动脉连接的腔肺吻合术）；大概在 2 岁时进行改良 Fontan 手术。改良 Fontan 手术是指下腔静脉通过心外管道连接肺动脉，从而将所有腔静脉的血引流至肺动脉。这个分阶段的治疗见表 16-1。

3. 肺动脉瓣狭窄

肺动脉瓣狭窄（Pulmonary valve stenosis，PS）在儿童先天性心脏病中占 9%，大多数患儿可以在胸骨左上缘听到粗糙的喷射性收缩期杂音，并向背部传导。伴有严重肺动脉瓣狭窄的新生儿会出现发绀和导管依赖性肺血流量。这类肺动脉瓣狭窄肯定伴有右向左分流，所以归属于肺血减少型发绀型先天性心脏病。严重的肺动脉瓣狭窄患儿需要 PGE_1 的支持治疗。在新生儿早期，肺动脉瓣球囊成形术往往是非常成功的。对于存在严重的瓣膜发育不良或者存在瓣上和瓣下狭窄的患儿，则采用手术治疗。

（二）肺血增多型发绀型先天性心脏病

肺血增多型发绀型心脏病可以归为两类：一类是肺动脉充血，胸片提示肺门突出（如大动脉转位和永存动脉干）；一类是肺静脉瘀血，胸片提示毛玻璃样改变或者白色阴影（如完全性肺静脉异位引流和左心发育不良综合征）。在临床上，很难通过症状、体征和胸片准确地区分这两类分型，超声检查可以帮助诊断。

1. 完全性大动脉转位

完全性大动脉转位(Complete transposition of the great arteries, c-TGA)指的是主动脉从右心室发出,肺动脉从左心室发出的先天性心脏病。肺循环和体循环形成并联结构而不是串联结构,从而导致静脉血回流到体循环中。患儿在产房中就可以出现发绀,同时心脏体格检查可能是正常的。胸片大多提示正常,如果伴有优势右心室和上纵隔狭小,则胸片显示心影呈蛋形,肺血流正常或略增粗。对于刚出生的大动脉转位的新生儿,可以给予 PGE_1[0.05μg/(kg·min)]以提升血氧饱和度,从而有时间进行球囊房间隔造口术,使患儿病情得到更好的缓解。球囊房间隔造口术能有效地缓解发绀,低压的心房内动静脉血交流比动脉导管未闭更有效。此外,因为出生后数天肺血流增加,从而导致左心房压力增加,球囊房间隔造口术能有效缓解左心房压力。然而,球囊房间隔造口术会增加神经系统不良后果的风险,因此很多医院只选择对病情不稳定的患儿进行球囊房间隔造口术。

> !
>
> 完全性大动脉转位是发绀型先天性心脏病中最常见的,出生后第一天就表现出来的疾病。对任何出生后发绀的新生儿都要考虑该病,尤其是吸氧后仍不能改善的新生儿。
>
> !

球囊房间隔造口术虽然能够使患儿的病情稳定和有更多机动的时间,但往往要求在患儿出生后1周即进行手术治疗。因为,出生后1周左右,肺血管阻力会增加,造成较大的左向右分流,从而导致充血性心力衰竭(比如喂养困难和呼吸急促等)。而在中到大的室间隔缺损的分流,患儿发绀症状不明显,这类新生儿不一定在早期就能诊断出来。大动脉调转术(Switch 术)是目前治疗大动脉转位的首选术式,即将肺动脉和主动脉分别与右心室和左心室相连,并移植左右冠状动脉。

2. 永存动脉干

> !
>
> - 左、右心室都从共干射血。
> - 体肺循环的交换及动脉血氧饱和度取决于肺动脉的血流量。
> - 当肺血管阻力下降时,肺动脉血流增加,导致左心超负荷、肺水肿和全身供氧下降。
>
> !

永存动脉干指左、右心室均通过共同流出道和瓣膜发向一根动脉干,是罕见的先天性心脏病。两个心室的血液通过大室间隔缺损混合。主动脉、肺动脉和冠状动脉都从这条共干发出。永存动脉干根据肺动脉和其分支的起源进行分型。动静脉血在室间隔水平混合并从共干发出,因此患儿往往有轻度发绀。肺血管阻力下降而肺动脉血流增多,使其很快发展为充血性心力衰竭。胸片显示正常或增大的心影,伴有肺动脉影增高,部分伴有右位主动脉弓。伴有 22q11 微缺失的 Di-George 综合征在这类患儿中占了相当高的比例。因此,对于永存动脉干患儿,需要迅速评估是否有低钙血症(继发甲状旁腺功能减退症)和T细胞免疫缺陷。对于怀疑有 Di-George 综合征的患儿,向其输入辐照血细胞以防止移植物抗宿主疾病的发展。患儿通常在出生后一周进行根治手术治疗,即先将室间隔缺损修补并将左心室血流引至共干,将肺动脉分支从共干分离,然后用带瓣管道连接右心室和肺动脉。随着患儿年龄的增长,需要再次更换带瓣管道。

3. 完全性肺静脉异位连接

完全性肺静脉异位连接是一种罕见的先天性心脏病，是指含氧的肺静脉血液直接进入体循环的静脉系统，导致含氧血和低氧血混合，从而造成患儿发绀。完全性肺静脉异位连接根据肺静脉回流的位置分为四个亚型：心上型（引流至无名静脉或上腔静脉）、心内型（引流至冠状静脉窦或右心房）、心下型（通过膈肌进入门静脉或脐静脉系统）和混合型（以上亚型的混合）。肺静脉回流梗阻的程度决定了患儿的存活时间和发绀的严重程度。患有完全性肺静脉异位引流伴有肺静脉梗阻的新生儿表现出严重的发绀。不伴有肺静脉梗阻的新生儿只表现出轻度的发绀以及能听到肺血流的杂音，这也会导致早期的漏诊。对于不伴有肺静脉梗阻的新变化，早期行手术治疗的远期预后良好。

> ！
>
> 梗阻的完全性肺静脉异位连接的新生儿表现出严重发绀。
>
> ！

新生儿发绀的原因见表 16-6。新生儿发绀的初始评估和治疗手段见表 16-7。

表 16-6　新生儿发绀的原因

疾病类别	具体病因
发绀型心脏病	肺血减少型： ■完全性法洛氏四联症； ■完全性三尖瓣闭锁； ■完全性严重的肺动脉瓣狭窄。 肺血增多型： ■完全性大动脉转位； ■完全性永存动脉干； ■完全性肺静脉异位连接
呼吸道疾病	
血液系统疾病（高铁血红蛋白血症）	
神经肌肉疾病（通气不足）	

表 16-7　新生儿发绀的初始评估和治疗手段

评估/治疗	具体内容
初始评估	胸片。 心电图。 低氧测试： ■纯氧吸入 10min 后，在大气下测试 FiO_2； ■如果 PaO_2＞150mmHg(19.9kPa)，则提示没有发绀型心脏病。 怀疑有先天性心脏病的，应做心脏超声并清心内科会诊
初始治疗	开放气道，维持循环，保证呼吸。 予以 PGE_1 0.05μg/(kg·min)。 一旦确定为先天性心脏病，就根据疾病调整给氧浓度

四、非发绀型先天性心脏病

病例分析

患儿，男，2 月龄，因“气促、发汗、喂养困难和日常活动减少数日”来急诊科就诊。体检：心率 180 次/min，呼吸频率 75 次/min，心前区闻及喷射样收缩期杂音，肝肋下 6cm。

评估

—在患儿病情评估中，哪一步最重要？

—鉴别诊断有哪些？

—最可能的诊断是什么？

干预

—首要考虑的检查和治疗方案有哪些？

重新评估

—目前的治疗策略有效吗？

—患儿是否需要其他治疗干预手段？

有效沟通

—哪些人需要关注此患儿？

—管理此患儿最好的地方是哪里？

团队合作

—如何执行治疗策略？

—如何分工合作和协调？

肺血增多型非发绀型先天性心脏病

1. 室间隔缺损

室间隔缺损（Ventricular septal defect，VSD）是最常见的先天性心脏病，主要表现在左向右分流引起的临床症状和体征。分流的大小和方向取决于体循环和肺循环的相对压力和（或）阻力。伴有室间隔缺损的新生儿通常早期没有临床表现；但 2～6 周后，肺循环阻力下降，分流量增加，就会表现出临床症状。

伴有中小型室间隔缺损的患儿可无症状，心前区闻及全收缩期（反流性）杂音。杂音的强弱与室间隔缺损的大小成反比例关系。伴有大型室间隔缺损的患儿可以特征性地发展为杂音减弱和心力衰竭（见表 16-2 和表 16-3），同时右心室和肺动脉在收缩期时压力升高。而较小室间隔缺损的患儿左右心室存在压力差。

随着先天性心脏病的手术和监护技术的提高，心胸外科医师可以安全地开展手术治疗，甚至对低龄的患儿。肌部室间隔缺损和术后残余分流可以采用经皮介入封堵的方法，虽然该技术安全有效，但受年龄和体重的限制。外科手术的适应证有：①非限制性充血性心力衰竭；②肺阻力增加伴随肺阻塞性疾病；③药物治疗无效的生长迟缓；④反复肺部感染；⑤感染性心内膜炎；⑥可疑血栓形成。

由于进行性肺动脉高压发展至器质性肺动脉阻塞性病变，导致室间隔缺损可由原来的左向右分流出现右向左分流，而当皮肤黏膜从无发绀发展至有发绀时，既称为艾森曼格综合征。患儿死亡的原因有肺出血、感染和(或)栓塞。

2. 房间隔缺损

房间隔缺损(Atrial septal defect，ASD)在儿童先天性心脏病中占10%。较多见于女性，男女发病比例为1∶2。房间隔缺损主要存在三种类型：①原发孔型房间隔缺损，位于房间隔下1/3，靠近房室瓣；②继发孔型房间隔缺损，最常见，多位于房间隔中部；③静脉窦型房间隔缺损，位于房间隔后部，靠近腔静脉。

房间隔缺损的分流大小和方向由左右心室的相对顺应性和缺损大小来决定。因为右心室的顺应性较好，所以大多只发生左向右分流。

大多数房间隔缺损的患儿没有临床症状，因为这类患儿存在相对的肺动脉瓣狭窄，所以在胸骨左上缘可以听到收缩期心脏杂音，伴有第二心音的固定分裂，这是房间隔缺损的特征性杂音。大多出现症状的患儿是在儿童期发生病情进展，并与心律失常有关。关闭房间隔缺损的适应证有右心室超负荷、心律失常、可疑血栓和肺血管阻力增高。关闭房间隔缺损的方法有经皮介入房间隔缺损伞封术，及直接缝合或者补片缝合的外科手术。两种方法都可有效患儿降低死亡率和复发率。

3. 动脉导管未闭

动脉导管未闭(Patent ductus arteriosus，PDA)单独存在的发生率是1/2000～1/2500活产儿。PDA在早产儿中的发病率与胎龄成反比例关系。动脉导管是降主动脉和肺总动脉连接的管道，通常在出生后最初几天关闭。动脉导管未闭左向右分流和室间隔缺损一样取决于导管的大小和相对阻力。当肺血管阻力升高时，动脉导管未闭内血流可呈双向分流。伴有大型动脉导管未闭的新生儿，尤其是早产儿，易发生心力衰竭。伴有中小型动脉导管未闭的患儿通常没有临床症状，体检可以发现在胸骨左上缘肤闻及连续性杂音。

早产儿可以通过服用吲哚美辛(消炎痛)来关闭未闭的动脉导管。对于年龄较大的患儿，介入封堵术和手术结扎术都有不错的疗效，死亡率和复发率基本上为零。

4. 房室间隔缺损

> ！
>
> 房室间隔缺损多见于21三体综合征(唐氏综合征)的患儿，在出生后头几个月就有心力衰竭的症状和体征。
>
> ！

房室间隔缺损(Atrioventricular septal defect，AVSD)在儿童先天性心脏病中占7%，多见于21三体综合征(唐氏综合征)儿童。这类缺陷主要包括房室间隔缺损以及双心室共用一个房室瓣。这类患儿多因出生后一周左右时体检发现收缩期杂音而被诊断。患儿一旦被确诊，其特征就是在出生后头几个月内很快发展为心力衰竭，因为肺血管阻力的下降，左向右分流有不同程度的增加。为了避免肺高压造成的急性和长期的不良后果，一般建议最好在患儿3～6龄时进行手术治疗。

非发绀型先天性心脏病的疾病谱见表 16-8。非发绀型先天性心脏病的初始评估和治疗手段见表 16-9。

表 16-8　非发绀型先天性心脏病的疾病谱

疾病类型	具体病因
肺血增多型非发绀型先心病(分流型病变)	· 室间隔缺损； · 房间隔缺损； · 动脉导管未闭； · 房室间隔缺损
梗阻型非发绀型先心病	· 肺动脉狭窄(肺瓣、肺瓣上、肺瓣下)； · 主动脉狭窄(主瓣、主瓣上、主瓣下)； · 主动脉缩窄
其他导致心力衰竭的疾病	· 心律失常； · 心肌病； · 心肌炎； · 冠脉畸形

表 16-9　非发绀型先天性心脏病的初始评估和治疗手段

评估/治疗	具体内容
初始评估	胸片； 心电图； 心脏超声
初始治疗	利尿剂： ■ 袢利尿剂(呋塞米 1～2mg/kg,口服或静注,每隔 6～12 小时)； ■ 噻嗪类(氯噻嗪 2～5mg/kg,静注,每隔 12 小时)； ■ 保钾利尿剂(螺内酯 0.5～3mg/kg,每隔 6～24 小时)。 降低后负荷： ■ 血管紧张素转换酶抑制剂(依那普利 5～10μg/kg ,静注,每隔 8～12 小时;依那普利 0.05～0.25mg/kg,口服,每隔 12～24 小时)； ■ 米力农 0.25～0.75μg/(kg·min),静注； ■ 硝普钠 0.5～10μg/(kg·min),静注； ■ 硝酸甘油 0.5～5μg/(kg·min),静注。 正性肌力药物： ■ [根据年龄调整剂量]地高辛 8～10μg/kg,每隔 12 小时； ■ [肾上腺素受体激动剂]多巴胺 5～10μg/(kg·min)； ■ [肾上腺素受体激动剂]多巴酚丁胺 5～15μg/(kg·min)； ■ [肾上腺素激动剂]肾上腺素 0.05～0.1μg/(kg·min)； ■ [磷酸二酯酶抑制剂]米力农 0.25～0.75μg/(kg·min),静注

五、低心排血量综合征

病例分析

患儿，男，4 岁，因“房间隔缺损术后嗜睡 2 周”来急诊科就诊，体检提示心动过速和呼吸急促，动脉血气分析提示代谢性酸中毒。

评估

—评估该患儿的最重要步骤有哪些？

—鉴别诊断有哪些？

—最可能的诊断是什么？

干预

—首要考虑的检查和治疗有哪些？

重新评估

—目前的治疗策略有效吗？

—患儿是否需要其他治疗干预？

有效沟通

—哪些人需要关注该患儿？

—管理该患儿的最好地方是哪里？

团队合作

—如何执行治疗策略？

—如何分工合作和协调？

低心排血量综合征(Low cardiac output syndrome，LCOS)是全身输氧不足，无法满足患儿代谢需求而发生的一系列临床和生化的变化。LCOS 常发生于严重的败血症、心肌炎、心肌病和心脏术后。心脏术后，因体外循环、残余病灶、心肌保护液、心室切开、心肌负荷改变、主动脉阻断后引起的心肌缺血等造成一系列的生理变化，可能发展至 LCOS。

LCOS 如果没有及时被发现或者治疗不适当，可能造成终末脏器不可逆的损伤、心搏骤停甚至死亡。尽管危重症患儿氧灌注的情况很难精确评估，但是仍可以在床旁通过血流动力学和生化指标来指导临床工作。在 LCOS 患儿中，动脉血的乳酸和中心静脉的血氧饱和度是两项重要的指标。严重的 LCOS 是一种心源性休克，因为它可能诱发心肌收缩力障碍。

LCOS 的常见原因见表 16-10 和表 16-11，LCOS 的临床表现和体征见表 16-12，但是不一定每个患儿都有这些症状。本病的治疗目标旨在尽快做出诊断、去除病因和给予相应的治疗，以防止不可逆的终末器官的损伤。

表 16-10 术后低心排血量综合征的原因

序号	原因	序号	原因
1	心律失常	5	残余心脏畸形
2	低血容量	6	肺动脉高压
3	贫血	7	心脏压塞
4	心肌功能失调		

表 16-11 术后可能残余畸形

序号	畸形类型	序号	畸形类型
1	瓣膜狭窄	4	残余分流
2	瓣膜关闭不全	5	流出道梗阻
3	动脉狭窄		

表 16-12 低心排综合征的临床表现和体征

序号	临床表现和体征	序号	临床表现和体征
1	心动过速	7	外周循环灌注差
2	尿量减少	8	代谢性酸中毒
3	乳酸指标升高或快速上升[>0.75mmo(L·h)(>6.76mg/dL)])	9	动静脉血氧饱和度差距增大(30%~40%)
4	神志改变	10	晚期变化
5	肌酐增高	11	肝酶增高
6	癫痫发作	12	低血压

(一)心律失常

对术后不稳定的患儿,需要密切关注其心律变化,尽早完成 12 导联心电图。先天性心脏病术后常见的心律失常和治疗原则见表 16-13。四类心电图图片见图 16-1～图16-4。这些心律失常不一定都发生在结构性心脏病中,也可能发生于心肌炎或川崎病等心脏病中。

!

术后通过对可能存在的残余畸形、心脏压塞和心律失常进行迅速再评估,以了解 LCOS 的发展进程。

若术后病情不稳定的患儿出现宽大畸形的 QRS 波,则需要考虑室速的可能,尽快进行直流电复律 2～4J/kg 治疗。

!

表 16-13　常见先天性心脏病相关的心律失常和治疗原则

心律失常	临床表现和体征	发生状态	治疗原则
交界性异位	窄或正常 QRS 波	大多数发生于室间隔手术后	心房同步律
心动过速	心动过速	室间隔缺损	降温，镇静
	心率≥180 次/min	法洛氏四联症	小剂量 β 受体激动剂
	房室比 1∶1(伴逆行 P 波或大 P 波)	房室间隔缺损	胺碘酮(每次剂量为 5mg/kg，静注 20～60min)，或普鲁卡因(每次剂量为 3～6mg/kg，静注)
传导阻滞	一度房室传导阻滞(PR 间期延长)	大多数发生于房室结手术后(室间隔缺损修补)	不需处理(一度和文氏)
	二度房室传导阻滞	二尖瓣置换术	如果伴有心动过速或者房室传导延长，则可以安装临时或者永久起搏器(同交界性异位心动过速)
	Ⅰ型(文氏)：PR 间期逐渐延长，直至一个 QRS 波脱落	左室流出道扩大	Konno 术
	Ⅱ型：房室传导"全或无"(房室传导比为 1∶1)	左襻心脏(心室转位)增加了风险因素	对二度Ⅱ型和三度房室传导阻滞患者安装双腔起搏器。如条件有限，可安装心室起搏器，以防止心搏骤停
	三度房室传导阻滞(房室传导完全分离)		
顺向型房室折返性心动过速	折返性心动过速(心房经折返旁路跨房室结传导到心室)P 波藏在 T 波中，房室比为 1∶1，突发突停	沃尔夫-帕金森-怀特综合征，隐形房室旁路	腺苷(100～300μg/kg)，快速静推，同步直流电复律(0.5～2J/kg)；若反复发作，则可用胺碘酮或者 β 受体阻滞剂(阿替洛尔)，心房超速起搏
心房扑动	心房内折返性心动过速，窄 QRS 波，多伴有心室传导阻滞，房室比呈 2∶1 或 3∶1	多发生于严重的心房扩大或者大量操作的心房手术后，如：Fontan 术后(心房肺动脉连接或者外管道)，术后多年 Ebstein 畸形，Mustard 术后(治疗 TGA)，Senning 术后(治疗 TGA)	腺苷(不改变房率，帮助诊断)，同步电复律(0.5～2J/kg)，快速心房起搏(起搏心率大于房率)，应用胺碘酮或其他抗心律失常药物(反复发作)
室性心动过速	儿童中见宽大 QRS 波	大多发生于伴有血流动力学不稳的严重的心肌肥厚者	直流电复律(2～4J/kg)，胺碘酮(5mg/kg，IV)，利多卡因(0.5～1.5mg/kg，IV)

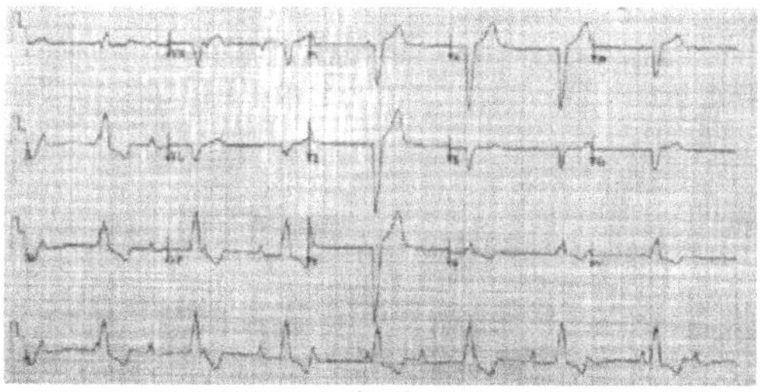

图 16-1　三度房室传导阻滞

注：此图由 Ana Lia Graciano，MD，FAAP 供图。

完全性（三度）房室传导阻滞，不管是先天性还是获得性的，都是在儿童心动过缓中最常见的。房室传导分离表现在 QRS 频率减慢伴有不规则 PR 间期，但房性心律规则（见图 16-1）。

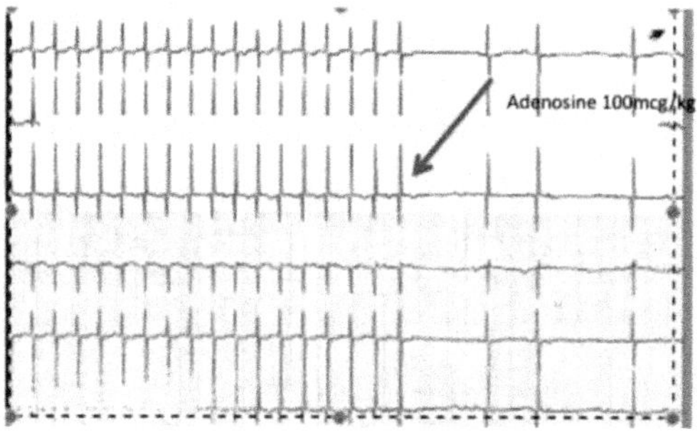

图 16-2　室上性心动过速

注：此图由 Ana Lia Graciano，MD，FAAP 供图。

阵发性室上性心动过速（SVT），心电图显示规则 RR 间期和窄 QRS 波。SVT 通常是由房室结的折返引起的。腺苷能暂时阻滞房室节传导，中断折返（见图 16-2）。

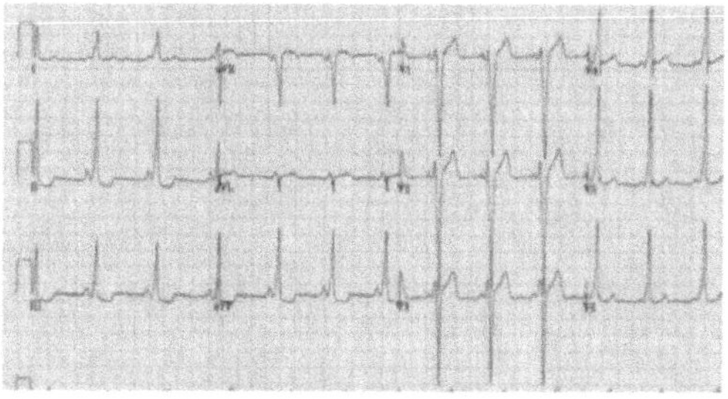

图 16-3　沃尔夫-帕金森怀特综合征

注：此图由 Ana Lia Graciano，MD，FAAP 供图。

沃尔夫-帕金森-怀特综合征有一条顺向的旁路，通过房室结产生正常的 QRS 波，再有逆向的旁路返回心房，导致持续的心动过速。当中断心动过速后，心电图显示标志性的上行 QRS 波（δ 波）（见图 16-3）。

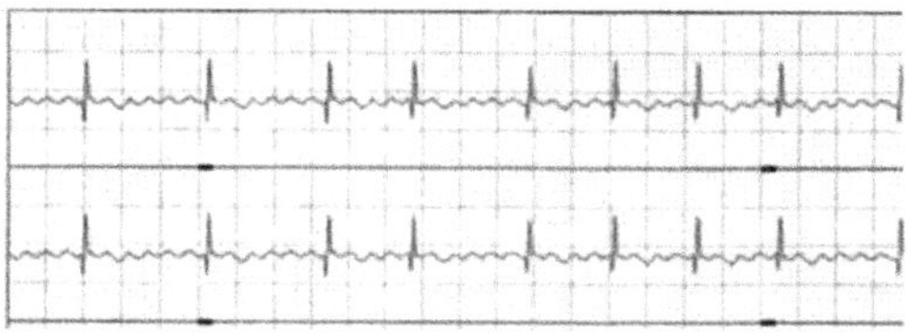

图 16-4　心房扑动

注：此图由 Ana Lia Graciano，MD，FAAP 供图。

心房扑动的特点是快速、规则锯齿状扑动（见图 16-4），波率为 250～500/min。有不同程度的房室传导阻滞，如 2∶1，3∶1，4∶1。

（二）心脏压塞

心脏压塞是 LCOS 非常重要的原因，需要及时诊断和治疗。临床表现主要有心包纵隔积液、心室充盈不良和随后的血流动力学危害。心脏超声可以确诊心包积液造成心房压缩和心室收缩期塌陷。对心脏术后出现 LCOS 甚至充盈压不高的

> ！
>
> 心脏术后出现低心排综合征的患儿都要考虑是否有心脏压塞。

患儿，都应考虑心脏压塞；对影像学或心电图有改变的患儿，也需考虑心脏压塞。对于存在心肌充盈不良的患儿，哪怕一点积液都会造成心脏压塞。心包穿刺术或者纵隔重新开放引流术均可以解除心脏压塞。当完成心包引流后，在必要的情况下应快速补充液体以维持循环稳定。

（三）心功能不全

β肾上腺素受体激动剂和磷酸二酯酶抑制剂能够增加心肌收缩力（见表16-9）。心肌的收缩和舒张依赖细胞内钙的快速进出循环。β肾上腺素受体激动剂通过增加细胞内环磷腺苷（cAMP）水平，进而增加钙在心肌收缩期和舒张期的进出循环。磷酸二酯酶能水解环磷腺苷。因此，磷酸二酯酶抑制剂也有助于增加环磷腺苷。

米力农是选择性的Ⅲ型磷酸二酯酶抑制剂，能加强cAMP的作用，从而增加细胞内钙水平和心肌收缩力。剂量为0.75μg/(kg·min)的米力农已被证明能防止先天性心脏病术后引起的低心排血量综合征。磷酸二酯酶抑制剂与肾上腺素受体无关，因此不发生因长期肾上腺素受体刺激而引起的受体下调机制。这些药物的另一个优势是，能够降低肺以及心室后负荷，故名扩血管药。

血压取决于心排血量和全身血管阻力，而全身血管阻力与心肌收缩力成反比关系。使用血管扩张剂虽然能降低血压，但也能降低后负荷从而增加心肌收缩力、心排血量和氧气的输送。若患儿的血管张力高，无论是原发的还是继发的因素所致的，使用更高剂量的肾上腺素受体激动剂，其心排血量仍然是低的，血管舒张往往可提高氧气的输送。硝普钠[0.5～10μg/(kg·min)]和硝酸甘油[0.5～5μg/(kg·min)]通常用于此治疗目的，特别是结合低剂量肾上腺素/肾上腺素[0.01～0.05μg/(kg·min)]，从而改善心肌收缩力。应谨慎使用硝普钠，数天高剂量输注可能引起氰化物中毒。

> **!**
>
> 当低血压的患儿在应用儿茶酚胺之后不能改善时，应该进一步检查肾上腺和甲状腺功能。
>
> **!**

当血压太低，无法保证足够的器官灌注时，应该在增加全身血管阻力之前，最大限度地提高前负荷和心肌收缩力。该做法的优点是，因为后负荷和心功能呈负反馈，所以可能出现当血压上升时心排血量和氧气输送能力反而下降的情况。在冠状动脉灌注严重不足时倒是一个例外。因此，增加全身血管阻力，即增加心肌供氧，从而改善心肌功能。尽管心室功能和后负荷之间成反比关系，但它有时是必要的，通过增加全身血管阻力，以达到可接受的血压。常用的升压药包括肾上腺素和去甲肾上腺素（两者也有显著的α-肾上腺素能激动效应）。然而，临床上最近使用的血管加压素[0.0003～0.002U/(kg·min)]，它不绑定到肾上腺素受体，因此可能对抗儿茶酚胺作用有效。顽固性低血压患儿通过补液和儿茶酚胺治疗仍然不能改善的，可能提示肾上腺皮质功能不全，需补充皮质类固醇（如氢化可的松），稳定这类患儿的血压。

新生儿心脏有不成熟的钙处理系统，心肌收缩更多的是依赖于细胞外钙。实验室和临床证据表明，钙离子水平高出正常生理范围的20%～30%，与早期新生儿心脏手术后血流动力学改善相关。不管是继发遗传问题（如22号染色体缺失）还是浓缩红细胞柠檬酸引起的低钙血症，都应积极治疗。

对先天性心脏病患儿的最佳管理要求包括全面了解氧气输送、心血管生理学、先天脏心病的解剖学和生理学等。对于LCOS患儿所出现的症状和体征应积极治疗，诊断和治疗策略应该侧重于解决常见的和特殊病变的问题。

评估低心排血量患儿所需要的检查及化验项目见表 16-14。

表 16-14　评估低心排血量患儿所需要的检查及化验

序　号	检查及化验	序　号	检查及化验
1	胸片	5	血电解质
2	心电图	6	心脏超声
3	动脉血气分析	7	有创动脉和中心静脉监测
4	全血细胞计数		

小儿先天性心脏病的管理要点

- 对于出生 1 周左右出现低心排血量和休克的新生儿，必须考虑是否有先天性心脏病。
- 大多数先天性心脏病总体可以分为发绀型和非发绀型两类。通过患儿的病史、体格检查、胸片及经皮血氧饱和度检查，可以做出初步诊断，其中心脏超声往往可以确诊该病。
- PGE_1 对动脉导管依赖性先天性心脏病患儿是至关重要的，且 PGE_1 可以应用到任何出现休克和发绀的新生儿。
- 及时发现和适当治疗低心排血量综合征的先天性心脏病，能有效维持的患儿各脏器功能。

推荐阅读

1. Fuhrman B P, Zimmerman J J. *Pediatric Critical Care*. 4th ed. Philadelphia, PA: Saunders Elsevie, 2011:319-321, 340-343.
2. Garson A, Jr, Bricker J T, Fisher D J, et al. *The Science and Practice of Pediatric Cardiology*. 3rd ed. Baltimore, MD: Williams and Wilkins, 2005.
3. Hoffman T M, Wernovsky G, Atz A M, et al. Efficacy and safety of milrinone in preventing low cardiac output syndrome in infants and children after corrective surgery for congenital heart disease. *Circulation*, 2003,107:996-1002.
4. Keane J F, Lock J E, Fyler D C, et al. *Nada's Pediatric Cardiology*. 2nd ed. Philadelphia, PA: Saunders Elsevier, 2006.
5. Kolovos N S, Bratton S L, Moler F W, et al. Outcome of pediatric patients treated with extracorporeal life support after cardiac surgery. *Ann Thorac Surg*, 2003,76:1435-1441.
6. Mackie A S, Gauvreau K, Booth K L, et al. Hemodynamic correlates of serum cortisol in neonates after cardiopulmonary bypass. *Pediatr Crit Care Med*, 2011,12: 297-303.
7. McQuillen P S, Hamrick S E, Perez M J, et al. Balloon atrial septostomy is associated with preoperative stroke in neonates with transposition of the great arteries. *Circulation*, 2006,113: 280-285.
8. Nichols D, Greeley W J, Lappe D G, et al. *Critical Heart Disease in Infants and Children*. 2nd ed. Philadelphia, PA: Mosby Elsevier, 2006.

第十七章

血液肿瘤急症和并发症

目　标

- 描述免疫抑制对患儿所产生的危险因素。
- 癌症患儿休克原因的识别和治疗。
- 癌症患儿呼吸衰竭原因的识别和治疗。
- 复习肿瘤溶解综合征相关的代谢紊乱和优先治疗方法。
- 描述高白细胞血症的相关危险因素。
- 认识和治疗肿瘤所致的脊髓压迫。

案例分析

患儿，女，12岁，被诊断为急性淋巴细胞白血病，经诱导化疗后最近刚出院。在常规使用肝素冲洗中心静脉2h后出现了发热、发抖和寒战，被送到了指定医院。入院时，患儿体温为39.2℃(102.6℉)，心率为156次/min，血压为82/35mmHg，呼吸频率为28次/min。实验室检查结果为：WBC 0.1×10^9/L，Hb 7.2g/dL(72g/L)，PLT 45×10^9/L。电解质除K^+水平2.8mEq/L(2.8mmol/L)外，其余正常。入院12h血培养示G^+菌阳性。现要求你对患儿进行评估。

评估

—此患儿的生理状况如何？

—最可能的诊断是什么？

干预

—最优先的治疗策略是哪个？

重新评估

—当前的治疗策略有效吗？

—该患儿需要更多的补液吗？需要输血吗？

有效沟通

—当患儿临床症状发生改变时，谁需要这些信息？你将如何转达这些信息？

—护理和管理此患儿最好的地方是哪里？

团队合作

—你将如何完成治疗方案？

—谁去做？做什么？什么时间做？

一、引 言

本章节主要介绍血液肿瘤患儿在出现并发症或危象时，提供治疗和护理方面的重要信息资料。

最新循证证据支持在患儿急性疾病过程中应早期使用积极的治疗方法。这些方法包括广谱抗生素的使用、液体复苏、早期呼吸以及正性肌力药物的支持。治疗的目标应与首席主治医师、患儿的监护人、患儿(如果合适的话)及ICU的医护团队共同讨论。在患儿初始诊断、肿瘤预后和临床病因的基础上，反复地探讨治疗和护理的延续性或局限性，这是做出决策所需的根本依据。

二、发热和中性粒细胞缺乏症

(一)定 义

发热和中性粒细胞缺乏症在儿科恶性的肿瘤的治疗中是常见的并发症。口腔温度≥38.3℃(100.9℉)或温度超过38℃(100.4℉)持续时间≥1h，则被称为发热。对中性粒细胞缺乏症的发热患儿应禁止测量肛温，因为这样做可能引起直肠黏膜屏障的破坏，成为细菌感染的场所。中性粒细胞缺乏症的定义：中性粒细胞绝对值$<0.5\times10^9$/L，或$<1\times10^9$/L并持续下降超过2～3d。

(二)危险因素

中性粒细胞缺乏症的严重程度和持续时间增加了感染的风险。中性粒细胞缺乏症预期持续时间小于7d有低感染的风险，这些主要见于大多数执行标准化疗疗程的实体瘤患儿。中性粒细胞缺乏症持续7～10d的患儿有中度感染的风险，见于淋巴瘤、慢性白血病和自身干细胞移植的患儿。中性粒细胞缺乏症持续10d以上的患儿有高度感染的风险，这主要与急性白血病和异基因干细胞移植有关。某些临床和实验室的危险因素也与严重感染有关。临床危险因素包括：血流动力学的不稳定性(休克)、肺炎、中性粒细胞减少的小肠结肠炎、严重的口腔黏膜炎、腹泻、肛周损伤、导管相关性感染，以及尽管已静脉使用单个广谱抗生素但体温高仍持续和上升至39℃以上(102.2℉)。实验室危险因素包括：C反应蛋白水平大于10mg/L(>95.2nmol/L)并呈上升趋势，单核细胞绝对值小于0.1×10^9/L及出现G^-菌感染。

(三)治 疗

对于这些发烧和中性粒细胞缺乏症的患儿，需要立即给予经验性住院患儿静脉抗生素疗法，并对其至少密切观察3d。要对患儿进行彻底的病史询问和全身检查，一整套完整的实验室检查包括：血细胞计数、生化检验、所有体内导管的样本培养(包括血培养、尿培养和腹腔导管培养)；腹泻患儿要进行艰难梭状芽孢杆菌毒素和其他大便化验；如果有相应临床表现，则要拍胸片和做腰椎穿刺(简称腰穿)。高度推荐早期积液的引流(脓肿、渗漏、脓胸)措施，有利于减轻症状和减少细菌繁殖。

表17-1总结了免疫抑制患儿严重感染的推荐治疗方法。无明显感染病灶的发热的中性粒细胞缺乏症患儿可使用广谱抗生素和抗假单胞菌覆盖治疗，如头孢吡污、美罗培南、哌拉西林/他唑

巴坦。对于那些 G^- 菌感染和败血症的患儿，考虑使用双重药物覆盖，即予以：氨基糖甙类和抗假单胞菌的 β-内酰胺。对没有发热的患儿也应该凭经验用药，直到中性粒细胞绝对值>0.5×10^9/L。抗生素谱患儿治疗所应用应该广泛覆盖中性粒细胞缺乏症所致的发热患儿中持续存在的厌氧菌、耐药的 G^- 菌和 G^+ 菌、真菌。如万古霉素被推荐应用于 G^+ 菌培养阳性的患儿或怀疑有导管相关性感染时。若导管相关性感染确诊，则血流动力学不稳定的患儿，那些尽管使用了合适的药物治疗但菌血症仍持续存在的患儿，由真菌、分枝杆菌、金黄色葡萄球菌、鲍氏不动杆菌、绿脓杆菌、嗜麦芽寡养单胞菌感染的患儿，以及由对万古霉素耐药的肠球菌引起感染的患儿，均需拔除导管。

在高危患儿中应用集落刺激因子往往可缩短中性粒细胞缺乏症所持续的时间。集落刺激因子已被频繁地应用于中性粒细胞缺乏和多系统器官功能衰竭的患儿、败血症或感染性休克和(或)侵袭性真菌感染性疾病。粒细胞集落刺激因子(Granulocyte colony stimulating factor，G-CSF)经皮下或静脉途径给药，剂量为 5～10μg/(kg・d)，能刺激中性粒细胞的释放。粒细胞-巨噬细胞集落刺激因子(Macrophage colony stimulating factor，M-CSF)剂量为 5μg/(kg・d)，经静脉或皮下给药，能增强中性粒细胞和巨噬细胞的释放。应考虑将 M-CSF 应用于确诊或强烈怀疑真菌感染的患儿。

> **!**
>
> **发热和中性粒细胞缺乏：**
>
> - 检查方法有血和尿培养，胸部 X 线；
> - 立即凭经验的静脉内抗生素疗法：头孢吡污，150mg/(kg・d)，分 8 次进行静脉注射/肌肉注射；万古霉素，60mg/(kg・d)，分 6 次进行静脉注射(验证本地的耐药模式)；
> - 粒细胞集落刺激因子(G-CSF)：剂量为 5～10μg/(kg・d)静脉注射或皮下注射；对于细菌感染和感染性休克的高度危险的患儿应加大剂量；
> - 对住院患儿状况的密切监测。
>
> **!**

两种药物均要使用到中性粒细胞绝对值持续 3d 超过 1.0×10^9/L。研究显示，使用集落刺激因子后，患儿中性粒细胞缺乏症的持续时间、抗生素疗程和住院天数等均有所缩短。

表 17-1　免疫抑制患儿严重感染的推荐治疗方法[a]

微生物		治疗
G^+ 菌	凝固酶阴性葡萄球菌，α 溶血性链球菌、肠球菌、棒状杆菌	万古霉素[b]：15mg/kg，每 6 小时 IV； 利奈唑胺：10mg/kg，每 8 小时 IV，最大剂量为 1200mg/d； 达托霉素[b]：4～6mg/kg，每 24 小时 IV(18 岁以下不允许)
G^- 菌	克雷伯氏杆菌，芽孢杆菌，铜绿假单胞菌，大肠杆菌	先锋霉素族抗生素[b]： ・头孢吡污：50mg/kg，每 8 小时 IV/IM，最大剂量为 6g/d； ・头孢他啶：50mg/kg，每 8 小时 IV/IM，最大剂量为 6g/d。 氨基糖甙类[b]： ・庆大霉素：2.5mg/kg，每 8 小时 IV； ・妥布霉素：2.5mg/kg，每 8 小时 IV。 碳青霉烯类[b]： ・亚胺培南-西司他汀：25mg/kg，每 6 小时 IV，最大剂量为 4g/d； ・美罗培南：40mg/kg，每 8 小时 IV，最大剂量为 6g/d。

表 17-1　免疫抑制患儿严重感染推荐治疗方法[a]（续表）

微生物		治　疗
真菌类	念珠菌属、曲霉属真菌	大扶康[b]：负荷量 12mg/kg，IV；维持量 6mg/(kg·d)，IV(负荷量后)；最大负荷剂量 400mg。脂质体两性霉素 B：3～5mg/(kg·d)，IV。 卡泊芬净：负荷量 70mg/m^2，IV；维持量 50mg/(m^2·d)，IV(负荷量后)；最大负荷剂量 70mg。 伏立康唑：负荷量 6mg/kg，每 12 小时，IV×2 次；4mg/kg，每 12 小时，IV
厌氧菌		克林霉素：10mg/kg，每 6～8 小时 IV/IM，最大剂量 2800mg/d；灭滴灵：7.5mg/kg，每 6 小时 IV/PO，最大剂量为 4g/24h
病毒	呼吸道合胞病毒	利巴韦林：气雾剂 6g(小颗粒气雾发生器 SPAG-2)，每天使用超过 12～18h，持续 3～7d(将 6g 加在 300mL 无防腐剂的消毒水里)[c]
	流感病毒 A	金刚烷胺： • 年龄 1～9 岁：5mg/kg，PO，1 次/d，最大剂量 150mg/d； • 年龄>9 岁：(<40kg)5mg/kg，PO，1 次/d，最大剂量 200mg/d； • 体重>40kg：200mg，1 次/d 金刚烷乙胺： • 年龄 1～9 岁：5mg/kg，PO，1 次/d，最大剂量为 150mg/d； • 年龄>10 岁：(<40kg)，5mg/kg，PO，1 次/d，最大剂量为 150mg/d； • 体重>40kg：100mg，PO，2 次/d
	流感病毒 A 和 B	扎那米韦(年龄>7 岁和成年人)： • 第 1 天：2 次剂量(5mg/吸)至少间隔 2～12d。 • 第 2～5 天：2 吸(5mg/吸)，每 12 小时 1 次，持续 4d；症状发作的头 2d 里开始使用 奥司他韦： • 体重<15kg：30mg，PO，2 次/d。 • 体重>15～23kg：45mg，PO，2 次/d。 • 体重>23～40kg：60mg，PO，2 次/d。 • 体重>40kg：75mg，PO，2 次/d。 • 年龄>12 岁～成年人：75mg，PO，2 次/d，持续 5d
	副流感病毒	病毒唑早期使用可能有效(治疗剂量同 RSV)
	CMV 肺炎	更昔洛韦[b]：5mg/kg，每 12 小时 IV 1 次； 或膦甲酸钠[b] 90mg/kg，每 12 小时 IV 1 次和免疫球蛋白 0.5g/kg，1 次/d，IV
	卡氏肺囊虫病	甲氧苄啶-磺胺甲噁唑：甲氧苄啶成分 5mg/kg，每 6～8 小时 IV 1 次

注：IV 指静脉注射；IM 指肌肉注射；PO 指口服；CMV 指巨细胞病毒。[a] 上述推荐仅作为常规指南。特殊抗生素选择必须个体化，结合考虑临床情况(肾功能、肝功能)、患儿年龄、免疫状况、当地微生物的毒力、敏感性和耐药模式。抗生素的剂量、间隔时间和频率应与儿科医师、儿科感染病专家讨论决定。[b] 根据肾功能衰竭情况调整。[c] 预留给切断的情况下。

(四)发热伴有中性粒细胞缺乏状况的并发症

1. 菌血症

多达40%的发热伴有中性粒细胞缺乏患儿被记载患过菌血症。导管相关性感染是引起菌血症的最常见原因。在美国，最常见的感染菌是凝固酶阴性的葡萄球菌、金黄色葡萄球菌和肠球菌。急性髓系白血病患儿有感染草绿色链球菌的高度风险，由G^-菌引起感染的概率则明显增加。

2. 下呼吸道感染

案例分析

患儿，男，11岁，外周造血干细胞移植后12d，由于呼吸窘迫和缺氧从骨髓移植病房转送到ICU，在氧浓度FiO_2 50%下，其SpO_2为89%，胸部CT扫描显示弥漫性实变。血常规示：WBC为0.2×10^9/L。

评估

—该患儿的生理状况如何？

—最可能的诊断是什么？

干预

—最优先的治疗策略是什么？

重新评估

—当前的治疗措施有效吗？

—这是一位需要无创机械通气的患儿吗？你现在要给他插管吗？

有效沟通

—当患儿的临床症状发生改变时，谁需要这些信息？你将如何转达这些信息？

—护理和管理该患儿最好的地方是哪里？

团队合作

—你将如何执行治疗措施？

—谁做？什么时候做？做什么？

由最初疾病和(或)药物治疗毒性导致的免疫缺陷，使癌症患儿易感于较广泛的感染性和非感染性问题，并可快速地进展为呼吸衰竭。对于在临床症状和影像学上显示迅速恶化的患儿，要尽早开始使用广谱抗生素、抗真菌药物以及抗病毒治疗。高分辨率CT能确定肺病理变化，可应用于所有有呼吸道症状的患儿，而不考虑使用X线检查。早期开展支气管镜检查同步联合支气管肺泡灌洗液灌洗或肺活检有助于查找疾病的原因。这可以帮助医师区分感染和非感染的病因(弥漫性肺泡出血)，尤其是那些经历过骨髓和造血干细胞移植的患儿。

社区获得性病毒感染(如流感病毒、RSV和副流感病毒)可对肿瘤患儿造成很严重的后果，对移植患儿则更加。利巴韦林、帕利珠单抗和RSV免疫球蛋白可能对感染RSV的患儿有效。感染流感病毒的患儿早期使用抗病毒药有效(如金刚烷胺、金刚烷乙胺、扎那米韦及奥司他韦)。目前，对副流感病毒性肺炎无有效治疗方法。骨髓移植患儿患CMV肺炎后的死亡率是很高的。推荐的 CMV 肺炎首选治疗方案是更昔洛韦联合免疫球蛋白静脉注射。对于免疫功能不全的患儿来说，出现呼吸道症状、缺氧和胸片显示弥漫性片状浸润时，应考虑区别小儿患卡氏肺囊虫肺炎还是 CMV 肺炎。对卡氏肺囊虫肺炎的治疗应选择静脉内注射甲氧苄啶-磺胺甲噁唑(对过敏的患儿，选择喷他脒)。对于中度和重度的卡氏肺囊虫肺炎患儿[在大气吸入下，PaO_2＜70mmHg(9.3kPa)]，应在抗生素治疗后 72h 内开始使用皮质类固醇[甲泼尼龙 1～2mg/(kg・d)，IV，分 4 次，q6h 使用]。

肿瘤患儿若出现呼吸衰竭，则应迅速给予无创正压通气(BiPAP)或插管机械通气。最新资料支持急性呼吸衰竭的干细胞移植患儿在开始机械通气的 6h 内使用高频振荡通气。这些资料显示，在急性肺损伤过程中，早期应用肺保护措施有可能改善患儿的临床结果。

3. 中性粒细胞缺乏合并小肠结肠炎

小肠结肠炎是对结肠和盲肠黏膜壁造成影响的炎性坏死的过程，发病机制不清楚，但有可能与多种因素有关，包括中性粒细胞缺乏、黏膜炎、直接的化疗细胞毒的影响。在一些病例中，小肠壁上的肿瘤性赘生物造成黏膜功能失调，导致微生物侵入、过度生长、出血和坏死。典型的中性粒细胞缺乏合并结肠炎与急性阑尾炎相似。大多数患儿出现发烧、腹痛、水泻或血便、恶心和呕吐的症状。选择 CT 扫描用作诊断方法，在肠壁厚度的显示上更为准确。超声检查也可作为床旁的诊断工具，尤其对病情危重的患儿，可作为跟踪工具评估肠壁病变进展情况。败血症和肠穿孔是最常见的相关并发症，早期诊断有助于预后。该病的治疗方法有保守治疗和手术干预。保守治疗包括胃肠减压、血小板和红细胞的输注、胃肠外营养和广谱抗生素的使用[覆盖抗厌氧菌(甲硝唑)、抗 G^- 菌和抗真菌药]。而手术干预则适用于：使用足够的药物治疗但临床症状仍恶化的、有脓肿形成、持续腹腔出血或肠穿孔的患儿。

4. 侵袭性真菌感染

大概有 15%～45%的持续发热伴中性粒细胞缺乏患儿可能有侵袭性真菌感染。长时间发热伴中性粒细胞缺乏的反复发作、免疫抑制剂的应用和长期类固醇激素的使用，使肿瘤患儿处于侵袭性真菌感染的高度危险中。最常见的真菌感染有白色念珠菌、非白色念珠菌种、烟曲霉菌感染。大扶康耐药增加了非白色念珠菌种的感染。若发热伴中性粒细胞缺乏患儿伴持续发热超过 3～5d，则应经验性使用抗真菌药。两性霉素 B 是经验性使用抗真菌药的选择。目前，有研究已证明用卡泊芬净和两性霉素 B 联合抗真菌疗法完成后，紧接着用伏立康唑维持是一种安全的疗法。

对发热伴中性粒细胞缺乏患儿感染并发症的控制要采取积极的多学科联合方法。急诊科医师、护理人员、呼吸治疗师、住院医师、重症监护医师应儿科肿瘤和感染病医护团队一起为这些患儿制订最好的管理方案。

三、肿瘤患儿合并休克

案例分析

患儿，男，5 岁，确诊为急性淋巴细胞白血病，从指定医院送到了 PICU。24h 前，他出现了发烧、粒细胞缺少和血小板缺少的状况。采用头孢曲松钠抗感染和对乙酰氨基酚退热治疗后，出现了少尿、心动过速和低体温的状况。转运前，给他输注了500mL生理盐水。送入PICU后，发现该患儿处于昏睡、体温35.5℃(95.9℉)、低血压(70/30mmHg)和心动过速(175次/min)的状态。

评估

—该患儿的生理状况如何?

—最可能的诊断是什么?

干预

—最优先的治疗策略是什么?

重新评估

—当前的治疗措施有效吗?

—该患儿需要额外补液吗?

—你考虑使用血管加压素吗?

—该患儿有气管插管的指征吗?

有效沟通

—当患儿的临床症状发生改变时，谁需要这些信息?你将如何转达这些信息?

—护理和管理该患儿最好的的地方是哪里?

团队合作

—你将如何执行治疗措施?

—谁做?什么时候做?做什么?

(一)危险因素

休克和呼吸衰竭是患儿入住PICU的最常见原因。尽管肿瘤患儿感染性休克的临床表现可能与非肿瘤患儿相似(见第六章)，但肿瘤患儿急危症给医务工作者带来了额外的挑战。这些患儿往往伴有发热、中性粒细胞缺乏、感染性休克和不同程度的事先存在的终末器官功能紊乱。

(二)治　疗

对感染性休克常规的诊断和处理的原则见第六章。感染性休克治疗的最终目标是在1h内恢复和维持最佳的器官血液灌注，尽可能地使患儿的临床转归向积极的方面发展。具体的包括：积极的液体支持(尽可能在第1小时内的补液体量达到或大于60mL/kg)；广谱抗生素覆盖应包含抗G^+菌、抗G^-菌、抗真菌、抗病毒药物(取决于临床表现)；早期使用血管加压药、强心药支持和正压通气。对肾功能不全且液体

> **!**
>
> 正性肌力和血管加压药在败血症中的应用：
>
> ■ 去甲肾上腺素：0.05～2μg/(kg·min)，暖休克。
>
> ■ 肾上腺素：0.05～2μg/(kg·min)，冷休克。
>
> ■ 氢化可的松：2mg/kg×1或50mg/(m^2·d)(负荷剂量)。
>
> **!**

过量的患儿，应早期实行肾脏替换疗法。医务工作者应留意那些出现休克症状但用传统复苏的方法不能复苏的患儿，这些患儿的休克状况可能与药物治疗（蒽环类药物、大剂量环磷酰胺、5-氟尿嘧啶）或放疗引起扩张性心肌病有关（扩张性心肌病的第二类原因）。

对血管加压素抵抗的休克、暴发性紫癜、怀疑或已证实有肾上腺皮质功能缺陷的患儿，要使用皮质类固醇。推荐首次氢化可的松剂量为 1～2mg/（kg·d），作为负荷量治疗，以 50mg/（m^2·d）滴注速度来逆转休克。对液体复苏失败的患儿，在早期转入 PICU 时，应用正性肌力和血管加压药进行有创心肺监护。

对这些患儿的照顾需非常小心，以免出现终末器官衰竭。因为他们与非癌症患儿相比，死亡风险很大，主要归因于复杂的疾病自然过程和免疫缺陷状况。

（三）预　后

尽管感染性休克的癌症患儿的成活率要比非癌症患儿低，但最新资料仍支持用积极的方法来护理这些患儿。

四、肿瘤患儿合并液体和电解质紊乱

水和电解质紊乱（见第八章）在肿瘤患儿是非常常见的并发症。这种紊乱通常是受原发肾脏和（或）尿道肿瘤的影响，再者是化疗对肾脏的毒性作用。

案例分析

患儿，女，12岁，平时体健，现因发热、呼吸急促、少尿、瘀点、全身性水肿被送到了急诊室。首次全血细胞计数示：白细胞计数 250×10^9/L，血小板计数 32×10^9/L，血红蛋白水平 7.2g/dL，乳酸脱氢酶水平 3000U/L，尿酸 12mg/dL，钾 6.2mmol/L，磷 9mg/dL（2.9mmol/L），钙 6mg/dL（1.5mmol/L）。

评估

—该患儿的诊断是什么？

—她的危险因素是什么？

干预

—最优先考虑的治疗策略是什么？

—你考虑实施换血疗法吗？

—你要治疗她的低钙血症吗？

重新评估

—当前的治疗措施有效吗？

—该患儿需要额外补液吗？

—需要补充什么类型的液体呢？

—需要输血治疗吗？

—需要输血小板吗？

有效沟通

—你现在需要联系肾脏专科医师吗？

—护理和管理该患儿最好的地方是哪里？

团队合作

—谁做？什么时候做？做什么？

(一)肿瘤细胞溶解综合征

肿瘤细胞溶解综合征(Tumor cell lysis syndrome，TLS)是威胁生命的一种并发症，由大量细胞溶解和细胞内代谢产物的释放所引起，包括核酸、蛋白质、磷和钾。大多数患儿在首次化疗后大概12～72h发生。但也有可能在使用类固醇、激素或放疗后自发出现。

1. 诊断

肿瘤细胞溶解大多数频繁地发生在肿瘤负荷很大的患儿中(何杰金淋巴瘤、淋巴母细胞性淋巴瘤、白血病)或发生在肿瘤广泛播散、迅速增殖和对化疗高度敏感的病例中。两种TLS定义如下。

a. 实验室肿瘤细胞溶解综合征(最常见)

实验室肿瘤细胞溶解综合征(最常见)是指在癌症治疗前3d或治疗后7d内，符合下列标准任何两项的情况。①尿酸：比正常参考值增加25%或数值≥8mg/dL(>475.8μmol/L)；②钾：比正常参考值增加25%或数值≥6mEq/L(>6mmol/L)；③磷：比正常参考值增加25%或数值≥6.5mg/dL(>2.10mmol/L)；④钙：比正常参考值下降25%或数值≤7mg/dL(<1.75mmol/L)。

b. 临床肿瘤细胞溶解综合征

临床肿瘤细胞溶解综合征是指出现上述实验室检查的数值且至少符合以下临床表现中的任何一项的情况。①肾功能衰竭(估计肾小球滤过率≤60mL/min)；②心律失常；③痫性发作。

2. 症状

在TLS患儿中，最常见的症状包括厌食、乏力、虚弱、呕吐、打嗝、感觉异常、手足搐搦、手足痉挛、少尿、无尿、嗜睡、脑病、痫性发作、威胁生命的心律失常(心电图示：T波高尖改变)、晕厥、休克。如果不正确处理，可能导致死亡。

3. 病理生理

细胞分解释放后，高细胞数降低，化疗所致的血浆中尿酸、尿素氮、磷和钾水平急剧性上升，使肾的自我平衡功能达到饱和。肾小球滤过率下降，并进展为肾功能衰竭，最终导致钙、磷在肾毛细血管沉积，及尿酸在肾小管内结晶。

4. 治疗

TLS治疗的关键是对首发症状行早期诊断，快速认识到危险因素，并立即开始预防治疗。对TLS治疗的总结见表17-2。重要的治疗措施如下。

表 17-2 肿瘤细胞溶解综合征的治疗

序 号	具体措施
1	将 5%葡萄糖溶液加入生理盐水中，至少维持 2 次，持续监测尿量的排出
2	控制尿酸： —拉布立酶：0.2mg/(kg·d)，1 次/d，30min 内静脉输入，可以重复 3～5d。禁用于葡萄糖-6-磷酸脱氢酶缺乏和高铁血红蛋白血症者； 或 —别嘌呤醇：100mg/m²，在开始化疗前 24～48h 口服
3	保持尿比重低于 1.010 和尿排出量至少在 3mL/(kg·h)
4	限制钾和磷的摄入。对高钾血症患儿进行心肺监护，并密切监测血钾水平
5	对有缺钙症状的患儿使用钙替代疗法
6	对于难治性高钾血症患儿和肾功能急剧下降的患儿，应早期考虑肾透析疗法

a. 监测

对于 TLS 患儿，或有发展为 TLS 风险的患儿，必须监测与高钾血症相关的心电图改变[延长的 PR 间期、低平的 P 波、宽大的 QRS 波、高耸的 T 波和(或)低血钙症(QT 间期延长)]。钠、钾、磷、钙、镁、肌酸酐、尿素氮、乳酸脱氢酶和尿酸水平在第 1 个 24h 内必须每隔 6 小时监测 1 次；接下去 3d 内，每隔 12 小时监测 1 次，以后每天监测 1 次。

b. 水化

静脉水化必须至少在肿瘤开始治疗 48h 前应用。输注速度应至少为正常维持输液速度的两倍。尿量应持续监测并保持在 3mL/(kg·h)。应用呋塞米和甘露醇以维持尿液的排出，但这种用法不应用于血容量不足的患儿。

c. 碱化尿液

碱化尿液不再被推荐使用。虽然该方法能增加尿酸的溶解度，但并不增加在治疗别嘌呤醇期间和治疗后的黄嘌呤和次黄嘌呤的溶解度，可能导致黄嘌呤阻塞性尿路病。碱化尿液可以改善钙、磷沉淀所致的 TLS 的加剧。

d. 高钾血症和高磷血症

对高钾血症和高磷血症患儿，必须实施限制钾和磷的替代治疗。

e. 尿酸的控制

对于用别嘌呤醇治疗的低危患儿和用拉布立酶(重组尿酸氧化酶)治疗的高危患儿，尿酸可得到控制。别嘌呤醇剂量为 $100mg/m^2$，口服，2 次/d，与水化同时进行。拉布立酶单独剂量为 0.2mg/kg，IV 给药，滴注时间大于 30min，1 次/d。首次剂量必须在开始肿瘤治疗前至少 4d 执行，如果需要，可以持续 3～5d。不推荐两者同时使用。禁止将拉布立酶应用于葡萄糖-6-磷酸脱氢酶缺乏的患儿和高铁血红蛋白血症的患儿。拉布立酶是在高危患儿预防和临床治疗 TLS 时的一种选择性用药。

f. 严重电解质紊乱的管理

对于高钾血症或伴有心电图显示高钾血症征象的患儿，需应用胰岛素、葡萄糖、碳酸氢盐和钙剂治疗(见第八章)。给脱水患儿应用利尿剂时要小心。聚磺苯乙烯的给药剂量为 1g/kg，口服，在急性高钾血症治疗中可获得短暂的效果，亦可阻止钾反弹。有高磷血症的患儿需用磷酸盐结合剂口服治疗，像盐酸司维拉姆、碳酸氢钙、醋酸钙或氢氧化铝。

50mg/kg 单剂葡萄糖酸钙替代疗法不仅适用于 TLS 伴有神经肌肉失衡患儿，还适用于低钙血症患儿(症状包括头晕、痫性发作、心律失常、佛氏征和特鲁索征阳性)。对以下患儿应开始肾替代疗法(血液透析、连续性静脉-静脉血液滤过)：难治性高钾血症、严重的代谢性酸中毒、对利尿剂无反应的血容量过多、尿毒症患儿(包括心包炎和脑病或肾功能快速下降)。

五、肿瘤患儿合并神经系统急症

(一)高白细胞血症

1. 定义

高白细胞血症的外周血白细胞计数≥100×10^9/L。

2. 危险因素

高白细胞血症发生在急性粒细胞白血病(Acute myeloid leukemia，AML)、急性淋巴细胞白血病、慢性髓细胞白血病和骨髓增生性疾病的患儿中。由于白细胞淤滞(白细胞淤积在毛细血管中)，高白细胞血症患儿中枢神经系统和肺部并发症的风险增加了。由于单核幼稚细胞更易黏附于血管壁，所以 AML 患儿的风险更大。高白细胞血症患儿有发生 TLS、脑卒中、肺阻塞的风险。

3. 临床发现

临床上，显著的高白细胞血症是 AML 外周血白细胞计数≥200×10^9/L，ALL 和慢性髓细胞白血病血细胞计数>300×10^9/L。大多数患儿无症状出现，但有些出现隐约的 CNS 症状，像头痛、耳鸣、头晕和复视，有时症状更易发生戏剧性变化，包括典型脑卒中症状(神志改变、凝视、痫性发作和颅内压增高)和肺部症状(包括呼吸急促、呼吸困难、缺氧和酸中毒)。

高白细胞血症患儿常发展至消耗性凝血功能障碍。其发病机制很可能是通过激活外源性途径来实现的。对血小板计数、PT、PTT 和纤维蛋白水平，必须频繁监测。CT 和(或)MRI 不论是否增强，在评估脑脑卒中的强度和性质上都是有用的。

4. 治疗

高白细胞血症的治疗目标是预防 TLS，通过水化、白细胞除去法和血液置换的个性化肿瘤管理方案，能减轻肿瘤负荷。针对脑卒中和肺阻塞疾病进行支持治疗。治疗潜在的恶性肿瘤可预防脑卒中的发生和降低进一步的肺部损害。血小板计数需维持在 50×10^9/L。对凝血功能紊乱，应立即予以纠正，因为凝血功能紊乱有增高血液黏滞性的风险。对于无症状的贫血，则不主张输注袋装红细胞。

(二)脊髓压迫

案例分析

患儿,男,15 岁,篮球爱好者,由于进行性背痛并向右下肢放射 1 个月被送到了急诊室,开始用布洛芬缓解症状。现患儿诉右下肢感觉虚弱和异常。体格检查提示背部叩诊有压痛,右下肢张力减低和反射减退。直肠检查示肛门括约肌松弛。

评估

—最有可能的诊断是什么?

干预

—诊断方法是什么?

—开始应用哪种药物治疗?

—你应该联系脑外科吗?

重新评估

—当前的治疗措施有效吗?

有效沟通

—如患儿继续发生神经病学上的退化,谁必须知道其病情?

—护理和管理该患儿最好的地方是哪里?

团队合作

—你将如何实施治疗措施?

—谁做? 什么时候做? 做什么?

1. 病理生理

肿瘤患儿脊髓压迫最常见的症状是转移性肿瘤传播扩散所致的结果(占 85%),而不是原发疾病所引起的。侵犯脊髓的最常见的转移性肿瘤是肉瘤(尤文氏肉瘤、骨肉瘤)、神经母细胞瘤、淋巴瘤、生殖细胞肿瘤和中枢神经赘生物肿瘤。肿瘤通过局部扩散或血行传播,经椎间隙小孔从邻近组织到硬脑膜。大多数肿瘤最初位于尾骶部和邻近的脊髓组织。脊髓和脊椎神经丛被肿瘤逐渐包围并进行性压缩,导致血管神经源性水肿、出血和局部缺血。

2. 症状

疼痛(包括局部和神经根型)是 80% 脊髓压迫儿童的最常见症状。疼痛点经常是不明显的,并且是一个渐进的过程(数周或数月)。当患儿斜靠和处于直立位时,与脊髓脑膜压迫相关的疼痛会加剧。一旦脊髓中枢(相当于人体发动机)变得虚弱和感觉障碍时,疾病的发展过程就会加快。自律功能失调(大小便失禁)是脑膜受压迫的迟发的一种不良征兆。第十胸椎神经根以上的功能障碍表现为反射亢进,巴宾斯基征阳性。第十胸椎神经根以下压迫椎体和马尾神经的功能障碍是出现反射减弱。

3. 诊断

对怀疑有脊髓侵犯的患儿,行 MRI 检查可增强整个脊椎的显影。故 MRI 是被推荐的一种诊断模式。全脑和全脊髓(特别注意 T_1 和 T_2)MRI 可显示脑膜浸润、脑实质内播散和神经根的压迫。传统的 X 线摄片只会导致骨骼损坏,但不能提供脊髓结构信息。除软脑膜疾病外,对脊椎肿瘤一般不做腰穿。

4. 治疗

对于确诊脊髓压迫的肿瘤患儿来说,早期诊断和治疗是非常重要的。一旦确诊,应首剂执行大剂量类固醇激素(地塞米松:1～2mg/kg),然后用小剂量 0.25～0.5mg/kg,静脉滴注,每隔滴液 6 小时 1 次,予以维持。后角减压的椎板切除术、放疗、化疗应按指示开始,但非肿瘤性疾病(结核、脊髓灰质炎)必须除外。另外,非常有必要将患儿迅速地转入儿童医院,请神经外科和肿瘤科医师进行评估。预后与诊断时神经功能不良相关症状的持续时间及严重性有关。约 66%的患儿在治疗后可恢复一些感觉功能。

> !
>
> 脊髓压迫的诊断和治疗:
> - 用钆增强的急诊 MRI。
> - 地塞米松首剂 1～2mg/kg,IV,然后予以 0.25～0.5mg/kg 的剂量,静脉滴注,每隔 6 小时滴液 1 次。
> - 急诊行后角减压的椎板切除术。
> - 放疗和化疗。
>
> !

六、血液学:凝血和输血

案例分析

患儿,女,确诊为急性淋巴细胞性白血病,正在接受化疗。她在门诊接受每隔 3～4 周的定期红细胞输注。这次输血后的 30min,她出现了寒战、发热、低血压、肉眼血尿和广泛的黏膜出血。她最初的实验结果显示:白细胞计数 32000×10^9/L(中性粒细胞 68%,带状中性粒细胞 20%,淋巴细胞 12%);血红蛋白水平 4.5g/dL;血小板计数 54000×10^9/L;凝血酶原时间 38s;部分凝血活酶时间 58s;纤维蛋白原水平 50mg/dL(1.47μmol/L)和 D-二聚体大于水平 10000ng/mL(正常 0～230ng/mL)。

评估

—最有可能的诊断是什么?

干预

—首先的治疗策略是什么?

—诊断结果提示什么?

—该情况是由输血引起的吗?

重新评估

—目前的治疗策略有效吗?

有效沟通

—若患儿的临床状态改变了,谁需要这些信息,怎么传播这些信息?

—应该将患儿转入重症监护室吗?

团队合作

—怎么执行治疗策略？

—由谁来执行？执行什么？什么时候执行？

在这个特定的个案中，必须立即停止输血，建立重症监护，输注新鲜冰冻血浆（FFP）和浓缩红细胞来替代耗尽的凝血因子和红细胞，给予经验性抗生素来治疗可能与输血相关的细菌感染。

> **!**
>
> 血液制品输注有助于提高红细胞的携氧能力，增加血管内容量，改善机体凝血和出血功能。

止血作用是通过促凝和抗凝因子之间的微妙平衡来保持的。凝血蛋白严重缺乏可导致出血或凝血。在临床上，红细胞、血小板或凝血因子水平显著下降，需要治疗和干预。输注血液制品可以提高携氧能力，扩大血管容积，促进凝血和止血。浓缩红细胞是最常见的输注血液成分，其次是血小板和新鲜冰冻血浆。

（一）凝血病

弥散性血管内凝血（Disseminated intravascular coagulation，DIC）是由恶性肿瘤、感染、血管内溶血所引起的，可导致溶血性贫血、血小板及凝血因子消耗引起的微血管病变。DIC 可以导致危及生命的出血、大血管血栓形成及肢体或手指脚趾的坏疽等。儿童 DIC 的主要原因是感染（如脑膜炎）、恶性肿瘤、大规模组织损伤和免疫反应。治疗的重点是治疗基础疾病，通过输注新鲜冰冻血浆、冷沉淀、浓缩红细胞或者血小板替代凝血因子和血细胞成分的缺乏，从而缓解出血症状。

DIC 是一种血栓形成紊乱疾病，可能导致血栓或出血，DIC 有两个主要临床表现：凝血酶形成和出血。患儿常出现继发于微血管纤维蛋白形成或异常出血的终末器官功能障碍的症状和体征，临床表现的类型与基础疾病有关。

> **!**
>
> DIC 的诊断和处理：
>
> - 处理原发疾病。
> - 必需因子的替代治疗。

微血栓可以导致暴发性紫癜、皮肤坏死、器官功能衰竭或坏疽。微血管血栓形成会造成血小板和凝血因子的显著降低，这些因子水平的消耗将引起暴发性紫癜、黏膜出血、点状皮下出血、中央和外周血管出血以及颅内出血的可能。

DIC 的确诊不是通过简单的测试做出来的。当有适当的实验室证据以及出现临床表现时，可以诊断 DIC。DIC 的常见实验室检查结果包括 PT 和 APTT 延长，纤维蛋白原降低，D-二聚体水平升高，血小板计数减少，V 和Ⅷ因子浓度下降，及在外周血涂片中发现红细胞碎片。这些异常结果的出现是因为大量血栓形成，引起血小板、凝血因子消耗和纤维蛋白溶解。

> **!**
>
> 获得性凝血病的鉴别诊断：
>
> - 维生素 K 缺乏症；
> - 肝脏疾病；
> - 肾脏疾病；
> - 药物导致的凝血功能障碍。

DIC 最有效的治疗开始于对原发疾病的治疗，从而能消除血管内凝血的催化剂。在开展原发疾病的治疗之前，替代治疗是很重要的。在大多数的重症监护环境下，原发疾病的治疗和替代治疗可以同时进行。替代治疗应该从输注血小板和新鲜冰冻血浆开始，输注冷沉淀可以替代纤维蛋白原。另外，通过进一步的实验室检查，能了解凝血成分是否得到改善。

(二)血液制品

在危重情况下，给恶性肿瘤初诊患儿输注血液制品往往是必不可少的治疗措施。然而，输注血液制品并非没有风险，这些并发症可以由感染性和非感染性因素所引起。在过去的20年中，在血液制品的筛选上已经有了显著的进步，从而使感染的发生率降低。但是，并发症可能仍将继续存在，医师必须仔细权衡。因此，患儿只有在出现临床指征时方可进行输血治疗，在输注血液制品之前应该获得有其家属的知情同意。

为了降低错误发生的概率，必须在所有已经抽取用来分型与交叉配型的血液制品上清楚地标明患儿的身份信息。在输注血液制品前，必须检查患儿的身份带，核实血型。错误的血液制品管理可能导致严重的后果，包括患儿死亡。

人类免疫缺陷病毒1型和2型，乙型肝炎病毒和丙型肝炎病毒，人类T淋巴细胞病毒Ⅰ型和Ⅱ型的核酸筛查，几乎已经消除了这些传染病的输血传播。但是，细菌感染仍然会发生，在输注血小板时，细菌感染的发生率高达1/2000；输浓缩红细胞时，发生率较小。尽管临床上改进了筛查方法，但风险并没有完全被根除。通过输血传播的病原体有巨细胞病毒、巴尔通体、伯氏菌属、布氏杆菌、利什曼原虫、细小病毒、疟原虫、立克次体、弓形虫种、朊病毒及某些锥体虫属等。

1. 红细胞

在危重情况下，经常会出现贫血。但应当在患儿出现临床体征和症状时，方才考虑输注红细胞(见表17-3)。急性血液的丢失可能危害心血管系统，健康年轻人可以承受的失血量是全身血量的30%，除非实施快速干预，否则患儿若失去全身血量的50%将导致心力衰竭和死亡。

表17-3 贫血的临床体征和症状

项目	临床体征和症状
一般情况	急性失血所致的低血容量性休克患儿可以出现意识模糊和反应减弱的症状；慢性失血所致的贫血患儿有运动耐力下降、头痛、易怒和食欲不振的症状
皮肤颜色	黏膜和甲床由正常的粉色变得苍白，有斑点，皮肤湿冷，以及毛细血管再充盈时间延长；长期缺铁会导致指甲软化，呈匙状
呼吸急促	喘息和缺氧是婴幼儿贫血的重要标志；健康的青少年可以耐受中等程度的贫血，只在运动时才出现呼吸困难
心动过速	低血容量性休克患儿脉搏细速；长期贫血患儿听诊时可闻及血流杂音

缓慢失血或慢性贫血患儿通常代偿较好，这些患儿可能未出现任何症状，故不会立即就医，但如果其他方面的不良因素增多，那么患儿可能很快处于失代偿状态。这些患儿常有贫血的临床症状和体征，包括头痛、疲劳、呼吸困难、易怒、厌食症和心动过速。

贫血的病因应该明确，这样可以避免额外的输血。很多疾病可能出现贫血，比如活动性出血、慢性炎症、骨髓肿瘤浸润、骨髓衰竭、营养不良、化疗和放疗。对血红蛋白水平低于7g/dL者，应该考虑输注浓缩红细胞。然而，输血与否取决于患儿的临床指标和机体状况，而不是仅仅通过实验室的检查来决定。对于浓缩红细胞输注量小于 1U 的小儿科患儿，应根据体重来决定输血量。一般情况下，输注 10mL/kg 的浓缩红细胞大约增加 1.5g/dL 的血红蛋白。

对于计划接受外科手术或放射治疗严重贫血的患儿，应给予预防性输血。对于这类患儿，应注意不要快速输血，这可能引起充血性心力衰竭，分次输血则显得更为合理。对于血红蛋白水平低于 5g/dL 的患儿，考虑输注浓缩红细胞。如果存在心血管不稳定的证据，则输血量控制在 1mL×血红蛋白值(g/kg)。一单位的浓缩红细胞有 225～350mL，具体取决于血库，有 55%～80%的血细胞比容。为了恢复红细胞携氧能力和红细胞数量，可以选择浓缩红细胞。对浓缩红细胞必须进行 ABO 和 Rh(D)血型配型，以防止严重输血反应。交叉配型对于防止不相容的次要血型抗原的输血是必需的。O 型血液制品应只用于危及生命的紧急情况。

> **!**
>
> 贫血可以由许多病因引起，例如活动性出血，慢性炎症，肿瘤侵犯骨髓，骨髓功能衰竭，营养障碍，化疗和放疗。
>
> **!**

使用白细胞过滤器已经成为许多医疗单位的标准做法。去白浓缩红细胞降低了发热反应和其他细胞因子诱导的不良事件的发生率。过滤器去除了的引起发热 99.9%的白细胞，此外，洗涤浓缩红细胞有效去除无用的细胞，同时仍保持约 85%的红细胞数量。辐照血液的使用是癌症中心的标准做法，但其通常保留给可能接受骨髓移植的患儿。红细胞输注的适应证见表 17-4。

表 17-4　红细胞输注的适应证

不同小儿类型	适应证
4 月龄以下的婴儿	• 小于 24h 的新生儿血红蛋白水平＜13g/dL； • 血红蛋白水平＜13g/dL，存在严重的肺部疾病，青紫型先天性心脏病或心力衰竭； • 急性失血至少达总血量的 10%； • 静脉放血至少达总血量的 10%； • 血红蛋白水平＜9g/dL，有贫血临床表现的婴儿
4 月龄及 4 月龄以上的儿童	• 有症状的贫血； • 血红蛋白水平＜7g/dL； • 血红蛋白水平＜8g/dL 的接受手术或侵入性操作的患儿； • 术中失血量为总血量的 10%～15%或更多，术后血红蛋白水平低于 8g/dL，并有贫血的体征或症状； • 血红蛋白水平＜9g/dL 且有贫血症状的患儿； • 血红蛋白水平＜10g/dL 且接受放射治疗的患儿； • 对晶体液或胶体液输注无反应的低血容量性急性失血

在非洲、印度、亚洲和地中海的人群中，珠蛋白结构的遗传缺陷的发病率很高。镰状细胞性贫血的纯合子型是一种衰竭性疾病。在疾病的早期，这些患儿出现严重的溶血性贫血和血管阻塞性疾病。镰状细胞贫血患儿因脓毒血症或中枢神经系统的血栓形成引起死亡风险不断增加；以及血红蛋白病(如镰状细胞病)在骨髓、脾脏和肾髓质组织发生血管梗死的风险亦会有所增加。这些患儿常有反复发作的疼痛危象。

浓缩红细胞的高灌注治疗和维持血红蛋白水平＞10g/dL 可以减少镰状红细胞的产生，这将显著降低发病率以及其他危及生命事件的风险和疼痛危象的频率。镰状细胞病患儿有很高的发生脑卒中和高黏滞血症的风险，因此其血红蛋白水平不应该＞12g/dL。

高灌注治疗有效将把镰状红细胞的产生降到最低。因为输血有潜在风险，故只对情况严重的患儿进行预防输血。如果患儿有中枢神经系统血栓史或经颅多普勒检查发现大脑中动脉或颈内动脉血流速度＞200cm/s，则建议进行预防输血。

对于镰状细胞病患儿，换血疗法也有效地减少了镰状细胞数量。这种治疗方法对反复发生脑卒中的患儿是有效的，因为没有增加血细胞比容和血液黏滞度。换血疗法也适用于高白细胞血症及高胆红素血症。

儿科肿瘤患儿在诊断肿瘤时常并发贫血，此外，患儿在接受化疗时，贫血非常明显，可常规输注浓缩红细胞予以治疗。如果血红蛋白水平低于 7g/dL，就需要进行输血。在接受放射治疗时，患儿血红蛋白水平应维持在 10g/dL 以上。所有血液肿瘤患儿应接受辐照血液制品，以预防输血相关的移植物抗宿主病。

浓缩红细胞的用量取决于所需达到的血红蛋白和血细胞比容水平、红细胞破坏的速度以及是否有血液丢失。严重贫血患儿如果没有持续失血，那么接受 10～15mL/kg 浓缩红细胞治疗将提高血红蛋白水平 2.5～3.0g/dL，增加血细胞比容 10%。

2. 血小板

血小板在止血和凝血过程中发挥着非常重要的作用。足够数量的有功能的血小板是止血的必需成分。血管损伤后形成的初级止血栓，阻止中小血管的血流。此外，血小板释放血栓素 A_2，以调节血管张力和激活血小板。

一个健康的个体能承受功能正常的血小板计数最低为 10000×10^9/L；当出现发热、感染或急重症时，出血风险更高，此时血小板计数不应低于 30000×10^9/L。

血小板计数减少被称为血小板减少症，其临床症状和体征是非特异性的，但主要是牙龈出血、鼻出血、血尿和瘀点。瘀点最常见于上肢和下肢。血小板减少症的诊断基于血小板计数。

输注血小板是用来阻止出血的，即治疗继发性血小板减少或血小板功能障碍所致的出血。如果是血小板快速遭到破坏，如免疫性血小板减少性紫癜（Immune thrombocytopenic purpura，ITP），没有血小板输注指征；只有在出现危及生命的出血时，才有血小板输注指征。输注血小板对出血和消耗性凝血病患儿是有用的，如弥散性血管内凝血。对于接受化疗或白血病骨髓浸润的患儿，需要经常输注血小板。血小板输注指征见表 17-5。

表 17-5 血小板输注指征

不同小儿类型	输注指征
早产儿或患病的婴儿	• 血小板计数小于 50000×10^9/L； • 血小板计数小于 5100000×10^9/L，伴有血流动力学不稳定
儿童	• 血小板计数小于 10000×10^9/L，有血小板生成障碍的证据； • 急性失血并已确诊为血小板缺陷； • 血小板计数小于 30000×10^9/L，伴有急性出血； • 血小板计数小于 50000×10^9/L，并计划行微创手术； • 血小板计数小于 100×10^9/L，并计划行大手术者

表 17-5 血小板输注指征(续表)

不同小儿类型	输注指征
肿瘤患儿	• 血小板计数小于 10000×10^9/L,无急性出血、血小板生成障碍; • 血小板计数小于 10000×10^9/L,接受诱导化疗的急性淋巴细胞白血病; • 血小板计数小于 20000×10^9/L,接受诱导化疗的急性粒细胞白血病; • 血小板计数小于 30000×10^9/L,合并中枢神经系统肿瘤; • 血小板计数小于 20000×10^9/L,骨髓穿刺前; • 血小板计数大于 100000×10^9/L,创伤高风险; • 血小板计数小于 50000×10^9/L,正在出血,凝血功能正常; • 血小板计数小于 20000×10^9/L,肌肉注射前

在没有活动性的血小板消耗(发热、ITP、脓毒血症、同种免疫、DIC)或封存的情况下,1U/10kg体重输注一个单位的血小板,则血小板计数增加约为 50000×10^9/L。对于难治性患儿,在输血后 1～2h 应该监测血小板计数。

在两次单独的输血后,血小板计数没有提高到期望的水平时,患儿可能出现继发于同种抗体的免疫介导的血小板输注无效。血小板输注无效的非免疫原因也很常见,包括脾功能亢进、发热、感染、DIC 和两性霉素的使用。

对血小板输注无效的患儿,需做血小板交叉配型。如果交叉配型失败,则其他可能的治疗包括去白细胞的人类白细胞抗原配型的血小板,或者大量输注随机供者的血小板,后者将导致抗体浓度达到饱和。

单采血小板是指从单一供者获得,一般血小板含量大于 30000×10^9/L,相当于随机供者血小板的 6～8U,容量一般为 250～300mL。单一供体单采血小板适用于经常输注血小板的患儿或者大量输注血小板的患儿,这样可以减少供体暴露和潜在的风险。

3. 血浆衍生物

a. 新鲜冰冻血浆

有严重凝血功能障碍或者消耗性凝血病的患儿,可能需要血浆衍生物。新鲜冰冻血浆含有丰富的凝血因子,包含了高浓度的纤维蛋白原、凝血因子Ⅷ、血管假性血友病因子和凝血因子Ⅻ。新鲜冰冻血浆常常用于有肝脏疾病不能合成凝血因子的患儿,或者继发于创伤的消耗性凝血病患儿。

新鲜冰冻血浆是从全血中提取的血浆,将全血离心出的血浆在采集 8h 内冷冻,新鲜冰冻血浆可以在－20℃(－4℉)保存一年。输注前需在 37℃(98.6℉)解冻 30～60min。为了尽可能地维持血液制品无菌状态和维持充分的凝血因子,必须在解冻后 8h 内将新鲜冰冻血浆输注完,并且新鲜冰冻血浆 ABO 血型必须与患儿的血型相容。

对于 PT 和 APTT 显著延长的患儿,其凝血因子大约只有正常的 15%～25%,而大量的新鲜冰冻血浆可以使凝血因子水平提高幅度超过 30%。一个单位的新鲜冰冻血浆容量大约为 250mL,可以使凝血因子水平提高 3%。新鲜冰冻血浆的输注指征见表 17-6。

表 17-6 新鲜冰冻血浆的输注指征

序号	输注指征
1	紧急拮抗香豆素的抗凝作用
2	DIC
3	血栓性血小板减少性紫癜
4	APTT 延长大于 60s
5	用维生素 K 后,PT 延长大于 18s
6	肝脏疾病
7	大量血液丢失

注:新鲜冰冻血浆的使用量为 10～20mL/kg,输注的最快速度为 0.5mL/(kg·min)。在无法获得凝血因子的情况下,可以输注新鲜冰冻血浆。而一般情况下,新鲜冰冻血浆不再用于补充凝血因子Ⅷ或者Ⅺ。

b. 冷沉淀

冷沉淀的制备包括了快速冰冻血浆,然后在 4℃(39.2℉)解冻,在残余的沉淀物中每 15 毫升含有150～200mg 的纤维蛋白。冷沉淀也含有凝血因子Ⅷ和Ⅻ、血管假性血友病因子及比浓度高于新鲜冰冻血浆的纤维蛋白。冷沉淀适用于纤维蛋白水平低于 100mg/dL 的患儿,且必须于解冻后 4h 内输完。

冷沉淀的使用量为按每 5～10 千克体重输注 1U 冷沉淀。1U 冷沉淀为 10～15mL,可以提高纤维蛋白水平 5～10mg/dL;输注正确的剂量,纤维蛋白水平预期可以升高 60～100mg/dL。治疗的目标是使纤维蛋白水平高于 100mg/dL。

(三)不良反应

急性溶血反应的主要原因是 ABO 血型不相容,治疗的重点是去除诱因和提供全面支持。

血液制品输注的不良反应发生率大约为 5%。大多数出现轻微的荨麻疹。当出现荨麻疹时,可以暂停输血 30min,使用抗组胺药物;如果症状消退,则可以继续输血。当所有其他的不良反应出现时,必须停止输血。另外,输注的血液制品和患儿的血样必须送到血库做进一步评估。

输血反应的药物治疗详见表 17-7。

表 17-7 输血反应的药物治疗

药物	剂量	指征
苯海拉明	0.5～1mg/kg,IV (最大剂量为 50mg)	荨麻疹
对乙酰氨基酚	10～15mg/kg,PO (最大剂量为 1000mg)	发热和寒战
氢化可的松	1～2mg/kg,IV (最大剂量为 100mg)	严重荨麻疹、出汗、痉挛、面色苍白
肾上腺素(1∶1000)	0.01mL/kg,IM (最大剂量为 0.5mL/次)	休克[a]、支气管痉挛、低血压
呋塞米	1～2mg/kg,IV (婴儿) 0.5～1mg/kg (年长儿和青少年,最大剂量为 40mg)	急性溶血反应,维持尿量>1mL/(kg·h)
氧气	100% 通过面罩	

注:IV 指静脉推注;PO 指口服;IM 指肌肉注射。[a] 休克患儿必须有其他治疗措施,包括补液、建立高级气道保护和给予血管活性药物。

1. 过敏反应

严重的过敏反应可能先出现荨麻疹，然后是喉痉挛、支气管痉挛和血管性水肿。这些患儿需要立即停止输血和使用激素或者肾上腺素。如果过敏反应轻微，则必须严密观察4～6h。对于有严重过敏反应病史的无症状患儿，必须准备高流量氧气，维持开放气道，严密监护心电和开放静脉通路。过敏反应是IgE介导的反应，很少见，但如果没有立即处理，可导致患儿死亡。大多数的类过敏反应（与过敏反应相似，但是由非免疫机制介导）发生在IgA缺乏的患儿。任何严重的过敏反应后都不应该再输血。

2. 非溶血性发热反应

即使是经过洗涤和过滤的浓缩红细胞，也仍有一部分白细胞和细胞因子残留。白细胞的存在导致输血患儿通过与血液制品的同种抗原作用后，产生抗体并释放细胞因子，这样常常导致发热、寒战或者出汗。如果血液制品被细菌污染了，也可能出现这些症状。如果患儿长期接受输血治疗，则应该使用去白细胞血液制品，这样可以把外来白细胞所产生的抗体降到最低。非溶血性发热反应的治疗包括停止输血，患儿应该接受体格检查和生命体征监测，使用解热药或者抗生素以缓解症状。对于输注的血液制品，必须重新做培养评估和交叉配型。

3. 急性溶血的输血反应

ABO血型不相符的血液制品输注将导致急性溶血输血反应，常是因为血液制品标签贴错或者血液制品用错，导致输注的红细胞发生免疫性的破坏。

急性溶血的临床症状和体征包括发热、寒战、荨麻疹、气促、心动过速、恶心、腹部或者后背疼痛、高血压或低血压、黄疸、血红蛋白尿（酒色尿）和休克，血红蛋白尿导致少尿，最后可发生肾功能衰竭。实验室检查应该包括全血细胞计数、凝血功能检查、尿常规和直接Coombs试验。有意义的实验室检查结果包括贫血、DIC、血红蛋白尿和Coombs试验阳性。急性溶血输血反应的治疗包括立即停止输血，容量支持维持血管张力和使用利尿剂（甘露醇）以保持足够的肾血流量。尿量必须保持在大约1～2mL/(kg·h)。缩血管药物和强心药可以用于维持血流动力学稳定者。当发生急性溶血输血反应时，在抑制炎症反应方面有使用激素的指征。

4. 迟发的溶血输血反应

迟发溶血输血反应的类型有两种：初次免疫和回忆应答。初次免疫的特点是发生在输注血液制品数周之后，反应轻微。这种类型的反应很少出现明显的溶血现象。实验室检查的表现是输血后2～4周，血红蛋白水平下降。

回忆应答常发生在有少量血样抗原致敏史、有输血史的患儿及妊娠期妇女。该反应可能导致血红蛋白水平超过3～10d发生严重下降。临床的症状和体征没有ABO血型不相容引起的溶血性贫血严重。与其他溶血反应一样，诊断时，根据Coombs试验阳性和患儿的红细胞确认有同种抗体。分迟发的溶血输血反应的治疗没有特殊性，因为症状常常很轻微，且很容易被控制。

5. 输血有关的急性肺损伤

输血有关的急性肺损伤是一种临床综合征，表现为呼吸困难、低氧血症、发绀、低血压、发热、寒战和非心源性肺水肿，这是严重的有时甚至致命的一种反应，是输血相关死亡率的最常见的第三个原因。症状通常开始于血液制品输血后的1～4h，病理生理学是继发于人类白细胞抗原特异性抗体的输血，这些抗体的被动转移会导致毛细血管通透性增加和微血管肺损伤。

6. 输血传播性疾病

血液制品筛选的显著进步降低了感染的发生率。输血传播性疾病的最常见病原体有丙型肝炎病毒、乙型肝炎病毒、人类免疫缺陷病毒和巨细胞病毒。对献血者，常规筛查肝炎病毒和人类免疫缺陷病毒；然而，新被感染的献血者不能被常规筛查出。接受输血的患儿也有感染细小病毒B19和各种寄生虫的风险。

血液肿瘤急症和并发症的要点

- 应该尽早将出现肿瘤并发症的患儿转入PICU进行治疗。
- 对于肿瘤患儿，很常见因化疗或者并发症造成的器官功能衰竭。
- 对于患儿因中性粒细胞缺乏引起的发热，应该积极地使用单一的广谱抗生素。集落刺激因子介导了患儿的脓毒性休克。
- 对于有单一广谱抗生素覆盖的患儿，持续发热超过3d，可能存在耐药细菌和真菌的感染。
- 对于呼吸做功不全的患儿，应该尽早行高分辨率CT检查和支气管肺泡灌洗术。
- 对于呼吸衰竭的患儿，应早期实施肺保护策略，包括高频振荡通气的使用，可以提高患儿的预后。
- 对于休克患儿，早期评估心功能衰竭和肾上腺皮质功能不全，可以提示常规的液体复苏无效。
- 肿瘤溶解综合征以高尿酸血症、高钾血症、高磷血症和低钙血症为特征，可能导致肾功能衰竭、抽搐和可能致命的心律失常。
- 高白细胞症可能引起凝血病和高黏滞血症，从而导致肺损伤和脑卒中，推荐尽早进行肿瘤治疗。
- 对于有肿瘤病史的患儿，脊髓压迫的症状有下肢无力，感觉异常，及肠道、膀胱功能不全。
- 贫血的征兆有耐力下降，头痛，呼吸困难和皮肤苍白。
- DIC治疗的重点在于清除病因。DIC的替代治疗包括输血小板、新鲜冰冻血浆和冷沉淀。进一步的实验室检查对于凝血功能障碍纠正的监控是必需的。
- 输注浓缩红细胞的标准剂量为10～15mL/kg，输注时间为2～4h，以避免充血性心力衰竭的发生。在急性失血或休克的情况下，有快速输注浓缩红细胞的指征。
- 在没有积极消耗的情况下(如发热、ITP、脓毒血症、同种免疫、DIC)或没有封存过久，每10千克输注1U的随机血小板，约增加血小板计数50000×10^9/L。
- 新鲜冰冻血浆的使用量为10～20mL/kg，输注的最快速度为0.5mL/(kg・min)。
- 输血相关的肺损伤是一种临床综合征，表现为呼吸困难、低氧血症、发绀、低血压、发热、寒战和非心源性肺水肿，需要呼吸支持。

推荐阅读

1. Brierley J, Carcillo J A, Choong K, et al. Clinical practice parameters for hemodynamic support of pediatric and neonatal septic shock: 2007 update from the American College of Critical Care Medicine. *Crit Care Med*, 2009,37:666-688.
2. Coiffier B, Altman A, Pui C H, et al. Guidelines for the management of pediatric and adult tumor lysis syndrome: an evidence-based review. *J Clin Oncol*, 2008,26:2767-2778.
3. Hillman R S, Ault K A, Rinder H M. *Hematology in Clinical Practice*. 4th ed. New York, NY: McGraw Hill, 2005:387-392.
4. Fiser R T, West N K, Bush A J, et al. Outcome of severe sepsis in pediatric oncology patients. *Pediatr Crit Care Med*, 2005,6:531-536.
5. Freifeld A G, Bow E J, Sepkowitz K A, et al. Clinical practice guideline for the use of antimicrobial agents in neutropenic patients with cancer: 2010 update by the Infectious Diseases Society of America. *Clin Infect Dis*, 2011,52:56-93.
6. Hagen S A, Craig D M, Martin P L, et al. Mechanically ventilated pediatric stem cell transplant recipients: effect of cord blood transplant and organ dysfunction on outcome. *Pediatr Crit Care Med*, 2003,4:206-213.
7. Hughes W T, Armstrong D, Bodey G P, et al. 2002 guidelines for the use of antimicrobial agents in neutropenic patients with cancer. *Clin Infect Dis*, 2002,34:730-751.
8. Jacobe S J, Hassan A, Veys P, et al. Outcome of children requiring admission to an intensive care unit after bone marrow transplantation. *Crit Care Med*, 2003,31:1299-1305.
9. Josephson C D. Transfusion formulas. In: Hillyer C D, Strauss R G, Luban N L C. *Handbook of Pediatric Transfusion Medicine*. Philadelphia, PA: Elsevier, 2004:375-377.
10. Klastersky J, Paesmans M, Rubenstein E B, et al. The Multinational Association for Supportive Care in Cancer risk index: a multinational scoring system for identifying low-risk febrile neutropenic cancer patients. *J Clin Oncol*, 2000,18:3038-3051.
11. Kreuz W D. Treatment of consumption coagulopathy with antithrombin concentrate in children with acquired antithrombin deficiency: a feasibility pilot study. *Eur J Pediatr*, 1999,158 (Suppl 3):S187-S191.
12. Lusher J M. Clinical and laboratory approach to the patient with bleeding. In: Nathan D G, Orkin S H, Look A T, et al., eds. *Hematology of Infancy and Childhood*. 6th ed. Philadelphia, PA: WB Saunders: 2003, 1515-1526.
13. Matthay M A. Severe sepsis—a new treatment with both anticoagulant and anti-inflammatory properties. *N Engl J Med*, 2001,344:759-762.
14. Mejia R, Cortes J, Brown D, et al. Oncologic emergencies and complications. In: Rogers M C, ed. *Rogers Textbook of Pediatric Intensive Care*. Philadelphia, PA: Lippincott Williams & Wilkins, 2008:1710-1724.

15. Porcu P, Cripe L D, Ng E W, et al. Hyperleukocytic leukemias and leukostasis: a review of pathophysiology, clinical presentation and management. *Leuk Lymphoma*, 2000,39:1-18.
16. Rheingold S R, Lange B J. Oncologic emergencies. In: Fleisher G R, Ludwig S, Henretig F M, et al., eds. *Textbook of Pediatric Emergency Medicine*. 5th ed. Philadelphia, PA:Lippincott Williams & Wilkins, 2005:1202-1230.
17. Sloan S R, Benjamin R J, Freidman D F, et al. Transfusion medicine. In: Nathan D G, Orkin S H, Look A T, et al., eds. *Hematology of Infancy and Childhood*. 6th ed. Philadelphia, PA: WB Saunders,2003:1709-1756.
18. Hillman R S, Ault K A, Rinder H M. Transfusion medicine blood component therapy. *Hematology in Clinical Practice*. 4th ed. New York, NY: McGraw Hill, 2005: 431-440.
19. Watson R S, Carcillo J A. Scope and epidemiology of pediatric sepsis. *Pediatr Crit Care Med*, 2005, 6(Suppl 3):S3-S5.
20. Wong E C C, Perez-Albuerne E, Moscow J A, et al. Transfusion management strategies: a survey of practicing pediatric hematology-oncology specialists. *Pediatr Blood Cancer*, 2005,44:119-127.

第十八章

急性肾损伤

目　标

- 识别患儿急性肾损伤或衰竭的风险因素。
- 描述急性肾损伤的流行病学特征和病因。
- 综述急性肾损伤的管理措施，以降低死亡率。
- 明确肾功能与全身性疾病相关的风险因素。
- 制订识别和治疗高钾血症的计划。
- 讨论当前肾损害程度的术语。
- 概述肾脏替代治疗方法。

病例分析

患儿，男，5岁，反应迟钝，主诉"发烧、恶心和呕吐5d"。他上周在家的体重为20kg，入院时体重为17kg，血压为80/40mmHg，心率为140次/min，毛细血管再充盈时间为3～4s。初步化验结果如下：钠147mEq/L，钾5.2mEq/L，血清碳酸氢根15mEq/L，血尿素氮40mg/dL(14.3mmol/L)，肌酐0.9mg/dL(79.6μmol/L)。

评估

—患儿的生理状态怎么样？

—患儿可能的诊断是什么？

干预

—应立即采取什么治疗策略？

—什么样的实验室和影像学检查对确定病因可能是有帮助的？

重新评估

—患儿在入急诊室的第1个小时内接受了液体复苏治疗，给予20mL/kg生理盐水，重复3次后转入PICU，血压90/50mmHg，心率125次/min。

—目前的治疗策略有效吗？

—他是否需要其他的评估？

—为防止进一步的肾损伤，接下来的重要步骤是什么？

有效沟通

—当患儿的临床状况发生变化时，谁需要这些信息，又怎样传播这些信息？

—如果肾功能进一步下降，谁需要这个信息？

—哪里是管理和治疗该患儿的最佳场所？

团队合作

—您打算怎样实施治疗策略?

—谁去,做什么,什么时候做?

一、引　言

尽管急性肾损伤(Acute kidney injury,AKI)是可治疗的疾病,但却具有较高的发病率和死亡率。医务人员应对AKI抱有高度怀疑的态度和意识,这样才能预防其发生。因此,医师必须对具有潜在危及生命情况的无临床症状患儿足够重视。

AKI的特征是肾小球滤过率(Glomerular filtration rate,GFR)突然降低,导致机体清除代谢产物和调节电解质、酸碱和液体平衡的能力下降。因为AKI患儿具有高钾血症和(或)基础疾病的重大风险,故文献资料强调了识别风险、认识早期发病、确定病因、目标导向治疗的重要性。危重症患儿尤其具有AKI的风险。本章将回顾儿科AKI当前的定义、流行病学特征、诊断、分类和治疗管理策略。

二、急性肾损伤的定义

目前,AKI的定义是基于血清肌酐(SCr)的升高和尿量的减少而来的。2004年,急性透析质量倡议(Acute Dialysis Quality Initiative)建立了一个评分系统,根据肾功能的进展恶化程度,对AKI进行了分层。RIFLE(The Risk, Injury, Failure, Loss, End-Stage Renal Disease)标准根据AKI发病48h内SCr的递增或尿量进行性下降而将严重程度分成三个不同的类别(风险、损伤和衰竭)。它还包含两个额外的类别(丧失、终末期肾病),用来描述AKI后的2种临床转归。随后,RIFLE标准的修订版pRIFLE证实其适用于儿科(见表18-1)。这些标准为临床和研究人群提供了标准化的AKI分级方法,研究已表明这些评分和临床转归之间的关联。

表18-1　儿科RIFLE标准

类　别	估计的肌酐清除率	尿　量
高危	下降25%	<0.5mL/(kg·h),持续8h
损伤	下降50%	<0.5mL/(kg·h),持续16h
衰竭	下降75%或<35mL/(min·1.73m²)	<0.3mL/(kg·h),持续24h;或无尿12h
丧失	<0.3mL/(kg·h),持续24h	
终末期肾病	持续衰竭时间>3个月	

(一)风险因素及病因

预防和治疗AKI的关键在于早期识别导致患儿肾损伤风险增加的各种临床情况。尤其对于具有发生AKI高风险的患儿(包括接受体外循环或干细胞移植治疗),以及有严重疾病涉及多脏器功能衰竭和暴露于毒素的患儿,更需重视基础疾

> !
> 早期识别患儿AKI风险乃当务之急,可改善其临床转归。
> !

病的治疗。这些人群患 AKI 风险的增加使得过去 10 年间 AKI 病因由原发性肾脏疾病(如溶血尿毒症综合征)转向了全身性疾病。鉴别 AKI 是原发于肾脏疾病还是继发于外在因素的影响,如脓毒血症或毒素暴露,对患儿的诊治是有帮助的。许多因素可同时存在于危重病患儿,使患儿发生 AKI 的风险最高,故强调需要多学科合作来诊治这些患儿。

新生儿脐动静脉导管伴发肾血管血栓可引起 AKI,婴儿脱水失代偿也可引起 AKI。但是新生儿 AKI 最常见的原因是严重围产期窒息、脓毒血症和影响血流动力学的复杂外科手术。通常导致儿童 AKI 的原因是合并疾病,包括血液和肿瘤疾病、泌尿系统疾病、肝功能不全或继发于心血管手术和实体器官移植,然而最常见的原因是缺血和脓毒血症。抗生素、抗真菌药物、化疗药、非甾体类消炎药(Nonsteroidal anti-inflammatory drugs,NSAIDs)、血管紧张素转换酶(Angiotensin converting enzyme,ACE)抑制剂的使用也可以导致 AKI。缺血是年幼儿童的常见原因,而肾毒性在学龄儿童和青少年中占主导地位。多器官功能衰竭患儿发生 AKI 可能是多因素作用的结果,包括缺血、脓毒血症、炎性介质和肾毒性药物作用。

低血容量或有效动脉容量减少限制了肾灌注,对肾脏功能产生不利影响。诱因包括摄入不足、出血、肠梗阻、胃肠道液丢失、严重烧伤、失代偿的肾病综合征和创伤。也可能因为渗透性利尿引起多尿所致,比如糖尿病酮症酸中毒,不同类型的尿崩症或盐皮质激素缺乏症。有效动脉容量下降也可见于心力衰竭和涉及心排血量显著降低的任何情况。对于低有效动脉容量的患儿,通过收缩出球微动脉而维持肾脏滤过率。血管舒张药物,如血管紧张素受体阻滞剂和血管紧张素转换酶抑制剂,可导致滤过的急剧下降。

溶血性尿毒综合征(Hemolytic uremic syndrome,HUS)表现为微血管病性溶血性贫血和血栓性血小板减少症,并发少尿或无尿,通常先出现血便。其原因常常是产志贺毒素大肠杆菌菌株引起的肠道感染。溶血尿毒综合征可能引起多系统病变,包括中枢神经系统、结肠壁、胰腺或心肌,是内源性 AKI 的常见原因。尿路梗阻可引起肾脏损害和丧失功能,见于双侧输尿管梗阻,孤立肾的梗阻或尿道瓣膜梗阻,血块或输尿管囊肿。

循证医学支持脓毒血症和 AKI 之间的关联性。尽管还存在其他诱发因素,但常常涉及低血压和休克。横纹肌溶解可以导致 AKI,但发生 AKI 的肌酸激酶和肌红蛋白水平尚不明确。在低血容量或缺血时,肌红蛋白的肾毒性更甚。

增加 AKI 风险的因素还有心血管手术后,基础心脏疾病、体外循环或主动脉阻断。对于移植受者,危险因素包括手术时间和失血量,也可能归因于器官功能和使用钙调磷酸酶抑制剂(如他克莫司和环孢霉素)。

造影剂会使小儿增加患 AKI 的风险,特别是已经存在脱水或肾功能不全的患儿和那些接受了相对大剂量造影剂的患儿。其他最常见肾毒性药物包括非甾体类抗炎药、血管紧张素转换酶抑制剂、血管紧张素受体阻滞剂、氨基糖苷类、万古霉素、两性霉素 B、静脉注射免疫球蛋白、阿昔洛韦和免疫抑制钙调磷酸酶抑制剂。

肿瘤溶解综合征也可以导致 AKI,尤其在淋巴瘤患儿(可能发生于治疗开始之前)(见第十七章)。AKI 的危险因素见表 18-2。新的生物标记,如中性粒细胞明胶酶相关脂质运载蛋白、肾损伤分子 1 或胱抑素 C,可作为早期诊断 AKI 的观察指标。

表 18-2 急性肾损伤的危险因素

高危基础疾病	急性临床状况	肾毒性物质
慢性肾疾病	脓毒血症	抗生素
心力衰竭	低血压	化疗药物
先天性心脏病	低血容量	免疫抑制药物
肝功能衰竭	横纹肌溶解症	非甾体类抗炎药物
低白蛋白血症	非肾脏实体器官移植腹腔间隔室综合征	造影剂

注：经允许摘自© 2005 Wolters Kluwer Health. Leblanc M, Kellum J, Gibney N, et al. Risk factors for acute renal failure: inherent and modifiable risks. *Curr Opin Crit Care*, 2005, 11:533-536.

(二)急性肾损伤的分类

AKI 通常可分为三大类：肾前性氮质血症、内源性 AKI 和肾后性或梗阻性 AKI。这些分类可以帮助医务人员缩小鉴别诊断范围，保障更有针对性的治疗干预策略。

> ！
>
> 用来区分肾前性和肾性 AKI 的传统指标不适用于危重症患儿。
>
> ！

精确病史可提供基础慢性疾病和急性诱发因素与发生 AKI 关系的信息。体格检查提供包括肾脏在内的全身基础疾病的线索。大多数类型的 AKI 存在尿量变化，尿量的信息很有价值，因为非少尿型肾功能衰竭与少尿型肾功能衰竭的治疗是有很大不同的。初步的实验室检查应该包括：血清电解质，包括磷、镁和钙离子；血尿素氮(BUN)；血清肌酐(SCr)；完整的血细胞计数。尿液检查应该包括尿液分析、比重、沉积物分析、电解质、肌酐、蛋白质和渗透压。这些实验室数值是直截了当的，并随时可在床旁提供，可以用来计算其他指标，来对 AKI 进行分类。

> ！
>
> 鉴别肾前性、内源性、梗阻性 AKI，对明确基础病因很重要。
>
> ！

明确 AKI 的基础病因，区分是肾灌注减少(肾前性)所致还是内在肾小管功能障碍所致，是很重要的。低灌注时，健康肾脏通过多种机制增加肾小管对钠和水的重吸收。代表适当的肾脏保护机制和完整肾小管功能的指标是尿素氮/肌酐比率。通常，在肾脏灌注下降时，尿素氮/肌酐比率>20∶1。另一个相似的指标是钠排泄分数(Fractional excretion of sodium，FENa)。当内在肾功能完整时，肾小管对钠的重吸收增加，尿钠下降到 20mEq/L 以下和 FENa < 1%，提示存在肾前性 AKI。相反，在急性肾小管或内源性 AKI，通常 FENa>3%。FENa 的计算需要同时测量血清钠(Serum sodium，SNa)和血清肌酐(SCr)、尿钠(Urinary sodium，UNa)和尿肌酐(Urine creatinine，UCr)，公式如下：

$$FENa\ (\%) = (UNa \times SCr)/(SNa \times UCr) \times 100\%$$

外在的影响，如利尿剂治疗，会打乱这种正常的生理反应，影响尿钠浓度，从而降低 FENa 对肾前性 AKI 提示的准确性。在这种情况下，可以使用尿素排泄分数(FEurea)。FEurea 的计算与

FENa 相同，分别将血液和尿液钠替换为血液和尿液尿素。

$$\text{FEurea}\ (\%) = (\text{Uurea} \times \text{SCr}) / (\text{PUrea} \times \text{UCr}) \times 100\%$$

在肾前性 AKI，通常 FEurea<35%（见表 18-3）。

表 18-3 急性肾损伤的尿液指标

AKI 分类	尿　量	BUN/Cr 比值	尿液特定比重	FENa	FEurea
肾前性 AKI	≤0.5mL/(kg·h)	>20	>1.020	<1%	<35%
内源性 AKI	不同	不同	1.010～1.020	>3%	>35%

注：AKI 指急性肾损伤；BUN 指血尿素氮；Cr 指肌酐；FENa 指钠排泄分数；FEurea 指尿素排泄分数。

尿液分析和尿沉淀显微镜检能为明确 AKI 的基础病因提供线索。肾前性氮质血症的尿液分析通常是正常的，偶尔看到细颗粒和透明管型。内源性肾小管损伤或急性肾小管坏死的镜检显示上皮细胞管型和粗颗粒管型。白细胞和白细胞管型提示炎症进程活跃，如肾小球肾炎、感染或急性肾小管间质性肾炎。尿液中嗜酸性粒细胞通常与后一种情况相关，但也可见于许多其他原因造成的 AKI，如肾小球肾炎和膀胱炎。蛋白尿和红细胞管型提示肾小球疾病。常见 AKI 的病因见表 18-4。

> !
>
> 肾前性肾衰竭是一种高危状况，必须及时识别和纠正，避免肾脏结构损伤。
>
> !

表 18-4 常见急性肾损伤的病因

类　型	具体病因	
肾前性因素	血管内容量耗竭	· 胃肠液丢失（腹泻、呕吐）； · 创伤/血肿/出血； · 严重脱水； · 第三间隙液体丢失（烧伤、创伤、毛细渗漏综合征）
	尿液损失	· 中枢性或糖尿病肾性尿崩症； · 渗透性利尿； · 耗盐； · 利尿剂
	血管内有效血容量减少	· 心力衰竭/充血性心力衰竭； · 低心排血量综合征； · 心脏压塞或心包炎
肾前性因素	腹腔间隔室综合征	
	药物	· 血管紧张素转换酶抑制剂、血管紧张素Ⅱ受体拮抗剂； · 非甾体类抗炎药物

表 18-4 常见急性肾损伤的病因(续表)

类 型	具体病因	
内源性急性肾损伤	急性肾小管坏死	• 缺血/进展性肾前性 AKI(脓毒血症或脓毒性休克); • 外源性肾毒性物质(阿昔洛韦、氨基糖苷类、两性霉素 B、顺铂、钙调磷酸酶抑制剂、膦甲酸、异环磷酰胺、喷他脒、放射显影剂)应用; • 内生性肾毒性物质(横纹肌溶解症、溶血、肿瘤溶解综合征)
	肾盂肾炎/感染	
	溶血性尿毒症综合征	
	急性间质性肾炎	• 药物诱导; • 特发性
	癌浸润	
	肾小球肾炎	• 血栓性微血管病; • 寡免疫复合物新月体肾炎; • 系统性红斑狼疮; • Goodpasture 综合征
	血管损伤	• 皮质双侧坏死; • 肾或动脉血栓形成
梗阻性急性肾损伤	输尿管梗阻	• 导尿管堵塞; • 先天性畸形; • 后尿道瓣膜病; • 肾盂输尿管交界处梗阻
	手术粘连	
	肾结石	
	膀胱梗阻	• 神经性膀胱功能障碍; • 肿瘤
	双侧尿道梗阻	• 肿瘤; • 实体物质

三、诊 断

(一)临床诊断

AKI 可能发生于一些导致低血容量的临床状况,如脱水、创伤、脓毒血症或者接触肾毒性物质。外周组织水肿和高血容量(心力衰竭)提示肾损伤。皮肤征象,比如出血点或紫癜,提示诊断可能考虑溶血尿毒综合征或血管炎。

无尿提示完全梗阻性病变、血管病变、快速进展肾小球肾炎或者双侧皮质坏死。当发现膀胱处于充盈扩张状态时,暗示梗阻性尿路疾病,虽然梗阻所引起的 AKI 可不发生无尿。

(二)实验室诊断

正常肌酐值的上限据年龄的不同而不同。在特定的临床情况下,肌酐和尿素氮的数值都可以升高或降低(见图 18-1)。这两个参数的正常值见附录一。AKI 患儿的其他代谢改变包括:①高阴离子间隙的代谢性酸中毒,主要是由硫酸盐、磷酸盐和其他阴离子的潴留引起的;②高钾血症;③低钠血症;④高磷血症和低钙血症;⑤高镁血症。

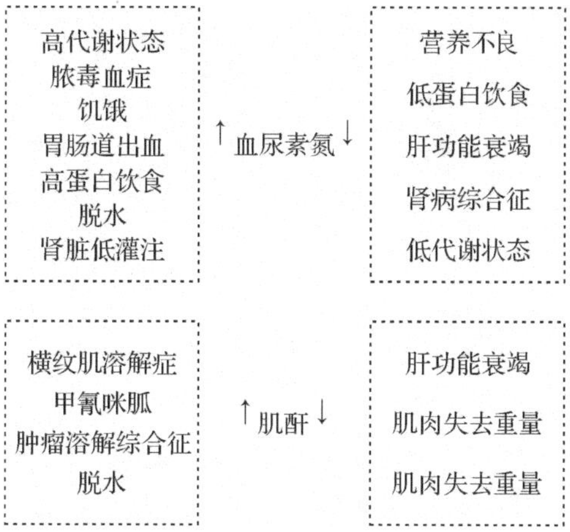
高代谢状态
脓毒血症
饥饿
胃肠道出血
高蛋白饮食
脱水
肾脏低灌注
↑血尿素氮↓
营养不良
低蛋白饮食
肝功能衰竭
肾病综合征
低代谢状态
横纹肌溶解症
甲氰咪胍
肿瘤溶解综合征
脱水
↑肌酐↓
肝功能衰竭
肌肉失去重量
肌肉失去重量

图 18-1　影响血尿素氮和肌酐值的临床状况

(三)影像学诊断

肾脏的影像学检查对患儿 AKI 的评估重要。肾脏超声是最常用的初步检查方法,可提供肾脏形状、大小、梗阻的迹象(肾盂积水,输尿管和膀胱扩张)和膀胱壁轮廓变化等信息。缩小闭锁的肾脏提示慢性肾脏基础疾病。多普勒超声可以帮助排除肾血管病变。锝标记二乙三胺五乙酸(TcDTPA)肾显像可用于计算每侧肾脏的肾小球滤过率(见表 18-5),其起始阶段反映肾血流灌注情况,开始几分钟后测定的锝活性代表肾功能水平。TcDTPA 通过尿液清除,有助于评估肾脏排泄功能。

表 18-5　肾脏影像学

检查项目	临床价值
超声:评估两肾的大小和形状	• 怀疑尿路梗阻(肾盂积水、肾结石、膀胱扩张和厚度); • 怀疑肾血管闭塞; • 怀疑慢性肾脏疾病; • 怀疑单侧肾缺失
放射性核素扫描:TcDTPA(对部分患儿需要求测定肾小球滤过率)	• 肾脏灌注和肾功能水平(肾小球滤过情况); • 显示尿液收集系统; • 显示小的皮质病变
锝标记二巯基丁二酸	• 显示肾脏结构(60%～70%保留在肾皮质)
多普勒超声	• 评估肾血流速度模式和舒张血流存在与否

四、预防和治疗

> ！
>
> 儿童AKI的管理目标是维持体液、电解质和代谢稳定；防止肾脏疾病进展，治疗引起AKI的基础疾病；并提供足够的营养支持。
>
> ！

尚未证明存在治疗AKI有效的方法。目前临床上现有的干预措施包括防止AKI进展，及针对体液、电解质和血流动力学异常的支持治疗。

（一）液体的管理

对于所有AKI患儿，均必须严格监测液体的进出量。对病情稳定的患儿，应尽可能避免放置导尿管（即Foley导管），以降低感染的发生风险。对于肠胃炎和怀疑少尿或无尿的年幼患儿，若存在指征，则放置导尿管。对所有的患儿，应每天测量体重1～2次。

通过支持血流动力学的稳定以维持肾脏灌注对预防AKI的发生和发展是至关重要的。可以通过足够的液体补充和血管活性药物使用来预防其发生和发展。对于正常容量的患儿，应补充不显性失水和继续丢失量。近期的研究数据支持早期目标导向液体复苏；随之以保守的液体管理概念，限制液体超负荷。研究结果显示，在危重症患儿中累积液体平衡容量与死亡率之间的相关性，强调密切监测液体平衡和早期干预治疗AKI危重症患儿的重要性。

> ！
>
> 仔细监测液体平衡，早期发现液体超负荷。
>
> ！

建议采用一个用于评估液体超负荷程度的方法，即通过下列这个公式与患儿估计干重的比值来测定住院期间的液体平衡：

$$\frac{\text{液体进量(L)} \times \text{液体出量(L)}}{\text{入院体重(kg)}} \times 100\%$$

> ！
>
> 维护足够的肾脏灌注是治疗策略中的一个组成部分。
>
> ！

针对肾脏血液灌注量维持的其他治疗措施包括应用低剂量多巴胺[1～3μg/(kg·min)]和单纯多巴胺受体激动剂非诺多泮。非度多泮对肾血管的效果类似于多巴胺，但较少会出现全身性α-肾上腺素能和β-肾上腺素能作用。尽管有些证据表明非诺多泮可以降低特定人群发生AKI的风险，但没有随机对照研究数据支持这个观点。同样，没有明确证据支持AKI患儿受益于多巴胺的使用。虽然低剂量多巴胺不能预防或改善AKI，但它可增加尿量。由于缺乏给AKI患儿使用利尿剂的研究数据，故未能明确显示利尿剂的有益作用。此外，任何药物都有潜在副作用，因此，需要密切监测在任何特定的临床状况下，如果没有达到预期的效果和（或）出现不良反应，则应及时中止药物的使用。

(二)避免肾毒性

很多药物可能对肾脏造成潜在损伤。最常见的肾毒性药物如氨基糖苷类抗生素、抗真菌药物、非甾体类抗炎药、化疗、放射显影剂(见表 18-3)。尽可能地避免应用这些药物是预防 AKI 的关键。当不可避免需要使用时,需要频繁地监测,根据估计的肾脏功能调整药物剂量。使用 Schwartz 公式可在床旁快速估计肾小球滤过率(GFR):

$$GFR = k \times 身高(cm)/SCr$$

k 值取决于年龄:婴儿为 0.45;1～13 岁儿童和青少年女性为 0.55;青少年男性为 0.7。

> ！
>
> 对 AKI 患儿尽可能避免使用肾毒性药物。
>
> ！

该公式所得的仅仅是肾小球滤过率的估计值,在许多临床情况下往往高估了实际的肾脏功能。只有当 SCr 处于稳定状态时,所估计的肾小球滤过率(GFR)才准确。因此,当 SCr 上升时,应将药物剂量调整到对应肾脏功能的最低范围。

(三)电解质管理

如前所述,AKI 的一个特点是不能维持机体电解质的稳态。常见的电解质紊乱包括高钾血症、代谢性酸中毒、高磷血症、低钙血症和高镁血症。这里概括了解决这些电解质紊乱的治疗措施。更深入的讨论请见第八章。

1. 高钾血症

高钾血症常见于 AKI,可能的原因为衰竭肾脏不能排泄正常数量的钾(K^+),或者存在过度的钾负荷。它可以没有症状,首发的表现可能是继发于心脏传导异常的致命的心搏骤停。

钾排泄不足,可发生于肾小球滤过或肾小管分泌障碍,或两者兼而有之。一些药物或毒素可导致非少尿型肾功能衰竭的发生。持续的尿量可能掩盖了进展的尿毒症和高钾血症。对于其他的患儿,肿瘤细胞、红细胞或肌肉细胞溶解会使细胞内钾释放入血浆,这将诱发肾功能衰竭。因此,针对这类特殊患儿,需要快速识别和积极处理,保持血流动力学的稳定,防止肾衰竭或死亡。

当怀疑或证实为 AKI 时,预防和治疗高钾血症是最高优先级别的措施。对于已知有高钾血症危险因素的患儿,应该根据推测来治疗。应停止经静脉和口服途径的钾摄入,并实施连续心电图监测。在大多数情况下,治疗不足比治疗过度更能威胁生命。

(1)轻度高钾血症

血钾水平在 5.1～6.0 mEq/L,被称为轻度高钾血症。对于不存在过度钾负荷和持续有尿的患儿,往往可以通过停止钾摄入和含/不含髓袢利尿剂的静脉输液来开展治疗。另外,必须连续监测血清钾浓度和进行心电监护。

(2)中度高钾血症

血钾水平在 6.1～7.0 mEq/L,被称为中度高钾血症。如果没有心电图改变,除了轻度高钾血症的治疗措施外,可考虑加用直肠、口服或鼻饲聚磺苯乙烯,并准备随时开展其他的干预措施,如静脉滴注葡萄糖和胰岛素以及透析治疗。宜保持良好的静脉通路。床旁药物准备应包括静脉用钙剂、沙丁胺醇、碳酸氢盐。①葡萄糖酸钙:每次给药剂量 100mg/kg,静脉注射时间＞5min;②

碳酸氢钠：1～2mEq/kg，静脉注射时间>5～10min；③胰岛素：0.1U/(kg·h)，同时应用25%葡萄糖2mL/(kg·h)，以防止低血糖；④聚苯乙烯磺酸钠：1g/kg，经直肠或口服给药；⑤β受体激动剂雾化液。

(3)重度高钾血症

血钾水平升高到7mEq/L以上，并伴有心电图变化和心脏功能受到影响，被称为重度高钾血症。心电图变化的特点：P波变平，PR间期延长，T波变成对称的高峰，QRS波群增宽接近正弦波。在出现心电图改变后，任何时刻都可能发生心搏骤停。这种心脏跨膜电位的干扰，大多可被钙剂快速纠正，使用紧急复苏剂量的钙剂，给药1～3min，连续观察心电图。可同时应用沙丁胺醇雾化，以激动β受体，也能驱动钾离子进入细胞，但这是疗效最低的干预手段。由于钙剂的作用时间较为短暂，所以在采用其他措施前需要重复给药。葡萄糖和胰岛素的输注起效时间相对短，可能有助于在行聚苯乙烯磺酸钠或透析治疗前先稳定患儿。在未开展血液透析的情况下，可采用紧急腹膜透析，即用5%温葡萄糖生理盐水10～12mL/kg开展腹腔灌洗，按15min循环周期注入及引流。在超声引导下的胸腔引流导管可提供腹腔灌洗的通路。如果可用腹膜透析液，则通常选择1.5%或2.5%浓度的溶液。

> !
>
> 洋地黄中毒可引起严重的高钾血症，对此应用地高辛免疫产物治疗，而不是输注钙剂。因为输注钙剂可以加剧洋地黄中毒。
>
> !

> !
>
> 对于高钾性心电图改变的患儿，小心地输注钙剂是恢复心脏稳定的最快方式。
>
> !

医务人员应该清楚地意识到造成致命性心搏骤停的血清钾水平具有个体化差异，故治疗措施亦要个性化。

2. 代谢性酸中毒

> !
>
> 当低钙血症与高磷血症同时存在时，治疗应该针对降低血磷水平而不是增加血钙水平。
>
> !

代谢性酸中毒继发于机体对氢离子和氨的排泄不足。严重的酸中毒可增加心肌兴奋性，影响外周血管阻力、酶活性和能量产生。治疗酸中毒应针对它的诱因，其中包括低心排血量、使用外源性酸性物质(如继发于输注氯化钠后的高氯血症)和呼吸性酸中毒。pH>7.20的轻到中度代谢性酸中毒患者可以口服碳酸氢盐治疗。对于pH<7.20的严重代谢性酸中毒或合并高钾血症的代谢性酸中毒患者，应采用静脉给药。对于肾功能衰竭患儿，在予以纠正低pH治疗时，其风险是引起钙离子降低，这是特别严峻的问题，尤其是在磷酸盐潴留而钙已经处于很低水平时。因此，静脉给予碳酸氢钠的速度应较为缓慢(剂量为1mEq/kg)，且需同时监测钠离子和钙离子水平。

3. 高磷血症

对于高磷血症患儿，应限制磷摄入量，应用磷结合钙盐。

4. 低钙血症

对于低钙血症患儿,治疗原则为:①仅需要纠正有症状的患儿;②使用葡萄糖酸钙 100mg/(kg・次)静注,或 10%氯化钙 10mg/(kg・次)静注。

5. 低钠血症

对于低钠血症患儿,治疗原则为:①计算钠缺失:0.6×体重(kg)×(目标钠－测得钠);②对有中枢神经系统症状的患儿必须要谨慎纠正血钠水平,并且应及时处理除 AKI 以外的其他病因(见第八章);③限制液体入量。

(四)肾脏替代治疗

对于急性 AKI 患儿,当代谢紊乱的水、电解质不能被药物治疗所纠正时,需要进行肾脏替代治疗。肾脏替代疗法的其他适应证见表 18-6。如下几种模式的透析或肾脏治疗方法可用。

表 18-6 肾脏替代治疗的其他适应证

类　型	适应证
液体超负荷	• 肺水肿; • 充血性心力衰竭; • 持续无尿或少尿,限制营养物质摄入或避免药物治疗; • 顽固性高血压; • 少尿的危重症患儿需要高容量液体(如肠外营养、抗生素、镇静、正性肌力药物); • 少尿的危重症患儿需要液体负平衡
电解质和酸碱失衡	• 严重低钠血症或高钠血症; • 高钾血症(血钾水平＞7mEq/L); • 持续、严重的酸中毒
毒素去除	• 尿素; • 尿酸; • 可透析的外源性毒素

腹膜透析是通过经皮或手术将导管置入腹腔,利用腹膜开展透析滤过的一种方法。由于腹膜两侧的浓度梯度,溶质主要在血管腔和注入腹透溶液中弥散而清除。同样,液体也是在含葡萄糖透析液的渗透梯度驱动下被清除的。腹膜透析不需要中心静脉通路或抗凝,可连续应用于缓慢纠正电解质紊乱和清除液体。腹膜透析受限于既往有腹部手术史和先天性腹壁异常,不太适用于清除人体所摄入的毒素。

血液透析实则是应用外部泵将患儿的血液通过体外管道环路和人工膜,允许移除液体和纠正代谢紊乱的一种方法。血液透析包括间歇性血液透析(IHD)和连续肾替代治疗(CRRT)。

患儿在接受规定时间间隔透析治疗后停止 IHD,直到下一个周期。因为 IHD 的时间限制,要求溶质和液体的去除相当迅速,因此,它更适合血流动力学稳定的患儿(能耐受快速变化的血容量状态)。IHD 的优势还包括清除内生代谢异常和摄入毒物的作用。它还允许患儿移动以进行必要的诊断试验和条件性治疗,如物理治疗。

对于血流动力学不稳定或大量液体超负荷的患儿，较适合缓慢地移除液体和溶质，CRRT 是较好的透析方式。CRRT 连续 24h 不间断进行，根据患儿临床状况的动态变化及时调整治疗策略，如对低血压患儿需要补液治疗来缓慢调控液体的平衡。CRRT 的这一特征使之成为血流动力学不稳定的危重症患儿的理想透析方法，因这些患儿的液体输入速率很可能需要频繁地改变。此外，CRRT 管路通常需要抗凝治疗。虽然没有证据显示 CRRT 比 IHD 具有更好的临床转归，但 CRRT 的优势使其经常成为危重症患儿的治疗选择。

无论 IHD 或 CRRT，建立良好的血管通路都是关键步骤。放置中心静脉导管的首选部位是颈内静脉，其次是股静脉。安全放置最大内腔的导管，允许达到所需的血液流量和降低血栓风险。维持透析患儿的血管通路对于挽救生命是至关重要的。

透析时，药物的药代动力学是不同的，需要谨慎地监测药物水平并根据临床反应调整剂量。与 ICU 药剂师进行磋商，对科学、合理地调整药物剂量是极有帮助的。

（五）营养支持

AKI 患儿分解代谢增强，存在营养不良的风险。因此，足够的营养支持是治疗 AKI 必不可少的措施。但由于液体的限制，可能较难提供足够的营养。

此时，可以使用浓缩的肠内或肠外营养。如果胃肠道能耐受，则首选肠内营养。脂肪和浓缩葡萄糖溶液提供高热量。必需氨基酸可以减少尿素产生。初始的蛋白摄入量应限于 0.5～1g/(kg·d)。在一些情况下，通过透析技术可以增加液体入量，减少对营养的限制。

（六）高血压的处理

对于少尿患儿，高血压通常继发于容量超负荷。透析适用于对降压药、限制液体和利尿剂治疗无反应的高血容量、高血压患儿。那些患有严重高血压和脑病或心肌病的患儿，应该予以积极治疗（见表 18-7）。对不是很严重的患儿，可以用硝苯地平 0.25～0.5mg/kg，最大单次剂量为 10mg。抗高血压的剂量需要根据肾小球滤过率（GFR）来调整。

表 18-7　高血压急症的治疗药物

药　物	负荷量	维持量	最大剂量	途　径
拉贝洛尔	0.2～1mg/kg(最大剂量为 20mg)	0.4～1mg/(kg·h)	3mg/(kg·h)	IV
尼卡地平	无	0.5～5μg/(kg·h)	5μg/(kg·h)	IV
硝普钠(监测硫氰酸盐水平)	无	0.3μg/(kg·min)	10μg/(kg·min)	IV
肼屈嗪	0.2mg/kg	每隔 4 小时 5～20mg	20mg	IV

五、远期疗效

某些 AKI 患儿可能存在肾功能恶化、微量白蛋白尿和高血压的风险。一项研究对 AKI 患儿随访 3～5 年，接近 60%的患儿持续存在不同程度的肾功能不全。这些数据表明，AKI 存活患儿存在显著的并发症，医务人员应采取早期诊断、预防和治疗的方法。考虑到处理多发代谢紊乱的复杂性，以及为了及时诊断隐蔽的基础疾病，需要及早为患儿提供肾脏学专家意见和资源。这些患儿必须被转送（见第十四章）到儿科中心，以便为其创造最佳生存质量的时机。

最后，建立 AKI 管理策略和流程（见表 18-8），以助于评估和稳定与 AKI 有相关症状和体征的患儿。

表 18-8　急性肾损伤的管理策略和流程

管理策略	具体流程
急性肾损伤（AKI）的第一清单	1. 评估气道、呼吸、循环和稳定性
	2. 确定患儿是否存在高钾血症或有发生高钾血症的风险
	3. 获得 12 导心电图检查结果
	4. 获得以下实验室检查结果：肌酐，血红蛋白，钙，镁，钠，钾，磷，血清 CO_2
	5. 避免经口服或静脉进一步摄入钾
急性肾衰竭（AKF）的第二清单	1. 回顾患儿主诉、现病史及各系统疾病
	2. 考虑 AKI 的潜在病因： · 低氧性-缺血事件、创伤、脓毒性休克 · 充血性心力衰竭的心脏事件 · 严重脱水 · 肉眼血尿 · 高血压 · 感染：链球菌喉炎或脓疱病 · 水肿 · 贫血、血小板减少 · 胃肠道症状 · 长期使用非甾体类抗炎药 · 放射显影剂或其他肾毒性物质 · 恶性淋巴肿瘤，急性呼吸衰竭＋咯血 · 腹腔内高压

急性肾损伤的要点

- AKI 常发生于危重症患儿，显著增加患儿的发病率和死亡率。
- 脓毒血症和肾毒性药物是导致 AKI 的常见原因。
- 在患儿接受利尿剂或血管活性药物之前，用于鉴别肾前性和肾功能衰竭的传统指标，可支持 AKI 初始阶段的诊断。但它们通常不适用于需要多种药物治疗的危重症患儿。
- 代谢性酸中毒、高钾血症和低钙血症是 AKI 患儿常见的代谢状况。
- 预防原发性或继发性肾损伤的策略主要是保证足够的肾血流量和避免肾毒性。
- 应监测患儿液体超负荷的迹象。严格的液体平衡和每日体重记录是必要的。
- 肾脏替代疗法的广泛适应证包括液体超负荷、电解质或酸碱平衡紊乱、清除对药物治疗无反应的毒素。
- 肾脏替代治疗的选择应考虑患儿的整体临床状态和治疗目标。

■ 对 AKI 和透析患儿，必须谨慎计算药物剂量。
■ AKI 患儿理想的营养计划是，在提供足够热量摄入的同时，应限制液体及蛋白质的摄入，减少或去除钾的摄入。
■ AKI 可并发长期后遗症。

推荐阅读

1. Akcan-Arikan A, Zappitelli M, Loftis L L, et al. Modified RIFLE criteria in critically ill children with acute kidney injury. *Kidney Int*, 2007, 71:1028-1035.
2. Bagshaw S M, Berthiaume L R, Delaney A, et al. Continuous versus intermittent renal replacement therapy for critically ill patients with acute kidney injury: a meta-analysis. *Crit Care Med*, 2008, 36:610-617.
3. Bailey D, Phan V, Litalien C, et al. Risk factors of acute renal failure in critically ill children: a prospective descriptive epidemiological study. *Pediatr Crit Care Med*, 2007, 8:29-35.
4. Barozzi L, Valentino M, Santoro A, et al. Renal ultrasonography in critically ill patients. *Crit Care Med*, 2007, 35(Suppl 5):S198-S205.
5. Bellomo R, Ronco C, Kellum J A. Acute renal failure-definition, outcome measures, animal models, fluid therapy and information technology needs: the Second International Consensus Conference of the Acute Dialysis Quality Initiative (ADQI) Group. *Crit Care*, 2004, 8:204-212.
6. Bellomo R, Wan L, May C. Vasoactive drugs and acute kidney injury. *Crit Care Med*, 2008, 36(Suppl 4):S179-S186.
7. Boyd J H, Forbes J, Nakada T A, et al. Fluid resuscitation in septic shock: a positive fluid balance and elevated central venous pressure are associated with increased mortality. *Crit Care Med*, 2011, 39:259-265.
8. Chertow G M, Burdick E, Honour M, et al. Acute kidney injury, mortality, length of stay, and costs in hospitalized patients. *J Am Soc Nephrol*, 2005, 16:3365-3370.
9. Durkan A M, Alexander R T. Acute kidney injury post neonatal asphyxia. *J Pediatr*, 2011, 158(Suppl 2):S29-S33.
10. Flynn J T. Choice of dialysis modality for management of pediatric acute renal failure. *Pediatric Nephrol*, 2002, 17:61-69.
11. Foland J A, Fortenberry J D, Warshaw B L, et al. Fluid overload before continuous hemofiltration and survival in critically ill children: a retrospective analysis. *Crit Care Med*, 2004, 32:1771-1776.
12. Gotfried J, Wiesen J, Raina R, et al. Finding the cause of acute kidney injury: which index of fractional excretion is better? *Cleve Clin J Med*, 2012, 79:121-126.
13. Hoste E A, Clermont G, Kersten A, et al. RIFLE criteria for acute kidney injury are associated with hospital mortality in critically ill patients: a cohort analysis. *Crit Care*,

2006,10:R73.

14. Hui-Stickle S, Brewer E D, Goldstein S L. Pediatric ARF epidemiology at a tertiary care center from 1999 to 2001. *Am J Kidney Dis*, 2005,45:96-101.
15. Kellum J A, Angus D C, Johnson J P, et al. Continuous versus intermittent renal replacement therapy: a meta-analysis. *Intensive Care Med*, 2002,28:29-37.
16. Kellum J A, Levin N, Bouman C,et al. Developing a consensus classification system for acute renal failure. *Curr Opin Crit Care*, 2002,8:509-514.
17. Lassnigg A, Donner E, Grubhofer G, et al. Lack of renoprotective effects of dopamine and furosemide during cardiac surgery. *J Am Soc Nephrol*, 2000, 11:97-104.
18. Mehta R L, Pascual M T, Soroko S, et al. PICARD Study Group. Diuretics, mortality, and nonrecovery of renal function in acute renal failure. *JAMA*, 2002,288:2547-2553.
19. Michael M, Kuehnle I, Goldstein S L. Fluid overload and acute renal failure in pediatric stem cell transplant patients. *Pediatr Nephrol*, 2004,19:91-95.
20. Murphy C V, Schramm G E, Doherty J A, et al. The importance of fluid management in acute lung injury secondary to septic shock. *Chest*, 2009,136:102-109.
21. Skippen P W, Krahn G E. Acute renal failure in children undergoing cardiopulmonary bypass. *Criti Care Resusc*, 2005,7:286-291.
22. TumLin J A, Finkel KW, Murray PT, et al. Fenoldopam mesylate in early acute tubular necrosis: a randomized, double-blind, placebo-controlled clinical trial. *Am J Kidney Dis*, 2005,46:26-34.
23. Uchino S, Kellum JA, Bellomo R, et al. Acute renal failure in critically ill patients: a multinational, multicenter study. *JAMA*, 2005, 294:813-818.
24. Varghese S A, Powell T B, Janech M G, et al. Identification of diagnostic urinary biomarkers for acute kidney injury. *J Investig Med*, 2010,58:612-620.

第十九章

术后管理

目　标

- 讨论术后麻醉的影响。
- 诊断和管理术后常见并发症。
- 描述多样化路径的疼痛管理。
- 概述术后液体、电解质和营养支持的管理。
- 回顾术后恶心和呕吐的管理。
- 讨论热调节和术后发热的管理。

病例分析

患儿，女，4岁，因发热、心动过速、腹部剧烈疼痛来院。患儿既往定量吸入倍氯米松有效控制哮喘。对患儿行剖腹探查术，术中发现穿孔阑尾和腹腔脓肿。术后回病房后不久，患儿心率160次/min，呼吸频率25次/min，血压130/80mmHg，体温103.1°F(39.5℃)。患儿出现烦躁不安伴吸气性喘鸣，你被呼叫到床旁协助治疗。在你到之前，已经静脉注射吗啡，0.1mg/kg。

评估

—患儿在术前和术中有哪些是你想知道的？

—最可能引起喘鸣的病因是什么？

—有可能引起患儿烦躁不安的原因有哪些？

干预

—治疗喘鸣的措施有哪些？

—疼痛管理最好的路径是什么？

—术后第一个24h如何补液？

重新评估

—如何评估疼痛管理是否有效？

—你可能发现哪些潜在的水和电解质失衡的并发症？

—术后持续发热的潜在原因有哪些？

有效沟通

—在照顾患儿时，手术团队和病房团队需要进行哪些有效的沟通？

团队合作

—要请哪些专家来会诊？

—在患儿术后管理中，其他医疗、护理工作者的作用是什么？

一、引　言

患儿术前的临床表现和管理，以及手术过程决定了其术后的生理状态和处理方法。要素包括液体和电解质的治疗、小儿镇痛、心肺功能的评估和管理。本章试图整合这些要素，并将其应用到儿科患儿的术后管理中。

二、术前和麻醉注意事项

随着现代麻醉技术和小儿麻醉专业培训的发展，儿童与麻醉相关的死亡率相当低，估计18.5万例中仅发生1例。1岁以下的婴幼儿和并发严重基础疾病的患儿发生麻醉相关的心搏骤停的风险增加。大多数死亡发生在患儿接受紧急手术时。术前病情严重程度仍然是一个重大的风险因素。美国麻醉医师协会(ASA)根据患儿体质来评估病情严重程度，从而对镇静和麻醉进行分级管理(见第二十章)。ASA系统并不能预测风险，但麻醉医生可以根据患儿的基本条件制定方案。因此，ASA分级越高，患儿术后管理会越复杂，需要重症监护的可能性就越大。

术前病史是不可缺少的，有些可能成为术中潜在风险和造成术后出现并发症的因素。术前病史是手术室工作人员和重症监护室或病房团队之间交班的重要组成部分。它应该包括既往药物史、过敏史、慢性疾病史(如哮喘、癫痫)和任何麻醉或操作的反应史。手术过程的相关信息也要交班给术后管理的医疗团队。其中包括：①手术流程；②使用的麻醉剂；③阿片类药物的种类和剂量；④估计的失血量和输血量；⑤输入的液体量；⑥气道和呼吸机管理的难点；⑦术中发现；⑧任何并发症；⑨所有插管、置管和引流管的位置。

三、呼吸系统注意事项

(一)术后呼吸暂停

> ！
>
> 咽部张力降低常常导致患儿在麻醉后出现上呼吸道梗阻。
>
> ！

手术后呼吸暂停被定义为呼吸停止大于等于15s，或少于15s但伴有心动过缓。早产儿在麻醉后的最初48h内出现呼吸暂停(中枢性和阻塞性)的风险增加，通常会出现在术后第2～12小时。这可能是由于脑干呼吸中枢未成熟以及因肌肉系统不成熟而导致的新生儿膈肌麻痹。在新生儿中，呼吸暂停是一种应激反应，也可能与麻醉及镇痛不足有关。

> ！
>
> 早产儿手术发生呼吸暂停的风险与PCA呈反比。
>
> ！

早产儿和矫正胎龄(PCA：孕周数＋出生后周数)小于44周的足月儿都存在呼吸暂停的风险。至于这种风险在哪个年龄会消失，仍然存在争议。应避免对PCA小于44周的足月婴儿实施麻醉，除非需要急诊手术。对于足月婴儿未满1个月和

PCA<60 周的早产儿实施全身麻醉后存在呼吸暂停的风险，需要术后 24h 住院监护。

贫血是增加新生儿术后呼吸暂停的独立危险因素。对于血红蛋白水平<10g/dL 的婴幼儿，建议延迟择期手术，并补充口服铁剂，直到血红蛋白水平>10g/dL。如果是急诊手术，那么这些患儿需要术后住院监护。如果患儿有阻塞性睡眠呼吸暂停病史或患儿正在接受早产儿呼吸暂停的治疗，也需要在术后 24h 住院监护。

(二)呼吸抑制

术后早期引起呼吸抑制的原因有阿片类药物、镇静剂、残余的麻醉效应或神经肌肉阻滞逆转不足。严重胸痛或腹痛也可能导致胸廓抬动僵硬伴通气不足以及延缓任何吸入麻醉剂的排泄。如果存在过量的阿片类或苯二氮䓬类药物，则可分别使用纳洛酮和氟马西尼拮抗。这些拮抗药物的半衰期相对大部分阿片类和苯二氮䓬类药物较短，因此应监测患儿以防止呼吸抑制的复发。

> ！呼吸抑制可以在麻醉后持续出现或者延迟出现。！

(三)上呼吸道梗阻

在麻醉后患儿仍处于镇静状态时，上呼吸道梗阻时有发生。此时，保护性条件反射通常完好无损，但可能因咽部张力减退而引起舌根后坠。

气道阻塞的患儿会表现出反式呼吸或跷跷板式呼吸(腹部鼓起时胸部凹下去)。如果发现反式呼吸模式，应该很快就意识到患儿无效通气。氧气面罩上没有雾气出现，则应该高度怀疑气道阻塞。若无法感觉到患儿呼气，则可以明确诊断。通常情况下，抬下巴或推下腭和小心吸痰会唤醒患儿并打开气道。必要时，可使用鼻或口腔的辅助气道(NPA 或 OPA)。在所有这些情况下，必须对患儿进行监护，医务人员需保证患儿呼吸道的通畅，并准备好氧气以及呼吸机(见第二章)。

拔管后，喘鸣在所有儿科术后患儿的发生率为 2%左右。病因包括以下内容：使用过粗气管插管导致的声门下水肿，气管插管时的创伤或反复尝试，咳嗽或气管插管引起呛咳，或变换气管插管的位置。

使用泄漏低于 30cmH_2O 的适当大小的气管插管能降低发生气道损伤的风险。如果患儿有明显的喘鸣和呼吸费力的表现，则应给予外消旋肾上腺素/肾上腺素(0.25～0.5mL 2.25%的药物与 2～3mL 生理盐水溶液配比)雾化治疗。因为存在潜在的喘鸣复发，所以患儿需要监护。如果出现持续性的喘鸣和上呼吸道梗阻的症状，则应给予糖皮质激素(地塞米松 0.5mg/kg，静脉注射或肌注，最大剂量为 12mg)。如上述治疗均无效，且患儿出现呼吸费力加剧，伴有意识改变、氧饱和度下降、无效的气体交换等症状，则需要再次气管插管。若出现试图再插管的情况，则应使用比麻醉时至少小一半直径的气管插管。

> ！拔管后，喘鸣最常发生在 3～4 岁龄的婴儿。！

上呼吸道阻塞的其他原因可能包括：喉软化，口咽部的软组织肿胀(如舌头)，喉痉挛，鼻咽部、咽部和喉部难以控制的大出血或咽后壁腭裂修复后的狭窄。通常，这些患儿可以通过直立体位、充分镇痛、吸痰清除分泌物和控制活动性出血而得到改善。如果这些措施都无效或者对病因有疑问，则可以行气管插管。

(四)下呼吸道疾病

肺不张是术后最常见的呼吸道并发症，通常发生在术后 48h。肺泡塌陷是由吸入麻醉药、吸入高浓度氧、二级疼痛引起通气不足或术后麻醉药品引起的。这导致分泌物引流不畅，如果分泌物没有咳出，则可能引起继发性细菌性肺炎。年龄较大的儿童(6 岁以上)往往可以借助深呼吸、咳嗽、清除分泌物来完成肺功能检查，或者鼓励孩子吹泡泡或风车。这些方法能有效地预防肺不张和提供有效的呼吸综合治疗。

医院获得性肺炎是第二个最常见的院内感染，主要见于呼吸机应用、术后和危重症患儿(见第七章)。医院获得性肺炎的致病源包括口咽部种植或胃肠道内的微小细菌。肺炎通常发生在术后 48h 后，患儿先前没有感染。主要的预防措施包括提升床头 30°～45°(如果没有禁忌证)，早期下床活动和鼓励呼吸综合治疗。

(五)肺水肿

> **!** 有阻塞性睡眠呼吸暂停的儿童发生阻塞后肺水肿的风险会增加。

肺水肿在平时比较罕见，除非患儿已知有充血性心力衰竭或手术过程中补液过量。阻塞后肺水肿(以前被称为负压肺水肿)是指严重的上呼吸道阻塞急性解除或拔管后阻塞(如喉痉挛)引起的肺水肿，主要是由吸气和紧闭的声门发生强烈的对抗造成的。这也可能发生于扁桃体切除术后的阻塞性睡眠呼吸暂停的患儿中。

对于轻度肺水肿患儿，可以给予吸氧和利尿剂(呋塞米 1mg/kg，静注)。对于重度肺水肿出现的呼吸障碍，则需要无创机械通气或气管插管和适当的呼气末正压压力。通常在这些措施下，肺水肿能够迅速得到控制和缓解。

四、循环系统注意事项

(一)心律失常

大多数儿童是健康的，如果没有潜在的疾病和电解质紊乱，则术后发生心电图异常和心律失常的可能性很小。心率异常在心律失常中往往最常发生，其中又以窦性心动过速最常见。

> **!** 窦性心动过速是术后最常见的心律失常，通常由疼痛和血容量不足所致。

窦性心动过速很少需要特殊治疗，但必须找出潜在的病因。心动过速可能是一个代偿性休克的前兆，最常见的原因是术后患儿出现低血容量。体检可发现四肢发凉、尿量减少和低血压等体征，提示失代偿性休克，应及时给予补液复苏。可能导致窦性心动过速的其他因素包括烦躁、疼痛、贫血症、焦虑、体温过高、高碳酸血症和应用拟副交感神经激动剂(如应用阿托品和格隆溴铵)。

> ！
>
> 心动过缓最常见的原因是低氧血症和副交感神经兴奋。
>
> ！

对于婴儿心动过缓，需要立即引起注意，因为该年龄组患儿的心排血量取决于心率。心动过缓最危及生命的原因是缺氧，因此，吸氧并提供辅助通气在初始治疗阶段尤为重要。副交感神经兴奋也是导致心动过缓的常见原因，包括气管内吸痰、鼻饲管插入或按压眼部等。

(二)血压反常

儿童的高血压很少有病理性病因，就像心动过速，一般不需要特殊治疗，但得找出潜在的病因。高血压伴心动过速通常会加重烦躁、焦虑、疼痛或副交感神经作用。如果伴随正常或降低的心率，那么可能有迹象表明体温过低、颅内压增高或 α-肾上腺素药效。在所有这些情况下，降压药没法控制，只对有慢性肾脏疾病并已伴有高血压的患儿有效。

术后低血压被视为急症。这可以在患儿身上发现，虽然已经迅速复温但还是冰冷伴血管收缩。然而，低血压最常见的原因是血容量不足。在所有这些情况下，必须尽快提升血容量。如果患儿没有达到预期值，那么患儿可能是因败血症或心功能不全引起的休克。在这样的情况下，需要考虑应用血管加压药和(或)强心剂，并对患儿进行监护。

五、神经系统注意事项

(一)意识的改变

患儿意识状态的改变是麻醉医生和医疗团队在术后管理中遇到的诊断难题之一。这也是患儿意外地从复苏室转到 PICU 的常见原因。它的病因可以是多种多样的，最常见的是延长的麻醉药物效应，也可能是其他少见的原因(见表 19-1)。

表 19-1 术后意识状态改变的原因

序　号	原　因
1	延长的麻醉效应或者残余麻醉效应
2	延长的神经肌肉阻滞效应
3	低体温
4	代谢及电解质失衡 • 低血糖； • 糖尿病酮症酸中毒； • 低钾血症——严重的肌无力； • 高钠血症和低钠血症； • 甲状腺功能减退
5	通气不足引起的高碳酸血症 • CO_2 浓度显著升高导致昏迷

表 19-1　术后意识状态改变的原因(续表)

序　号	原　因
6	神经系统事件 • 癫痫； • 脑栓塞； • 低氧缺血损伤； • 颅内肿块损伤和颅内压增高或者脑疝

1. 残余麻醉效应

> ❗ 注意：积极管理气道，继续机械通气，直到残余麻醉效应消失，避免立即逆转镇痛作用。❗

吸入麻醉药是手术室最常用的麻醉剂，它的清除取决于每分通气量、心排血量、药物可溶性以及麻醉深度和麻醉时间。因此，必须优化通气量和心排血量，而且通常需要在复苏室观察或者在过渡性的监护病房、PICU 进行机械通气。如以上提到的，过量的阿片类药物是引起呼吸抑制的原因之一，假如患儿昏迷，则必须考虑到这一点。在这种情况下，可以尝试给予纳洛酮，但使用时必须谨慎，因为纳洛酮不仅能逆转呼吸抑制的情况，而且也可以逆转无痛状态，导致患儿疼痛、不安、高血压和行为失控。谨慎的做法是积极管理气道，继续机械通气，直到麻醉残余效应消失或者过量的阿片类药物作用消除，避免立即逆转镇痛作用。在 PICU，这个过程可以安全完成。假如此后，患儿的知觉没有恢复，那么应该考虑其他原因。

2. 延长的神经肌肉阻滞效应

神经肌肉阻滞剂在全身麻醉的诱导和气管插管阶段很常用。它主要分成两类：去极化和非去极化。琥珀酰胆碱是一种去极化神经肌肉阻滞剂。它的作用机制是非竞争性地与运动终板的乙酰胆碱受体结合，导致去极化；然后，从受体弥散出来，被肝和血浆的拟胆碱酯酶代谢。琥珀酰胆碱引起的神经肌肉阻滞效应延长最常见于拟胆碱酯酶的遗传变异。对这类患儿需要机械通气支持，直到神经肌肉阻滞效应消除。引起神经肌肉阻滞效应延长的其他原因还有肝脏衰竭和高镁血症。

非去极化神经肌肉阻滞剂，如双哌雄双酯、罗库溴铵和顺-阿曲库铵，在手术麻醉中也很常用。它们竞争性地与乙酰胆碱受体结合，可以在不引起去极化的情况下引起肌肉麻痹。非去极化神经肌肉阻滞剂可以用乙酰胆碱酯酶的抑制剂(如新斯的明、滕喜隆、溴吡斯的明等)拮抗，抑制剂引起乙酰胆碱在神经突触内的浓度增高，然后乙酰胆碱竞争性地替代与受体结合的神经肌肉阻滞剂。由于乙酰胆碱酯酶抑制剂有毒蕈碱样作用，所以在给予抑制剂的同时要使用阿托品(0.02mg/kg，静推)或者格隆溴铵(0.01mg/kg，静推)，以避免发生心动过缓。非去极化神经肌肉阻滞剂作用逆转失败的原因见表 19-2。

表 19-2　非去极化神经肌肉阻滞剂作用逆转失败的原因

序　号	原　因
1	呼吸性酸中毒
2	低钾血症
3	高镁血症
4	低体温
5	药物相互作用： • 抗生素，如氨基糖苷类、四环素类、多黏菌素类、林可霉素； • 大剂量糖皮质激素； • 钙离子通道阻滞剂； • 局部麻醉剂（奎尼丁）； • 烷化细胞毒素剂
6	重症肌无力
7	肌营养不良和肌强直

由于神经肌肉阻滞剂的持续作用，患儿不能自主呼吸也不能活动，但是可以有自主活动和眼球反应。使用周围神经刺激器，给予四级电脉冲，观察患儿相应的肌肉颤动，可以对患儿进行评估。通常，当位于运动终板的乙酰胆碱受体 75% 以上被阻滞时，第四级的肌肉颤动是不可见的。对于成年人，即使 75% 以下的乙酰胆碱受体被阻滞，患儿仍然可以有效呼吸。而对于儿童，其功能残气量会因此而减少，并且拔管后的气道阻塞发生率高。评估患儿神经肌肉阻滞作用消除与否的其他方法还有抬头时间超过 5s、能握手、能抬腿。

（二）术后谵妄

> **!**
>
> 与术后谵妄相关的药物有苯巴比妥类、吸入麻醉剂和氯胺酮。

谵妄在术后即刻发生，患儿表现出一种意识模糊的状态，可能在术后几小时内表现为无法安慰、易怒、不合作、歇斯底里喊叫、呻吟或者胡言乱语。通常情况下，谵妄状态的患儿无法辨认熟悉的人和物。小儿术后谵妄的发生率比成年人高（分别为 12% 和 5.3%），通常发生在 3～9 岁的年龄段。这类患儿可能伤到自己，因此通常需要约束，并给予安慰，还要安排在光线较暗的安静的房间以减少环境刺激。通常，术后谵妄是自限性的，但是有时也需要一些“解救”的良方（如镇痛药、苯二氮䓬类药物、安眠药）。术后谵妄也可能在镇静剂作用结束后出现。引起术后谵妄的其他原因还有疼痛、低氧、低血糖和紧张情绪，这些都需要考虑。

六、疼痛管理

各个年龄的儿童（包括早产儿）都能感受到疼痛。大约 40%～75% 的儿童在手术后的 24h 内会有中度到重度的疼痛感。过去，对儿童镇痛的认识不足，人们认为儿童对疼痛没有感受能力，或者说不能耐受有效的镇痛方法。该看法导致了不恰当的儿童疼痛管理。现在，有镇痛给药的仪器以及技术，可以帮助儿童不需感受疼痛。这种疼痛管理策略需要多学科参与，采用综合的镇痛方法对整个围手术期进行个体化治疗来实现。管理策略的制定需要考虑手术的类型、使用的麻醉技术、预计的恢复时间、预测的手术后疼痛级别。

伤害感受是一个复杂的过程，机体先感受到有害刺激，然后这种刺激经过转化、传导、修饰，最后让机体感受到疼痛。多模式镇痛管理法采用药物和非药物的方法分别针对整个疼痛产生的过程进行管理。采用镇痛药物和其他辅助方法共同进行疼痛管理，比仅仅采用镇痛药物更加有效，因为镇痛药物仅仅针对疼痛发生的一个环节(见图 19-1)。这种综合治疗策略也减少了鸦片类药物的使用量以及鸦片药物相关的副作用。

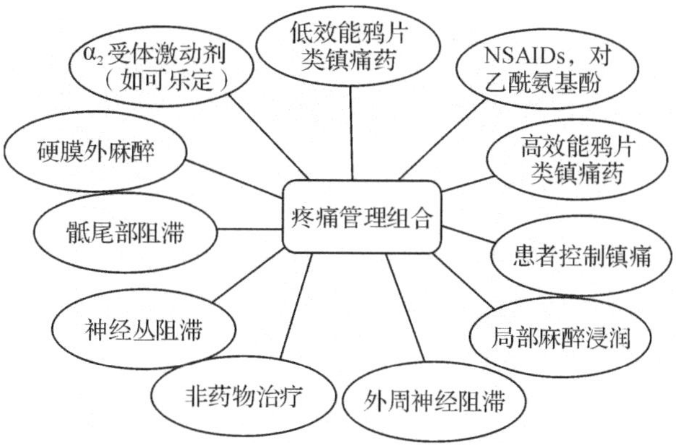

图 19-1　手术后疼痛管理的多模式治疗方法

注：NSAIDs 指非甾体类抗炎药。

(一)疼痛评价

选择合适的镇痛药物和使用剂量，需要有工具对患儿的疼痛级别进行评价。对儿童进行疼痛评价会比较困难，儿童对疼痛的反应因年龄不同而存在差异，而且很难将疼痛与激动以及焦虑分辨出来。许多儿童会因害怕再次接触疼痛而表现出逃避环境、不愿主动表达自身感受。这会使医务工作者对儿童疼痛程度的评价不足。目前，已经建立了经过认证的、针对儿童不同发育阶段的评估工具，来客观地评价儿童疼痛程度(见表 19-3)。通过观察患儿行为和生理的变化，可以对新生儿、婴儿、认知障碍和机械通气的儿童的疼痛进行分级。对3～7岁的儿童，可以通过 FACES 疼痛评价量表进行疼痛评价。对较大的儿童，可以采用语言量表或者成年人视觉模拟量表进行疼痛评价。总之，最重要的是要针对不同的患儿，考虑患儿的实际状态持续采用疼痛评价工具。

(二)疼痛管理的多模式策略

可以用于儿童手术后镇痛的药物有非鸦片类、NSAIDs(非甾体类抗炎药)、鸦片类、局部止痛药等。

> ！
> 多种镇痛药物的组合治疗需结合患儿的情况和疼痛程度进行个体化给药。
> ！

表 19-3 儿科疼痛评价工具

疼痛比例	年龄范围	类 型	比例参数	作 用
CRIES 量表	32～60 周	行为和生理参数	哭闹、增加的 O_2、生命体征增加、面部表情、失眠	急性疼痛过程和手术疼痛
早产儿疼痛量表(PIPP)	早产儿和新生儿	行为和生理参数	孕周、行为状态、心率、SpO_2、面部表情	过程疼痛
脸腿活动哭闹安抚评估量表(FLACC)	年龄＜3 岁或者不能口语表达的	行为参数	脸、腿、活动、哭，以及可安慰性	急性疼痛，外科疼痛
脸谱量表(FACES，Wong-Baker)	3～12 岁	主体评估疼痛	从高兴到最悲伤的脸部表情 0～10 分	急性疼痛，外科疼痛
视觉模拟评分法(VAS)	＞7 岁	主体评估疼痛	横向 10cm 线(0＝没有疼痛，10＝很疼痛)	急性疼痛，外科疼痛，慢性疼痛
数字分级法	＞7 岁	主体评估疼痛	0～10 分，表示从没有疼痛到很疼痛	急性疼痛，外科疼痛，慢性疼痛

单用鸦片类镇痛药物是传统的儿童镇痛法。这种镇痛方法常导致镇痛不当及较多的副作用，包括恶心、呕吐、瘙痒、便秘、尿潴留以及呼吸和中枢神经系统抑制。使用一种药物常可以引起剂量延迟、剂量不当，从而导致判断失败。

多模式的镇痛计划(见图 19-1)针对有害刺激的多个通路提供了一个平衡的方法，包含以下多种疗法的组合：①作用于外周的对乙酰氨基酚和 NSAIDs；②外周神经、神经根、脊髓的局部麻醉阻滞；③作用中枢的鸦片类；以及结合④非药物治疗方法：分散注意力、认知行为干预、心理干预等。这种多模式的治疗策略可以通过采用小剂量，多种药物联合给药来减少单种药物治疗的副作用，但其治疗效果与单纯应用鸦片类药物相当，甚至更好。单一鸦片类镇痛药物的缺点可以采用以下方法进行克服：NSAIDs 给药剂量调整，患儿控制镇痛药(PCA)，长效的局部镇痛药，针对剧烈的疼痛可以额外采用鸦片类制剂。治疗方案需针对患儿的个体情况及疼痛等级进行制定。

在疼痛管理过程中，镇痛药物使用的分级方法基于疼痛等级(见图 19-2)以及 WHO 癌症疼痛管理阶梯模式。在这个分级方法中，非鸦片类的对乙酰氨基酚和 NSAIDs(如布洛芬)可用于治疗轻微疼痛。低效能的口服鸦片类(可待因、氢可酮、羟考酮)常与非鸦片类镇痛药联合用于治疗中度疼痛；而重度疼痛常用静脉注射鸦片类药物(吗啡、芬太尼、羟化吗啡酮、美沙酮)联合强效的静脉注射 NSAIDs(酮洛酸，0.5mg/kg，IV，1 次/6h)和静脉注射对乙酰氨基酚(15mg/kg，IV，1 次/4h；或者 12.5mg/kg，IV，1 次/4h)。

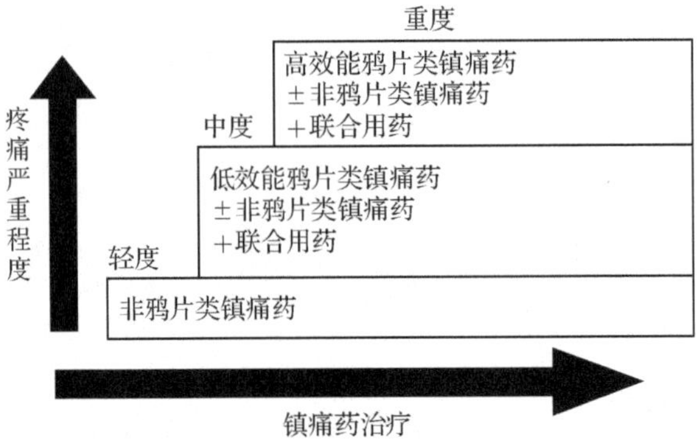

图 19-2 手术后疼痛的分层镇痛管理

注：引自 The three-step analgesic ladder. In：*Cancer Pain Relief*：*With a Guide to Opioid Availability*. 2nd ed. Geneva，Switzerland：World Health Organization，1996：15.

可乐定是 α_2 肾上腺素受体激动剂，可以降低鸦片类镇痛药物的使用剂量，是手术后疼痛管理的一种有效辅助用药。可乐定与局部麻醉药联合使用，可以延长和改善镇痛药对外周神经的阻滞作用以及对骶尾部、硬膜外、脊髓的麻醉作用，从而减少鸦片类镇痛药的使用剂量。作用于中枢的右旋美托咪啶也是 α_2 肾上腺素受体激动剂，与 α_2 肾上腺素受体的亲和力是可乐定的 8 倍，与镇痛药一起合用，有良好的镇静作用，具有减少鸦片类镇痛药物的使用剂量的潜在作用。右旋美托咪啶的另一个优势是它对呼吸的抑制作用最小。

如果患儿手术后有严重的、难以控制的、反复发作的疼痛，则强烈推荐向麻醉师、疼痛管理相关人员咨询。

(三)患儿自控镇痛

> 对任何会玩游戏的儿童均能使用 PCA。

当患儿抱怨有疼痛或者发现有疼痛时，一般会给患儿使用鸦片类镇痛药。但这会导致疼痛的恶性循环，延迟给予镇痛药、最终导致持续疼痛或者是镇静作用加强。鸦片类药物给药不当，则对患儿的副作用增加。PCA 可以破坏这个恶性循环。当有合适的检测系统时，PCA 是控制中度到重度疼痛的非常好的一个给药系统。PCA 可以用于经过良好培训的 5 岁儿童，或者常规用于 7 岁及以上的儿童。对任何会玩游戏的儿童均能使用 PCA。使用 PCA 有双重目的：①维持合适的鸦片治疗浓度以保证合适的镇痛效果；②可以快速对患儿的镇痛需求作出反应。PCA 在患儿、家长及医务工作者中有较好的满意度。PCA 通常用于鸦片类药物，可以根据需要给予剂量或者持续使用(基础输注)，或者按需和持续输注同时进行(见表 19-4)。

表 19-4 镇痛药物剂量

鸦片类	需要剂量(μg/kg)	锁定时间间隔(min)	基础输注[μg/(kg·h)]	1 小时限定(μg/kg)
吗啡	20(成年人:1000μg)	8～10	0～20(成年人剂量:2000μg/h)	100
芬太尼	0.5(成年人:50～100μg)	6～8	0～0.5(成年人:50～100μg/h)	2.5
氢化吗啡	4(成年人:200μg)	8～10	0～4(成年人:200μg/h)	20

注：经允许后改编，© 2006 Elsevier. Landsman I R, Vustar M, Hays S R. Pediatric anesthesia. In: Grosfeld J L, O'Neill J A, Coran A G, et al., eds. *Pediatric Surgery*. 6th ed. St. Louis, MO: Mosby, 2006:242-243.

持续基础输注只能在有严密的心脏呼吸监护的地方才能进行。对于鸦片类药物不耐受的患儿，要避免使用持续基础输注法，除了在一些特殊的情况下(如后路脊柱融合术)。基础输注被认为可以辅助那些因为疼痛而醒来，然后自己给一个剂量鸦片类药物的患儿在手术后有个正常的睡觉模式。但是，对于儿童没有证据支持这个假设。持续鸦片类药物输注后，呼吸系统副作用的风险增加。因此，常规基础输注不建议用于非插管的患儿。

使用合适的镇痛药、减少鸦片类药物的副作用是给药剂量制定的基础。需要剂量的鸦片类药物的最少给药间隔被称为锁定时间。在这个时间段，怎么按动按钮都不会给药。这样可以避免鸦片类药物蓄积。在程序中设定给药总剂量(限定 1～4h)，以防止给药过量。为监护患儿的安全，防止副作用，必须监护患儿的氧饱和度、呼吸频率、心率、血压、呼气末 CO_2、疼痛、意识分级。使用解救剂应该作为 PCA 治疗方案的一部分，纳洛酮[1～2μg/(kg·min)，总剂量 10μg/kg]可以用于对抗鸦片类药物的呼吸抑制副作用。对于严重的暴发性疼痛，另外给予静脉注射鸦片类药物(与泵中使用的鸦片类药物相同)，按照需要每 3 小时给予一次剂量。鸦片类药物导致的皮肤瘙痒可以用环丁甲羟氢吗啡(50μg/kg，IV，1 次/4h)治疗；对于严重的瘙痒，可以使用纳洛酮输注 0.25μg/(kg·h)。

在给予 6 岁以下或者发育迟缓的儿童时，可以由父母或者护士作为代理人按压 PCA 按钮给予鸦片类药物。但是，使用 PCA 泵必须设定参数以防止意外给予过量药物，且必须在有监护的情况下使用。代理人和患儿自己使用 PCA 的不良事件发生率相似，但是由代理人操控 PCA 发生不良事件时需要抢救的概率较大。

(四)硬膜外镇痛

硬膜外持续镇痛(Continuous epidural analgesia，CEA)是治疗严重的婴幼儿、儿童手术后疼痛的有效方法。CEA 可以减少应激反应，缩短住院时间；对于一些特定的儿童，还可以改善手术预后。对于婴儿，硬膜外导管通过尾椎插入，或者通过 L_5 和 S_1 的下胸椎或腰椎间隙插入。硬膜外导管穿过胸椎或者高腰椎水平，导管的头放在被阻滞的皮片中心相邻部位。这种方法可以保证适宜的疼痛管理，持续输注局部麻醉药物还有利于鸦片类药物提供持续的镇痛作用。局部麻醉药物和鸦片类药物联合使用具有协同作用，可以降低两种药物的剂量，减少药物不良反应。

导致镇痛管理不当的常见问题有导管放置方法错误，导管本身的问题(如扭曲、渗漏、移位、破损)，输注速度不当，镇痛药物剂量不当。CEA 常见的可能并发症包括：①局部麻醉毒性反应；②局部麻醉药物导致的运动阻滞，或者后续发生的筋膜室综合征或硬膜外血肿；③硬膜脓肿；④鸦片药物副作用。降低局部麻醉药物的浓度或者输注速度，使用对抗鸦片类药物副作用的拮抗剂，可以减少上述并发症的发生。在使用 CEA 时，患儿需常规监测运动阻滞、皮片阻滞、发烧情况以及血流动力学和呼吸参数。当静注或肌注鸦片类药物来辅助硬膜外鸦片类药物给药时，需提高对皮片阻滞水平太高或者频率太高导致的呼吸抑制的警戒。

患儿控制的硬膜外镇痛结合了 CEA 方法和 PCA 方法的优点，使患儿可以对疼痛恶化做出实时反应。

(五)局部麻醉

局部镇痛技术在儿科手术后镇痛管理上的应用越来越普遍。在超声波和神经刺激物的辅助下，局部麻醉提高了神经阻滞的成功性。局部镇痛技术是利用局部麻醉药阻滞从伤害感受器到中枢神经系统的传入通道，包括局部浸润、外周神经阻滞、神经-神经丛阻滞、硬膜外或者是鞘内神经阻滞。局部麻醉技术使用长效的局部麻醉药单次注射给药或持续输注，包括阴茎、股骨(股动脉、股神经)、坐骨神经、腋神经、踝关节、筋膜间和骶尾部阻滞。

局部麻醉对于那些对鸦片类镇痛药物较易产生副作用的人群比较有优势，比如新生儿和儿童人群。局部麻醉也可以降低鸦片类药物静注的副作用，如恶心、呕吐、镇静和呼吸抑制。使用长效局部麻醉药能降低对高效鸦片类药物的需求，并使患儿在手术后最疼痛的几小时内减轻疼痛。

儿童人群最常见的局部麻醉阻滞部位是骶尾部。硬膜外麻醉通过骶裂孔给予单次剂量 1mL/kg 的局部麻醉药。如果可能，可以用超声引导辅助操作。这种操作方法成功率较高，并发症较少。局部麻醉时，通常只使用一种局部麻醉药，在脐以下给予镇痛药，患儿几小时可以免受疼痛。通常，儿童不会表现出血流动力学不稳定和尿潴留的副作用。当辅以鸦片类药物时，镇痛作用加强，但是不良反应增加。通常在手术后 24h 内有严重疼痛时，局部麻醉镇痛有良好的作用。

> ！
>
> 使用硬膜外和局部镇痛方法可以减少对静脉注射鸦片类药物的需求，并能在手术后即能有效控制疼痛。
>
> ！

七、水、电解质的注意事项

在小儿外科患儿的监护中，体液和电解质失衡是最常遇到的问题。这些失衡通常是由于胃肠道液体持续丢失（如呕吐、鼻饲管以及术后引流），脑室外引流造成脑脊液丢失，液体转移至第三腔隙（腹膜炎、肠梗阻、烧伤）造成的。小婴儿存在隐性的液体丢失，特别是在辐射取暖器或光疗时，液体需求量增加 10％～20％。在有湿化的机械通气过程中，患儿肺部隐形失水是微不足道的。

> ！
>
> 记录尿量曲线对发现低血容量患儿和评估补液治疗后的效果非常有帮助。
>
> ！

患儿若表现出冷漠和嗜睡、心率加快、花斑、四肢发冷、尿量减少等应激的临床症状，则提示血管血容量严重不足。低血压是休克的晚期表现。实验室检查通常会发现血液尿素氮升高伴或不伴有肌酐水平升高，血液浓缩伴有不合理的血细胞比容。在严重血容量不足的情况下，氧气无法有效输送，就会出现代谢性酸中毒和血乳酸水平增加。

对于预计围手术期有大量液体变化或丢失的以及需要大量补液复苏的儿童，应持续监测中心静脉压和动脉压，并留置导尿管。

在快速纠正休克后，补液还应包括累计丢失量、生理需要量和继续丢失量。在危重症患儿术后，对于任何继续丢失量，应用等渗液补充比应用低渗液更安全。同样，给术后患儿紧张感也是安全的做法，这样能通过血流动力学的改变，刺激分泌抗利尿激素。术后早期给予等渗液可以降低低钠血症和神经系统并发症的发生率。对患儿应经常进行补液情况和循环系统的检查，每 6～8 小时检测血清电解质并进行相应的调整。

> ！
>
> 术后液体补充量＝快速休克纠正量＋累计丢失量＋生理需要量＋继续丢失量。
>
> ！

那些有抗利尿激素分泌异常综合征的神经外科或头部外伤的患儿有其特殊性。这些患儿通常有轻度的体内水分潴留而造成不同程度的低钠血症。他们需要生理需要量的钠和限制的 50％生理需要量的液体，并控制血清钠增加速率＜0.5mEq/(L·h)或 12mEq/(L·h)（见第八章）。

八、术后恶心和呕吐

术后出现恶心和呕吐导致再入院率上升，出院时间延长，术后出血，误吸，切口裂开，脱水，肠内营养延迟等不利因素，是让患儿、家长和医务人员烦恼的一类症状。术后恶心和呕吐(Postoperative nausea and vomiting，PONV)是由吸入性麻醉药、疼痛、阿片类药物导致的。术后呕吐(Postoperative vomiting，POV)在儿童的发病率是成年人的两倍。3 岁以下的儿童术后呕吐的发病率为 22%～40% ，而年龄较大的儿童有 42%～51%。儿科术后呕吐的风险因素包括：①麻醉时间>30min；②年龄≥3 岁；③斜视手术；④有 POV 和 PONV 病史，或患儿、父母和兄弟姐妹有晕车史。对应 0、1、2、3、4 叠加的风险因素，术后呕吐的发生率分别为 9%、10%、30%、55%及 70% 。因此，对于具有高危因素的患儿，可以制定个性多元化治疗方案，以预防和治疗术后呕吐。

因为使用单种止吐药的治疗效果有限，所以对于术后恶心、呕吐需要采用多元化治疗方案。制定术后恶心、呕吐多关化管理流程(见表 19-5)，首先确定患儿有中度至严重的风险，然后尽早采用 2 个或多个不同类别的止吐药预防。每加入的一个止吐药，术后恶心、呕吐的风险降低 30%。避免或减少吸入性麻醉药和术后使用的阿片类药物，给予静脉麻醉(如异丙酚)。局部麻醉和非甾体类抗炎药的使用都能减少术后恶心、呕吐的发生。

术前禁食并不能预防术后恶心、呕吐，但补充水和葡萄糖可以改善。羟色胺拮抗剂由于其良好的安全性和较小的副作用，成为治疗术后恶心、呕吐的主要药物。昂丹司琼(0.15mg/kg，IV，每 4～6 小时 1 次)是术后恶心、呕吐的预防和治疗的一线药物，它是唯一被美国批准可使用 1 个月及以上的儿童用 5-羟色胺拮抗剂。联合昂丹司琼和地塞米松(0.5mg/kg，IV)用于预防术后恶心、呕吐是非常有效的。

表 19-5　术后恶心、呕吐多元化管理流程

管理流程	具体内容
评估术后恶心、呕吐的风险因素	
如果恶心、呕吐为中重度	**降低基础风险** · 避免或最小剂量应用吸入性麻醉剂、新斯的明、NO 和阿片类药物(术后)； · 完全静脉内麻醉(异丙酚)； · 术中和术后局部麻醉和止痛； · 补液； · NSAIDs。 **使用 2 种及以上不同种类的止吐药(如地塞米松 + 昂丹司琼[a])** · 羟色胺拮抗剂(昂丹司琼、格雷司琼、多拉司琼)； · 昂丹司琼作为首选药物； · 类固醇(地塞米松)； · 抗组胺药(茶苯海明)； · 抗多巴胺类(氟哌利多)； · 吩噻嗪(奋乃静)。 **治疗 POV/PONV** · 羟色胺拮抗剂或不同种类的止吐药

注：POV 指术后呕吐；PONV 指术后恶心和呕吐；NSAIDs 指非甾体类抗炎药。

九、营养支持注意事项

> 对于儿科营养支持来讲，满足重症疾病的消耗和恢复所需的营养以及患儿正常生长发育所需的营养是一个挑战。

儿科患儿术后经常出现急性营养不良。在这种情况下，营养不良是多因素的，它可以是因为术后肠道功能长期得不到恢复或者食物不耐受，分解代谢增加，缺少积极的干预，或者没有及时得到足够的营养支持。更严重的后果是导致许多儿童长期慢性的营养不良。

(一)营养评估

入院时，应该对所有患儿进行营养评估。基本的评估方法应包括体重、身长、头围等。对于2岁以内的儿童，需要绘制标准的生长曲线。如果可能，可以结合患儿以往的门诊或住院资料来进行评估。另外，基本的评估包括体内的蛋白质，包括白蛋白、转铁蛋白、前白蛋白以及视黄醇结合蛋白。这些蛋白可以快速翻转，但是当分解加速时，合成减少了。营养状况改善了，表明压力得到了缓解以及得到了适量的营养供应。由于前白蛋白和视黄醇结合蛋白半衰期短(分别为2d和12h)，所以它们能更好地反映患儿代谢状态的急性变化。另外一个稳定的生物标记是超敏C反应蛋白。术后患儿如果C反应蛋白正常，则表示回到合成状态。

(二)压力反应

当身体遭受压力时，无论是何种压力，身体的反应是类似的。下丘脑-垂体轴以及交感神经兴奋，导致荷尔蒙反调节地增加，包括体内儿茶酚胺水平甚至胰岛素的抵抗。增加的激素水平导致肌肉分解和葡萄糖异生(非碳水化合物转变成葡萄糖)。儿茶酚胺水平的提高刺激葡萄糖在肝脏和肌肉的分解以及动员自由脂肪酸，共同为高分解代谢状态提供原料。

(三)营养支持

身体组织分解在压力反应中是关键的。因此，我们的目的是在疾病的急性期提供氨基酸及合适的蛋白质的热量来限制蛋白质的分解(见表19-6)。

表19-6　不同年龄组小儿的营养需求量

年龄(岁)	能量[kcal/(kg·d)]	蛋白质[g/(kg·d)]
<1	50～80	2.0～2.5
1～7	45～65	1.5～2.0
>7	30～60	1.5～2.0

碳水化合物以葡萄糖的形式提供4kcal/g的能量。儿童需要输入5～8mg/(kg·min)来满足代谢的需求。但是在压力情况下由于胰岛素的抵抗作用，为了避免达到酮的阈值，需要输入2mg/(kg·min)以下的葡萄糖。必须避免输入过多的葡萄糖，比如>10mg/(kg·min)，因为它会增加脂肪生成及增加CO_2的产生。如果在正常葡萄糖供给时存在高血糖，则需要在仪器监测下使用胰岛素来促进细胞的吸收[开始持续规律输入胰岛素，0.05～0.1U/(kg·h)]。当再

次需要肠内营养时，乳糖耐受会更好。

脂肪提供 9kcal/g 的能量。对于不能耐受胃肠内营养的患儿，脂肪乳剂需要占 20% 的肠外营养。如果只是为了提供必需氨基酸，则 0.5g/(kg·d)脂肪已经足够，但是实际上我们经常根据热量的需要，提供 1～3g/(kg·d)的脂肪。甘油三酯的水平在持续输入脂肪后 4h 测量最准确。高甘油三酯血症常常由碳水化合物负荷高引起。在给予肠内营养时，中链脂肪酸能够进入门静脉系统，利于吸收。每 1g 蛋白质分解产生 4kcal 的能量。尽管压力反应时很难阻止蛋白质的分解代谢，但是我们需要提供足量的氨基酸来满足新的蛋白质合成的需要。需要提供 2～3g/(kg·d)的氨基酸来保持蛋白质的分解和代谢的平衡。

(四)常规治疗

外周静脉及中心静脉置管的使用使那些术后可能发生营养不良的患儿(伤口愈合差、感染、甚至死亡)使用胃肠外营养成为可能。

肠内营养相对于肠外营养有许多优点，比如费用低、并发症少，所以它是肠道功能有严重疾病的患儿的首选营养供应方式(见表 19-7)。

延迟的胃肠排空在有严重疾病的患儿中是很常见的。如果胃肠喂养失败或者误吸的风险很大，则可以经幽门置管喂养。经幽门置管喂养常常可以成功并且有很多优点，它可以在计划拔管以及手术过程中继续喂养，提供持续营养支持。胃肠外营养在血流动力学不稳定，易引起肠道缺氧以及先天或获得性肠道发育异常(比如坏死性小肠结肠炎、肠闭锁、胎粪性肠梗阻以及短肠综合征等)患儿的营养支持中发挥重要的作用。另外，长期使用胃肠外营养的并发症也是很多的(见表 19-8)，所以要尽量尝试通过肠道内途径来提供一些营养。

表 19-7 胃肠外营养的优点

序号	优点
1	刺激肠道营养因子的释放
2	保护肠道上皮细胞
3	保护肠道蠕动
4	增加肠系膜血供
5	降低院内感染的发生率
6	减低费用

表 19-8 胃肠外营养的并发症

序号	并发症
1	导管相关感染
2	电解质紊乱
3	肝功能异常 ·脂肪肝； ·胆汁淤积； ·肝纤维化； ·胆汁性肝硬化(肠外营养相关的肝脏疾病)

! 尽可能肠内营养。 !

十、血液系统注意事项

术中出血是外科医师和麻醉医生都要严密监控的。在大多数情况下，失血量是渐进的并可以外科止血控制的。除非已丢失过多或原有血细胞比容过低，否则患儿通常不需要输血液制品。术中大量血液制品输入或持续的出血会严重影响术后患儿的病情。当存在出血时，根据血红蛋白和血细胞比容下降情况可以评估失血的严重程度。当有大量活动性出血时，血流动力学不稳定提示血容量枯竭。对引流管内（如胸腔引流管）引流量的直接测定，也可以用来判断持续失血的程度。发生在封闭腔隙的隐匿性出血，如腹腔内腔隙和大腿出血，不适用这种评估手段。术后出血[尤其是持续性的和（或）快速的出血]的病因必须及早发现和去除。最常见的出血原因是手术止血不佳。其他主要病因包括凝血因子和血小板被稀释或大量消耗的凝血障碍，大量袋装血红细胞（PRBC）的输入或其他潜在病情（包括脓毒血症和弥散性血管内凝血）。

输血首先取决于患儿的临床状况和估计的失血速度。临床上，若患儿血流动力学稳定，则一般不输注 PRBC，除非血红蛋白水平＜7g/dL。大量失血是 24h 内损失 1 个血容量或 3 小时内损失 50％血容量。失血量的估算方法是婴幼儿 85mL/kg（0～1 岁），儿童 80mL/kg（1～10 岁），青少年 70～75mL/kg 和成年人 65mL/kg。对于持续大量出血的患儿，应通过大口径静脉输入晶体液或胶体液，待有血时输入 PRBC（10～20mL/kg）。在此期间，需要做血常规、凝血功能、血型及筛查基本检查。再输血时，应当遵循估计失血量、持续失血速率以及患儿补液后的反应（见第十七章）。晶体液、胶体液和 PRBC 的组合达到维持血容量或血流动力学参数，血红蛋白水平大于 7g/dL 的治疗目标。当输血量达血容量的 1～1.5 倍后，国际标准化比值仍大于 1.5，可以选用新鲜冰冻血浆和血小板（10～15mL/kg）来防止或纠正凝血功能障碍。提早近等量的新鲜冰冻血浆和 PRBC（1∶1 的比例）输入可以预防凝血功能障碍患儿出现大出血。血小板的需求量是可变的。在持续出血的情况下，血小板计数大于 20000/μL 是可以接受的；但在活动性出血时，血小板计数要大于 50000/μL。对神经外科手术的患儿，应维持血小板计数≥100000/μL。在婴幼儿和儿童，输入血小板 10mL/kg，可提高血小板计数约 50000/μL。但无论如何，手术中止血完全才是最重要的。

PRBC 和新鲜冰冻血浆中含有柠檬酸盐，可以螯合钙离子，从而导致血清中钙离子浓度下降。年龄较大的儿童和成年人可以动员钙离子和快速通过肝脏代谢柠檬酸盐，以防止钙离子浓度显著下降。新生儿钙储量不足，易发生急性低钙血症，进而导致低血压，需要补充钙剂（10％氯化钙 10～20mg/kg 或葡萄糖酸钙 100～200mg/kg）。如果大量输血后，也要补充钙剂。大量输入冷的血液制品后会造成低体温，因此，需要进行血液制品预热后方可输入。

十一、体温管理

体温管理作为术中的重要一部分，麻醉医生要以优化管理达到正常生理体温为基本目的。有些患儿在麻醉期间更容易发生体温过低或体温过高。婴幼儿、过长时间的手术、大量输入未加热的静脉输液或血液制品后，以及大面积暴露手术部位的情况下，容易发生低体温。使用热辐取暖器或取热毯可能造成体温过高。

> ！
>
> 婴幼儿和小龄儿童因躯干所占比例高，新陈代谢较高和脂肪储存不足，所以体温过低的风险等。
>
> ！

(一)体温过低

表 19-9 低体温的后果

序 号	具体后果
1	呼吸性酸中毒
2	呼吸暂停
3	低血压
4	心动过缓
5	延长神经肌肉阻滞
6	延长麻醉时效

寒战是在术后早期常见的一种症状。患儿经常抱怨感觉非常冷。温暖的毛毯可以缓解症状,往往也会让患儿主观安慰而减少发抖。另外,低体温可以引起寒战但必须尽快解除。

对于患儿体温过低,如果不及时诊治,可危及生命,尤其是新生儿(见表 19-9)。在复温期间,必须避免体表温度过高甚至烧伤(特别是辐射保暖箱使用不当)。

(二)发　热

术后发热(体温>100.4℉或>38℃)是常见现象,对症治疗即可,有时呈自限性。发热开始的时间对与其他疾病的鉴别非常重要,并决定诊疗计划,导致术后发热的原因可以用五个 W 阐述(见表 19-10)。

表 19-10 引起术后发热的原因:五个 W

时　间	原　因
术后第 2～3 天	Wind(风)——肺炎
术后第 3～5 天	Water(水)——导管-尿路感染
术后第 4～6 天	Walking(走)——深静脉血栓(儿童发生率不详,青少年和患儿有一定风险)
术后第 5～7 天	Wound(切口)——常出现术后切口感染
术后第 7 天以上	Wonder drugs(药物)——药物引起发热

在术后第一个 24h 内发热是比较常见的,往往是由于组织损伤,释放热原导致的炎性反应。患儿也有可能在手术时存在潜在或未知的感染。医源性相关感染(Healthcare-associated infections,HAI)是导致发烧的最常见感染,包括医院获得性肺炎、导管相关性尿路感染、导管相关血源性感染、外科手术部位感染。术后第 2 天或第 3 天常表现为肺炎,第 3～5 天尿路感染和第 5～7 天外科感染会越来越明显。

干预措施可以减少术后医院感染(见表 19-11),包括尽早拔除气管插管和留置导尿管。进行培养和药敏测试以排除医院感染,并合理使用抗生素(见第七章)。术后持续发热可能不是因为病原体,应找出其他原因。应用淘汰法往往能确定潜在的病因和得到适当处理。

另一个导致体温过高的原因是周围环境过热而散热不佳,比如包裹着的婴儿和加热设备的使用。脱水伴补液不足,也会使患儿体温升高。在所有的情况下,发热可以导致心动过速、呼吸急促和 CO_2 蓄积,进一步导致患儿应激加剧。在吸入麻醉时或麻醉后数小时内,患儿体温迅速上升,超过 102.2℉(39℃),被称为恶性高热(Malignant hyperthermia,MH)。

表 19-11 降低术后医源性感染的措施

感染类型	具体措施
医院获得性肺炎	·减少呼吸机天数； ·调节床头至 30°； ·当年龄和发育情况合适时，尽快下床行走； ·对没有插管的患儿，应鼓励和锻炼深呼吸 —诱发性肺量计法(4～6 岁或更大) —吹泡泡或者纸风车(幼儿或更大)
医院获得性感染	·尽可能减少使用和留用置管； ·良好的手部卫生
手术部位感染	·切皮前 1h 给予预防性抗生素； ·术后 24h(心脏患儿 48h)停用预防性抗生素； ·合理去除毛发(完整留着毛发或者用理发器去除)

(三)恶性高热

恶性高热是一种家族性的肌肉代谢紊乱疾病，会增加麻醉难度，并需要在 PICU 进行进一步的监护。恶性高热在全麻患儿的发生率是儿童 1∶15000，成年人 1∶50000。有潜在肌病儿童的风险会增加。吸入麻醉剂和去极化肌松药(如琥珀酰胆碱)可以激发恶性高热。最早的征兆是使用琥珀酰胆碱后出现的下颌僵硬(咬肌痉挛)以及产生过多的 CO_2，之后会发展成骨骼肌肉强直、心动过速、高热。如果不加以控制，强烈的肌肉活动导致横纹肌溶解症，从而出现高钾血症，最终多器官功能衰竭。恶性高热的评估手段包括动脉血气、血电解质、血清肌酸激酶、尿肌红蛋白监测。如果怀疑是恶性高热，应请麻醉医生或 PICU 医生会诊，以协助诊断和治疗。

恶性高热的治疗包括避免或移除触发剂，应用丹曲林钠使肌肉松弛和支持治疗。丹曲林钠会通过直接作用于钙释放通道导致骨骼肌完全和持续放松。对急性恶性高热患儿，可以给予丹曲林钠 1～3mg/kg，IV，必要时每 15 分钟重复给药，最大剂量为 10mg/kg。术后 24～48h，每 6 小时给予丹曲林钠 1mg/kg，IV，可以防止复发。支持治疗包括如果要大剂量应用，则可以气管插管和机械通气保护气道；积极控制体温＜100.4℉(＜38℃)，但应避免出现体温过低，及时纠正酸中毒和高钾血症。实验室检查包括肌酸激酶、磷酸根、钙和肌红蛋白水平监测。当出现横纹肌溶解症和血红蛋白尿时，应加强利尿，包括静脉补液和渗透性利尿剂(如甘露醇)。其他，如高热综合征、凝血功能障碍、肺水肿、脑水肿是潜在的并发症。当有充分的临床依据或明确的家族病史时，需要考虑恶性高热，通过基因检测和肌肉测试来明确诊断，可以给所有年龄段的患儿和亲属提供合适的预防措施。

术后管理要点

- ■ 术后的恢复与术前状态、疾病严重程度和麻醉时间直接相关。
- ■ 不良呼吸事件是最常见的并发症，多发生于手术后 24h 内。
- ■ 足月产(小于 1 月龄)和矫正胎龄小于 60 周的早产儿在全麻后发生呼吸暂停的风险增

高。这些患儿需要术后住院监护 24h。

- 如果过量应用阿片类药物导致患儿出现呼吸或神经系统抑制，则可以使用纳洛酮。使用纳洛酮时要谨慎，因为它不仅有逆转阿片类药物的抑制作用，也有消除止痛作用，导致患儿出现疼痛、激惹、高血压和无法控制的吵闹。
- 阿片类、苯二氮䓬类和安眠药物可以应用于急性烦躁的患儿，但不能用于因缺氧、低血糖、重度疼痛等引起的烦躁的患儿。
- 对于任何年龄段患儿出现的术后疼痛，都应积极地止痛治疗。疼痛量表是评估疼痛强度的一个重要工具。
- 给患儿制定针对个体、适度和多样化的疼痛管理方案，可以达到有效的镇静作用和使药物剂量最小化。
- 第三腔隙和进行性胃肠液体的丢失导致容量不足，这是手术患儿在液体管理中最常见的问题。
- 对于重症的术后患儿，任何进行性液体丢失可以假设为等渗液。
- 多样化治疗方案可以预防和治疗患儿术后恶心、呕吐的症状。
- 尽早地予以营养支持，最好通过肠内营养，可以缩短患儿的住院时间并加速其恢复。
- 发热是术后最常见的症状，有时呈自限性。发热开始的时间对与其他疾病的鉴别非常重要，并决定诊疗计划。
- 如果在吸入麻醉后（特别是使用琥珀酰胆碱）数小时内，患儿的体温迅速上升超过 102.2°F（39℃），则应考虑恶性高热。

推荐阅读

1. Chandrakantan A, Glass P S. Multimodal therapies for postoperative nausea and vomiting, and pain. *Br J Anaesth*, 2011,107(Suppl 1): i27-i40.

2. Eberhart L H, Geldner G, Kranke P, et al. The development and validation of a risk score to predict the probability of postoperative vomiting in pediatric patients. *Anesth Analg*. 2004,99:1630-1637.

3. Gan T J, Meyer T A, Apfel C C, et al. Society for Ambulatory Anesthesia guidelines for the management of postoperative nausea and vomiting. *Anesth Analg*, 2007,105:1615-1628.

4. Kovac A L. Management of postoperative nausea and vomiting in children. *Paediatr Drugs*, 2007,9:47-69.

5. Kraemer F W, Rose J B. Pharmacologic management of acute pediatric pain. *Anesthesiol Clin*, 2009, 27:241-268.

6. Kulaylat M N, Dayton M T. *Sabiston Textbook of Surgery*. 17th ed. Philadelphia, PA: Elsevier Saunders, 2012: 281-327.

7. Landsman I S, Vustar M V, Hays S R. *Pediatric Surgery*. 6th ed. Philadelphia, PA: Mosby Elsevier, 2006:221-256.

8. Lehmann K A. Recent developments in patient-controlled analgesia. *J Pain Symptom Manage*, 2005,29(Suppl 5):S72-S89.

9. Letton R W, Chwals W J, Jamie A, et al. Early postoperative alterations in infant energy

use increase the risk of overfeeding. *J Pediatr Surg*, 1995,30:988-992.

10. McDonald A J, Cooper M G. Patient-controlled analgesia: an appropriate method of pain control in children. *Paediatr Drugs*, 2001,3:273-284.
11. Mehta N M, Compher C, A. S. P. E. N. Board of Directors. A. S. P. E. N. clinical guidelines: nutrition support of the critically ill child. *JPEN J Parenter Enteral Nutr*, 2009, 33:260-276.
12. Moritz M L, Ayus J C. Prevention of hospital acquired hyponatremia: a case for using isotonic saline. *Pediatrics*, 2003,111:227-230.
13. Vlajkovic GP, Sindjelic RP. Emergence delirium in children: many questions, few answers. *Anesth Analg*, 2007,104:84-91.
14. Voepel-Lewis T, Marinkovic A, Kostrzewa A, et al. The prevalence of and risk factors for adverse events in children receiving patient-controlled analgesia by proxy or patient-controlled analgesia after surgery. *Anesth Analg*, 2008,107:70-75.
15. Wetzel R C. Anesthesia, perioperative care, and sedation. In: Kliegman R M, Stanton B F, St. Geme J W, et al., eds. *Nelson Textbook of Pediatrics*. 19th ed. Philadelphia, PA: Elsevier Saunders, 2011:359.

第二十章

镇静、镇痛和神经肌肉阻滞剂

目　标

- 确定接受镇静剂治疗的患儿的适应证、风险及监护要求。
- 阐明镇痛药在危重症患儿中使用的益处和合理使用的方法。
- 说明常用镇痛药物的作用和副作用。
- 说明常用镇静/催眠药物的作用和副作用。
- 明确常用肌松剂的作用和副作用。
- 了解苯二氮䓬类、阿片类药物和肌松剂的拮抗药。
- 熟悉由于长期使用苯二氮䓬类和阿片类受体激动剂引起的药物耐受和药物依赖并发症。

病例分析

患儿，男，4 岁，入院时心率 170 次/min，呼吸 40 次/min，体温 35.6℃，收缩压 70mmHg，皮肤有花斑，灌注差，有明显呼吸窘迫症状。几天前被诊断为甲型流感。目前治疗：面罩吸氧，并予以等张盐水行液体复苏。

评估

—最可能的诊断是什么？

—最糟糕的诊断可能是什么？

干预

—应立即给予什么治疗措施？

重新评估

—如果决定气管插管，那么应使用哪些药物？

—在转运到儿科重症监护病房之前，可以使用哪些镇痛和镇静药物？

—应该避免使用哪些药物？

有效沟通

—当患儿的病情发生变化时，谁应该了解，该以什么方式了解这些信息？

—哪里是治疗该患儿的最好地方？

团队合作

—如何实施你的治疗方案？

—谁做，做什么，何时做？

一、引　言

如果不能同时使用镇痛药、镇静剂和肌松药，那么对重症患儿的救治就算不是完全不可能，也是困难的。如果这些药物被正确地使用，那么不仅能拯救生命，而且也能使对重症患儿进行疼痛和损伤性的操作成为可能。这些操作可能包括气管插管、有创性监测、中心静脉置管甚至小手术。在这些操作之后，对患儿的保护可能需要长期镇痛和镇静治疗，直到不再需要为止。镇静药物可能用于给患儿进行不痛苦的操作，如CT扫描或者MRI，尤其是婴儿或者儿童难以保持较长时间不动者。

从定义上来说，镇静是指用药物使患儿减少压力或者焦虑。镇痛是指用药物或者治疗使患儿减轻疼痛。一些药物有镇静作用，没有镇痛作用；也有一些药物可能有镇痛作用，没有镇静作用；少量药物有上述两种作用。每个医师应该决定他们应该提供何种作用，从而选择适当的药物或者联合用药来完成治疗目标。

> ！
>
> 镇静的基本原则是必须由谨慎的临床医师实施。任何镇静都可能伴随不良反应甚至致命的并发症。
>
> ！

对危重症患儿进行镇静治疗可以有降低代谢需求、死亡率、发病率和医院成本的作用。更重要的是，对危重患儿的治疗可能不仅仅是痛苦的，也可能是恐怖的。事实上，对危重患儿的治疗可能导致长期的心理创伤和压力。因此，使用合适的镇静剂和镇痛药可以减少这些因素的负面影响。尽管如此，每种药物有其自身的适应证和副作用，对于每个患儿均需视情况权衡风险和利益。使用不当或者不够谨慎，都可能造成严重的伤害甚至死亡。

二、镇静前的计划

尽管每种药物从本质上来说是有好处的，但它们也可能造成严重的伤害。选择使用正确的药物或者避免用药，要求根据患儿的具体情况仔细计划。任何镇静计划的最高目标为使用最小剂量的镇痛或者镇静药物来达到治疗目的。所有患儿的情况都是不一样的，他们对任何药物的反应也是不一样的。这些后果可以通过仔细评估和预先计划而减少或者消除。

在开始镇静前需要问几个问题：①镇静的目的是什么？②镇静的时间要求有多久？③可能发生的并发症是什么？有可能发生吗？

首先，最重要的是，本次镇静的目的是什么？如果仅仅需要镇痛，那么医师必须确定需要多长时间的镇痛。如果目的是为了完成一个短暂的疼痛操作，那么可能最好的选择是短效的镇痛药物，联合使用最小剂量镇静药物或者不用镇静药物。另外，如果这个操作需要较长时间并且特别疼痛或者具有损伤性，那么联合使用镇痛和镇静药物是一个更好的选择。可能的并发症是什么呢？在操作过程中患儿有呼吸做功不全的风险吗？如果风险较大，那么应该避免使用长效的、抑制呼吸的药物，并且医师应该考虑在操作前进行选择性气管插管。如果风险较小，那么可能选择一种不同的药物。患儿的血流动力学是否稳定？对于血流幼学相对稳定的患儿，其药物选择可能是截然不同的。建议只有麻醉医生或者受过专业培训的医生才能对血流动力学不稳定的患儿实施镇静。最后，实施镇静者必须问自己：如果患儿失去气道保护性反射并且需要气管插管，那么该怎么处理？在镇静前，是否需要一个更有经验的医师到场？同样地，这次操作有多紧急？应该由麻醉师来实施镇静吗？所有的这些问题必须在给药前得到解决，只有这样才能保护患儿的生命，防止不必要的危险发生。

(一)美国麻醉医生协会分级系统

美国麻醉医生协会(ASA)生理分级系统(见表20-1)被用来对即将接受麻醉的患儿的疾病严重程度进行分级。该系统有6个状态水平，从健康的个体(ASA PⅠ)到脑死亡患儿(ASA PⅥ)。尽管这个系统不是用来预测预后的，但是它确实提供了一个综合的术前风险评估。最重要的是，非麻醉医生应该对ASA PⅢ及以上级别的患儿保持谨慎或者避免镇静治疗。同样地，如果可能，他们应该避免选择性镇静ASA PⅣ级别及以上的患儿。

表20-1 美国麻醉医生协会生理分级系统

分级	小儿类型
ASA PⅠ	普通健康患儿
ASA PⅡ	有轻微的系统性疾病，没有功能受限
ASA PⅢ	严重系统性疾病，有活动受限但未导致功能障碍
ASA PⅣ[a]	有功能障碍性疾病，并且危及生命
ASA PⅤ[a]	术后或者不手术，患儿存活不超过24h
ASA PⅥ	脑死亡患儿准备做器官捐献

注：[a] 这些患儿被推荐应由受过专业培训的麻醉医生和重症监护医生进行镇静。

转载许可：2008 Macmillan Publishers Ltd. Wilson K. Vital guide to conscious sedation. *Vital*，2008，5：19-22.

(二)镇静深度

当前镇静分级将镇静分为4个级别(见表20-2)。镇静级别由4个不同参数定义并与假定的镇静“深度”相对应，4个参数包括反应性、气道维持、自发呼吸和心血管功能。镇静的级别及相应的患儿反应是一个连续的没有清楚界定的从一级到下一级的过渡。并且，根据体重计算的药物剂量可能对一个患儿引起最轻微的镇静，但对另一个患儿可能引起全身麻醉。同样，同一个患儿，根据体重计算出的药物剂量在身体健康时可能引起轻微镇静；在重症、肾功能不全或者肝功能衰竭时，可能引起全身麻醉或者心血管功能障碍。因此，施麻醉者应该为每个患儿提供治疗所需的最低级别的镇静。镇静原则“低始慢行”(低剂量开始，根据需要缓慢增加)要求施麻醉者逐渐增加药物剂量至所需要的最低级别的镇静。在试图达到最低剂量的同时，需使用的治疗剂量也同样重要。一个常见的错误，即使用亚治疗剂量，这可能引起镇静不足，但仍可能发生潜在的副作用。尽管做了最大努力，患儿仍可能进入比预期更深的镇静水平。因此，施麻醉者必须时刻准备积极地管理气道和通气功能。

(三)遇到气道管理困难的风险

不管目标镇静水平如何，任何实施镇静者都必须做好患儿随时可能丧失保护性气道反射的准备。医师对任何接受镇静的患儿必须预先制订气道管理计划，并且有能力来执行这个计划。因此，医师在用任何药物前必须试图预测患儿气道管理困难的可能性。气道管理困难是指通过常规或者简单措施难以或者不能维持气道功能。任何患儿，不管既往史如何，均可能出现气道管理困难。这可能导致面罩通气或者吸氧治疗的困难增加，以及气管插管的概率增大。有几个因素可能意味着较高的或者至少是增加气道管理困难的风险性(见表 20-3)。

表 20-2 镇静级别

镇静级别	反　应	心肺功能
轻度镇静	对语言刺激反应正常	通气/气道反射完好，无心血管功能影响
中度镇静/麻醉(通常被称为意识镇静)	对语言指令或者轻微的触觉刺激有反应	气道能维持，通气充足，心血管功能受影响小
深度镇静	不能轻易被唤醒，但是对重复的或者疼痛的刺激有反应	可能需要吸氧和(或)辅助通气以维持气道，心血管功能通常能维持
全身麻醉	无意识，对身体和语言刺激均无反应	无气道反射，需要辅助通气，心血管功能受损

注：摘录自 Kalinowski M，Wagner HJ. Sedation and pain management in interventional radiology. *C2I2*，2005，3：14-18.

表 20-3 气道管理困难的临床表现[a]

序　号	临床表现	序　号	临床表现
1	既往有插管困难	13	小颌畸形或者缩颌
2	既往有麻醉并发症	14	肥胖
3	家族有人有气管插管困难或者麻醉并发症	15	短颈
4	既往有阻塞性睡眠呼吸暂停、打鼾、气管软化或喉软化	16	脖子扩展受限或者颈椎融合
5	咽喉疾病	17	高腭弓
6	支气管痉挛	18	巨舌
7	休息时有气喘	19	半侧面部狭小
8	染色体异常(13、18 或者 21 三体)	20	甲颏或舌骨颏距离短
9	皮-罗综合征	21	气管位置偏移
10	伯-韦综合征	22	面部或颈部外伤，肿瘤或者感染
11	崔契尔科林斯综合征	23	牙关紧闭症
12	Mallampati Ⅱ级或以上级别		

注：[a] 皮囊面罩通气和(或)气管插管。

转载许可：© 2002 Wolters Kluwer Health. American Society of Anesthesiologists Task Force on Sedation and Analgesia by Non-Anesthesiologists. Practice guidelines for sedation and analgesia bynon-anesthesiologists. *Anesthesiology*，2002，96：1004-1017.

Mallampati 分类(见图 20-1)是一种简单的气道评估方法，包括观察患儿在发音和不发音的情况下张嘴。高级别的 Mallampati 分类常常与喉镜时的阳性发现相关联。如果任何数据提示存在气道管理困难(见表 20-3 和图 20-1)，则用药者需考虑请麻醉医生共同镇静治疗，尤其是在选择性镇静时。此外，用药者需熟悉对管理困难气道的算法的使用(见附录八)，无论是否存在风险因素。若发现气道管理困难，尤其是患儿已经用过肌松药，情况就变得非常紧急。对有潜在气道管理困难的患儿进行计划内插管，比在操作过程中紧急插管要好得多。

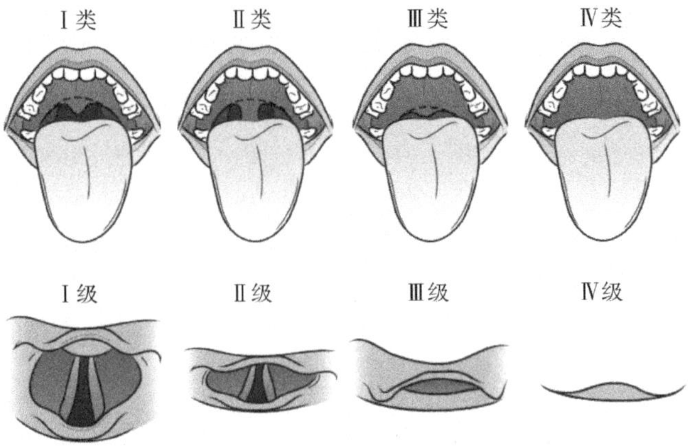

图 20-1 Mallampati 分类和相对应的气道级别

(四)镇静前病史采集

镇静前病史采集的内容包括如下几个方面。

(1)在每次镇静前,均应进行全面病史采集以降低发生镇静并发症的风险。

(2)患儿以前有任何麻醉不顺利的病史吗?这也许包括了对某种特定药物的敏感度、气道难以维持、麻醉药物效果延长或者其他任何可能影响安全的重要病史。

(3)父母或其他家庭成员既往有麻醉或镇静困难的病史吗?这可能提示药物过敏或者可能出现气道管理困难。

(4)患儿对镇静过程中使用的药物过敏吗?若不了解这些情况,则不能选择用药。

(5)患儿对其他东西过敏吗?这一点非常重要,因为某些药物(如丙泊酚)不能用于对蛋类或者蛋制品过敏的患儿。

(6)患儿最近生过病吗?尤其是选择性镇静的患儿,并发上呼吸道感染可能引起通气困难或者时间延长。如有阳性病史,意味着患儿不应接受镇静治疗,直到急性疾病痊愈。

(7)患儿是否有已知的肾脏或肝脏功能不全?若答案为肯定的,则几种通过肝脏或肾脏代谢的药物必须避免或者减量使用。

(8)是否查看了所有的实验室检查结果?在体内放置有创性导管后发现血小板减少或者凝血功能异常可能导致生命危险。

(9)是否查看了所有影像学资料?如果患儿有大的颅内占位,同时有症状,则很多药物应该避免使用。同样地,即使是最轻微的镇静,胸部肿块也是一个禁忌证,除非由有经验的麻醉医生来进行镇静。

> !
>
> 患儿在镇静之前必须禁食,婴儿在镇静之前 6h 不能喝奶。透明液体和母乳可以缩短至 4h。从镇静前 2h 起患儿应该停止由口摄入所有食物。
>
> !

(10)患儿禁食多久?ASA 指南建议患儿应该在镇静前禁食 6h,透明液体和母乳可以缩短至 4h。从镇静前 2h 起,患儿应该停止由口摄入所有食物。镇静中出现呕吐可以导致一次常规镇静变成危及生命的事件。ASA 指南仅适用于择期镇静。在某些情况下,当可能需要紧急镇静。在紧急情况下,无法依照指南操作时,用药者需要权衡呕吐误吸风险增加与镇静作用之间的利弊。很显然，有的放矢的提问可以避免很多危及生命的并发症。

当试图提供镇静时，显然一小部分有针对性的问题可以避免许多威胁生命的并发症。

三、镇静前的安排和监护

镇静目标确定，所有可以轻易被发现的风险已经明确后，就需要在使用任何药物前就全面安排成功的镇静。ASA 提出了由非麻醉医生操作的任何镇静前所需要的最少的设备和监护需求（见表 20-4）。尽管非侵入性的 $ETCO_2$ 监测只是一个推荐，但它在血氧饱和度下降之前对呼吸暂停就有了提示。如果并非所有设备都已经准备就绪，那么就不应该开始镇静诱导。

表 20-4 镇静的最小设备及监护需求

设 备	监护需求
心脏监护	• 3-导联心电图到 5-导联心电图
气管插管	• 正确的尺寸； • 准备较大及较小的尺寸各一个； • 通管针与气管插管的尺寸相符
输液通路（外周静脉或者中心静脉通路）	• 最好两路复苏液体输注（生理盐水或者乳酸林格氏液）
吸氧装置	• 经口咽气道； • 经鼻咽气道
喉镜设备	• 适当的尺寸； • Macintosh 或者 Miller 镜片
皮囊面罩	• 大小合适； • 通氧气
鼻胃管	
脉搏血氧饱和度检测仪	
已被配置并做好标记的镇静药物	
呼吸检测仪	
吸痰管	
$ETCO_2$ 检测仪	
气管插管内放置的 $ETCO_2$ 探测器	
口咽气道吸氧设备	

注：转载许可© 2002 Wolters Kluwer Health. American Society of Anesthesiologists Task Force on Sedation and Analgesia by Non-Anesthesiologists. Practice guidelines for sedation and analgesia by non-anesthesiologists. *Anesthesiology*, 2002, 96:1004-1017.

将所有气道设备的准备情况均记录在患儿的床头卡上以方便记忆，主要有：①口咽气道吸氧设备；②鼻胃管；③皮囊面罩；④尺寸合适的气管内管道，以及大一号及小一号的管道；⑤已被配置并做好标记的镇静药和麻醉复苏药；⑥吸痰管；⑦气管插管内放置的 $ETCO_2$ 探测器；⑧可选择的其他辅助呼吸方案及相关设备；⑨镜片（喉镜）大小适合，灯光正常；⑩与气管插管相匹配的通管针。

另外，也可以采用大家更熟悉的 SOAPME 记忆法：①吸痰（Sputum suction，S）；②两种吸氧（Oxygen，O）方式；③先进的气道设备（Advanced airway devices，A）；④药房（Pharmacy，P）提供

紧急用药和拮抗剂；⑤根据镇静水平监护(Monitor，M)；⑥急救设备(Equipment，E)。

应将所有的设备放在床旁设为使用状态，并且在镇静前检查。“附近”可能还不够近，如果设备和抢救药物处于不能被立即获取并使用的位置上，可能导致并发症的发生。在镇静过程中，复苏液体应该被有意识地进行管理，以便在需要时可以立即进行扩容。同样地，一个连接 60mL 注射器的三通管应该被连接在输液管路中，以便液体复苏的时间损失达到最小。同时，应准备足够的液体，以便 20mL/kg 的扩容液体能立即被使用。房间里不准备应该含钾液体，因为它们可能在无意中被使用。最后，监测镇静的人绝对不应该是实施操作的人。不能遵循这个建议可能导致对需要紧急干预的生命体征变化延迟认识。这种设置似乎过于严格了一点，为每种可能出现的意外做好应急计划，可能就是紧急状况下生或者死的区别。

四、镇静及气管插管期间的用药

所有镇静和气管插管期间的用药都应该用一种理性和始终一致的方法，包括预氧化、术前用药和镇静等。

(一)预氧化

预氧化对于气管插管和镇静期间降低发生缺氧的风险是有必要的。不仅是因为这样在通气中断或者改变前将所有的肺泡装满了氧气，而且也最大化了恢复正常通气所允许的时间。理想的氧供应是氧浓度 FiO_2 1.0，在用药前 3～5min 开始通过面罩吸氧，在整个操作过程中保持吸氧。

(二)术前用药

大多数气管插管和一些镇静需要术前用药，即镇静前给药，以优化镇静效果、避免疼痛和防止并发症。选择术前镇静是建立在患儿个人状况、临床情况及镇静目标的基础上，在术前计划时确定的。

最常见的术前镇静药是阿托品，一种迷走神经松解剂，能防止由于迷走神经张力忽然升高引起的心动过缓。这种迷走神经张力增高可能发生于喉镜检查、气道操作或者气道分泌物增多的情况。大部分婴儿通过增加心率而不是增加每搏输出量来增加心排血量。因此，任何程度的心率下降，尤其在不稳定的患儿，可能导致心排血量的灾难性下降。因为阿托品也具有干燥的特性，所以它能防止分泌物在镇静期间进入气道，并可能降低喉痉挛和微小呼吸的发生。阿托品的剂量在 1 岁以下的婴儿中为 0.02mg/kg。其最小剂量不能低于 0.1mg，否则会导致心动过缓。阿托品应该在琥珀酰胆碱之前使用，因为它常常引起迷走神经张力升高。格隆溴铵能起到与阿托品相近的减少分泌的作用，但不引起中枢神经系统症状。对接受镇静治疗的所有患儿，尤其在使用增加口腔或者气道分泌物的药物(如氯胺酮)时，均可以考虑使用格隆溴铵。镇痛药常常用于术前用药，这对疼痛的操作尤其重要。喉镜检查是一种疼痛的操作，喉镜的插入会引起短暂的颅内压升高(ICP)。芬太尼(1μg/kg)因为起效快，作用时间短，所以对心肌有相对有益的影响，是一种较好的一线选择。

最后，我们知道静脉注射(IV)利多卡因(1mg/kg)能减缓喉镜时短暂的 ICP，因此应该作为所有假定或者已知有颅内疾病患儿的术前用药。尽管作用机制尚不明确，但利多卡因被认为是 ICP

升高的患儿喉镜前的标准治疗药物。IV 利多卡因也能抑制咳嗽反射和缓解支气管痉挛，并可能因此对哮喘患儿的气管插管有利。利多卡因也是一种抗心律失常药，对于每个患儿都应该权衡使用的好处和潜在的副作用。

(三)镇　静

在术前用药，镇静计划中选择的镇静药物就可以被使用了。镇静药物种类繁多，各有各的优势和不足。所有的镇静药物都应该具有起效快、相对作用时间短及副作用小的特点。因为有几种药物可能引起血管舒张(如苯二氮䓬类药物、丙泊酚、巴比妥类药物)，在用药前应保证足够的血管容量。同样地，在血压快速下降时应该立即使用等渗液体进行复苏。有的药物(如苯二氮䓬类和巴比妥类)可以引起心肌抑制，因此应避免在心排血量不足及休克患儿中使用。在疼痛性操作时，没有镇痛作用的药物(如丙泊酚)必须与镇痛药联合使用。最后，有独特副作用的药物(如氯胺酮)，应该在考虑和权衡其可能出现的副作用后才能被使用。对于每个临床病例，常常有多种合适的选择。对于某个特定的患儿作用，最终的选择取决于药物的优点和缺点间的平衡。

(四)肌松药

肌松药或者神经肌肉阻断剂(Neuromuscular blocking agents，NMBAs)在临床上可能需要，也可能不需要。这些药物被用来确保患儿在紧急的操作中保持不动，以防止插管时声带损伤，或者帮助辅助通气。这些药物没有替代品，也可能致命。如果无法保证高级气道管理，则必须避免使用 NMBAs。对于一些患儿，比如前纵隔肿瘤患儿，NMBAs 是严禁使用的。每种引起麻痹的药物都有特定的适应证和副作用。镇静前计划时需要仔细思考患儿的临床目标，以及每种药物潜在的副作用。但这些药物伴随的风险也不能被夸大。

五、特殊镇静和镇痛药物的副作用和禁忌证

每种镇静和镇痛药物有特定的适应证、副作用和禁忌证。掌握这些因素对于操作前、操作中及操作后都是非常必要的。在镇静前的计划中，每种药物使用的利弊都必须被衡量，所选择的药物应该根据每个患儿及其临床情况而定。如果不这样做，可能导致原本可以避免的并发症及死亡的发生。本文并未概括所有情况，而是着重介绍了几种常用药物(见附录七)。

(一)非甾体类抗炎药

非甾体类抗炎药(Nonsteroidal antiinflammatory drugs，NSAIDs)是一种高效的镇痛药，大量应用于临床实践中。所有的这些药物通过抑制环加氧酶通路起到抗炎作用。在大部分情况下，是这种抗炎作用缓解了疼痛，而不是直接抑制疼痛感或者痛觉信号传递。因为这些药物是抗炎症反应药物，也是强大的退热药。这种联合作用使得 NSAIDs 非常适用在术后镇痛。因为它们不会引起呼吸抑制、便秘或者皮肤瘙痒。它们对中到重度疼痛的治疗是一种近乎完美的主要或者辅助用药。然而，几种副作用限制了这种药物的使用。大部分 NSAIDs 会抑制血小板功能，直接或者间接导致围手术期及胃肠道出血的风险增加，因此 NSAIDs 在一些患儿中需谨慎使用。

对于大部分患儿来说，NSAIDs 的使用或者加量会加强疼痛控制，并减少其他镇痛药的剂量。

阿司匹林(水杨酸)是第一种开发的 NSAIDs。尽管阿司匹林是一种有效的药物，它(5～10mg/kg)在大部分儿科患儿中是不推荐使用的，因为在病毒感染时瑞氏综合征的发生率是增加的。阿司匹林可抑制血小板的副作用是目前其为处方药的主要原因。它是每天需要口服抗凝药物预防血栓形成的患儿的首选。

对乙酰氨基酚(扑热息痛)是儿科患儿最常用的 NSAIDs。它与大部分 NSAIDs 不同的是它在外周的抗炎作用较弱，在中枢的抗炎效果强大。因为没有出现其他 NSAIDs 相关的肾毒性的风险，这使得它成为儿童退热的理想用药。此外，它同样具有独立于抗炎效果之外的，降低中枢痛觉的作用，因此对乙酰氨基酚(扑热息痛)可与其他 NSAIDs 联合使用，多途径加强对疼痛或者发热的控制。在住院患儿中，对乙酰氨基酚(扑热息痛)已有口服、直肠给药及静脉用药多种给药方式。

布洛芬(10mg/kg)频繁用于发热和疼痛患儿。其在临床上有多种口服液体制剂，这因此在儿童中格外实用。它也有静脉制剂，主要用于 PDA 的关闭。萘普生是另一种口服 NSAIDs，对术后疼痛的治疗效果好，它比布洛芬的半衰期长，每 12 小时重复给药，而不是每 6 小时，是一种可以替代布洛芬的选择，但没有多种不同制剂。此外，没有静脉制剂使得其临床使用受限。

酮咯酸是一种强大的 NSAIDs，同时有口服及静脉制剂，即使在没有联合用药的情况下，对术后疼痛的治疗已被证实非常有效。考虑到过敏、肾衰竭患儿及 16 岁以下儿童的出血风险，所以在儿科中的应用受限。尽管如此，在没有其他禁忌证且使用不超过 5d 的情况下，通常认为它是很安全的，即使是对最年幼的儿童而言。

(二)阿片类药物

麻醉药常用于防止疼痛。所有的麻醉药具有相同的作用机制，阿片类药物作用于 3 个主要受体：mu、kappa 和 delta。每种药物均阻断痛觉纤维的信号传递，因此阻止疼痛感的产生。为了选择合适的麻醉药物，用药者必须首先确定临床目标：①药物是为了缓解短期还是长期疼痛的治疗？②需要持续的静脉泵注还是分次给药？③有特殊的患儿方面的因素需要考虑吗？

吗啡(0.05～0.1mg/kg)是一种很好的镇痛药。吗啡在大部分患儿中的半衰期相对较长，但在小婴儿和早产儿中会明显延长。吗啡在肝脏中代谢，产生具有活性的代谢产物，从尿液中排出体外。因此，在肝肾功能不全的患儿要谨慎使用。吗啡以不依赖 IgE 的途径产生血管扩张的作用和引起低血压，因此应谨慎用于哮喘患儿。此外，很多患儿会因为组胺释放而出现荨麻疹。吗啡也可能引起心脏抑制，因此不能用于心排血量低和休克的患儿。跟所有麻醉药一样，吗啡会引起显著的呼吸抑制，降低每分通气量并使 CNS 对 CO_2 的反应下降。总之，吗啡对于有显著疼痛、需分次口服给药的患儿是一个很好的选择。因为活性代谢产物有蓄积性以及在小婴儿中清除率低，所以它不是儿童持续静脉泵注的最佳选择。

芬太尼是一种合成的阿片类药物(1～2μg/kg)，起效(90s)及清除($t_{1/2}$ 30min)快，但是它会在脂肪中堆积，在肥胖患儿中有明显更长的半衰期。它的药效比吗啡强大 100 倍，故使用剂量相对较小。由于其在肝脏灭活，故对于有严重肝病的患儿应谨慎使用。跟其他麻醉药一样，芬太尼会引起呼吸抑制。尽管芬太尼不引起明显的心肌抑制，但能引起中度的心动过缓，尤其是在与肌松药合用时。与吗啡不同，它不会引起组胺释放，因此对于有哮喘或低血压的患儿比吗啡更合适。用药者应该了解“僵硬胸”，这是用药过快造成的，会引起通气困难或只有使用肌松药才能通气，因此绝不能快速使用负荷剂量。这种现象可以使用 NMB 来对抗，但是需要高级气道支持。芬太尼与大部分其他药物无相互作用，因此是一种适合持续静脉泵注的镇痛药。此外，它的迅速起效使它成为快速气管插管或者诱导麻醉的合适选择。

哌替啶(0.5mg/kg)是一种合成的阿片类药物，其药效约为吗啡的 1/10。它有很多中枢神经系统方面的副作用，包括惊厥和肌肉震颤。因此，在有其他药物可选择时，应避免选用本药。此外，由于活性代谢产物堆积，它不能用于持续静脉泵注，尤其是对有肾功能不全的患儿。

美沙酮(0.1mg/kg)常被用来防止麻醉撤药反应，也可用于慢性或顽固性疼痛。它的半衰期非常长(19h)，但是变异率很高，有口服及静脉用两种制剂。当用于很小的儿童时，每次静脉剂量的体积可能非常小。因为其半衰期长，其镇静效果不能很好地鉴别，因此，它的剂量必须要非常缓慢地调整，而且剂量变化的效果要在 24h 及以上才会出现。因此，美沙酮主要用于口服，用作防止麻醉药的撤药反应，应谨慎用于非常小的儿童。在需要“按需”缓解疼痛和短期止痛时有更好的选择。

> !
>
> 患儿同时接受麻醉剂和苯二氮䓬类可能会产生非常严重的呼吸抑制和低血压。
>
> !

可待因(0.5～1mg/kg)常被用来替代吗啡，用于可口服药物的患儿。它是一种合成麻醉药，药效为吗啡的 1/10。它很少经静脉给药，因为在个别病例报道中静脉动诊药会引起急性心血管功能失调。它主要用于口服，为一线镇痛药，可分次给药。

氢可酮是合成的阿片类药物，与可待因类似。它似乎比可待因略强大，但活性不如吗啡。它用于可口服药物的患儿缓解中到重度疼痛。跟可待因一样，它可以作为一线镇痛药，可分次给药。

曲马朵是一种合成的阿片类药物，有口服(1mg/kg)和静脉制剂，与其他麻醉药的作用机制类似，能与阿片类受体结合从而阻断痛觉传导。此外，它也能阻断血清神经递质和去甲肾上腺素的作用。在美国，它很少用于儿科患儿，因为 FDA 不推荐将它用于 16 岁以下的儿童。曲马朵也会引起癫痫患儿或者正在服用抗癫痫药物的患儿癫痫发作及降低癫痫发作的阈值。因此，它在这些患儿中需避免使用。若超过推荐剂量使用，曲马朵会造成呼吸抑制。

(三)苯二氮䓬类

苯二氮䓬类药物是急救医学中最常用的镇静药物。所有的苯二氮䓬类药物均增加中枢神经系统 γ-氨基丁酸(GABA)受体的活性，引起全面的中枢神经系统抑制及镇静。它们在各种临床情况，从抗焦虑到深度镇静，均为一线首选镇静药。它们同时还是有效的抗惊厥及麻醉药。尽管如此，跟阿片类药物一样，苯二氮䓬类药物也会引起剂量依赖性的呼吸抑制。与阿片类药物不同的是，苯二氮䓬类药物会使呼吸中枢对缺氧和高 CO_2 的敏感性都降低。若同时使用苯二氮䓬类及麻醉药物，会因为这些药物的协同作用而导致呼吸中枢的明显抑制。这种呼吸抑制比两种药物独立使用时的效果累积起来要严重得多。此

> !
>
> 选择合适的苯二氮䓬类药物需要仔细评估患儿的情况和临床目的。
>
> - 药物是被用于长期镇静还是短期镇静？
> - 需要持续静脉泵注还是分次用药？
> - 有需要考虑特殊的患儿方面的因素吗？
>
> !

外，一些苯二氮䓬类药物也能引起心肌抑制，所以心排血量不足及休克患儿是其禁忌证。与麻醉药合用时，对苯二氮䓬类药物的剂量选择需要仔细评估患儿的情况以及临床目标。①药物是被用于长期镇静还是短期镇静？②需要持续静脉泵注还是分次用药？③有需要特殊考虑的患儿方面的因素吗？

咪达唑仑(0.1mg/kg)是最常用的苯二氮䓬类药物之一。它起效快，半衰期相对短(2h)，在肝脏内代谢，在尿液中清除。肝肾功能不全时，半衰期会明显延长，故需谨慎使用。咪达唑仑持续静脉泵注是抗焦虑和长期镇静的一个好的选择。此外，在治疗顽固性癫痫时，它能快速达到有效浓度。咪达唑仑在苯二氮䓬类家族中引起心脏抑制的副作用最小，其在患儿心排血量情况不详时是最佳选择。

劳拉西泮(0.1mg/kg)起效较咪达唑仑慢，但是半衰期很长(14h)。因此，它是治疗癫痫的一线用药(见第十五章)，常被用于长期镇静。与咪达唑仑一样，它由肝脏代谢并由肾脏清除。由于劳拉西泮半衰期长，所以对于有肝肾功能衰竭的患儿，它并不是一个好的选择。此外，它所引起的心脏抑制比咪达唑仑要明显，在持续休克或者低心排血量的患儿中应避免使用。劳拉西泮分次用药能满足患儿长期镇静的需求。但是，如果使用时间较长，尤其是持续静脉泵注时，它会引起丙二醇堆积，从而导致明显的乳酸中毒。此外，它与很多药物都可能发生相互反应，所以不适于持续静脉泵注给药。

地西泮(0.2mg/kg)的半衰期非常长。它由肝脏代谢，所以不应使用于肝肾功能衰竭的患儿。与劳拉西泮一样，它也会造成丙二醇堆积和乳酸酸中毒，并且在周围静脉给药时可能引起疼痛。因此，地西泮最适合口服给药，主要用于改善苯二氮䓬类药物的撤药反应。

(四)巴比妥类

随着一些副作用更小的药物的出现，巴比妥类药物的使用已不如过去广泛。但是在一些临床情况下，巴比妥类药物仍然是理想的选择，尤其在头部外伤、颅内压增高和难治性癫痫的情况下。所有的巴比妥类药物都是强大的GABA激动剂，诱导全面的中枢神经系统抑制及脑灌注下降。巴比妥类药物能引起显著的呼吸抑制，一旦使用，就有可能需要建立高级气道。所有的巴比妥类药物都会引起心脏抑制和血管扩张，所以绝对不能用于心排血量不足、休克或者容量不足的患儿。对心脏储备不足的患儿，即使只使用了一次剂量，也可能出现明显的低血压。

苯巴比妥[负荷剂量20mg/kg，也可分次给药；维持剂量5mg/(kg·d)，间隔12h给药]常常作为三线用药用于治疗难治性癫痫。但是，对于6月龄以下的难治性癫痫患儿，由于他们的肝脏代谢不成熟，苯巴比妥作为二线用药(见15章)。苯巴比妥起效相对较缓，但半衰期非常长(24～96h)。它的临床应用应该局限于难治性癫痫的治疗、巴比妥类药物依赖的治疗或者血流动力学稳定的难以镇静的患儿的联合治疗。

戊巴比妥(1mg/kg)是治疗难治性癫痫的四线用药，常用于暂时诱导患儿昏迷。它的半衰期将近20h。持续的静脉泵注需要高级的脑功能检测，如脑电双频指数或者持续的脑电图监测。它会导致中性粒细胞失活及相应的感染风险增加，同时也有明显的心脏抑制，因此，在使用时必须进行持续动脉压监测。咪达唑仑持续静脉泵注已经在很大程度上取代了戊巴比妥的使用。但是在对颅内压增高患儿诱导气管插管时，或者患儿处于医疗目的维持昏迷状态时，仍然可以考虑使用戊巴比妥。

(五)丙泊酚

丙泊酚[单次剂量 1～2mg/kg;持续静脉泵注 50～150μg/(kg·min)]是非常有用的短效药物,同时又不具备其他药物相关的很多副作用。丙泊酚与其他常用的麻醉药物不同;但与苯二氮䓬类和巴比妥类药物类似的是,它通过增强中枢神经系统 GABA 受体的作用来发挥药效。丙泊酚起效非常快,并由肝脏快速代谢,呼吸抑制的作用非常小,从而适合短期操作或者麻醉诱导。但是,与其他药物一样,因为丙泊酚有如下特点,故在开展镇静计划前,需要仔细考虑。①它是一种混合物,包括了鸡蛋和大豆成分,所以不能用于对这些食物过敏的患儿。②丙泊酚诱导脱水患儿产生血管舒张和显著的低血压,因此,绝对不能用于正在复苏或者休克以及心排血量不足的患儿。③小剂量的丙泊酚会引起肌肉阵挛;但是,对于难治性癫痫,它又是一种有效的辅助用药。④丙泊酚没有直接的镇痛作用,在进行疼痛操作时必须与麻醉药(如芬太尼)联合使用。⑤丙泊酚泵注综合征的风险会随着使用时间和剂量的增加而升高。这种综合征会引起顽固性乳酸酸中毒、心律失常和低血压,可能是由线粒体"中毒"引起的,可能是不可逆的。

在多种临床情况下,丙泊酚仍然是理想用药。在相对健康的个体中,其与低剂量的麻醉药合用,可进行短期操作(如骨折固定)。在难治性癫痫的初始治疗中,也可以考虑使用丙泊酚;同样地,对于复苏后的脑外伤患儿,它也是一种良好的气管插管诱导药物。使用丙泊酚的医生应该对它的使用有足够经验,同时具有专业气道管理知识,因为它可能引起显著的低血压、短暂呼吸暂停和全麻的快速诱导。

(六)氯胺酮

> **!** 氯胺酮是急性严重哮喘或脓毒性休克患儿插管时可选择的药物。

在某些临床情况下,氯胺酮(1～2mg/kg,静脉使用;3～4mg/kg,肌注)的特点使其成为理想用药。它是一种 N-甲基-D-天冬氨酸拮抗剂,并具有镇痛和镇静作用,同时能保持血液和呼吸状态不受影响。其次,它由肝脏代谢并与代谢产物一起由尿液中排出。它起效快,失效也快。氯胺酮是一种强大的催涎剂,故可能需要联合使用抗胆碱能药物(如格隆溴铵或者阿托品)来防止喉痉挛。此外,它还具有解离性,需合并使用低剂量的苯二氮䓬类药物,如咪达唑仑。

氯胺酮可以降低癫痫发作的阈值,因此对于已知有癫痫的患儿应谨慎使用。尽管有报道称,氯胺酮在静脉泵注时可能引起短暂的颅内压增高,但近期研究提示,事实上,它可能降低了颅内压同时并不会降低血压,因此能维持脑灌注压。这些研究提示,氯胺酮对脑外伤和颅内高压的患儿可能都是安全的。氯胺酮也会引起儿茶酚胺的瞬间释放,这对于血压维持是有利的。此外,这种儿茶酚胺激增引起 β_2 受体激动及相应的支气管扩张。这使得它成为给哮喘患儿镇静的很好的选择。它对 α 和 β_1 受体的激动增加又使得它成为高血压患儿的禁忌。最后,氯胺酮是一种心脏负性肌力药物,需要儿茶酚胺激增来维持血压,若不能认识到这一点,则会在儿茶酚胺耗尽的患儿中引起严重的低血压(如耐儿茶酚胺的脓毒性休克)。

氯胺酮应该被视为哮喘患儿气管插管的首选药物,可同时用于这些患儿的长期和短期镇静。它同样是对呼吸稳定但可能有气道管理困难患儿进行短期疼痛性操作的理想选择。

(七)右旋美托咪唑

右旋美托咪唑是一种静脉用剂,为选择性 α_2 肾上腺能受体激动剂。它的作用与可乐定类似,是一种中枢及外周交感神经受体阻滞剂。它直接抑制去甲肾上腺素释放,并产生镇痛和镇静作用。它起效快,由肝脏快速代谢为无活性的代谢产物。右旋美托咪唑的呼吸抑制作用非常小,但因为它有阻断交感神经的作用,故能轻微地降低心率和血压。右旋美托咪唑必须持续静脉泵注或者缓慢推注,如果给药过快,则会由于拮抗 α_1 受体而引起短暂的高血压。它禁用于服用房室结点阻滞剂、心动过缓、血容量不足或者心排血量不足的患儿,因为它通过消耗内源性儿茶酚胺会加重这些病情。考虑到这些情况,右旋美托咪唑作为一线镇静药可被广泛用于儿科,它能较好地保护呼吸做功不受影响。

六、特殊肌松药的副作用和禁忌证

在多种紧急治疗中,NMB 药物是不可或缺的。骨骼肌麻痹能保护声带在气管插管时不受损,在紧急操作时保持绝对静止,并且使在深度镇静后仍不能人机协调的患儿能顺利地进行机械通气。但是,如果不能保证高级气道管理,那么肌松药是 100%致死的。因此,如果用药者不完全确定有能力在患儿麻痹后维持其气道,则绝对不能使用肌松药。此外,NMB 不能阻止疼痛传播,却会引起未镇静患儿的恐慌和压力。因此,只有在同时进行充分镇静和镇痛之后才能使用肌松药。非去极化 NMB 药物与类固醇药物合用时,可能引起长期多发性神经病,这可能显著延长住院时间并增加并发症的发病率。

> !
>
> 这些药物如果使用不当,是致命的,所以只有在设备充分、操作者熟练掌握开放气道的技巧的情况下才能使用。如果检测到气道危险,那么辅助人员应该立刻被召集起来协助。
>
> !

(一)去极化药物

NMB 药物根据它们在神经肌肉接头(Neuromuscular junction,NMJ)的活性能被分为两大类。去极化药物在突触后细胞膜打开钠离子通道并引起快速细胞膜去极化,阻止了进一步的神经肌肉信号传播。细胞膜一旦去极化,乙酰胆碱就不再发生作用,导致肌肉麻痹。

琥珀酸胆碱(1mg/kg,静脉用;3mg/kg,肌注)是目前仅有的使用的去极化 NMB 药物。它是一种起效非常快(起效时间<1min)的药物并能在几分钟内被完全代谢,并且不依赖肝肾功能。它的作用会引起短暂的肌肉收缩后迟缓性麻痹。肌肉收缩可以通过同时使用部分剂量的非去极化 NMB 药物来阻断。尽管琥珀酸胆碱的快速起效和作用时间短暂是非常可取的,但它有如下严重的副作用:①恶性高热;②横纹肌溶解;③心动过缓;④高钾血症;⑤眼内压升高;⑥颅内压升高。

因此,它在大部分外伤、神经肌肉疾病和颅内压增高、青光眼、明显的酸中毒或者代谢性精神错乱患者中是禁用的。除此以外,它还是一种非常好的药物,但不能不加思考地使用。

> !
>
> 在给患儿使用琥珀酰胆碱后,可发生严重的血钾过高导致的心搏骤停。
>
> !

(二)非去极化药物

与去极化药物不同，非去极化药物通过与乙酰胆碱受体结合来阻断其作用。通过这种方式，它们阻断了 NMJ 的信号传播诱发肌肉瘫痪，直到它们被代谢掉。所有的非去极化药物比琥珀酸胆碱起效慢，恢复期也更长。

罗库溴铵(1mg/kg)起效时间约为 1～2min，是所有非去极化药物中最快的。它的作用时间也最短，约 30min。尽管罗库溴铵主要由肝脏代谢，但它的药效在肾脏疾病患儿中也会延长。因为作用时间短，罗库溴铵对需要长期麻痹的患儿并不适合；但是当需要短期麻痹时，罗库溴铵是琥珀酸胆碱最好的替代品(如气管插管时)。

维库(0.1mg/kg)的药效较长。其恢复时间约需 60min，但是婴儿使用单次剂量后可能需要数小时才能恢复。药物清除率在肝脏疾病患儿中会大大降低，肾功能不全也可能影响药物清除率。对于长期持续镇静而言，维库可能是最好的非去极化药物。

泮库(0.1～0.15mg/kg)是目前临床上应用的作用时间最长的非去极化药物。单次剂量可以引起瘫痪超过 2h。与罗库溴铵和维库一样，泮库的清除率在肝肾功能疾病患儿中也大大降低。不幸的是，它的抗迷走神经作用会引起明显的心动过速，这对于一些患儿来说不能耐受。因此，只有在无法选用维库时，才将泮库作为一种不错的选择。

阿曲库铵(0.5mg/kg)和顺-阿曲库铵(0.1mg/kg)是临床上有用的非去极化药物，它们通过霍夫曼降解，能安全用于肝肾功能衰竭患儿。阿曲库铵能引起显著的组胺释放并导致低血压，因此对于有过敏及哮喘病史的患儿必须避免使用。该副作用在顺-阿曲库铵中大大减弱了，因此顺-阿曲库铵可以用作严重肝病或者肾功能衰竭患儿的肌松药。

七、拮抗剂

几乎没有药物能够对抗镇静剂、镇痛药或者肌松药的作用。有的药物能在各种临床情况下降低副作用的发生率及死亡率。在各种镇静的情况下，它们都应该准备好随时能取用，但是必须根据临床的具体情况来决定使用。

纳洛酮[0.1mg/(kg·次)，最多 2mg]是所有阿片类药物的特异性拮抗剂。它的作用是几乎立即将阿片类药物从它们的受体上取代下来。在高剂量时，所有的阿片效应都能被同时降低，包括呼吸抑制和镇痛作用。低剂量时，纳洛酮可能只能拮抗呼吸抑制及部分镇痛作用。但是，由于这种药物常常只在紧急情况下使用，因此没有时间来调定剂量。纳洛酮的半衰期比大多数麻醉药要短得多，所以可能需要多次重复给药，直到患儿血管内的残余麻醉药全部被清除。事实上，长效的麻醉药经常需要纳洛酮持续静脉泵注来对抗。在急诊情况下对于精神萎靡、呼吸抑制的患儿，纳洛酮可以用作诊断性给药。在足量给药后，根据患儿的情况变化，可以识别麻醉药是否过量。纳洛酮的主要用途是拮抗麻醉药诱发的呼吸抑制，使患儿免于气管插管。

氟马西尼是苯二氮䓬类药物的特殊拮抗剂，相对半衰期较长，接近 1h，但是在肝脏衰竭患儿中会明显延长。氟马西尼能完全对抗苯二氮䓬类药物过量引起的镇静和呼吸抑制作用。与纳洛酮不同，氟马西尼有几种副作用使得其临床应用受限。首先，同时也是最重要的，它会引起既往有或无癫痫病史的患儿发生惊厥。如果患儿在给予氟马西尼后出现惊厥，则这种惊厥不能再用苯二氮䓬类药物来终止，甚至可能对二线和三线抗惊厥药也耐药。其次，氟马西尼能引起心律失常、心动过速和高血压难以控制。最后，氟马西尼掩盖三环类抗抑郁药超量的副作用，从而导致多种药物过量。因此，在任何情况下，氟马西尼绝不能诊断性用于苯二氮䓬类药物过量的患儿。事实上，由于其多种严重并发症，即使在已知的苯二氮䓬类药物过量的情况下，可能也应该避免使用氟马西尼。最安全的办法是对患儿进行呼吸支持，直到苯二氮䓬类药物被清除。唯一的例外是有呼吸衰竭和已知苯二氮䓬类药物过量的患儿以及无法建立高级气道或者辅助通气的情况。

非去极化NMB药物也能在一定程度上被拮抗，尽管不是直接的，如阿片类和苯二氮䓬类药物。因为非去极化药物通过对抗乙酰胆碱结合到NMJ来起作用。高剂量的抗胆碱酯酶药物，如新斯的明[0.25～0.1mg/kg・次]，可以用来拮抗它们的作用。但是，新斯的明会增加毒蕈碱受体及NMJ的乙酰胆碱水平。若用高剂量的新斯的明来拮抗肌松药，且没有同时使用抗胆碱药，患儿会表现出乙酰胆碱酯酶毒性症状(唾液分泌增加、高热、瞳孔缩小以及心动过缓)。新斯的明可与阿托品或者格隆溴铵(胃长宁)同时给药，以防止这些副作用。对抗由非去极化药物引起的肢体麻痹的时间是不一定的，取决于乙酰胆碱受体被肌松药占据的比例。因此，用药者必须在尝试移除所有的辅助呼吸设备前，确定患儿能够在没有辅助的情况下自发呼吸。这种用来拮抗非去极化药物的方法对琥珀酸胆碱并不适用，因为它的作用机制并不一样。但是，它清除非常快，所以通常不需要解毒药。这就是除了起效快以外，琥珀酸胆碱相对于非去极化药物而言的好处之一。

八、快速抗药性和医源性撤药反应

快速抗药性是指药物在使用较长时间后效果下降的现象。这通常是药物代谢增加或者受体下调引起的。大部分药物表现出这种特点，每个患儿则有不同的反应。镇静和镇痛所需的输液频率或者药物剂量决定了患儿暴露于一种药物的时间。事实上，快速抗药性可能非常显著，以致医师必须在已有的治疗方案中添加药物以达到临床目标。这对于持续麻痹的患儿尤其重要。因为在患儿肢体麻痹时，可能镇静、镇痛是不充分的，将导致患儿处于清醒、肢体麻痹但是有明显疼痛的状态。

九、阿片类和苯二氮䓬类药物停药反应

(一)药物策略

阿片类和苯二氮䓬类药物停药综合征在所有治疗时间≥5d的患儿身上都可能出现，尤其是使用合成阿片类药物持续静脉泵注时。长效的药物，如劳拉西泮(氯羟安定)，可以在预期拔管前1～2d开始给药，以防止对苯二氮䓬类药物的撤药反应；在患儿接近拔管时，咪达唑仑的用药量可以逐渐减少并停药。同样地，美沙酮可以从接近阿片类药物药效的剂量开始，可以在第1天间隔6小时使用1次，接下来逐渐延长用药间隔。通过不断调整药物剂量，及咨询儿科重症医师和疼痛管理专家的意见，美沙酮小剂量用药即可起效，在第1天要分3～4次应用，其用药间隔需逐渐延长，日用药总量逐渐减少以避免药物累积。

在个体化的基础上，劳拉西泮和美沙酮的用药量通常在几天或者几周内逐渐减少，这取决于之前用苯二氮䓬类药物及阿片类药物的疗程，其目的在于防止生理上有明显的停药后并发症，如

烦躁、惊厥、心动过速、高血压、腹泻和呕吐。合理地降低这些药物的用药量起到了帮助患儿从重症疾病及相关的心理障碍中恢复的作用。

(二)非药物策略

PICU 的特定环境使患儿及其家属都容易焦躁。病房内允许一位家属陪伴,控制环境声音及灯光,可能减轻幼龄患儿的焦虑。同样地,白天接受阳光照射,夜晚处在安静和黑暗的环境中,从而保持正常的昼夜节律,也可能起到使药物加量逐渐最小化的作用。儿童生活专家在白天减少或者暂停阿片类药物和镇静剂的使用,以帮助患儿分散注意力和使其心情愉悦方面。

镇静、镇痛和神经肌肉阻断的要点

- 镇静、镇痛和神经肌肉阻断对危重症患儿的治疗是有必要的。但是如果使用不当,他们也会造成并发症发生率及死亡率的显著增加。
- 与镇静、镇痛和神经肌肉阻断相关的许多风险可以通过谨慎的镇静计划和准备来消除或者减少。
- 药物的选择是由临床目标和患儿的个体情况决定的。没有某种药物或者药物组合可以适用于所有情况。
- 每种药物有其自身的副作用及禁忌证,需与用药者想要达到的临床目标相权衡。
- 如果临床医师不能确定有维持气道及辅助呼吸的能力,则应在初始镇静前请一位更有经验的医师来协助。
- 选择镇静水平时总是"低始慢行"。
- 临床医师应该对自身能力的局限报以清醒的态度,如果对当前患儿的状况或者病情不确定,就不要开始镇静。同样地,他们也不应该在没有信心的情况下随意使用药物。
- 快速耐药在所有药物中都会出现。药物剂量在每个患儿身上应该随时调整。

推荐阅读

1. Bar-Joseph G, Guilburd Y, Tamir A, et al. Effectiveness of ketamine in decreasing intracranial pressure in children with intracranial hypertension. *J Neurosurg Pediatr*, 2009,4:40-46.
2. Cook D R. *Pediatric Critical Care*. Philadelphia, PA: Mosby Elsevier, 2006: 1729-1747.
3. Heard C M, Fletcher J E. *Pediatric Critical Care*. Philadelphia, PA: Mosby Elsevier, 2006:1748-1779.
4. Kraemer FW, Rose JB. Pharmacologic management of acute pediatric pain. *Anesthesiol Clin*, 2009,27:241-268.
5. Playfor S, Jenkins I, Boyles C, et al. United Kingdom Paediatric Intensive Care Society Sedation; Analgesia and Neuromuscular Blockade Working Group. Consensus guidelines on sedation and analgesia in critically ill children. *Intensive Care Med*, 2006, 32: 1125-

1136.

6. Practice advisory for preanesthesia evaluation: a report by the American Society of Anesthesiologists Task Force on Preanesthesia Evaluation. *Anesthesiology*. 2002, 96:485-496.
7. Practice guidelines for management of the difficult airway: an updated report by the American Society of Anesthesiologists Task Force on Management of the Difficult Airway. *Anesthesiology*, 2003, 98:1269-1277.
8. Practice guidelines for preoperative fasting and the use of pharmacologic agents to reduce the risk of pulmonary aspiration: application to healthy patients undergoing elective procedures: an updated report by the American Society of Anesthesiologists Committee on Standards and Practice Parameters. *Anesthesiology*, 2011,114:495-511.
9. Practice guidelines for sedation and analgesia by non-anesthesiologists. American Society of Anesthesiologists Task Force on Sedation and Analgesia by Non-Anesthesiologists. *Anesthesiology*, 2002,96:1004-1017.
10. Weingart S D, Levitan R M. Preoxygenation and prevention of desaturation during emergency airway management. *Ann Emerg Med*, 2012,59:165-175.
11. Yaster M, Easley R B, Brady K M. *Rogers' Textbook of Pediatric Intensive Care*. Philadelphia, PA: Lippincott Williams and Wilkins, 2008: 136-165.

第二十一章

介入性医疗装置

目 标

- 区分不同管道和导管的不同特性。
- 比较各年龄段患儿可能用到的不同型号的导管。
- 了解各种侵入性医疗器械的使用指征。
- 诊断潜在的侵入性医疗器械的相关并发症。

案例分析

患儿，男，3个月，早产儿，自新生儿期就留置气管切开导管、空肠喂养管、中心静脉导管。患儿被父母送入急诊室。父母送孩子就医是因为发现喂养管滑出，中心静脉导管暴露于皮肤的穿刺点处可见红绿色污染物，患儿有烦躁、发热、呼吸急促、呼吸做功能增加等症状。

评估

—该患儿的生理情况如何？

—该患儿最可能和最危重的诊断是什么？

干预

—哪项诊断需要立即干预？

—进一步评估和管理的优先顺序如何？

—在对患儿进行进一步评估时，你还希望做哪些检查？

重新评估

—目前的治疗策略有效吗？

—该患儿的标本需要送细菌培养，需要应用抗生素其他的治疗措施吗？

有效沟通

—当患儿的临床情况发生变化时，谁来发现，又如何通知其他相关人员？还有哪些人需要知道这些变化，这些信息又该如何有效传递？

—治疗和管理患儿的最佳地点是哪里？

团队合作

—如何实施你的治疗方案？

—谁做？做什么？何时做？

一、引 言

医疗技术的发展帮助延长了病情复杂和需要精细护理的患儿的生命。技术发展同时也使得那些“依赖设备”的患儿可以在医院机构之外(如在社区医院中)接受较为复杂的护理。有慢性病背景的患儿占据了急重症患儿中的相当比例。由于这些患儿对设备技术的稳定性高度依赖,他们处于侵入性医疗设备相关的并发症的高风险中,包括设备本身故障、感染、移位等都可以导致潜在疾病恶化。各种类型侵入性置管和导管不仅用在慢性病患儿的治疗之中,还常常被用于急危重症患儿的抢救中。

二、管　道

(一)概　况

几种不同类型的管道可用于危治疗重症患儿。这些管道可分为不同类型,提供进入身体既存或潜在腔隙的通路,包括人工气道、血管导管、胃肠导管(GI)、腹膜透析管、内引流管、导尿管、胸腔引流管。每一类置管都有一系列大小不同的型号,大小的选择取决于患儿的年龄、体重、体格状况。人工气道的相关信息可以在本书第二章找到,而脑外科的分流管路在本书第十五章有讨论。

(二)胃肠导管

胃肠(Gastrointestinal,GI)导管通常是用聚氨酯或者硅胶制作的,单腔或者双腔,可能有重力或排气设计。胃肠导管基本上根据插入的解剖学位置和用途来命名的(比如鼻胃管)。胃肠导管通常用来为排出胃肠道的内容物(空气、血、分泌物或者摄入的毒物)或者灌注入东西(药物、营养物质或者洗胃液)提供直接通路。胃肠导管的用处包括:可以急性减压;提供水、电解质和营养物质;给药;移除离子交换树脂的电解质;甚至可作为一个通过灌洗液控制体温的简易装置。GI 导管的直径常以 French(F)来计算,每一个 F 等于 0.33mm。儿科的导管规格在 5~16F 或者更大一些(见表 21-1)。

表 21-1　胃肠导管规格

年　龄	体重(kg)	导管型号(F)
0~6 月龄	3.5~7	5~10
1 岁	10	10
2 岁	12	10
3 岁	14	10~12
5 岁	18	12
6 岁	21	12
8 岁	27	14
12 岁	多种	14~16

1. 口胃管和鼻胃管

口胃(OG)管或鼻胃(NG)管可同时用于诊断和治疗。他们通常被用于无创或有创机械通气时的胃肠减压支持,或者在药物过量、出血和肠梗阻时作为胃内容物排空的手段(见图 21-1)。

> !
>
> 鼻胃管禁用于怀疑或者确诊的前颅窝骨折或者颌面部的损伤。

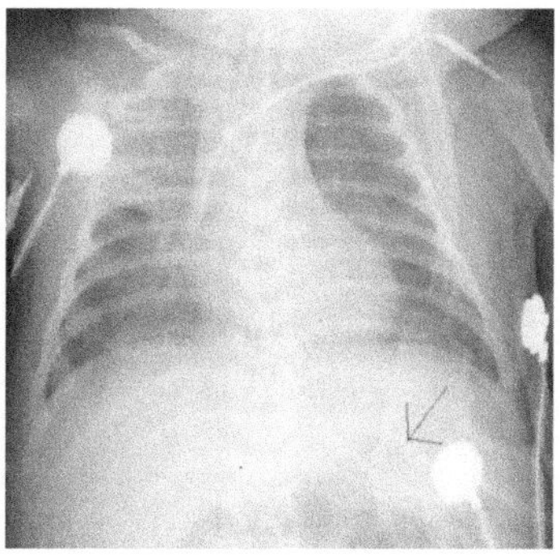

图 21-1　鼻胃管

口胃管通过口腔插入管子；而鼻胃管通过鼻腔插入，两者都沿着硬腭上方进入鼻咽，然后穿过咽部，沿着食管进入胃内。口胃管专门用于那些可能存在头部外伤，特别是前颅窝骨折或者颌面部损伤的患儿。这些患儿如果经鼻插管，则存在管道由筛板或筛骨进入颅内的高风险。

Salem Sump 管(由 Covidien AG 公司生产)是一种带有排气装置的未加重的双腔管，用于胃减压。当其中一个孔正在抽吸时，管中的第二个腔允许空气灌入导管远端。空气灌入的方式可能有利于减少由于导管黏附于胃黏膜所致的刺激。Salem Sump 管有一个防止反流的瓣膜，可以预防胃内容物溢出。旧版的 Salem Sump 管并不最适合于喂养，主要因为管路材料过于僵硬及存在排气端；它往往更多地被用于减压、灌洗或者给药。新版本的管路有安全的肠内营养接口。

2. 喂养管

无创喂养管是当患儿没有能力通过吞咽来获取足够的营养物质时，用来提供肠内营养或者管道营养的装置。置管在急性病的使用中往往是临时性的，但是这些管路也会被用于慢性病中。肠内营养常选用小孔径、有或无重力装置、单腔管路的喂养管。套导管的导丝有时候会配备在套管包装中，用以帮助留置管路；留置完毕后，它们就可以被拔出并丢弃了。对于长期的留置，小孔径的喂养管比大孔径的鼻胃管更加合适，因为发生并发症的风险要小数倍(鼻窦炎、中耳炎、鼻腔内组织坏死)。小孔径的喂养管并不是设计用于抽取胃内容物，而是根据患儿的需要、预后和家庭选择用于短期或者长期的营养支持、液体管理和给药。喂养管(鼻胃管或经幽门管)远端放置的位置决定患儿的喂养方式。放置的鼻胃管可用于单次喂养，也可以用于连续喂养。幽门以下的置管(鼻十二指肠或鼻空肠)只能进行持续灌注，不应该用于单次大量输注，因为无论是十二指肠还是空肠都不能耐受大容积的液体或者营养物(见图 21-2 到图 21-4)。

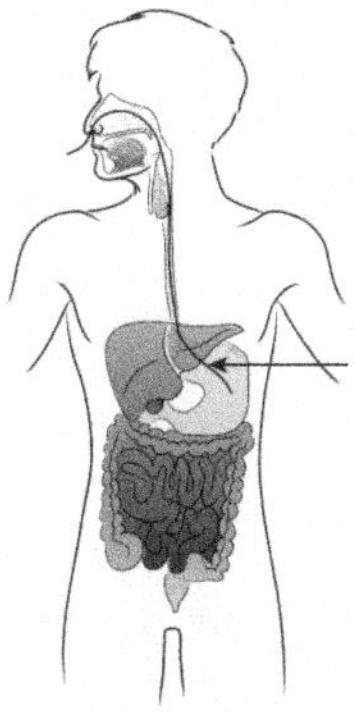

图 21-2　胃管放置的位置

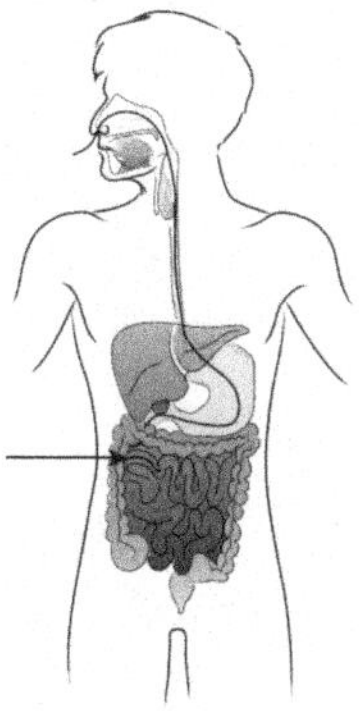

图 21-3　鼻十二指肠管放置的位置

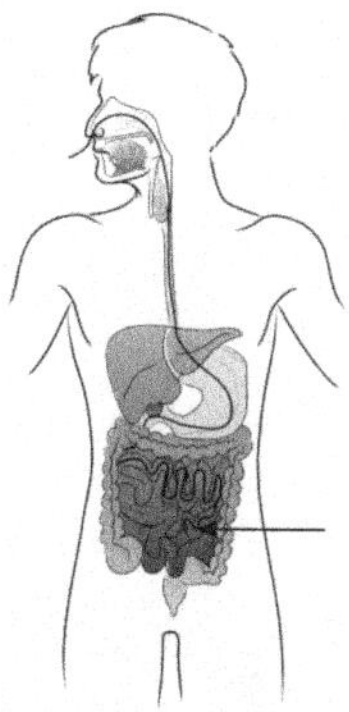

图 21-4　鼻空肠管放置的位置

3. 并发症

最常见的胃肠置管的并发症见表 21-2。如果怀疑设备出现问题，则可以移除所有的连接物，用 5～10mL 水或者空气冲洗喂养管路。如果冲洗没有阻力，说明管路设备可能并未失常。如果冲洗困难，可能意味着管路堵塞，需要重置。

表 21-2 常见的小孔径管置管相关并发症

序　号	并发症
1	咳嗽、声嘶或呼吸困难，提示可能置管到气管内了
2	鼻出血
3	管子蜷曲在食管或者后咽
4	因置管损伤导致的食管撕裂和肠穿孔
5	管路被患儿移位或拔出
6	置管到位，但仍然有胃部饱胀感
7	肠内管路被奶粉或者药物残留堵塞
8	插入端皮肤的刺激和破损
9	偶有置管无意中穿过胸膜造成气胸

(三)有创性的喂养管

目前，越来越多的患儿留置有创的开放性的肠内管道，包括胃造瘘管、胃空肠管、空肠造瘘管。这些管路可以同时用于减压或抽取胃内容物。若不能很好地抽取胃内容物，就需要另外增加一个大口径的鼻胃管或者口胃管来保证彻底减压，但这种情况比较少见。

1. 胃造瘘管

胃造瘘管或者经胃喂养管(见图 21-5 和图 21-6)是最常见的，它们可以通过外科方式(经腹腔镜或者传统剖腹手术)或者在内镜引导下经皮肤穿刺完成。经皮胃造口术或者经皮内镜下胃造口术(PEG)避免了直接开腹，当置管被锚定在皮肤上并保持与胃部的开口和前腹壁之间联系时，被牵引力完成(置管)。在 PEG 置管中，经常在胃中有一个较紧的十字交叉结，这个交叉防止了因为牵拉导致的移位，必要时也要靠另外一个内镜去移除。不同于成年人，这些管道并不会那么容易被切断，并且能通过一个幼年患儿的胃肠道。食管装置导致的“反流”已经作为主要的并发症被报道，其次才是轻微的肠梗阻和食管糜烂。其他潜在的并发症包括置管过程中胃部与前腹壁之间的定位偏移，导致了腹腔内感染和其他脏器受损伤。

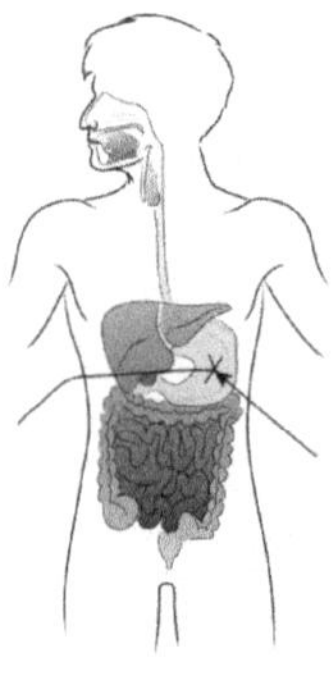

图 21-6　胃造瘘管的放置

用来放置腹腔镜的管路可以是基本的 MIC-KEY 管(Kimberly-Clark)或者其他球形管。它们以类似于 PEG 管的方式进行定位。这种腹腔镜协助的过程，无论如何，避免了开腹，同时也在置管过程中使脏器受损的概率降至最低，比如结肠的损伤。每种情况下使用的管路类型不同。外科胃造瘘术中常用的造瘘管是 Malecot 管或者由 de Pezzer 研发的蕈头导管，这类管都能通过牵拉拔除掉(见图 21-7)。

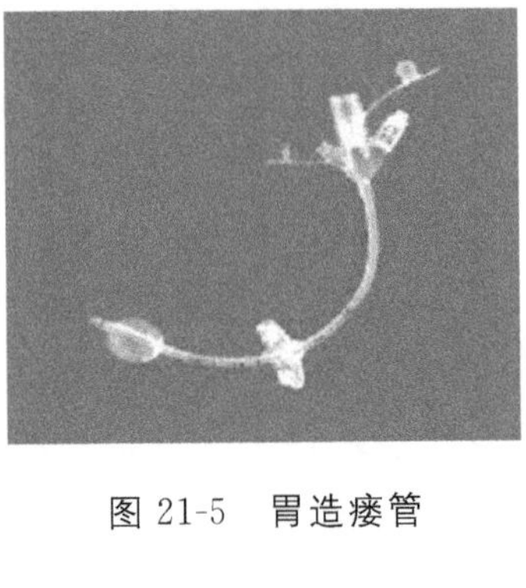

图 21-5　胃造瘘管

并发症

在更换胃造瘘管时，尽量避免过度用力，因为过度用力可能使得胃被牵拉远离前腹壁，并导致胃瘘至腹膜腔。如果在更换胃造瘘管的过程中遇到困难或置管时间不久(在4～6周内)，那应该进行对照研究以确定正确的置管位置。

如果发生胃造瘘管意外拔管，则应该放置 Foley 双气囊导管来保持通道开放。在切口处简单地放置一块纱布或敷料，切口能很快地自然愈合。

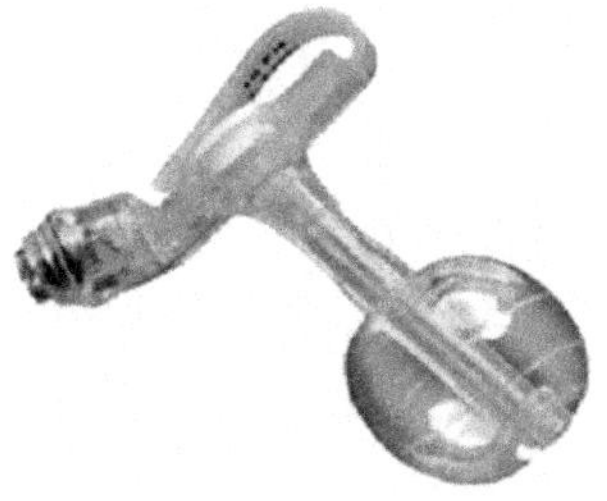

图 21-7 Mic-Key 按钮

待评估好患儿腹壁的厚度后，选择长度足够的 Foley 双气囊导管，以避免气囊压迫到皮下通道中(最多大约 2～3cm)。应将管子穿过胃壁，然后进行气囊充气，接着轻柔地向外拉直到气囊紧贴腹壁。Foley 导管不可送入过深，否则导管有可能被送过幽门，球囊在十二指肠内充气。这会导致胃排出口梗阻和潜在的十二指肠破裂。幽门一般距插入胃位置的导管 5.0～7.5cm。

> ！
>
> 对于那些胃造瘘管被移除的孩子，Foley 双气囊导管应该被合适地放置于胃皮下通道内以保持开放。
>
> ！

这也是对将 Foley 导管用于喂养困难患儿的喂养管使用的评估基础。如果导管没有被安全合适地固定于皮肤，则胃蠕动会把气囊推送过幽门，就如同推送一团食物，从而导致高位的小肠梗阻(呕吐物可见胆汁)及非弥散性的胃和腹部膨胀。这些孩子常常表现为管路周围过多的渗出。而诊断则要靠测量管道外露长度变化来判断。要解决这个问题，需要抽掉气囊内的气体，把管道拉出来重新固定在一个合适的深度(插入 2～4cm)，然后用胶布合适地固定。最好的解决方法是用带纽扣装置的胃造瘘管，这样就不会被吸到胃里面。

2. 胃空肠管

胃空肠管与胃造瘘管相似，但仔细查看会发现其有 3 个端口，一个是气囊固定端口，一个用作胃的进入端，还有一个是空肠进入端。其护理和放置方法基本上与胃造瘘管相似。在紧急使用时，胃端可以用于抽吸，而空肠端则用于喂养和给药。在使用胃空肠端进行给药时，需要特别小心护理，因为这个端口一旦被堵塞后，就需要在内镜、X 线透视或者超声引导下重新置管。

3. 空肠造瘘管

空肠造瘘管和胃造瘘管相似，只不过它有一个更好的孔，更细的内径，并经过外科方式插入空肠内而不是胃内。空肠造瘘管适用于医疗中需要“跨越过”上消化道的情况，这种管道可在外科术后 12h 被使用(见图 21-8)。

> ！
>
> 小孔喂养管容易被堵塞，特别是在灌注一些特殊药物同时又未按照要求及时冲管时。
>
> ！

在进行泵注喂养或者滴注喂养时，通常使用商用配方的营养液，其既可以提供营养，也可以避免管路堵塞。

(四)胸腔插管

胸腔插管(经常是胸管、胸腔引流管或者猪尾管)是一条穿过胸壁进入胸膜腔内的软管。这些管道被用于从胸腔内部排出气体(气胸)、液体(胸腔积液、积血、乳糜胸)或脓(积脓)。根据患儿的临床情况和状况的紧急程度,针式胸穿应优于管式胸腔造口被考虑,因为前者可以更快地完成。

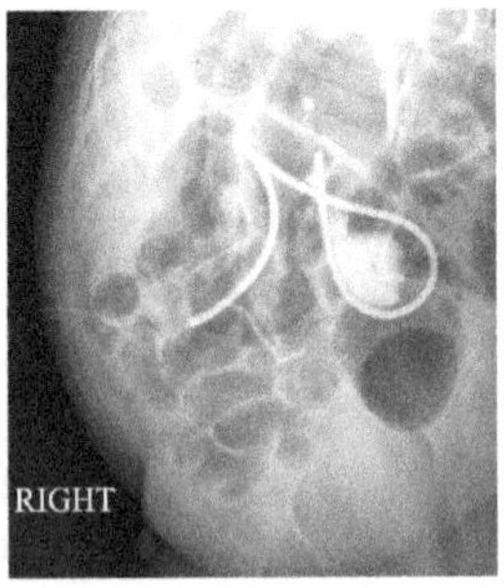

图 21-8　空肠造瘘管

胸管是无菌、柔软且无血栓诱导性的管道,常用乙烯树脂和硅树脂作为材料,有各种“F”型号和长度。如何选用型号,取决于患儿的解剖定位和置管原因(见表 21-3)。穿刺部位根据置管目的来决定,如果是排气,管道应被置于前胸且朝向肺尖;如果是排液,管道则应该被置于后胸且对着肺底部。

表 21-3　胸腔管型号

年　龄	50 百分位体重(kg)	管道型号(F)
新生儿	3～5	10～12
小婴儿	6～9	10～12
幼儿	10～11	16～20
小儿童(学龄前期)	12～14	20～24
儿童(学龄期)	15～22	20～32
大小孩(青少年)	24～30	28～32

并发症

胸腔插管的主要并发症与那些穿过皮肤的置管类似:疼痛、不适;出血和感染。有意思的是,胸腔置管的仅次于肺部损伤的 2 个附加并发症为气胸和血胸,本身就是胸腔置管的指征。概率相对低的并发症包括皮下气肿、胸内神经损伤、肋间神经损伤及器官损伤(肺、心、膈、肝脏、胃、脾脏等)。

其他并发症的表现主要与置管后管路位置有关。如果管道插入得不够深,任何一个侧孔在胸腔外,则可能导致气漏和皮下气肿;如果管路插入得过深,则可能压迫脏胸膜或者胸腔结构,导致疼痛和组织损伤。

置管位置正确,并发症也同样可能出现。置管可能移位甚至断裂。插入端带来的疼痛可能使患儿不敢动,导致肺不张。插入口的皮肤会出现不适、发红或损伤,特别是当覆盖的敷料开始被渗透或需要频繁地更换时(见附录十二)。

> !
> 推荐用放射学方式确认导管的正确位置。
> !

三、导　管

导管是一种可以插入人的体腔、管路系统和血管内的管道。它们起到了抽吸和输入液体以及为外科器械操作提供通路的作用。导管的放置(置管)有以下作用:①从膀胱导尿引流尿液;②将脑脊液引流到身体其他腔隙(见第十五章);③管理静脉液体、药物或者肠外营养;④动静脉直接测压。

(一)导尿管

在导尿管插入术中,一根塑料的管道(如 Foley 管)可以经由尿道口和膀胱插入或者经耻骨联合上插入泌尿道内。如果这条管道不能确定需要留置多久,则导管头部的球囊往往会被注入注射用水,用来保证管道不会被意外滑出。置管方式下,可以收集和测量患儿的尿,用于各种医疗化验检查。管路有各种材质(乳胶、硅胶、聚氯乙烯或者特氟龙)和各种类型(Foley 管、直行导尿管或者 coudé tip 管)。导尿管通常使用最小的型号,尽管有时候需要大型号导管来解决导管渗漏和连续膀胱冲洗用(见表 21-4)。大号的管路也会在尿液比较稠厚、血性或者含有沉淀物、凝块时用到。如果有以上情况发生,则应该使用硅胶管和特氟龙管:有特殊疾病的个体(脊柱裂或者泌尿生殖系统畸形);已经有过反复的、长时间的外科手术;黏膜长时间暴露于乳胶材料下,特别是出生早期的暴露史;含有特殊既往史或食物过敏史的患儿,由于长时间使用乳胶管路会产生高危的乳胶管过敏状态,或者对乳胶的敏感性大大增加。

> !
>
> *在治疗慢性病患儿时,应当询问有无任何乳胶过敏史。*
>
> !

临时的留置导尿方式可以用来收集尿液标本用于实验室测定。有神经系统损伤特别是脊髓损伤的患儿,可能需要长时间的清洁间歇性导尿术。尿液收集系统附属于导尿管路,而这导尿管路必须保持在患儿尿路中。收集系统的连接处必须保持无菌。

表 21-4 导尿管型号

年 龄	50 百分位体重(kg)	管道型号(F)
新生儿	3～5	5～8
小婴儿	6～9	5～8
幼儿	10～11	8～10
小儿童	12～14	10
儿童	15～22	10～12
大小孩	24～30	12～14

尿路置管最常见的并发症是感染。其他问题包括出血、组织损伤、假通道形成、尿路损伤、肾脏损伤(特别是在长时间留置使用后)及对硅胶材料的敏感性进一步增加。

(二)留置静脉置管

静脉置管通路用来直接输入液体、药物、肠外营养和血液制品至中心静脉,也可以用于抽取血样,而有些专门用于慢性间歇性血透。有很多导管可以长期留置使用。选择哪种型号取决于使用的指征,及患儿、家庭和医疗小组。这些管路都根据留置方式和设备特性进行分门别类。

1. 隧道内管路

隧道内管路以皮肤为入口，在皮下组织下面穿行，最终穿入大的中心静脉的管道，其一般有专属的名字，比如Broviac导管（见图21-9）、Hick*m*an导管和Permacath导管等。这些管路常常用作长期的静脉营养、慢性药物的管路，及慢性间歇性血透或者成分输血。它们用一个出口端皮下涤纶环保障管路，不被移位，并形成一个阻挡感染的屏障。这些管路可以长期使用。管路的留置一般在镇静或者全麻下由放射科医师或外科医师完成。管路有单腔、双腔、三腔。露出皮肤的管路部分由敷料固定。管路腔内需要用抗凝液体定期冲洗，以防在管腔内部形成血凝块（见表21-5）。

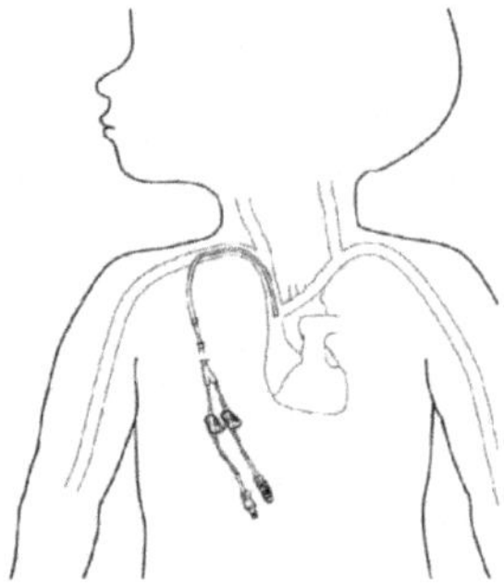

图21-9　Broviac导管

表21-5　肝素液冲洗要求

导管类型	描　述	置管局部护理	冲洗方式
外周静脉置管	型号从24G到16G，总是用T或者Y形连接器	每隔96小时或根据需要进行冲管（策略个体化）	• NICU患儿的管道根据医师要求进行冲洗（冲洗量根据医嘱）； • 对于其他患儿，根据需要q8h封管或必要时封管； • 用2.5mL NS冲管，或根据医嘱用10U/mL的肝素液冲管
中心静脉导管	任何的头端在或者穿过SVC的管路	敷料更换：透明敷料1次/周；纱布敷料1次/2d，或必要时使用中心静脉敷料套装；对2月龄以下的婴儿不要使用氯已定材料； • 在NICU，用聚维酮碘消毒3遍，NS擦洗后，粘贴敷料； • 对于其他2月龄以下的婴儿，用酒精消毒3遍后，粘贴敷料； • 对于所有2月龄以上的儿童，用氯已定消毒1遍后，粘贴敷料	• 禁用10mL以下的注射器冲洗。 • NICU患儿，根据医嘱进行冲洗。 • 所有其他患儿，PICC＜10kg，用2.5mLNS＋2.5mL含10U/mL肝素的溶液，q12h冲洗。若体重＞10kg，则用100U/mL肝素液冲洗
经外周中心静脉置管	PICC可一端开放或采用Groshong端口	最初的纱布敷料需要在24h内移去，更换透明敷料1次/周，更换纱布敷料1次/2d，或必要时使用中心静脉敷料套装。对于2月龄以下的婴儿，不要使用氯已定消毒，用酒精消毒3遍，然后用聚维酮碘消毒3遍后贴敷料。对于所有2月龄以上的儿童，用氯已定消毒1遍后贴敷料	• Groshong管：未用时用3～5mL NS，q8h冲洗；每次用后冲洗，每次输血或抽血后用5～10mL NS冲洗； • 抽取血样：只有在PICC型号为3F或更大时，才可以。抽取血样采取血样时，先弃去2mL血，用5～10mL NS冲洗后，再用肝素液冲洗

表 21-5 肝素冲洗表(续表)

导管类型	描 述	置管局部护理	冲洗方式
隧道型中心静脉导管	经过皮下组织隧道的中心静脉导管	更换透明敷料 1 次/周,更换纱布敷料 1 次/2d 或必要时用中心静脉置管套装。 • 在 NICU,用聚维酮碘消毒 3 遍,NS 擦洗后,粘贴敷料; • 对于其他 2 月龄以下的婴儿,用酒精消毒 3 遍后粘贴敷料; • 对于所有 2 月龄以上的儿童,用氯己定消毒 1 遍后粘贴敷料	• Hickman 管或 Broviac 管:对 NICU 患儿的冲洗次数需根据医嘱;对所有其他患儿,用 2.5mL NS + 2.5mL 含 10U/mL 肝素的溶液冲管,1 次/d。 • Groshong 管:不用时,用 5mL NS 冲管,1 次/周;每次使用后,用 5~10mL NS 冲洗。 • 采取血样:先弃去 2mL,采样后用 5~10mL NS+肝素液冲管
植入性输液管	通过外科置入管路,有扁平的膈膜。Groshong 管有圆型的膈膜	更换通路和敷料 1 次/周或必要时;纱布敷料 1 次/2d 使用中心静脉置管套装。使用 20 或 22G,3/4 或 1 英寸长带翼的注射装置	• 禁用 10mL 以下的注射器。 • 每天用 2.5mL NS+2.5mL 含 10U/mL 肝素的溶液冲管。若患儿体重>10kg,用 100U/mL 肝素溶液冲洗;出院时和出院后用 100U/mL 的肝素溶液冲管,1 次/月。 • Groshong 管:每次用后,用 5~10mL NS 冲洗;采血样或输血后,用 10~20mL NS 冲管。如果不用,则只需用 10mL NS 冲洗,1 次/月;若活瓣功能欠佳,则可给予 5mL 100U/mL 的肝素溶液冲洗。 • 采血样时,先弃去 3~5mL 血液,然后收集血液标本,采样后用 5~10mL NS+肝素溶液冲管

注:IV 指静脉推注;SVC 指上腔静脉;PRN 指必要时;NICU 指新生儿重症监护室;NS 指生理盐水;PICC 指经外周中心静脉导管。[a] 所有 IV 管道和塞子需每 4 天更换 1 次(或者根据个体化情况调整策略)。全肠外营养/脂肪液管道需随液体性质改变而进行更换,一般每天 1 次。

2. 导管药盒系统

皮下输注系统需要通过皮肤置入一个皮下泵,导管口位于上胸部皮下囊的位置,在皮下形成一个小的可触及的包块。这些管路,以 Port-a-Cath 或 PowerPort 为代表,每月只需要用抗凝剂冲洗一次或者仅在完成置管后冲洗一次。在不使用时,这种管路导致感染的概率很低。这些管路经常用于间歇性中心静脉,比如化疗管理、间歇性输血或者因难以静脉穿刺而定期使用静脉通路的情况(见图 21-10)。

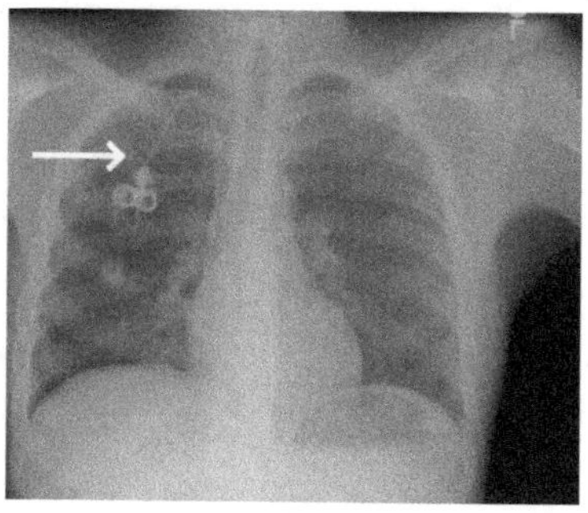

图 21-10 Port-a-Cath

3. 经外周穿刺中心静脉导管

经外周穿刺中心静脉导管(PICC 或 PICC 管)是一种经皮肤置入的小的软管,经常是从头皮静脉、贵要静脉或上臂静脉置入,穿过中心静脉(例如锁骨下静脉)进入上腔静脉直到管道头端停留在接近上腔静脉和右房交接处(见图 21-11)。PICC 置管经常是在局部麻醉或者镇静的基础上,通过超声或者透视引导,最后通过影像学确定合适的位置。PICC 导管常长时间使用,特别是用于化疗、长时间抗生素或者肠外营养中。

4. 并发症

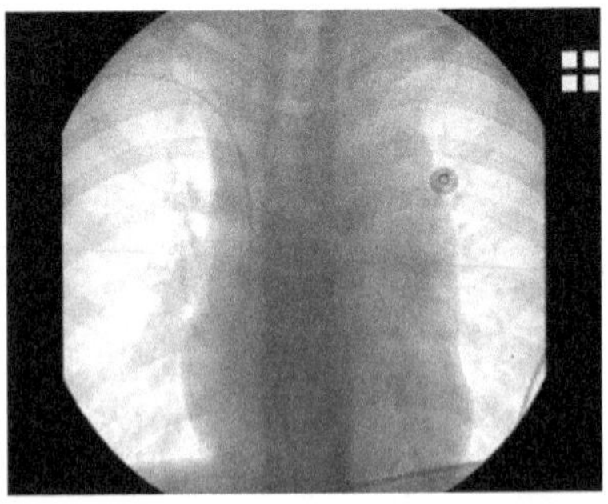
图 21-11　经外周穿刺中心静脉导管

静脉通路内置管的相关并发症主要有感染、出血、堵塞、血栓形成和静脉炎等。管路也可能发生错位、断裂、滑脱或堵塞。导管外端不断地出血可能是正在加重的并发症的显著表现。如果导管被损坏或者与外部连接分离了,还是有可能夹住导管靠外端的部分以防止进一步出血。如果导管滑脱了,则应该直接加压在穿刺点上,接下来评估和监测患儿的气道、呼吸、循环、血流动力学,以评估患儿的心肺损害。

管路也有可能被血栓、药物和静脉营养的结晶堵塞。与血凝块相关的最严重的风险是肺栓塞的进展可能导致低氧血症、呼吸窘迫或者休克。栓子出现的症状和体征取决于器官系统受到的影响,也包括精神状态的改变、呼吸窘迫、发绀、呼吸困难、胸痛、心动过速和休克。空气栓塞是对静脉置管患儿的另一个严重的威胁,其症状和体征与血栓栓塞一样。处理方式是立即夹闭管路,使患儿左侧在下,头部低于身体,处于仰卧位,打开气道,吸入 100%纯氧。还有一种风险是导管腐蚀或者穿通了中心静脉,导致气胸、血胸或静脉内输注液体来源的胸腔积液。对此,可能需要立即减压。如果导管头端腐蚀右心房,可以导致心脏压塞。

> **!** 建议应在确定感染部位后再使用广谱抗生素。 **!**

感染是中心静脉置管相关的最常见的并发症,特别是免疫抑制患儿。发热是管道受污染和感染的症状。局部红肿、压痛或者导管外端出血也可能提示感染。建议应该监测患儿的血流动力学状态,应该留取并培养导管中的血样,做完整的血常规检查。

感染的病原体一旦被确定,应该将广谱抗生素换为最适合病原体的窄谱抗生素。使用预防性抗生素无效。严格地置管、护理和维护被证明是减少感染的最有效方式。强烈推荐严格地按照公开发行的置管和维护指南操作。

(三)导管血流动力学监测

一些种类的导管留置后被用于监测准确的血流动力学状态。这些导管包括中心静脉置管和动脉导管。因为总体对患儿不利,近几十年来的大趋势是避免对儿科患儿使用肺动脉导管和 Swan-Ganz 导管。

(四)中心静脉导管

中心静脉置管术指的是经皮肤插入一根内腔可以通过较高血流的管道。最常见的穿刺部位包括颈内静脉、锁骨下静脉、腋静脉和股静脉(见表 21-6 和附录十三)。相对外周静脉置管术而言,中心静脉置管术提供了一个更稳定和可靠的静脉通路。同时允许血流动力学监测,抽取中心静脉血做实验室检查。中心静脉置管术提供了可靠的血管活性药物输注途径,进行快速液体复苏给药。中心静脉通路消除了外周静脉输注有腐蚀性药物的相关并发症,发生血管渗漏的风险要低些。中心静脉导管留置的指征如下:①循环衰竭的液体复苏;②血管活性药物的输注;③高渗液体的输注;④腐蚀性化疗药物的输注;⑤中心静脉压的测定;⑥动静脉混合血的血气测定;⑦起搏器和 Swan-Ganz 导管的放置入口;⑧血液透析通路;⑨长期的静脉通路。

表 21-6　中心静脉管道型号[a]

年　龄	颈内静脉(F)	锁骨下静脉(F)	股静脉(F)
0～6 月龄	3	3	3
6 月龄～2 岁	3	3	3～4
3～6 岁	4	4	4
7～12 岁	4～5	4～5	4～5
>12 岁	5～7	5～7	5～7

注:[a] 选择导管的长度取决于操作者使用的目,是是用于监测还是快速输入液体。

经授权后引用:© 1997 Wolters Kluwer Health. Lavelle J, Costarino A. Central venous access and central venous pressure monitoring. In: Henretig F M, King C, eds. *Textbook of Pediatric Emergency Procedures*. Baltimore, MD: Williams & Wilkins, 1997:251-278.

1. 并发症

中心静脉置管术在新生儿和儿童中的并发症发生率远高于成年人(见表 21-7)。普通的并发症包括疼痛、感染、血栓、导管瘘、心律失常、空气栓塞、导管碎片栓塞以及导管闭塞。感染可以发生于任何置管方式和置管位置中。对于成年人,锁骨下静脉位置发生感染的机会最少。在儿科患儿中,股静脉置管成为最流行的位置,它的感染发生率相对较低。局部红肿、压痛和出血的表现可能意味着感染。为了防止感染,需要采取最大的防护措施。要严格地按照指南要求,用氯已定对导管穿刺皮肤部位进行消毒,用敷料固定并保持。及时地评估、导管培养、针对专门病原体的窄谱抗生素使用等都是必不可少的。预防性使用抗生素无效。按要求严格地进行置管、护理和维护,已被证明是最好的抗感染方法。

表 21-7　中心静脉置管并发症

部　位	并发症
颈内静脉	• 颈动脉损伤; • 误入颈动脉; • 气胸和血胸
右锁骨下静脉	• 气胸和血胸; • 张力性气胸; • 胸导管损伤; • 不熟练下的低穿刺成功率
左锁骨下静脉	• 气胸和血胸; • 张力性气胸; • 胸导管损伤; • 不熟练下的低穿刺成功率
股静脉	• 感染; • 动脉损伤; • 低血压/休克时的失败概率; • 无法引导中心静脉管路

意外的引导导丝进入体内循环中是很少出现的并发症，可以通过时刻确认导丝近端的位置来避免；如果出现了这个并发症，可能就需要通过外科手术或者放射介入的方式取出。当静脉留置的指征不存在时，应立即拔管。对于临时性管路，只要连续性使用，也应该被规律性地评估（见附录十三）。

（五）动脉置管

动脉置管术提供了直接、持续测量血压和脉冲的方式，并可用于采样以评估动脉血氧、CO_2分压和酸碱平衡。除这些方面外，动脉置管为先天性心脏病患儿、血流动力学不稳定患儿和外科手术提供了准确的脉搏压力监测。最常用的穿刺部位在桡动脉、股动脉、胫后动脉、足背动脉和腋动脉等（见表 21-8）。穿刺点的选择基于可触及的动脉搏动、全身的血流动力学状态和每个患儿独特的生理状态。因为远离心脏，且血管直径不同，所以胫后动脉和足背动脉对于血压监测的可靠性相对低一些。

表 21-8　动脉置管型号、穿刺部位和患儿体重的关系

体　重	<10kg（婴儿）		10～40kg		>40kg	
位　置	置管型号	法制型号(F)	置管型号	法制型号(F)	置管型号	法制型号(F)
桡动脉	22/24G	2.5	22G	2.5/3.0	20/22G	3.0
胫后动脉						
足背动脉						
股动脉	18/20G	3.0/4.0	16/18G	4.0/5.0	14/16/18G	4.0/5.0
腋动脉						

注：单腔管路制造时按照法制型号的长度，只有单腔管路能够用于动脉套管术中。

授权引用：© 1997 Wolters Kluwer Health. Torrey S B, Saladino R. Arterial puncture and replacement. Henretig F M, King C, eds. *Handbook of pediatric emergency procedures*. Baltimore, MA: Williams & Wilkins, 1997:783-795.

1. 并发症

动脉置管的并发症包括局部和全身的感染，空气或者不溶颗粒导致的栓塞、血肿、急性出血、动脉血栓、神经损伤、疼痛和假性动脉瘤。动脉血栓可以导致组织坏死、缺血，患肢难以生长。对于儿童，最常见的并发症是轻度皮肤破损、局灶性坏死和桡动脉闭塞。随着留置时间的延长，并发症出现的概率增大。如果要连续使用，则应该每天定时评估。

> ！
>
> 只要有任何迹象表明局部缺血，就应该动脉置管移除，比如冲洗时发现局部皮肤变白。
>
> ！

并发症的风险可以通过确认足够的侧支循环来降至最低（Allen 试验）。对于外周动脉置管，需要选择一个大小合适的导管并进行仔细地操作，还需要严格的穿刺部位护理和合适的连续冲洗装置。显示在监护仪上的动脉波形是一个安全信号，可以帮助监测管路系统中是否出现管道闭塞、帽管/三通管意外脱落导致的渗血或系统中断。对有动脉置管的四肢末梢应该经常性评估是否有组织缺血的证据。在所指的肢体末端放置光电血氧仪，每次心跳造成的充分灌注都可以被无创地监测，这是通过连续容积描记，显示其中的数字。等渗盐水（普通生理盐水）通管，无论有没有肝素，都应该被用来保持动脉管路通畅。对于外周的动脉管路，含有罂粟碱的冲洗液可能延长管道的寿命。

2. 测量

从正确安装和准确放置并已校准的监测系统中测得的动脉血压是血压测量的金标准。无创、间接血压测定或者通过听诊血压袖带远端的克罗特科夫音而测得的血压，与直接测定的动脉血压会有偏差，但这种偏差通常是不高的。

波形分析和故障排除法是用来确定测量准确性的必要手段。一些技术和解剖因素可能影响其准确性。波形可以显示急冲波或者过量伪影以及缓冲波。动脉波形失真往往是受血管因素、传感器的压力感受装置、系统管路的顺应性等因素的影响。影响测量准确性的因素，有血管壁的弹性改变，脉搏波形从管壁或者管道的反射力，系统液柱中的小气泡，管道中或者周围的小气泡，检测管道过于僵硬及管道长度。有创动脉压与无创袖带测量的压力应该进行常规基础上的比较（见图 21-12）。

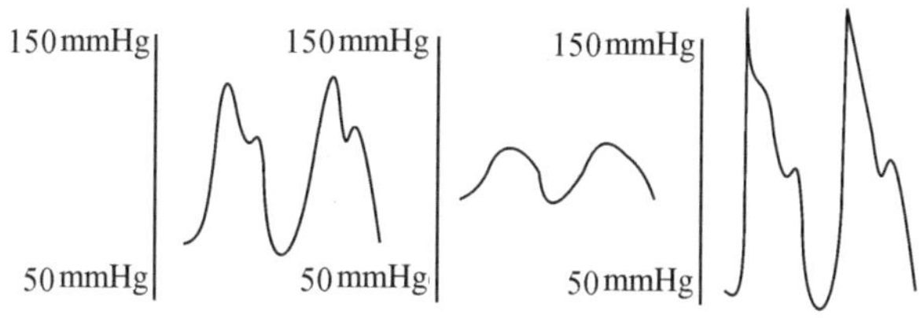

图 21-12　动脉波形

侵入性医疗装置的要点

- 在置入侵入性医疗装置前，必须先检查该装置，评估医疗装置以确保其功能正常。
- 侵入性医疗装置的留置操作，尤其是监测血流动力学的导管留置必须由在此方面经验丰富的专业医疗人员来完成。
- 任何监测和侵入性医疗装置要求使用者必须完全熟悉它的操作和潜在并发症。
- 动脉置管两个主要指征为需要经常进行动脉血样的采集和动态血压的监测。动脉波形分析和故障排除的目标是确保测量结果的准确性。
- 胸腔积液的处理取决于以下因素：病原学，病变大小，患儿的一般情况，任何相关的问题，患儿的转运需要，呼吸机或全身麻醉的需要。应当评估是否需要胸腔引流管，因为不是所有的胸腔积液都需要干预和置管。

推荐阅读

1. Dev S P, Nascimiento B, Simone C, et al. Chest-tube insertion videos in clinical medicine. *N Engl J Med*, 2007,357:15.
2. Franklin C. The technique of radial artery cannulation: tips for maximizing results while minimizing the risk of complications. *J Crit Illn*, 1995,10:424-432.
3. Graham A S, Ozment C, Tegtmeyer K, et al. Central venous catheterization: videos in-

clinical medicine. *N Engl J Med*, 2007,356:e21.

4. Hazinski M F. *PALS Provider Manual*. Dallas, TX: American Heart Association, 2011.
5. Henretig F M, King C. *Textbook of Pediatric Emergency Procedures*. Baltimore, MD: Williams & Wilkins, 1997.
6. Lacroix L E, Vunda A, Bajwa N M, et al. Catheterization of the urethra in male children: videos in clinical medicine. *N Engl J Med*, 2010,363:19.
7. O'Grady N P, Alexander M, Burns L A, et al. Summary of Recommendations: Guidelines for the Prevention of Intravascular Catheter-related Infections. Center for Disease Control and Prevention, Healthcare Infection Control Practices Advisory Committee. Available at: http://www. cdc. gov/hicpac/pdf/guidelines/bsi-guidelines-2011. pdf. Accessed May 11, 2013.
8. Schexnayder S M, Storm E A, Stroud M H, et al. *Pediatric Critical Care*. 4th ed. Philadelphia, PA: Elsevier, 2011:139-163.
9. Schwemmer U, Arzet H A, Trautner H, et al. Ultrasound-guided arterial cannulation in infants improves success rate. *Eur J Anaesthesiol*, 2006,23:476-480.
10. Tegtmeyer K, Brady G, Lai S, et al. Placement of an arterial line. Videos in clinical medicine. *N Engl J Med*, 2006,354:13.
11. Thomsen T W, Shaffer R W, Setnik G S. Nasogastric intubation: videos in clinical medicine. *N Engl J Med*, 2006,354:16.

附录一

儿科正常值

表 A1-1　生命体征：参考范围

年龄组	呼吸频率(次/min)	清醒时心率(次/min)	睡眠时心率(次/min)	收缩压[a,b](mmHg)
新生儿	30～60	100～180	80～160	60～90
婴儿(1～12 月龄)	30～60	100～160	75～160	87～105
幼儿(1～2 岁)	24～40	80～110	60～90	85～102
学龄前(3～5 岁)	22～34	70～110	60～90	89～108
学龄期间(6～12 岁)	18～30	65～110	60～90	94～120
青少年(13～17 岁)	12～16	60～90	50～90	107～132

注：[a] 第 50～90 个百分位区间用于预测男孩女孩在 50%点的值；[b] 依据 1～10 岁儿童年龄计算收缩压下限：70＋年龄(岁)×2。

切记如下要求：①应该考虑患儿的正常范围。②心率、血压和呼吸频率在紧张或发热状态下会升高。③婴儿和儿童的呼吸频率计数时间需满 60s。④在临床失代偿阶段，儿童的血压是最后发生变化的指征。⑤儿童心动过缓是一项不良指征，通常由缺氧导致，应立即采取措施。⑥收缩压或平均动脉压低于第 5 个百分位可以定义为低血压。身高位于第 50 个百分位的1～10岁儿童，其第 5 个百分位的收缩压和平均动脉压预计值可迅速用以下公式来确定：

收缩压(mmHg)：70＋年龄(岁)×2

平均动脉压(mmHg)：＜40＋年龄(岁)×1.5

分类使用 Hazinski MF 等。危重症三级儿童护理. 第三版. 费城，PA：Mosby，2012.

儿科高级生命支持(PALS)提供手册。Dallas，TX：美国心脏病协会，2011. HaqueIU. Zaritsky AL. 儿童平均动脉压和血压下限的实证分析. 儿科危重监护杂志，2007，8：138-144.

表 A1-2　实验室检查：参考范围

检查项目	类　别	常用单位	国际单位
酸性磷酸酶	新生儿	7.4～19.4U/L	7.4～19.4U/L
	2～13 岁	6.4～15.2U/L	6.4～15.2U/L
谷丙转氨酶(ALT)	婴儿	＜54U/L	＜54U/L
	儿童/成年人	1～30U/L	1～30U/L
白蛋白	新生儿	3.2～4.8g/dL	
	1 天～1 月龄	2.5～5.5g/dL	
	1～3 月龄	2.1～4.8g/dL	
	4～6 月龄	2.8～5.0g/dL	
	7～12 月龄	3.2～5.7g/dL	

表 A1-2　实验室检查：参考范围（续表）

检查项目	类　别	常用单位	国际单位
白蛋白	13～24 月龄	1.9～5.0g/dL	
	25～36 月龄	3.3～5.8g/dL	
	3～5 岁	2.9～5.8g/dL	
	6～8 岁	3.3～5.0g/dL	
	9～11 岁	3.2～5.0g/dL	
	12～16 岁	3.2～5.1g/dL	
碱性磷酸酶	婴儿	150～420U/L	150～420U/L
	2～10 岁	100～320U/L	100～320U/L
	11～18 岁，男孩	100～390U/L	100～390U/L
	11～18 岁，女孩	100～320U/L	100～320U/L
血氨	新生儿	90～150μg/dL	64～107μmol/L
	0～2 周	79～129μg/dL	56～92μmol/L
	＞1 月龄	29～70μg/dL	21～50μmol/L
淀粉酶	新生儿	90～150μg/dL	64～107μmol/L
	成年人	79～129μg/dL	56～92μmol/L
谷草转氨酶(AST)	新生儿/婴儿	20～65U/L	20～65U/L
	儿童/成年人	0～35U/L	0～4350U/L
碳酸氢盐	早产儿	18～26mEq/L	18～26mmol/L
	足月儿	20～25mEq/L	20～25mmol/L
	＞2 岁	22～26mEq/L	22～26mmol/L
胆红素（总胆红素）	早产儿(0～1d)	＜8mg/dL	＜137μmol/L
	足月儿(0～1d)	＜6mg/dL	＜103μmol/L
	早产儿(1～2d)	＜12mg/dL	＜205μmol/L
	足月儿(1～2d)	＜8mg/dL	＜137μmol/L
	早产儿(3～5d)	＜16mg/dL	＜274μmol/L
	足月儿(3～5d)	＜12mg/dL	＜205μmol/L
	早产儿(＞5d)	＜2mg/dL	＜34μmol/L
	足月儿(＞5d)	＜1mg/dL	＜17μmol/L
胆红素（结合胆红素）	所有年龄组	0～0.4mg/dL	0～8μmol/L
钙（总量）	早产儿＜1 周	6～10mg/dL	1.5～2.5mmol/L
	足月儿＜1 周	7～12mg/dL	1.75～3mmol/L
	儿童	8～10.5mg/dL	2～2.6mmol/L
钙（游离钙）	新生儿＜48h	4～4.7mg/dL	1～1.18mmol/L
	成年人	4.52～5.28mg/dL	1.13～1.32mmol/L
CO_2（CO_2 含量）	婴儿/儿童	20～24mEq/L	20～24mmol/L

表 A1-2　实验室检查:参考范围(续表)

检查项目	类　别	常用单位	国际单位
一氧化碳 (一氧化碳血红蛋白)	不吸烟者	总血红蛋白的 0～2%	
氯离子(血清)	小儿	99～111mEq/L	99～111mmol/L
C 反应蛋白	所有年龄组	0～0.5mg/dL	
肌酸激酶(肌酸磷酸激酶)	新生儿	10～200U/L	10～200U/L
	成年女性	10～55U/L	10～55U/L
	成年男性	12～80U/L	12～80U/L
肌酐(血清)	新生儿	0.3～1mg/dL	27～88μmol/L
	婴儿	0.2～0.4mg/dL	18～35μmol/L
	儿童	0.3～0.7mg/dL	27～62μmol/L
	青少年	0.5～1mg/dL	44～88μmol/L
纤维蛋白原	所有年龄组	200～400mg/dL	5.9～11.7μmol/L
γ-谷氨酰转肽酶(GGT)	早产儿	56～233U/L	56～233U/L
	0～3 周	0～130U/L	0～130U/L
	3 周～3 月龄	4～120U/L	4～120U/L
	>3 月龄,男孩	5～65U/L	5～65U/L
	>3 月龄,女孩	5～35U/L	5～35U/L
	1～15 岁	0～23U/L	0～23U/L
葡萄糖(血清)	早产儿	45～100mg/dL	1.1～3.6mmol/L
	足月儿	45～120mg/dL	1.1～6.4mmol/L
	1 周～16 岁	60～105mg/dL	3.3～5.8mmol/L
铁	新生儿	100～250μg/dL	18～45μmol/L
	婴儿	40～100μg/dL	7～18μmol/L
	儿童	50～120μg/dL	9～22μmol/L
酮(血清)	定性	阴性	
	定量	0.5～3mg/dL	5～30mg/L
乳酸盐	新生儿(末梢血)	<27mg/dL	0～3mmol/L
	儿童(末梢血)	5～20mg/dL	0.5～2.2mmol/L
	静脉	5～20mg/dL	0.5～2.2mmol/L
	动脉	5～14mg/dL	0.5～1.6mmol/L
乳酸脱氢酶 [在 98.6℉(37℃)时]	新生儿	160～1500U/L	160～1500U/L
	幼儿	150～360U/L	150～360U/L
	儿童	150～300U/L	150～300U/L
铅	儿童	<10μg/dL	<48μmol/L

表 A1-2 实验室检查:参考范围(续表)

检查项目	类　别	常用单位	国际单位
脂肪酶	所有年龄组	4～24U/dL	7.4～19.4U/L
	镁		6.4～15.2U/L
	所有年龄组	1.3～2.0mEq/L	0.65～1.0mmol/L
高铁血红蛋白	所有年龄组	总血红蛋白的 0～1.3%	
血浆渗透压	所有年龄组	285～295mOsm/kg	285～295mmol/kg
磷	新生儿	4.2～9.0mg/dL	1.36～2.91mmol/L
	0～15 岁	3.2～6.3mg/dL	1.03～2.1mmol/L
钾	<10d	4～6mEq/L	4～6mmol/L
	>10d	3.5～5mEq/L	3.5～5mmol/L
前白蛋白	新生儿～6 周	4～36mg/dL	
	6 周～16 岁	13～27mg/dL	
蛋白质(总量)	新生儿～1 月龄	4.4～7.6g/dL	
	1～3 月龄	3.6～7.4g/dL	
	4～6 月龄	4.2～7.4g/dL	
	7～12 月龄	5.1～7.5g/dL	
	13～24 月龄	3.7～7.5g/dL	
	25～36 月龄	5.3～8.1g/dL	
	3～5 岁	4.9～8.1g/dL	
	6～16 岁	6.0～7.9g/dL	
丙酮酸	所有年龄组	0.3～0.9mg/dL	0.03～0.1mmol/L
钠	早产儿	130～140mEq/L	130～140mmol/L
	较大儿童	135～148mEq/L	135～148mmol/L
甘油三酯(空腹)	0～5 岁(男)	30～86mg/dL	0.3～0.86g/L
	6～11 岁(男)	31～108mg/dL	0.31～1.08g/L
	12～15 岁(男)	36～138mg/dL	0.36～1.38g/L
	0～5 岁(女)	32～99mg/dL	0.32～0.99g/L
	6～11 岁(女)	35～114mg/dL	0.35～1.14g/L
	12～15 岁(女)	41～138mg/dL	0.41～1.38g/L
肌钙蛋白	所有年龄组	0.03～0.15ng/mL	0.03～0.15μg/mL
尿素氮(BUN)	所有年龄组	7～22mg/dL	2.5～7.9mmol/L
尿酸	0～2 岁	2.4～6.4mg/dL	0.14～0.38mmol/L
	2～12 岁	2.4～5.9mg/dL	0.14～0.35mmol/L
	12～14 岁	2.4～6.4mg/dL	0.14～0.38mmol/L

注:经许可后改编,©2012Elsevier。Arcara K M. 血生化和体液 In:Tschundy M M,Arcara K M,et al. Harriet Lane. 19 版. 费城,PA: Mosby, 2012.

附录二

骨髓针留置

一、指　征

（1）患儿需要紧急血管通路，静脉通路又不能马上建立或1次尝试失败。

（2）能通过静脉输注的液体和药物都能以相同剂量通过骨髓通路给予。骨髓针留置相对容易，甚至在患儿极其不合作的情况下也可以准确地放置。

二、解剖和生理

骨髓由一根主要的动脉供血。骨髓中丰富的静脉血管网引流至中央循环。对从骨髓针中吸取出来的血液可以进行血清pH、PCO_2、血常规、血型和血交叉及电解质检测。抢救时，药物通过骨髓通路起效，峰浓度基本上与通过静脉通路相同。

三、设　备

（1）穿刺针的选择：①Jamshidi（CareFusion公司）；②Cook医疗器械公司；③EZ-IO（Vidacare公司）：http://www.vidacare.com/EZ-IO/Index.aspx；④FAST1（Pyng医疗器械公司）：http://www.pyng.com/products/fast1/；⑤BoneInjectionGun（B.I.G.）：http://www.actnt.com/BIG/Bone_Injection_Gun.htm。（注：浏览参考文献来了解这些器材的不同点。）

（2）无菌的注射器和针头。

（3）无菌纱布片。

（4）手套及无菌铺巾。

（5）皮肤消毒剂。

（6）备用氧气。

（7）脉氧仪。

（8）心电监护仪。

（9）静脉内导管，T-连接管及液体。

四、穿刺部位的选择

（1）胫骨近端的进针部位在距胫骨结节1～2cm的胫骨平台上。

（2）胫骨远端的进针部位在内踝约1cm上面的胫骨平台。

(3)股骨远端的部位是中线距股骨上髁 2～3cm 以上处。

(4)肱骨近端的骨骺处。

(5)髂前上棘。

(6)桡骨和尺骨的远端。

对于 2 月龄内的婴儿,常常选用股骨远端,因为胫骨近端太薄。若新生儿期有必要留置骨髓针,则在胫骨近端,生长板以下,胫骨结节的远端进行穿刺;对于 6～12 月龄的婴儿,在胫骨结节远端 1cm 处进行穿刺;对于 1 岁以上的儿童,在胫骨结节远端 2cm 处进行穿刺。

对大小孩和成年人,除了胫骨近端和股骨远端,靠近内髁的区域、肱骨近端或髂前上棘也是很薄的,可以用来留置骨髓针。在成年人胸骨已经成功地留置了骨髓针,但是此法不推荐用在儿童中。

五、JAMSHIDI 或 COOK 技术(胫骨部位)

(1)吸氧,监测脉搏氧合以及心电图。

(2)用小沙袋或者静脉输液袋垫在膝后起支撑作用。

(3)在时间和情况允许时,消毒皮肤。在穿刺前,用聚维酮碘溶液或酒精擦洗 60s,干燥 60s。对 2 月龄以下的婴儿,考虑用洗必泰,擦洗 30s,干燥 30s;并用 70%以上的酒精溶液消毒,擦洗 10s,干燥 5s。

(4)如果临床情况允许,进行局部浸润麻醉。

(5)近端胫前,内侧平面中间位置,胫骨粗隆下 1～2cm(见图 A2-1)。

(6)背着骨骺以 60°～90°的角度旋转进针。

(7)只有当胫骨近端不能穿刺时,才使用胫骨远端(距内踝约 1cm)。

(8)针穿过骨皮质获得突空感,确认进入骨髓腔。

(9)进入骨髓腔后抽吸骨髓,应能轻松抽取。但只有约 50%位置正确的骨髓针留置可以抽吸出骨髓,所以抽吸失败不能说明进针不正确。

(10)输等张液,在位置合适的情况下,液体应该很容易进入。

(11)用胶带在皮肤上固定针(可能需要穿刺针外部件的支持),或用止血钳夹住靠近皮肤穿刺点的骨髓针,把止血钳固定在患儿的下肢。

(12)考虑用肝素盐水冲管。

(13)输入液体和抢救药物(肾上腺素、抗生素、葡萄糖)。

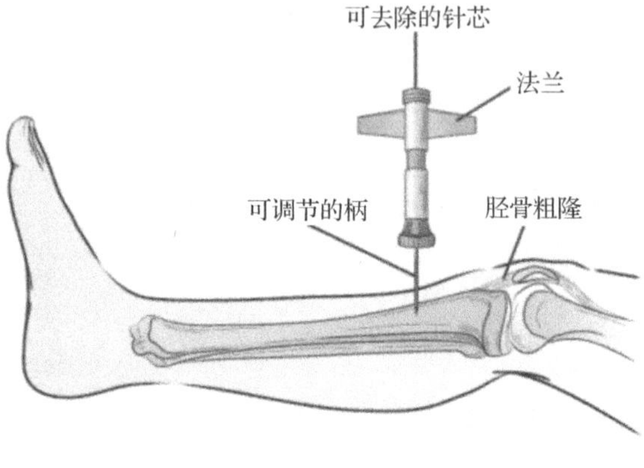

图 A2-1 骨髓针穿刺

(14)持续观察液体有无渗出,防止损伤。

(15)指定一个工作人员单独监测骨髓针,防止因疏忽而移位,直到另外的静脉通路建立。

(16)继续尝试放置静脉置管。

(17)在静脉通路建立后,停止骨髓输液并将其拔除(最好在 1～2h 内完成),不超过 24h。

(18)穿刺部位按压大约 5min。

(19)无菌包敷。

(20)在药物和液体没有准备好的情况下先不要放置骨髓针,以降低放置和输液的时间间隔中的移位风险。

六、注意事项和并发症

注意事项和并发症包括:①穿刺失败(大约20%的患儿);②皮下和(或)骨膜下渗液;③胫骨骨折;④骨室筋膜综合征;⑤针内骨髓凝固;⑥蜂窝织炎,皮下脓肿;⑦骨髓炎(0.6%);⑧疼痛(通常轻微)。

七、禁忌证

禁忌证包括:①穿刺部位感染;②穿刺部位烧伤;③同侧肢体骨折;④成骨不全症;⑤骨质缺乏;⑥同一部位已经穿刺过;⑦同一块骨骼不同部位穿刺过;⑧不能定位骨性标志。

推荐阅读

1. American Heart Association. 2010 Guidelines for Cardiopulmonary Resuscitation and Emergency Cardiovascular Care. *Circulation*, 2010, 122(18Suppl3):S742,S881.
2. Brenner T, Bernhard M, Helm M, et al. Comparison of two intraosseous infusion systems for adult emergency medical use. *Resuscitation*, 2008,78:314-319.
3. Gazin N, Aμger H, Jabre P, et al. Efficacy and safety of the EZ-IO™ intraosseous device: out-ofhospital implementation of a management algorithm for difficult vascular access. *Resuscitation*, 2011, 82:126-129.
4. Harcke H T, Crawley G, Mabry R, et al. Placement of tibial intraosseous infusion devices. *Mil Med*, 2011, 176:824-827.
5. Hartholt K A, van Lieshout E M, Thies W C, et al. Intraosseous devices: a randomized controlled trial comparing three intraosseous devices. *Prehosp Emerg Care*, 2010, 14:6-13.
6. Hoskins S L, Kramer G C, Stephens C T, et al. Abstract 79: Efficacy of epinephrine delivery via the intraosseous humeral head route during CPR. *Circulation*, 2006, 114:II_1204.
7. Leidel B A, Kirchhoff C, Braunstein V, et al. Comparison of two intraosseous access devices in adult patients under resuscitation in the emergency department: a prospective, randomized study. *Resuscitation*, 2010, 81:994-999.
8. Levitan R M, Bortle C D, Snyder T A, et al. Use of a battery-operated needle driver for intraosseous access by novice users: skill acquisition with cadavers. *Ann Emerg Med*, 2009, 54:692-694.
9. Nagler J, Krauss B. Intraosseous catheter placement in children. Videos in clinical medicine. *N Engl J Med*, 2011,364:e14.

10. Ong M E, Chan Y H, Oh J J, et al. An observational, prospective study comparing tibial and humeral intraosseous access using the EZ-IO. *Am J Emerg Med*, 2009, 27:8-15.
11. Paxton J H, Knuth T E, Klausner H A. Humeral head intraosseous insertion: The preferred emergency venous access (abstract). *Ann Emerg Med*, 2008, 52(4 Suppl):S58.
12. Shavit I, Hoffmann Y, Galbraith R, et al. Comparison of two mechanical intraosseous infusion devices: a pilot, randomized crossover trial. *Resuscitation*, 2009,80:1029-1033.

附录三

酸碱平衡和动脉血气分析

酸碱平衡紊乱在危重症患儿中较为常见，多由代谢和(或)呼吸并发症引起。动脉血气监测是评估孩子酸碱状态的一个重要的实验室检查手段。

一、血　气

血气分析主要由以下五部分组成。

(1)pH 值来源于氢离子浓度(H^+)的对数表达，是衡量酸血症(酸中毒)或碱血症(碱中毒)的指标。正常 pH 值为 7.4±0.05。pH>7.45，表明碱血症；pH<7.35，表明酸血症。呼吸和代谢过程对 pH 值的影响见下。如下所述；酸血症或碱血症是这些过程的一个或更多的总和。

(2)$PaCO_2$ 代表了动脉血 CO_2 分压，是衡量每分通气量是否足够的指标。它对 pH 值有显著的影响，$PaCO_2$ 从基线 40mmHg 每增加或减少 10mmHg，相应地，pH 值降低或增高 0.08。因此，看一个动脉血气样本，你可以确定 pH 值是否仅仅归结于 $PaCO_2$。

举例来说，如果一个患儿 pH 值为 7.32，$PaCO_2$ 为 50mmHg，则完全归因于呼吸性酸中毒($PaCO_2$ 升高)。但是，如果 pH 值为 7.28，$PaCO_2$ 为 50mmHg，那么 $PaCO_2$ 只是酸中毒的部分原因，因此患儿可能有混合/合并呼吸性和代谢性酸中毒。

(3)PaO_2 代表动脉血氧分压。它可提供对患儿氧合状态的评估。大气吸入下且无心内右向左分流的患儿，PaO_2 正常值应该在 80～100mmHg。如果存在肺部疾病，那么可能随之发生低氧血症，尽管给予吸氧，PaO_2 仍可能下降。

(4)碳酸氢盐(HCO_3^- ↓)是用来衡量代谢性酸中毒或碱中毒的指标。假设 $PaCO_2$ 为 40mmHg，碳酸氢盐水平较正常值(24mEq/L)每升高或降低 10mEq/L，pH 值相应地升高或下降 0.15。因此，可通过酸碱(pH)平衡状态对代谢进行评估。

(5)另外可通过碱剩余(代谢性碱中毒)或碱缺失(代谢性酸中毒)的计算结果得出推论。因为碳酸氢盐的分布容积为 0.3L/kg 体重，体内总 HCO_3^- ↓缺失可根据如下公式确定：

$$HCO_3^- \downarrow 缺失(mEq)=[计算的碱缺失\times 0.3\times 体重(kg)]$$

二、如何评价动脉血气分析

在进行动脉血气分析时：

A. 确定 pH 值正常(7.35～7.45)、低(即酸血症，pH<7.35)或高(即碱血症，pH>7.45)。

B. 确定 $PaCO_2$ 是增高($PaCO_2$>45mHg)或降低(<$PaCO_2$ 35mmHg)。当 $PaCO_2$ 增高，相应的 pH 值降低时，考虑呼吸性酸中毒，如果相应的 pH 值也低。

C. 看碳酸氢盐水平。如果碳酸氢盐水平降低(<22mEq/L)，pH 值也低，则考虑代谢性酸中毒。

如果碳酸氢盐水平增高(>26mEq/L),pH 值也增高,则考虑代谢性碱中毒。

这些例子主要属于急性酸中毒和急性碱中毒。如果患儿情况持续数小时或更长时间,机体会试图对这些异常情况启动代偿机制。过度通气是严重代谢性酸中毒的代偿机制,如糖尿病酮症酸中毒时;而如果是慢性呼吸性酸中毒,则会启动肾脏代偿机制,正如慢性肺部疾病/支气管肺发育不良中所见到的。而很多时候是混合性紊乱,因为各有其代偿机制。

动脉血气分析是衡量酸碱状态的"金标准"。当患儿有中心静脉置管并有血流时,静脉血气分析有一定益处,但是很不同;PvO_2 水平可能反映不出低氧血症,但可以提供循环状态的一定信息。如果患儿的 PvO_2<25mmHg,则心排血量可能较低。毛细血管血气分析由于从足跟收集标本过程中存在潜在的溶血可能,因此检测结果不一定那么有帮助,而且其血氧水平不是预测低氧血症的指标。

表 A3-1 动脉血气分析

酸中毒	碱中毒	代谢性	呼吸性	pH (7.35～7.45)	$PaCO_2$ (35～45mmHg)	HCO_3^- (22～26mEq/L)
×			×	<7.35	>45	正常
×		×		<7.35	正常	<22
	×		×	>7.45	<35	正常
	×	×		>7.45	正常	>26

附录四

氧气输送设备

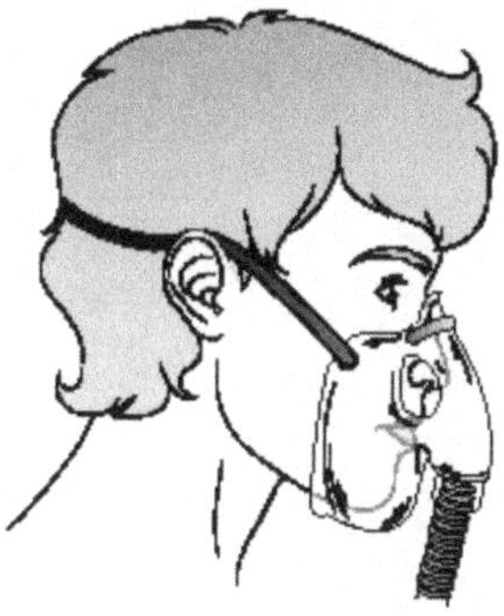

图 A4-1　文丘里面罩

- 提供加湿的氧气(可增加气雾转化器);
- FiO_2 由面罩上的调节盘来调节;
- 低浓度=24%,26%,28%,31%;
- 高浓度=35%,40%,50%。

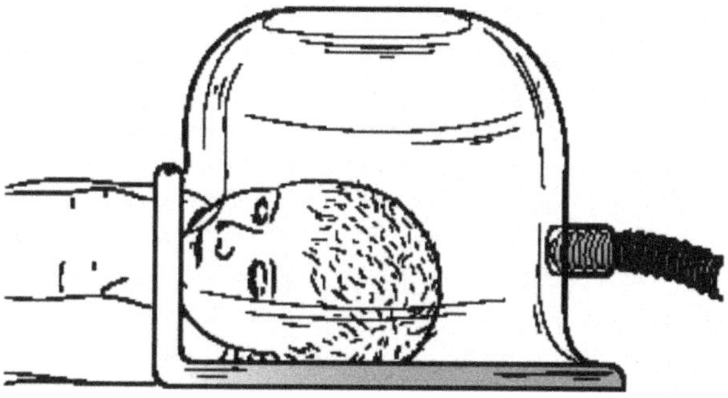

图 A4-2　氧气头罩

- 为体重<15kg 患儿提供加温、加湿氧气;
- FiO_2 由混合器上的调节盘调节;
- FiO_2 范围为 21%~100%;
- 最小流量=10L/min(利于将呼出的 CO_2 清除出头罩);
- 内置氧分析仪可监测氧浓度。

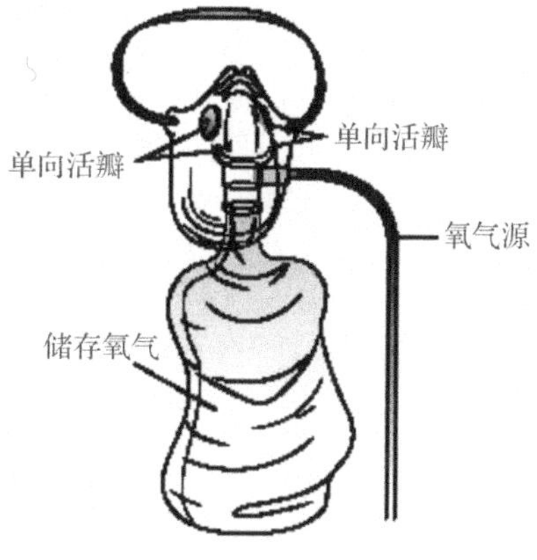

图 A4-3　非重复吸入面罩

- 提供非加湿氧气;
- 用于紧急给氧;
- FiO_2 范围为 60%~100%;
- 储气袋提供 100% FiO_2,并减少室内空气稀释;
- 瓣阀可以尽可能减少室内空气的混入(空气混入会稀释 FiO_2)。

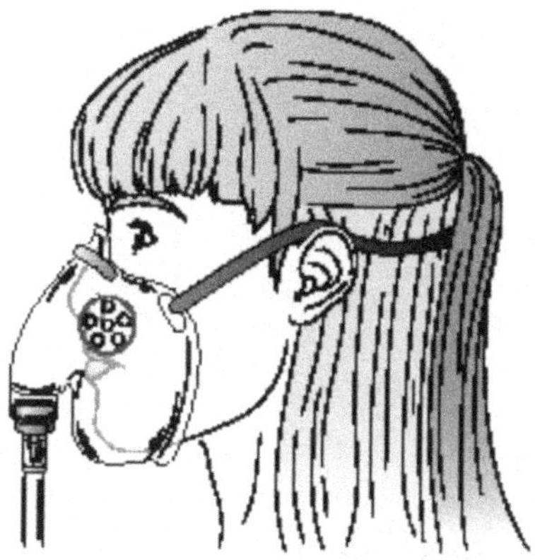

图 A4-4　简单氧气面罩

- 提供加湿氧气;
- 最小流量=6L/min(利于将呼出的 CO_2 清除出面罩);
- 近似浓度:6L=40%,7L=50%,8L=60%。

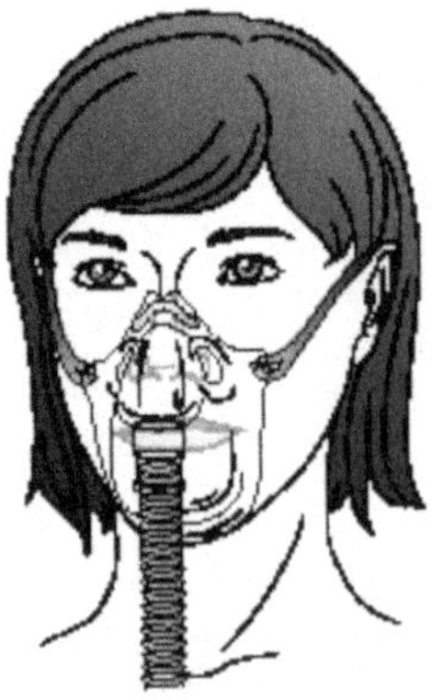

图 A4-5　喷雾面罩

- 提供凉爽、雾化的氧气或空气；
- FiO_2 由氧气转换器上的调节盘调节；
- 最大 FiO_2 为 40%～60%；
- 最小流量＝8L/min。

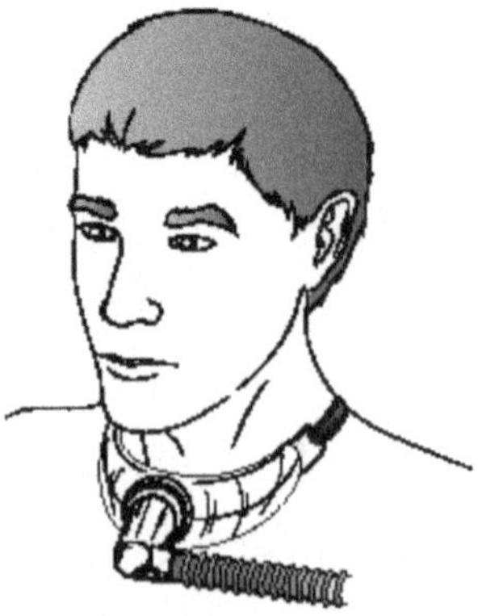

图 A4-6　气管切开面罩

- 提供加温、加湿的氧气或空气；
- FiO_2 由混合器上的调节盘调节；
- 最大 FiO_2 为 40%～60%；
- 最小流量＝8L/min；

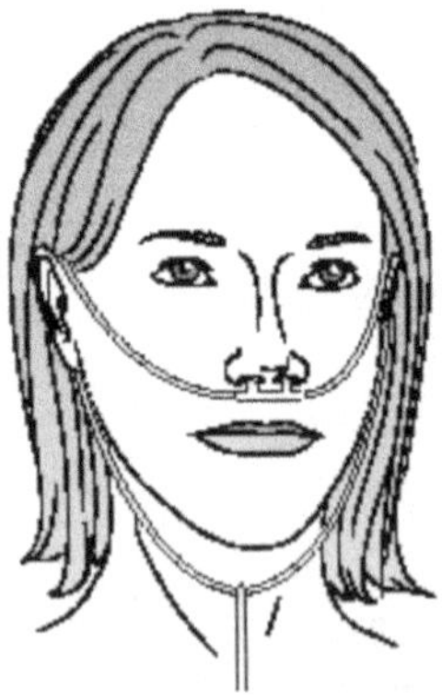

图 A4-7　鼻导管

- 提供加湿氧气；
- 鼻腔必须保持通畅；
- 混合器的安装：FiO_2 由调节盘调节；
- 婴儿可用 1～2L 流量持续正压吸氧；
- 墙式安装：FiO_2 由流量来调节；
- 估计 FiO_2（假设呼吸频率和潮气量正常）。

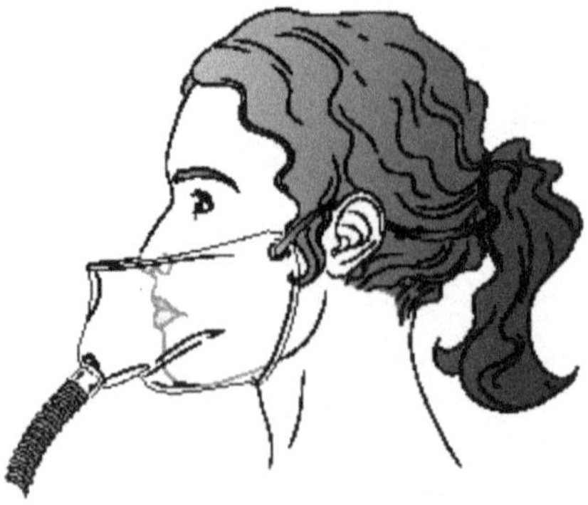

图 A4-8　氧气面帐

- 提供凉爽、雾化的氧气或空气；
- 下腭下保持宽松适合，让患儿感觉舒适，方便说话等活动；
- FiO_2 由氧气转换器上的调节盘调节（氧浓度不稳定）；
- 最大 FiO_2 为 40%～50%；
- 最小流量＝8L/min。

表 A4-1　成年人和婴儿的氧流量和氧浓度的关系

成　人	婴　儿
1L＝24%	1/8L＝28%
2L＝28%	1/4L＝35%
3L＝32%	1/2L＝45%
4L＝36%	3/4L＝50%
5L＝40%	1L＝55%
6L＝44%	

附录五

辅助气道装置

一、氧气输送装置

(1)普通面罩是一种能输送低流量氧气 6～10L/min 的输送装置。由于夹带空气,输送给患儿的氧浓度最高可达 60%。维持供氧流量在 6L/min 以上很重要,这不仅可以维持理想的吸入氧浓度,并且能阻止重复吸入 CO_2。

(2)部分重复吸入面罩由普通面罩和储气囊组成,它能提供 50%～60%吸入氧浓度。在吸气过程中,患儿吸入气主要来源于新流入的氧气和储气囊中的气体,因而能最大限度地减少呼气口空气的夹带。它的氧流量通常要求在 10～12L/min。

(3)非重复吸入面罩由在一侧或两侧出气口嵌入单向活瓣以避免吸气过程中夹带空气的面罩和储气囊组成。另一个单向活瓣在面罩和储气囊之间,以避免呼出气体进入储气囊。在10～15L/min 氧流量和密封性良好的面罩下,它的吸入氧浓度能达到 95%。

(4)面帐是一种高流量的柔软的塑料的桶装罩,通常比面罩更能为儿童所适应。但即使给予很高的流量,也不能可靠地提供高于 40%的吸入氧浓度。面帐能提供持续的氧气气流。

(5)鼻导管是一种低流量氧气输送系统,在需要低水平氧气补充时非常有用。与鼻导管流量比较而言,其吸入氧浓度取决于患儿的呼吸做功、年龄大小和每分通气量。

二、喉罩气道

(一)适应证

(1)在球囊-面罩通气困难时,提供人工气道和通气。

(2)在气管插管不成功时,提供暂时性气道。

(二)设　备

设备包括:①带氧气皮囊-面罩复苏装置;②脉搏氧饱和度检测仪;③心电监护;④血压监护;⑤手套、口罩、眼保护装置;⑥合适尺寸的喉罩;⑦气囊注射器;⑧水溶性润滑剂;⑨CO_2 定性探测仪或 CO_2 监测仪;⑩复苏车。

表 A5-1　喉罩的大小和气囊充气

喉罩尺寸	患儿大小	气囊最大充气量(mL)	最大的气管插管内径(mm)[a]
1	5kg 以下新生儿或婴儿	4	3.5
1.5	体重在 5～10kg	7	4.0
2	体重在 10～20kg	10	4.5
2.5	体重在 20～30kg	14	5.0
3	体重＞30kg/偏小的成年人	20	6.0(带囊)
4	普通成年人	30	6.0(带囊)
5	偏大的成年人	40	7.0(带囊)

注：[a] 能适合喉罩管径通过的最大的气管插管内径。

(三)插入前准备

(1)戴好手套、口罩和眼保护装置。

(2)保证气道通畅及充分的氧供和通气。

(3)保证静脉通路。

(4)提供脉搏氧饱和度、心电图和血压监测。

(5)选择合适尺寸的喉罩。

(6)应用充气和抽气检查气囊的完整性。

(7)在抽气扁平的喉罩后半部涂上水性润滑剂。

(8)如果时间允许，予以纯氧通气 2～3min。

(四)技　术

喉罩气道的置入技术包括如下(见图 A5-1)。

(1)气囊完全抽空形成汤勺状并且没有折叠。

(2)操作者站在患儿头后方，调整床至合适高度。

(3)将患儿置于吸嗅位(例如头部伸展、颈部屈曲)。因为存在潜在或已证实的颈髓损伤，所以应避免颈部屈曲或伸展。

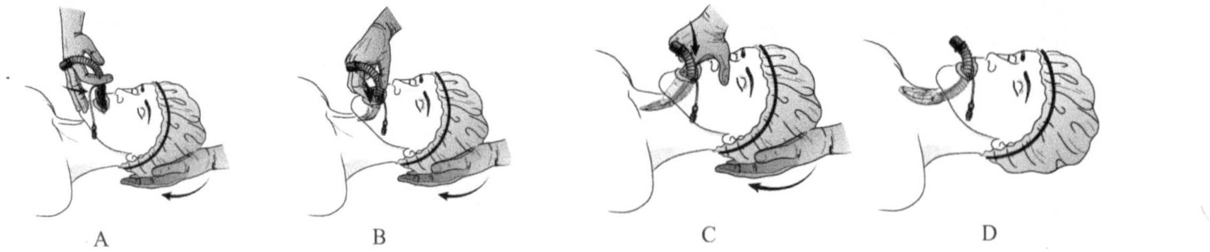

图 A5-1　喉罩气道的置入技术

注：A 图指将经润滑和抽空气囊的喉罩碗面向前插入张开的口内。B 图指像执笔一样握住喉罩，用示指顶住上腭和咽壁。C 图指继续将气囊从舌后向下咽部插入，直到感觉到切实的阻力。D 图指松开手，向气囊充足够的气以达到密封。接上人工通气装置，确保胸廓抬动。

(4)置入过程中不建议使用环状软骨压迫，因为它可能影响置入的正确位置。

(5)面罩置入时罩口面向前。采用执笔法，操作者优势手示指置于面罩和管道交界处，下压腭和咽壁。

(6)将气囊插入至下咽部直到感觉到切实的阻力。

(7)不用操作者握住装置，给气囊充气以密闭喉入口周围。这一步还会使通气导管向外移位。

(8)在气囊内冲入足够的空气达到密闭状态(囊内压大约在 60cmH_2O。最大容量在表 A5-1 中列出，但相对少些的气体就可能达到足够的密闭效果)。

(9)连接手控通气装置，在双肺野检查胸廓运动和呼吸音。通过定性或定量的呼末 CO_2 检测装置来确定正确的位置。

(10)如果胸廓运动不充分，存在大量的漏气，则需要移动位置或重新插入。

(11)在喉罩置于合适的位置后，用胶布固定导管。

三、食管气管双腔通气装置

目前，食管气管双腔通气装置只有成年人和成年人型儿童用的型号，儿童型号暂时没有。

(一)适应证

食管气管双腔通气装置适用于心搏、呼吸骤停并且其他方法不能提供气道的情况。

(二)设　备

设备包括：①带氧气皮囊-面罩复苏装置；②脉搏氧饱和度检测仪；③心电监护；④血压监护；⑤手套、口罩、眼保护装置；⑥食管气管双腔通气装置(见图 A5-2)；⑦气囊注射器；⑧水溶性润滑剂；⑨CO_2 定性探测仪或 CO_2 监测仪；⑩复苏车。

(三)插入前准备

(1)戴好手套、口罩和眼保护装置。

(2)保证气道通畅及充分的氧供和通气。

(3)保证静脉通路。

(4)提供脉搏氧饱和度、心电图和血压监测。

(5)选择合适尺寸的喉罩。

(6)通过充气和抽气检查气囊的完整性。

(7)如果允许，纯氧通气 2～3min。

(四)技　术

食管气管双腔导管(见图 A5-2)置管技术如下。

(1)完全抽空气囊。

(2)操作者站在患儿头后方，调整床至合适高度。

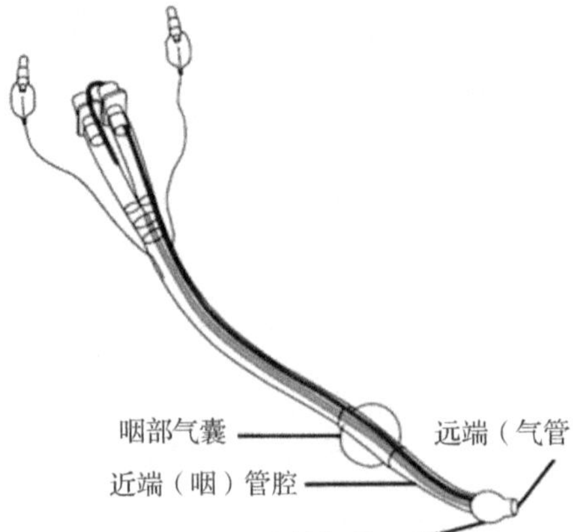

图 A5-2 食管气管双腔导管

注：有些导管有两个可以单独充气的咽和食管气囊，也有些导管带有一个接口能对两个气囊同时充气。近端管腔监测到呼吸末CO_2，提示导管在食管内。只有在非常罕见的情况下，导管会进入气管，可以通过远端管腔进行通气，而在近端管腔监测不到呼气末CO_2。

(3)将患儿置于中立位或吸嗅位(例如头部伸展、颈部屈曲)。因为存在潜在或已证实的颈髓损伤，所以应避免颈部屈曲或伸展。

(4)用左手拇指和示指抓住舌和下颌，盲插入双腔管。插入直到导管上生产厂家标记的环状标记线为止。如果有阻力，不要硬插。喉镜能帮助确定位置。

(5)先充咽部气囊以密封咽后壁。

(6)再充末端的气囊。

(7)先尝试从咽喉腔通气，听诊呼吸音并观察胸廓活动。导管置入食管内的概率大概有95%。

(8)如果没有听到呼吸音，那么需尝试气管腔内通气，并听诊呼吸音。

(9)应用正确的管腔需由定性或定量的呼气末CO_2检测装置或食管探测。

(10)在置于合适的位置后，用胶布固定导管。

四、电子喉镜

(一)适应证

适应证包括：①已知或推测困难气道的气管插管；②已知或怀疑颈椎损伤。

(二)设　备

设备包括：①带氧气皮囊-面罩复苏装置；②脉搏氧饱和度检测仪；③心电监护仪；④血压监测仪；⑤手套、口罩、眼保护装置；⑥带合适镜片的电子喉镜；⑦适于患儿的气管插管；⑧气囊注射器；⑨水溶性润滑剂；⑩CO_2定性探测仪或CO_2监测仪；⑪复苏车。

(三)插入前准备

(1)戴好手套、口罩和眼保护装置。

(2)保证气道通畅及充分的氧供和通气。

(3)保证静脉通路。

(4)提供脉搏氧饱和度、心电图和血压监测。

(5)准备气管插管、导丝并检查气囊。

(6)打开电子喉镜屏幕,检查光源和相机。

(7)确保正确的光缆和镜片连接。

(8)将屏幕置于最佳视角。

(9)如果时间允许,纯氧通气2～3min。

(四)技　术

电子喉镜(见图A5-3)技术如下。

(1)操作者站在患儿头后方,调整床至合适高度。

(2)将患儿置于中立位或吸嗅位(例如头部伸展、颈部屈曲)。因为存在潜在或已证实的颈髓损伤,所以应避免颈部屈曲或伸展。

(3)在插入前,考虑润滑喉镜的舌面。将喉镜镜片置入口咽,在看屏幕确定解剖标志后深入到喉咽。

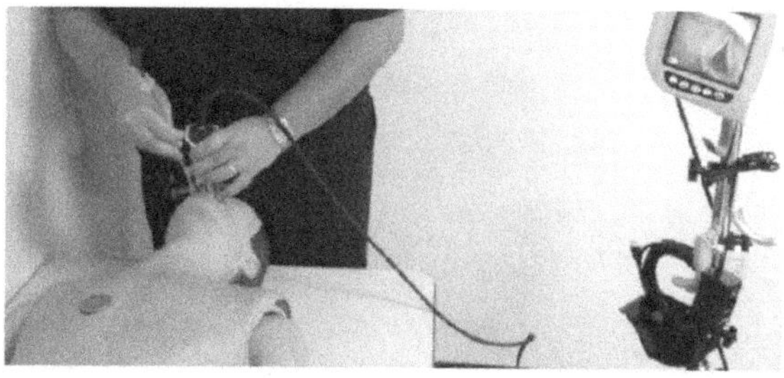

图A5-3　电子喉镜

图片来源:Courtesy of Jason Emerson, Skanesteles Press, Eagle Newspapers, Syracuse, New York, USA.

(4)一旦定位在喉咽部,提起并后退,然后调整位置直到看到声门和声带。

(5)插入并将气管插管深入到喉咽部,直到能在屏幕上看到插管尖端位于喉镜镜片末端附近。

(6)看屏幕,在声门开放时将气管插管插过声门,直到气囊通过声带。根据需要调整喉镜和气管插管的位置,以插入插管。

(7)轻轻地取出喉镜片,同时握紧气管插管,小心不要扭或拧相机光缆。

(8)将气囊充气,拔出导丝,连接皮囊,手动通气,通过听诊双侧呼吸音和定性或定量的呼末CO_2检测装置或食管探测,确保位置适宜。

(9)在气管插管置于合适位置后,用胶布固定导管。

五、光学喉镜

(一)适应证

光学喉镜的适应证包括:①已知或推测困难气道的气管插管;②已知或怀疑颈椎损伤。

(二)设　备

设备包括:①带氧气皮囊-面罩复苏装置;②脉搏氧饱和度检测仪;③心电监护仪;④血压监测仪;⑤手套、口罩、眼保护装置;⑥合适型号的光学喉镜-色码标注;⑦适于患儿的气管插管;⑧气囊注射器;⑨水溶性润滑剂;⑩CO_2 定性探测仪或 CO_2 监测仪;⑪复苏车。

(三)插入前准备

(1)戴好手套、口罩和眼保护装置。

(2)保证气道通畅及充分的氧供和通气。

(3)保证静脉通路。

(4)提供脉搏氧饱和度、心电图和血压监测。

(5)准备气管插管、导丝并检查气囊。

(6)选择合适的光学喉镜。

(7)应用前至少打开喉镜光源 30s 以上。

(8)将气管插管置入光学喉镜的侧通道。

(9)确保既可以看到气管插管的尖端,但又不遮挡视野。

(10)如果时间允许,纯氧通气 2～3min。

(四)技　术

光学喉镜(见图 A5-4)操作技术如下。

(1)操作者站在患儿头后方,调整床至合适高度。

(2)将患儿置于中立位或吸嗅位(例如头部伸展、颈部屈曲)。因为存在潜在或已证实的颈髓损伤,所以应避免颈部屈曲或伸展。

(3)插入前考虑润滑喉镜的舌面,将喉镜镜片自舌中线插入口咽,沿着舌头旋转进入喉咽,直到喉镜垂直。使用时小心,不要误插入舌后。

(4)一旦定位在喉咽部,从目镜看,将镜子轻轻提起,调整位置,直到看到声门和声带;如果不能看到会厌,轻轻拉直会看到会厌。不要倾斜或抵在上排牙齿或牙龈上。

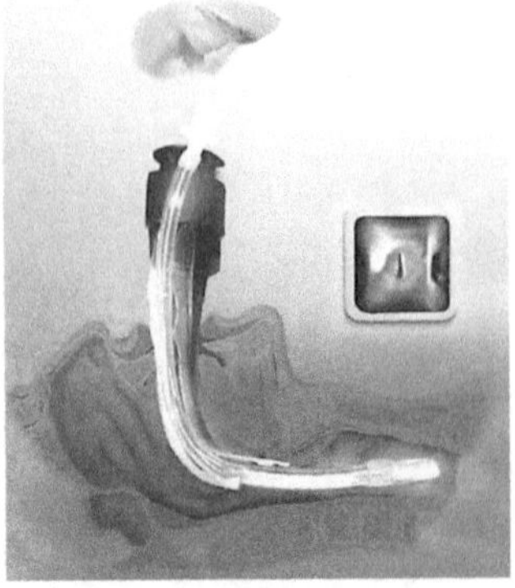

图 A5-4　光学喉镜

(5)将气管插管插过声门,直到气囊通过声带。根据需要调整喉镜和气管插管的位置,以插入插管。

(6)气囊充气,并将气管插管轻轻剥开或摊开从喉镜分离,注意不要使气管插管移位。

(7)轻轻地取出喉镜片,同时握紧气管插管,向插入时相反的方向旋转。

(8)连接皮囊,手动通气,通过听诊双侧呼吸音和定性或定量的呼气末 CO_2 检测装置或食管探测,确保位置适宜。

(9)在气管插管置于合适位置后,用胶布固定导管。

推荐阅读

1. Brain A I J. The Intravent Laryngeal Mask Instruction Manual. Berkshire, UK: Brain Medical, 1992.
2. Danks RR, Danks B. Laryngeal mask airway: review of indications and use. *J Emerg Nurs*, 2004, 30:30-35.
3. Krafft P, Schebesta K. Alternative management techniques for the difficult airway: esophagealtracheal Combitube. *Curr Opin Anaesthesiol*, 2005, 17:499-504.
4. Lu Y, Jiang H, Zhu Y S. Airtraq laryngoscope versus conventional Macintosh laryngoscope: a systematic review and meta-analysis. *Anaesthesia*, 2011, 66:1160-1167.
5. Mace S E. The laryngeal mask airway: guidelines for appropriate usage. *Resid Staff Physician*, 2001, 47:30.
6. Niforopoulou P, Pantazopoulos I, Demestiha T, et al. Video-laryngoscopes in the adult airway management: a topical review of the literature. *Acta Anaesthesiol Scand*, 2010, 54:1050-1061.

附录六

气管插管

一、适应证

适应证包括：①保护性气道反射消失；②中枢呼吸驱动改变或消失；③呼吸做功增加导致呼吸窘迫；④气道阻塞；⑤患儿意识状态改变；⑥操作或手术需要。

二、设　备

设备包括：①大小合适的带氧气的皮囊、活瓣、面罩复苏装置；②大小合适的喉罩；③大小合适的杨克氏和气管内吸引导管及装置；④监护装置：血压机、脉搏氧饱和度检测仪、心电监护仪；⑤喉镜：包括手柄和镜片；⑥气管插管：合适管径和大小一号各一个；⑦管芯：合适尺寸；⑧口鼻道：合适尺寸；⑨用来枕部垫高的小方巾或垫子；⑩镇痛/麻醉，镇静和肌松药物；⑪用来充气的10mL注射器，如果合适；⑫定性 CO_2 检测装置、呼末 CO_2 监测或食管探测装置；⑬胶带或导管固定装置；⑭静脉导管和液体；⑮复苏车；⑯个人防护装置：外套、手套、口罩和眼保护装置。

三、直接喉镜下经口气管插管

(一)准　备

(1)准备并检查设备。

(2)戴手套、操作衣、口罩和眼保护装置。

(3)保证充分的供氧和通气。

(4)建立静脉通路。

(5)提供脉搏饱和度、心电图和血压监测。

(6)准备气管插管。如果是带囊导管，检查气囊完整性。置入管芯，将导管弯成合适的形状，以助于插入声门。

(7)连接直接喉镜镜片和手柄。①镜片选择：婴儿和小小孩的咽部是向头部的，位置靠上，大多数操作者对婴儿不用弯镜片。a. 直镜片用来向前上提会厌；b. 弯镜片插入会厌沟内。②镜片长度选择：镜片长度必须能达到会厌。

(8)将患儿头部置于合适位置。对小婴儿，通常需要在肩后放入毛巾以达到吸嗅位；对大小孩和成年人，通常需要在头后置入毛巾卷，以达到吸嗅位(如果没有怀疑颈椎损伤)。

(9)纯氧通气 2～3min 建立氧储备，并确保操作者能保持有效的通气。

(10)镇静，镇痛。只有在能确保通气后，才能给予肌松剂。

(二)技　术

(1)操作员站在患儿的头侧,并将床抬高至适宜操作者的位置。根据操作者的喜好,可将床放平或轻度抬高床头。

(2)在无颈椎受伤时,将患儿置于吸嗅位,轻轻伸展脖子(见图 A6-1)。当怀疑存在颈椎损伤时,这些步骤可以省略,由助手固定颈部的位置,并将颈托的前部去除。

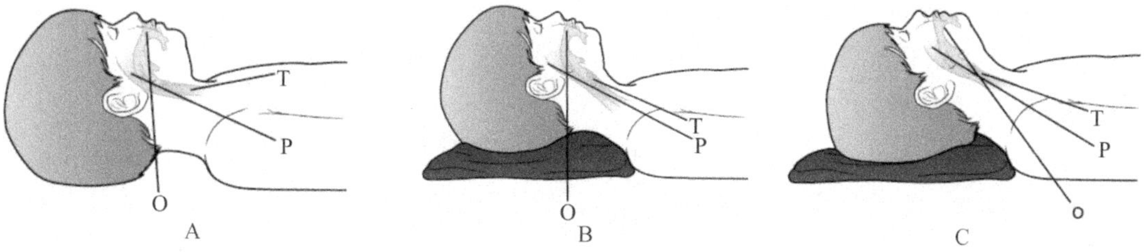

图 A6-1　气管插管体位

注:A 图指通过调整口(O)、咽(P)和气管(T)轴呈一直线,可以最大限度地开放和看清气道。可通过将患儿置于吸嗅位达到。B 图指将一块折叠的毯子或毛巾放在枕部,可以使咽和气管轴呈一直线。C 图指将脖子伸展到吸嗅位,可以将三轴大致呈一直线。正确的体位使外耳垂位于肩的前方。在 2 岁以下的儿童应将折叠的毯子或毛巾置于肩下而不是枕后。这是因为在这个年龄组,前额到枕部的距离相对较大。

(3)操作者一律用左手执喉镜。

(4)如果需要环甲膜压迫,则应由助手在患儿意识丧失时立即给予压迫,压迫应切实而轻柔,并持续到气管插管位置固定妥当、气囊充盈为止。

(5)在镇静/肌松的患儿,开口过程可能需要交叉手指技术的协助,即将右手的拇指放在前面的下排牙齿或下颌的牙龈上,将示指置于上排牙齿或上颌牙龈上。然后通过手指类似"反向剪刀"的运动,将嘴轻轻打开,顺势将喉镜置入口内。

(6)喉镜片顶端从患儿口的右侧插入(见图 A6-2),深入到舌根部。

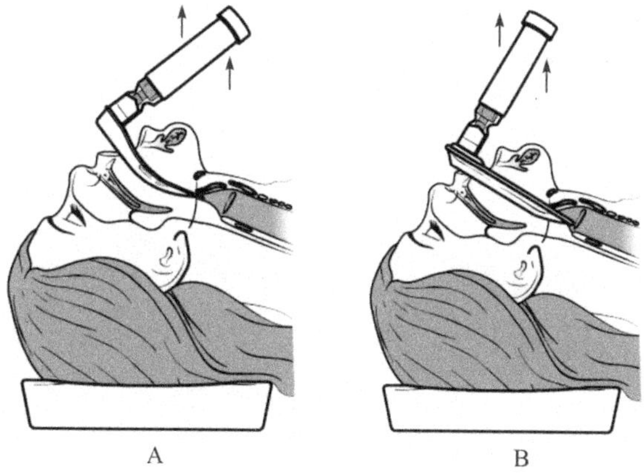

图 A6-2　置入喉镜镜片

注:A 图指弯镜片沿舌根插入会厌沟内。B 图指将直镜片置入到会厌下。

(7)舌头被移到左边,适当地控制舌头是使喉部视野清楚的关键。

(8)将喉镜片进一步轻轻深入到合适位置。应将直型喉镜片放置到会厌下方;将弯型喉镜片置入到会厌上方的沟内。

(9)应该沿喉镜柄长轴垂直牵引将舌向上提,使其远离喉,从而使声门显露。喉镜片和手柄的摇摆或旋转可能损害牙齿、齿龈或嘴唇。喉镜叶片的基底部不应该与上排牙齿有接触。

(10)应该能看到声带和声门的开放。

(11)如果不能看到声带和声门,可能需要助手协助,用拇指和示指握住甲状软骨,并按下列顺序施加压力:先向后向颈椎用力,然后向上用力使喉部上移。额外的压力不应使甲状软骨向患儿颈部右侧移动超过 2cm。

(12)轻柔地将气管插管通过声带(见图 A6-3),右手固定插管/导丝,适宜的插入深度可以用插管内径约 3cm 来估算(如内径=4.0;插入深度=4×3=12cm)。

(13)小心地移除导丝和喉镜。操作者仍需继续切实固定气管插管。

(14)如果需要,则将气囊充气。

(15)确保插管的适当位置。①检查并听诊胸部,保证双侧气体进入平衡。另外,听诊腹部以确保没有气体进入。②使用定性 CO_2 探测器、监控或食管检测装置。定性 CO_2 探测器缺乏颜色变化与或低呼出 CO_2 可能出现在气管插管正确放置但肺灌注很差的患儿。③观察在呼气时气管插管内的气体凝结。④拍胸片。气管插管尖端应位于胸廓入口和隆突之间。

(16)用胶带或插管固定装置固定气管插管。

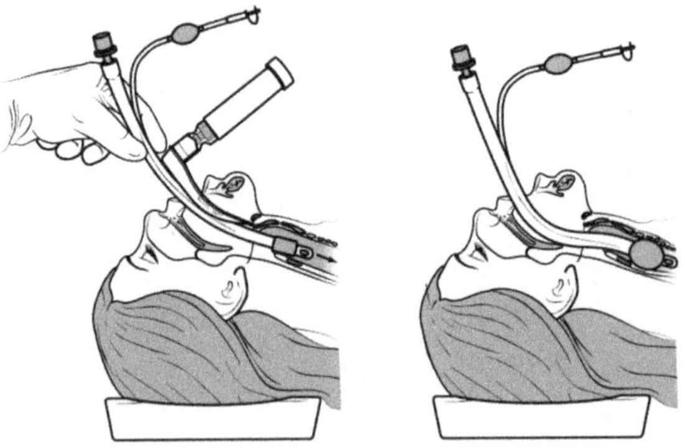

图 A6-3　插入气管插管

注:A 图指插入气管插管通过声带直到末端,距离隆突大约 2～3cm。B 图指气管导管一旦处在合适的位置,就可以拔出喉镜和导丝,并将气囊充满。

四、儿科注意事项

成年人与儿童的解剖差异

(1)相对于成年人,婴儿的喉更多靠向头侧,使它更向前,导致在喉镜检查时观察更困难。

(2)由于喉头的位置,在喉镜检查时,环甲膜压迫很有价值,并能避免误吸。

(3)在年幼的儿童中,气道最窄的部分是环状软骨水平而不是在喉,形成一个声带以下的解剖“袖口”。

(4)一般来说,小手指的直径与气管插管内径相近。足月新生儿一般可以接受 3.5mm 内径的气管插管。

(5)带囊气管插管通常仅限用于 8 岁以上的儿童(气管插管内径>6.0mm);不带囊导管通常用于年幼儿童。当预期需要长时间机械通气或正压通气时,年幼儿童可考虑使用带囊插管。

五、注意事项/并发症

注意事项/并发症包括：①在插管过程中的缺氧、高碳酸血症；②插管过程中和插管后即刻发生的心血管意外；③牙齿、嘴唇、齿龈损伤；④插管位置错误(左或右主支气管、食管)；⑤咽、喉、气管损伤；⑥胃胀，胃内容物的误吸；⑦支气管痉挛、喉痉挛；⑧上呼吸道梗阻；⑨暴露声带失败；⑩通气失败。

推荐阅读

1. Balk R A. The technique of orotracheal intubation. *J Crit Illness*, 1997,12:316.
2. Gerardi M J, Sacchetti A D, Cantor R M, et al. Rapid-sequence intubation of the pediatric patient. Pediatric Emergency Medicine Committee of the American College of Emergency Physicians. *Ann Emerg Med*, 1996,28:55-74.
3. McLean B, Zimmerman J L, eds. Fundamental Critical Care Support. 4th ed. Mount Prospect, IL: Society of Critical Care Medicine, 2007.
4. Tobias J D. Airway management for pediatric emergencies. *Pediatr Ann*, 1996,25:317-320, 323-328.

附录七

常用药物

表 A7-1 镇痛剂和镇静剂

药　物	剂　量	起效和持续时间	优　点	注意事项
芬太尼	间歇用药：镇静/麻醉，1～2μg/(kg·次)，IV，每1～2小时	起效时间：即刻(短效)	·快速起效； ·呼吸抑制或呼吸暂停； ·纳洛酮可逆转	·会引发胸壁僵直综合征
	持续用药：镇静/麻醉，首次1～2μg/(kg·次)，IV；然后输入1～2μg/(kg·h)。为了足够的镇静和麻醉，可逐增剂量至1μg/(kg·h)	持续时间：30～60min ·血流动力学相对稳定； ·用于急性和慢性疼痛	·长期使用会出现戒断综合征和药物耐受	·缺乏遗忘特性
吗啡	间歇用药：镇静/麻醉，0.05～0.1mg/kg，IV，每2～4小时	起效时间：5min	·用于急性和慢性疼痛	·呼吸抑制； ·组胺释放； ·低血压； ·皮肤瘙痒； ·血管神经性水肿
	持续用药：镇静/麻醉，0.01～0.03mg/(kg·h)，IV	持续时间：2h		·长期使用会出现戒断综合征和药物耐受
咪唑安定	间歇用药：镇静/麻醉，0.05～0.1mg/(kg·次)，IV，每5分钟，直至起效，最大剂量为5mg	起效时间：1～5min	·快速起效； ·短效； ·记忆遗忘； ·氟马西尼可逆转	·没有止痛作用； ·呼吸抑制或呼吸暂停； ·低血压和心动过缓
	持续用药：镇静/麻醉；0.05～0.15mg/(kg·h)，IV	持续时间：20～30min		·长期使用可出现戒断症状、药物耐受和肌阵挛
劳拉西泮	间歇用药：逐增，保证足够镇静	起效时间：2～3min	·用于镇静和癫痫持续状态	·呼吸抑制和呼吸暂停； ·心动过缓； ·低血压
	持续用药：镇静，0.05～0.1mg/kg，IV，每20分钟，直至起效	持续时间：2～6h	·记忆遗忘	
氯胺酮	间歇用药：镇静，0.5～1mg/(kg·次)，IV，每5分钟，直至起效	起效时间：1～2min	·快速起效； ·气道保护性反射保持不变； ·不会引起低血压和心动过缓	·增加气道分泌物和喉痉挛(阿托品不敏感)； ·增加颅内压及眼内压

表 A7-1 镇痛剂和镇静剂(续表)

药物	剂量	起效和持续时间	优点	注意事项
氯胺酮	持续用药:0.5～2mg/(kg·h),IV,直至起效	持续时间:15～30min	·发挥镇痛作用; ·扩张支气管	·应急反应(对苯二氮䓬类不敏感)
依托咪酯	间歇用药:0.3mg/(kg·次),IV,每5分钟,直至起效	起效时间:10～20s; 持续时间:4～10min	·起效超快; ·短效	·由于阻断应激性皮质醇增加;引起可能超过24h的长期肾上腺功能不全
硫喷妥钠	2～3mg/kg,IV,必要时可重复给药	起效时间:30～60s; 持续时间:5～30min	·对血流动力学影响小; ·巴比妥类超短效; ·降低颅内压; ·抗惊厥	·肌阵挛; ·无镇痛作用; ·心血管和呼吸抑制或引起呼吸暂停; ·支气管痉挛; ·低血压; ·无镇痛作用
戊巴比妥	间歇给药:1～3mg/kg,IV,直到镇静,最大剂量为100mg	起效时间:30～60s	·静脉应用快速起效	·喉痉挛和呼吸抑制
	持续用药:1～2mg/(kg·h),IV,为达到镇静和EEG显示暴发性抑制可逐增1mg/(kg·h),IV	持续时间:15min	·用于癫痫持续状态和增加颅内压力	·可引起低血压和心动过缓; ·无镇痛作用
右旋美托咪定	间歇给药:1μg/kg,IV,给药时间大于10min	起效时间:15min	·维持呼吸状态; ·血流动力学稳定; ·预防谵妄和寒颤; ·对苯二氮䓬类及麻醉药物需求降低	·快速大剂量引起低血压; ·心动过缓; ·长期使用后停药可出现戒断症状
	持续给药:0.2～0.75μ/(kg·h),IV			
水合氯醛	25～75mg/(kg·次),PO,操作前30min使用最大单次剂量(婴儿为1g,儿童为2g)	起效时间:30～60min; 持续时间:4～8h	诊断性操作中短期镇静和催眠作用	·可能引起"释放延迟"反应; ·可出现反常兴奋现象; ·长期使用后停药可出现戒断状; ·无镇痛作用

注:IV 指静脉注射;EEG 指脑电图;PO 指口服。

分类引用:Taketomo C K, Hodding J H, Krause D M. *Pediatric Dosage Handbook with International Trade Names Index*. 14th ed. Hudson, OH: Lexicomp,2006—2007.

表 A7-2 非甾体抗炎药物(NSAIDs)的推荐剂量[a,b]

药　物	剂　量	起效和持续时间	优　点	注意事项
对乙酰氨基酚	小儿剂量： • PO：10～15mg/kg，每 3～4 小时； • PR：15～20mg/kg，每 4 小时。 新生儿剂量（体重＜6kg 或朋龄＜6 月）： • PO：10～15mg/kg，每 4～6 小时； • PR：20～25mg/kg，每 4～6 小时	小儿起效时间：10～60min； 小儿持续时间：1～3h； 新生儿持续时间：2～5h	• 镇痛作用； • 解热作用	• 最大剂量 75mg/(kg・d)； • 无抗炎作用
酮咯酸	IM/IV：0. 5mg/kg，每 6 小时； 最大剂量：30mg/次	起效时间：30min； 持续时间：4～6h	• 镇痛作用； • 抗炎症介质； • 解热作用	• 最长用药时间不超过 5d； • 肾功能不全禁用； • 抑制血小板聚集和出血倾向； • 长期使用可出现胃肠道出血和溃疡
布洛芬	PO：10mg/kg，每 6～8 小时	起效时间：60～120min； 持续时间：6～8h	• 镇痛作用； • 抗炎症介质； • 解热作用	• 抑制血小板聚集和出血倾向； • 血小板计数小于 5×10^4/mm 儿童禁用； • 肾功能不全禁用； • 长期使用可出现胃肠道出血和溃疡
阿司匹林	PO：10～15mg/kg，每 4 小时	起效时间：15～20min； 持续时间：根据剂量而定；大剂量（＞1g），3～10h	• 镇痛作用； • 抗炎症介质； • 解热作用	• 血小板计数低和出血性疾病儿童禁用； • 与瑞氏综合征相关，出现发热和其他病毒性疾病； • 肾功能不全禁用； • 发生消化性溃疡禁用

注：IV 指静脉注射；IM 指肌注；PO 指口服；PR 指直肠给药；GI 指胃肠道。[a]：这些药物有封顶效应，不能超过最大剂量。[b]：所用剂量适用于体重＜50kg 的患儿。

分类引用：Taketomo C K，Hodding J H，Krause D M. *Pediatric Dosage Handbook with International Trade Names Index*. 14th ed. Hudson，OH：Lexicomp，2006—2007.

表 A7-3 神经肌肉阻滞剂

药 物	剂 量	起效和持续时间	优 点	注意事项
琥珀酰胆碱（去极化神经肌肉阻滞剂）	1～2mg/kg,IV,最大剂量为150mg	起效时间:30～60s; 持续时间:4～6min	·快速起效; ·持续时间短	·2月龄以下的婴儿,若未预先使用抗胆酯能药(阿托品),心动过缓引起心搏骤停; ·可发生横纹肌溶解症; ·可出现肌束震颤(对小剂量非去极化神经肌肉阻滞剂反应迟钝); ·强化高钾血症(头部外伤、挤压伤、烧伤、高钾血症者禁用); ·可能诱发抗精神病药恶性综合征
维库溴铵（非去极化神经肌肉阻滞）	间歇用药：0.1～0.2mg/kg，IV，每30～60分钟。 持续用药：0.1mg/(kg·h)，IV，逐增0.05mg/(kg·h)以保持肌肉足够松弛	起效时间:1～3min 持续时间:30～40min	·无肌束震颤; ·血流动力学稳定	·起效较慢; ·作用时间较长; ·无镇痛和镇静作用
罗库溴铵（非去极化神经肌肉阻滞）	间歇用药：0.6～1.0mg/kg，IV，每30～60分钟。 持续用药:10～12μg/(kg·min),IV,逐增1μg/(kg·min)以保持肌肉足够松弛	起效时间:30～60s; 持续时间:30～40min	·无肌束震颤; ·抗胆碱能作用	·可引起心动过速
顺-阿屈库铵（非去极化神经肌肉阻滞）	间歇用药：0.1～0.2mg/kg，IV，每30～45分钟。 持续用药：1～4μg/(kg·min),IV,逐增0.5μg/(kg·min)以保持肌肉足够松弛	起效时间:2～3min; 持续时间:35～45min	·可用于肝肾功能衰竭患儿; ·通过霍夫曼消除反应代谢	·潜在组胺释放; ·低血压; ·支气管痉挛
阿曲库铵（非去极化神经肌肉阻滞）	间歇用药：0.3～0.5mg/kg，IV，每20～35分钟。 持续用药：0.4～0.8mg/(kg·h)，IV，逐增0.1mg/(kg·h)以保证肌肉足够松弛	起效时间:1～4min; 持续时间:20～35min	·能用于肝肾功能衰竭患儿; ·通过霍夫曼消除反应代谢	·潜在组胺释放; ·低血压和心动过缓; ·支气管痉挛

注:IV指静脉注射。

分类引用:Taketomo C K, Hodding J H, Krause D M. *Pediatric Dosage Handbook with International Trade Names Index*. 14th ed. Hudson, OH: Lexicomp, 2006—2007.

附录八

困难气道处理流程

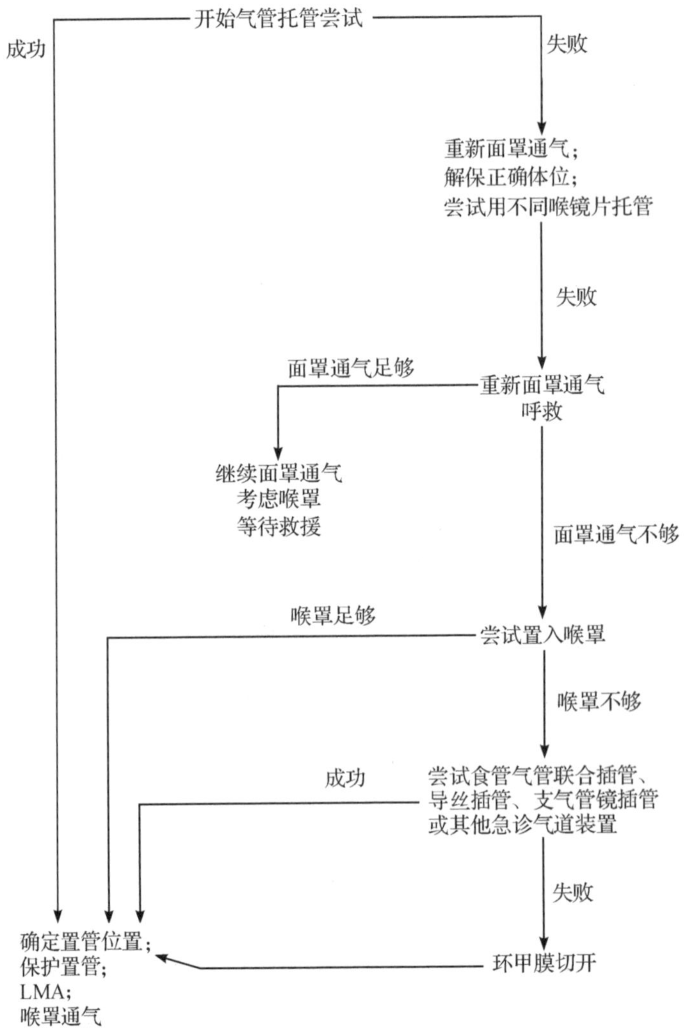

图 A8-1　困难气道和托管失败的处理流程

附录九

高级生命支持流程

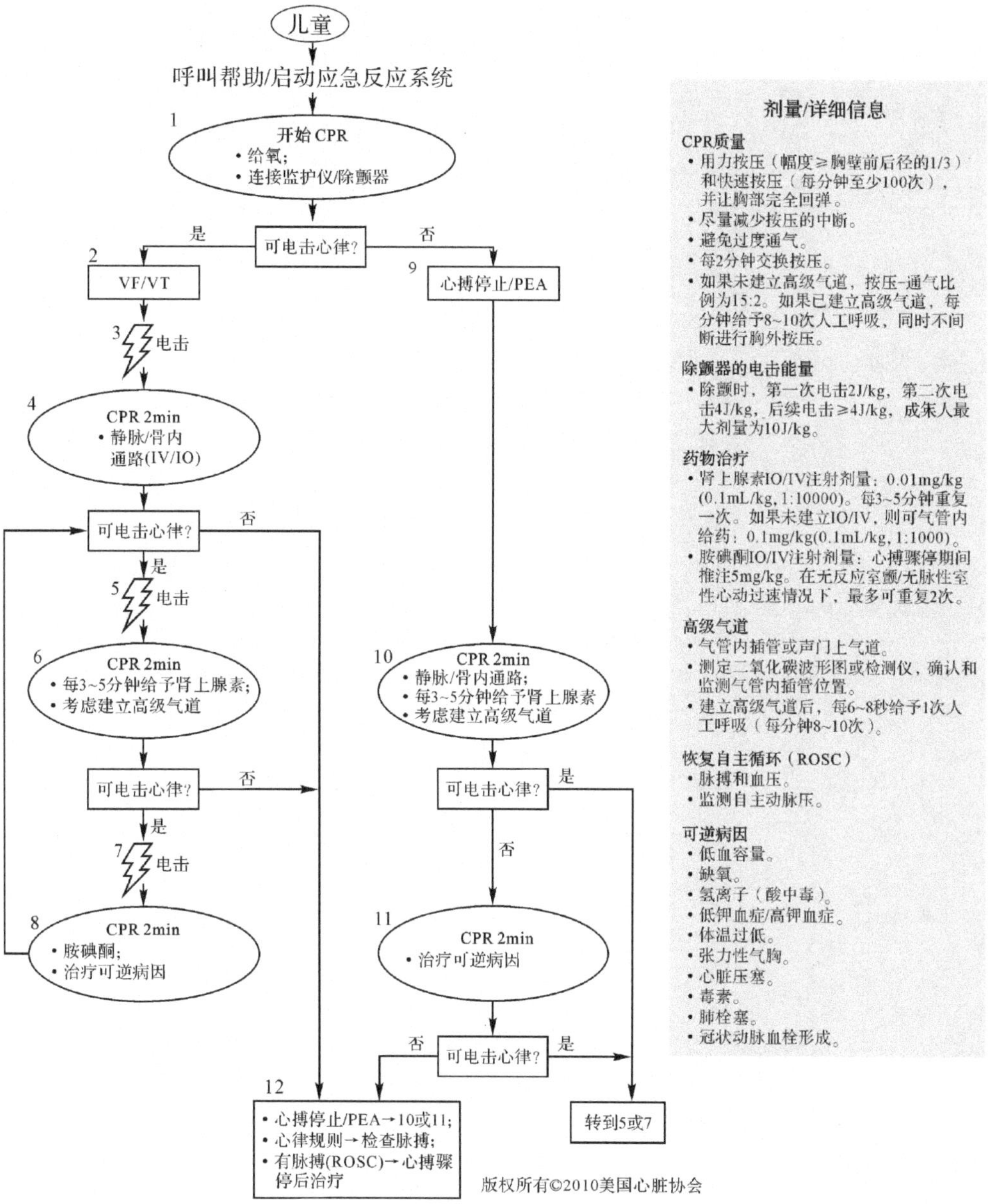

图 A9-1　儿童心搏骤停

注：CPR (Cardiopulmonary resuscitation)，指心肺复苏；PEA(Pulseless electrical activity)，指无脉心电活动；IO(Intraosseous)，指骨内通路；IV (Intravenous)，指静脉通路；VF(Ventricular fibrillation)，指室颤；VT(Ventricular tachycardia)，指室性心动过速；ET (Endotracheal tube)，指气管插管。

复制许可：©2010 American Heart Association，Inc. Kleinman M E，Chameides L，Schexnayder S M，et al. Part 14：pediatric advanced life support：2010 American Heart Association Guidelines for Cardiopulmonary Resuscitation and Emergency Cardiovascular Care. *Circulation*，2010，122(Suppl 3)：S876-S908.

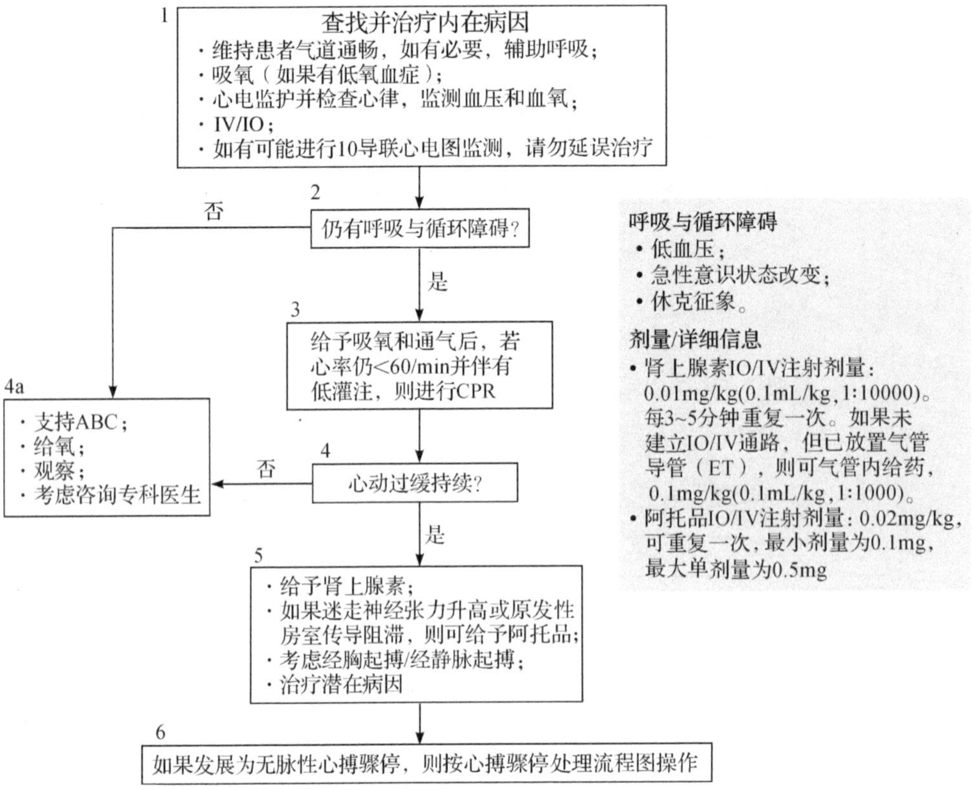

图 A9-2　有脉搏、低灌注的儿童心动过缓

注：IO(Intraosseous)，指骨内通路；IV(Intravenous)，指静脉通路；ECG(Electrocardiogram)，指心电图；CPR(Cardiopulmonary resuscitation)，指心肺复苏；HR(Heart rate)，指心率；ABC(Airway，breathing，circulation)；AV(Atrioventricular)，指房室性。

复制许可：©2010 American Heart Association，Inc. Kleinman M E，Chameides L，Schexnayder S M，et al. Part 14：pediatric advanced life support：2010 American Heart Association Guidelines for Cardiopulmonary Resuscitation and Emergency Cardiovascular Care. *Circulation*，2010，122(Suppl 3)：S876-S908.

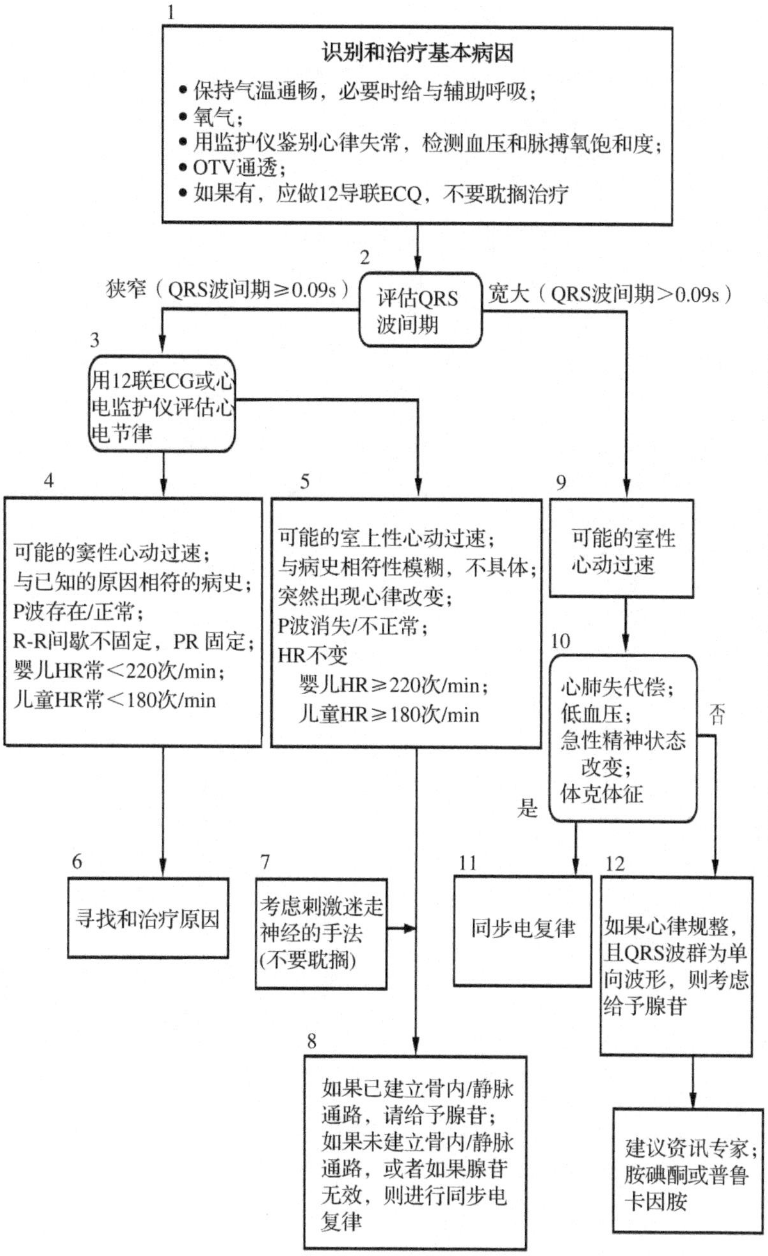

剂量详细信息

同步电复律：开始给予0.5~1 J/kg；如果　无效，可增加剂量值2J/kg，必要时可给予镇静剂，但不可延误电复律。

腺苷IO/IV注射剂量：
· 第一剂：0.1mg/kg，快速推注（最大剂量为6mg）；
· 第二剂：0.2mg/kg，快速推注（第二剂最大剂量为12mg）。

胺碘酮IO/IV注射剂量：
5mg/kg，20~60min；
或者
普鲁卡因胺IO/IV注射剂量：
15mg/kg，30~60min。
切勿同时常规给予胺碘酮和普鲁卡因胺。

图 A9-3　有脉搏、低灌注的儿童心动过速

注：IO(Intraosseous)，指骨内注射；IV(Intravenous)，指静脉注射；ECG(Electrocardiogram)，指心电图；HR(Heart rate)，指心率。

复制许可：Reprinted with permission. ©2010 American Heart Association, Inc. Kleinman M E, Chameides L, Schexnayder S M, et al. Part 14: pediatric advanced life support: 2010 American Heart Association Guidelines for Cardiopulmonary Resuscitation and Emergency Cardiovascular Care. *Circulation*, 2010, 122(Suppl 3): S876-S908.

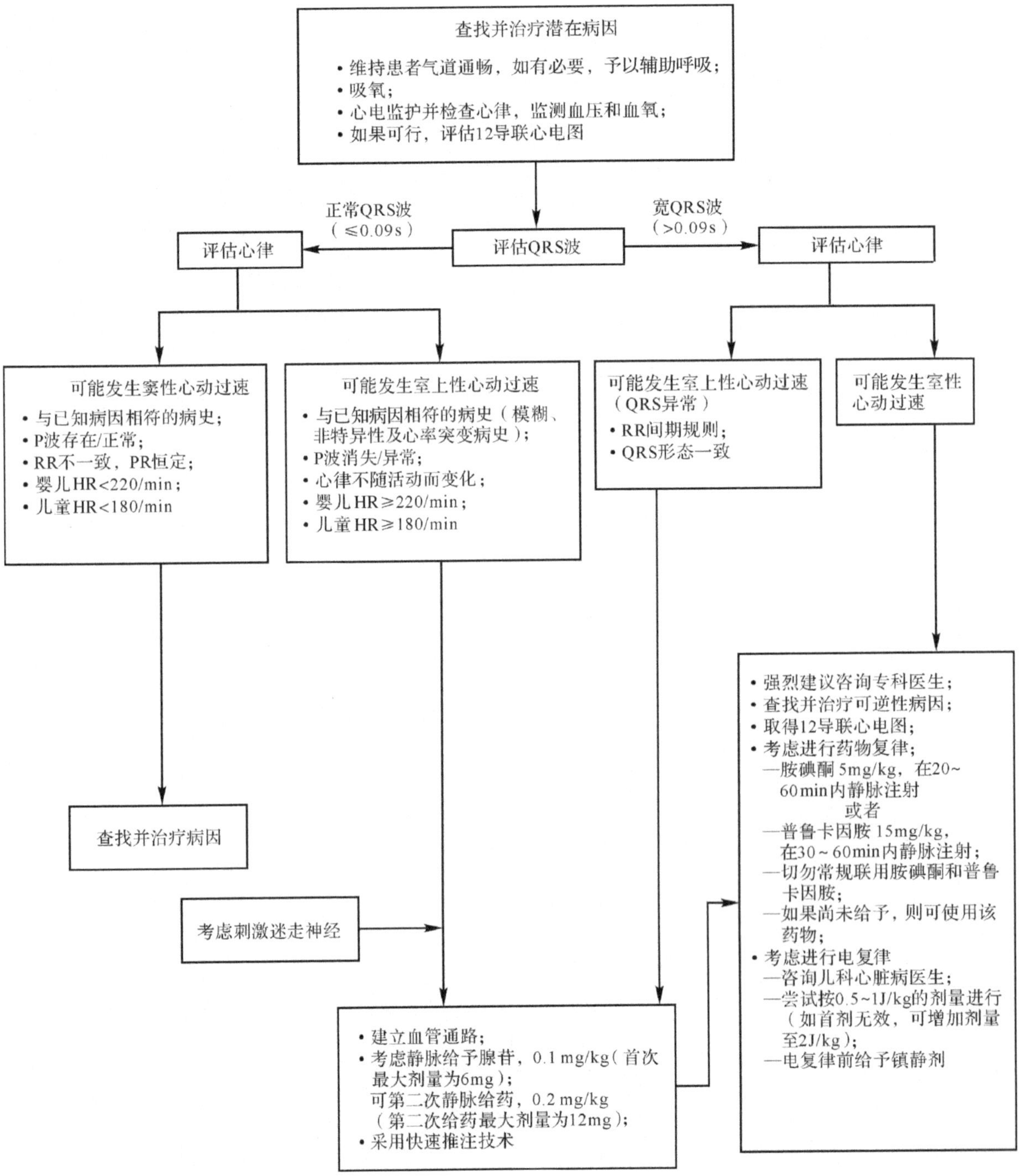

图 A9-4　有脉搏、灌注充分的儿童心动过速

注：IV（Intravenous），指静脉注射；ECG（Electrocardiogram），指心电图；HR（Heart rate），指心率。

复制许可：Reprinted with permission. ©2011 American Heart Association, Inc. Figure 6. Pediatric tachycardia with a pulse and adequate perfusion algorithm. In: *Pediatric Advanced Life Support Manual*. Dallas, TX: American Heart Association, 2011:134.

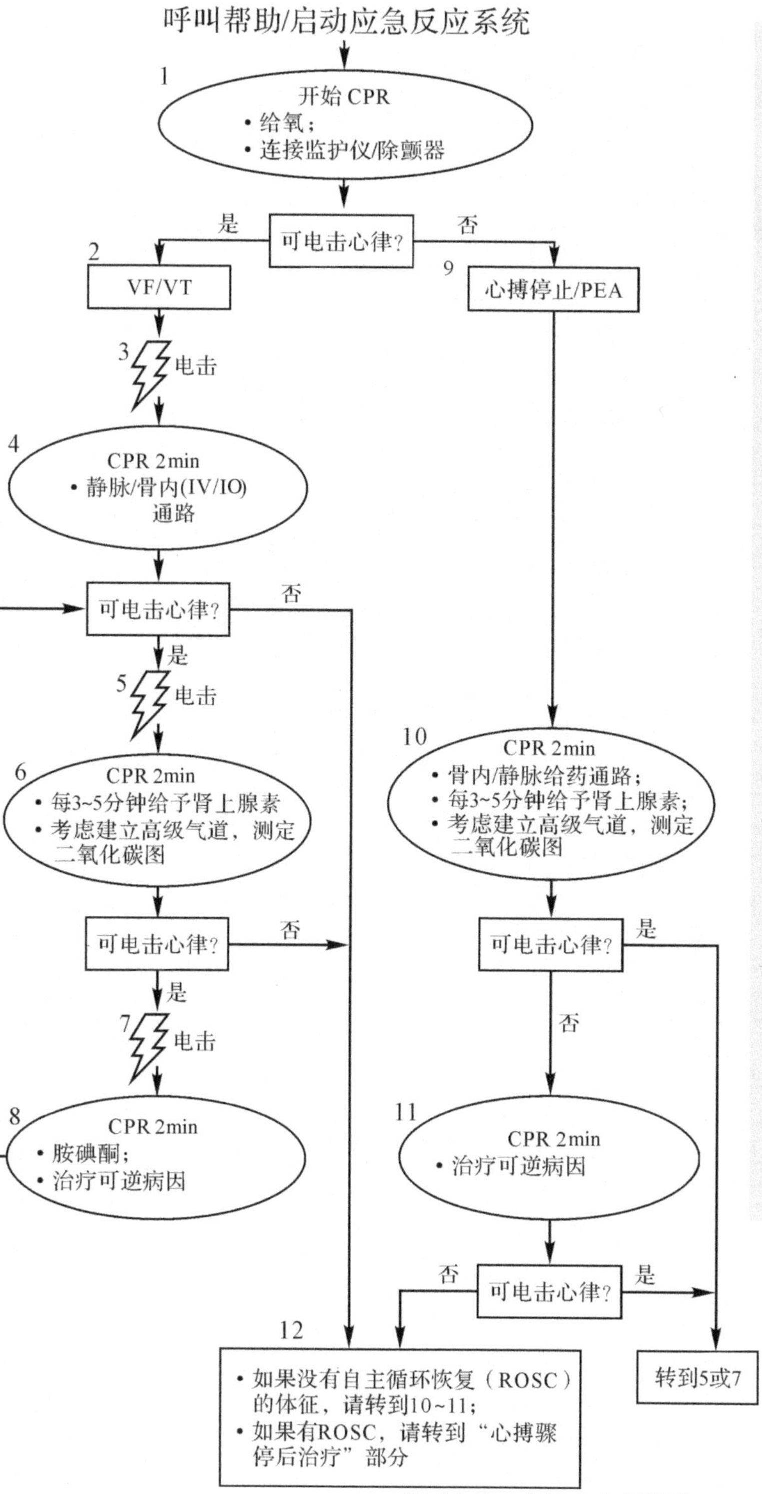

图 A9-5　成年人心搏骤停

CPR质量
- 用力（深度≥5cm）、快速（速率≥100次/min）按压并让胸壁完全回弹；
- 尽量减少胸外按压的中断；
- 避免过度通气；
- 每2分钟交换一次按压人员；
- 如果未建立高级气道，则按压-通气比例为30:2；
- 二氧化碳波形固定量分析：
  —如果$P_{ET}CO_2$<10mmHg，应设法改善CPR质量；
- 有创动脉压力
  —如果舒张阶段（舒张）压力<20mmHg，应设法改善CPR质量。

恢复自主循环（ROSC）
- 脉搏和血压；
- $P_{ET}CO_2$突然持续升高（≥40mmHg）；
- 监测到自主动脉压。

电击能量
- 双相波：制造商建议值（例如初始能量为120~200J）；如果该值未知，使用可选的最大值。第二次及后续的剂量应相当，而且可考虑提高剂量。
- 单相波：360J。

药物治疗
- 肾上腺素静脉/骨内注射剂量：每3~5分钟 1mg。
- 血管升压素静脉/骨内剂量：注射40个单位即可替代第一或第二剂肾上腺素。
- 胺碘酮静脉/骨内剂量：第一剂，推注300mg；第二剂剂量，150mg。

高级气道
- 声门高级气道或气管插管；
- 测定二氧化碳波形图，确认及监测气管导管位置；
- 每分钟8~10次人工呼吸，伴以持续的胸外按压。

可逆病因
- 低血容量；
- 缺氧；
- 氢离子（酸中毒）；
- 低钾血症/高钾血症；
- 体温过低；
- 张力性气胸；
- 心脏压塞；
- 毒素；
- 肺栓塞；
- 冠状动脉血栓形成。

注：CPR(Cardiopulmonary resuscitation)，指心肺复苏；PEA(Pulseless electrical activity)，指无脉电活动；IO(Intraosseous)，指骨内通路；IV(Intravenous)，指静脉通路；ET(Endotracheal tube)，指气管插管。

复制许可：©2010 American Heart Association, Inc. Neumar R W, Otto C W, Link M S, et al. Part 8: Adult advanced cardiovascular life support: 2010 American Heart Association Guidelines for Cardiopulmonary Resuscitation and Emergency Cardiovascular Care. *Circulation*, 2010, 122(Suppl 3): S729-S767.

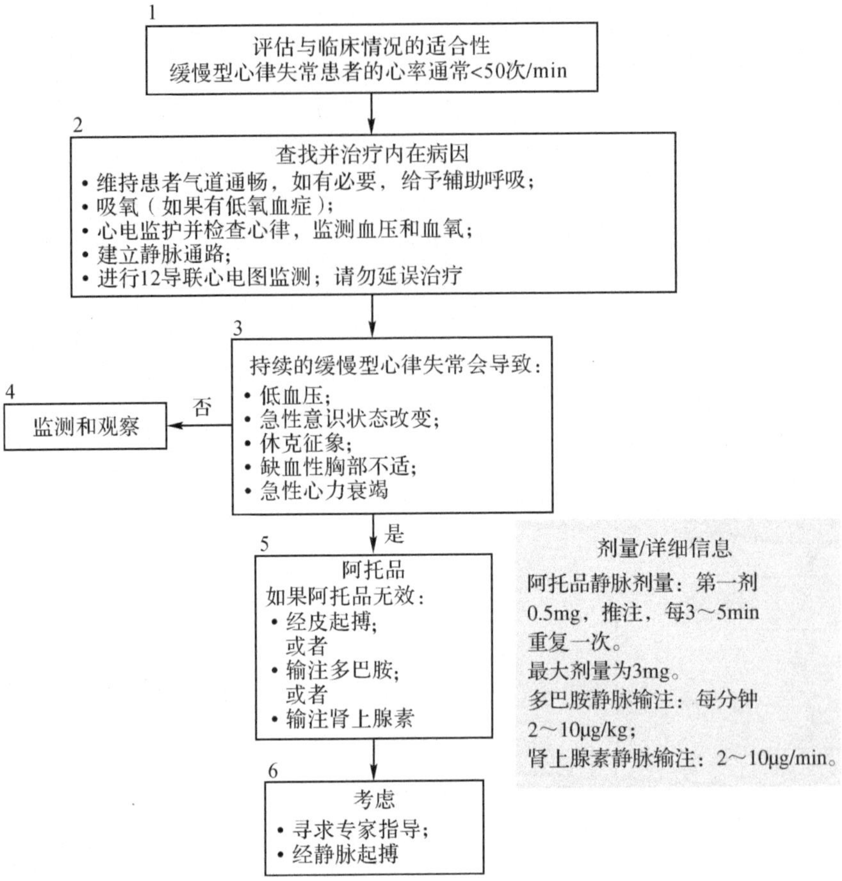

图 A9-6　有脉搏的成年人心动过缓

注：IV(Intravenous)，指骨内通路；ECG(Electrocardiogram)，指心电图。

复制许可：©2010 American Heart Association，Inc. Neumar R W，Otto C W，Link M S，et al. Part 8：Adult advanced cardiovascular life support：2010 American Heart Association Guidelines for Cardiopulmonary Resuscitation and Emergency Cardiovascular Care. *Circulation*，2010，122(Suppl 3)：S729-S767.

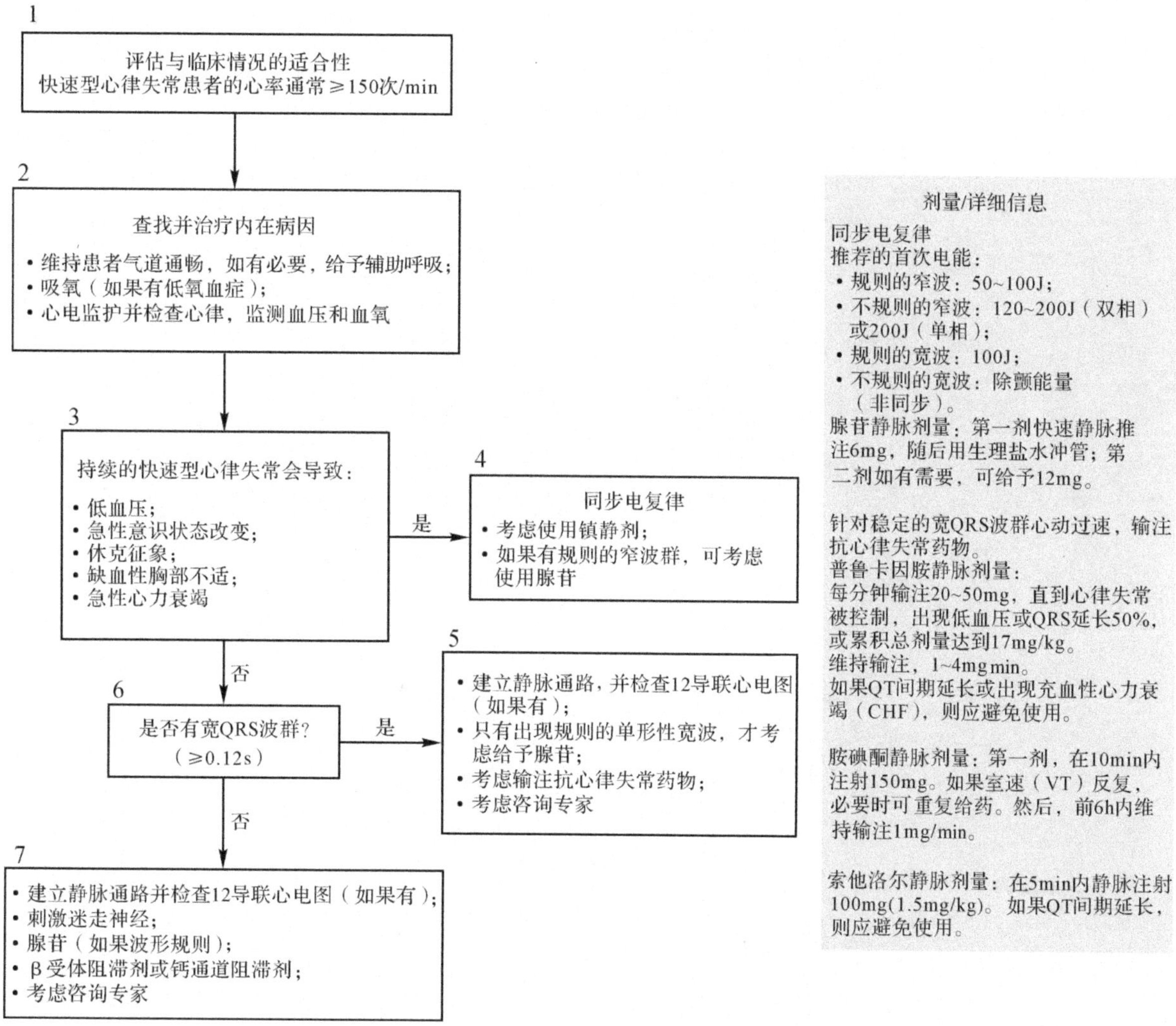

图 A9-7　有脉搏的成年人心动过速

注：IV(Intravenous)，指静脉通路；NS(Normal saline)，指生理盐水；ECG(Electrocardiogram)，指心电图；CHF(Congestive heart failure)，指充血性心力衰竭；VT(Ventricular tachycardia)，指室性心动过速。

复制许可：©2010 American Heart Association, Inc. Neumar R W, Otto C W, Link M S, et al. Part 8: Adult advanced cardiovascular life support: 2010 American Heart Association Guidelines for Cardiopulmonary Resuscitation and Emergency Cardiovascular Care. *Circulation*, 2010,122(Suppl 3):S729-S767.

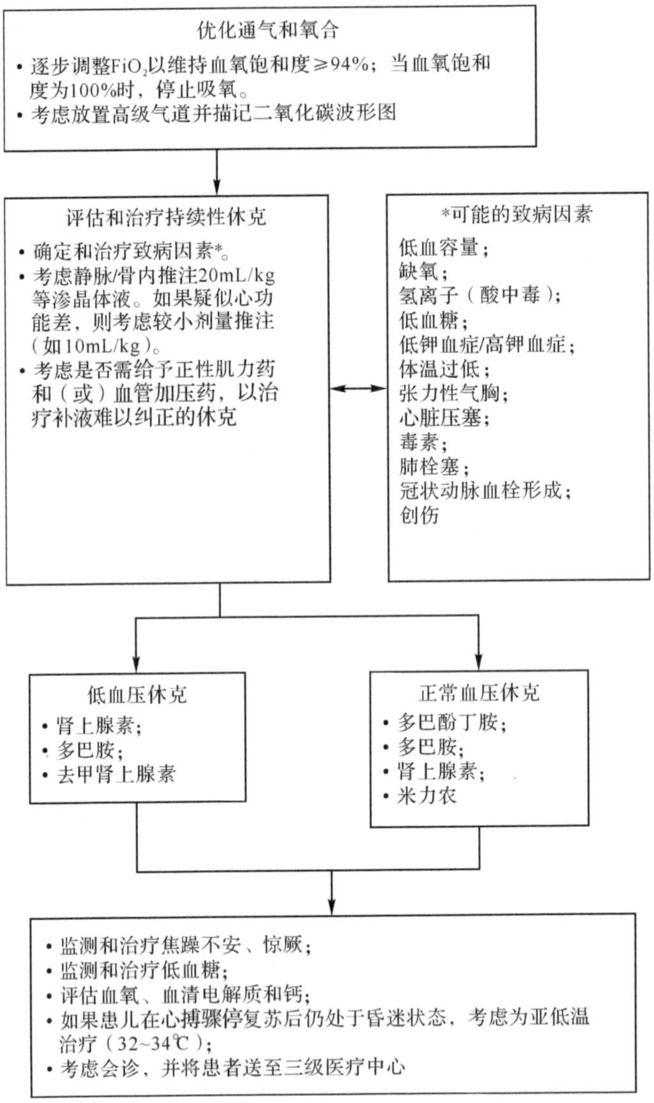

图 A9-8 自主循环恢复后休克的治疗

注：IV（Intravenous），指静脉通路；IO（Intraosseous），指骨内通路。

复制许可：©2011 American Heart Association，Inc. Figure 1. PALS management of shock after ROSC algorithm. In：*Pediatric Advanced Life Support Manual*. Dallas，TX：American Heart Association，2011：181.

附录十

除颤/电复律

一、指　征

(一)除颤/非同步电复律

除颤/非同步电复律的指征包括:①室颤;②无脉搏的室性心动过速;③多形性室性心动过速。

(二)同步电复律

同步电复律的指征包括:①有脉搏的不稳定或稳定的室性心动过速;②不稳定或稳定的室上性心动过速、房颤或房扑。

二、设　备

设备包括:①导电胶或粘性的除颤垫片;②心脏转律除颤仪;③导联线、电夹、电极;④镇静药;⑤带有面罩的氧气输送装置;⑥吸引器和插管设备;⑦脉氧仪;⑧心电和血压监护仪;⑨静脉置管、输液泵、管路、液体;⑩抢救车。

三、步　骤

除颤/电复律的步骤如下。

(1)识别心律,明确其对生理影响的严重性。

(2)对节律不稳定或有全身灌注不良的患儿,心肺复苏后立即开始除颤/电复律。

(3)时间上的耽误会影响复律成功的可能性。

(4)根据临床情况告知患儿,必要时给予镇静。

(5)如果时间允许,建立静脉通路。

(6)如果有指征,给予吸氧或者袋瓣式面罩通气。

(7)检查脉搏氧合和心电图。

(8)打开除颤/心电复律仪。

(9)贴上监测电极(如果有需要)。

(10)将导电胶涂在电极板上或者在胸廓上贴上导电片(胸部多毛的男性需要立即剔除毛发,确保接触充分)。

(11)儿童和成年人电极板放置的位置相同。①前外侧位：将一个电极板放在胸骨右侧锁骨下；另一个放在左乳头和腋中线中间位置。②前后位：将一个电极板先放在左侧胸前锁骨下；另一个电极板随后放在左侧肩胛下胸椎旁。③避免将电极板放置在有永久起搏器或者植入复律除颤器的部位。

(12)给电极板加压(如果可以用)。①成年人：给每个电极板大约25lb的压力。②儿童：保证电极板与胸廓充分接触。

(13)激活同步电复律或者非同步除颤。

(14)选择放电能量(参照美国心脏协会指南)。

①手动除颤：

a.选择大小合适的电极板非常重要；在确保电极板与胸廓接触良好及两个电极板间最佳距离(大约3cm)的情况下，尽可能选择最大的电极板。对婴儿(体重<10kg)，通常选择4.5cm的电极板；对儿童(体重>10kg)，通常选择8～13cm的电极板。

b.确保除颤/电复律有婴儿使用的低范围的能量。不能提供10J以下能量的除颤仪不能用于体重<20kg(5～6岁)的婴儿/儿童。

c.儿童除颤，2J/kg(首次)；如果没有复律，提高到4J/kg；以后的能量选择可以逐步升高，但是不能超过10J/kg；对体重≥50kg的儿童，可使用成年人剂量。

d.儿童同步电复律：对于稳定或不稳定的室性心动过速，给予0.5～1.0J/kg；对于稳定或不稳定的室上性心动过速，给予0.5～1.0J/kg；如果不成功提高到2J/kg。

e.成年人(及儿童体重>50kg)除颤。手动双相波装置，有装置特定的能量水平(通常120～200J)，如果未知，则首次用200J。接下来的除颤可以用相同剂量或者更高的能量。单相波装置，首次和以后的能量剂量均为360J。

f.成年人电复律(同步)。对于室性心动过速(稳定)，单相波或双相波装置首次均用100J，之后根据需要提高能量。对于多形性室性心动过速，处理同室颤。对于房颤，单相波装置用200J，双相波装置用120J～200J，或者咨询厂商；之后的能量选择可以逐步提高。对于房扑，可用50～100J；如果房扑持续存在，可以提高能量。对于阵发性室上性心动过速，可用50J；如果持续存在，可以提高能量。如果同步复律延误或者情况危急，可以立即使用非同步电击(除颤模式)。

②自动体外除颤仪：

a.对于体重>25kg(年龄≥8岁)儿童，使用标准的成年人自动体外除颤仪。

b.对于体重<25kg(年龄<8岁)儿童，如果有儿童系统，可以减小除颤能量；如果没有儿童系统，可以使用成年人系统。

c.如果将电极板用于婴儿，为了避免电极板接触，可能要求前后位放置。

(15)确保安全(所有人不能接触患儿、床和设备)。

(16)通过除颤/电复律仪给电容器充电。

(17)按下设备上的放电按钮或者除颤电极板上的按键(同步电复律，持续按住放电按钮直到能量释放)。

(18)除颤后，立即继续心肺复苏；电复律后，评估患儿呼吸、脉搏和心律。

(19)如果不成功，则按照儿科高级心血管生命支持重复。

四、注意事项/并发症

(一)操作过程中

操作过程中的注意事项包括:①如果导电胶不足或者使用不适合的垫片,可能引起皮肤烧伤。放电过程中,胸廓接触不良或者垫片/除颤板靠得太近。②清除患儿身上所有的金属物品。③患儿环境和胸廓保持干燥,防止电流经水传导,从而损失了给予的能量。④去除皮下的补片,以免其阻碍电流传输。⑤如果安全事项没有注意到,医护人员可能受到电击或烧伤。

(二)操作完成后

操作完成后的并发症包括:①动脉栓塞;②肺水肿;③电复律后心律失常(准备心肺复苏);④电击后综合征(心肌损伤)。

推荐阅读

1. American Heart Association. *Advanced Cardiovascular Life Support: Provider Manual*. Dallas, TX: American Heart Association, 2010.
2. Part 6. Electrical therapies: Automated external defibrillators, defibrillation, cardioversion, and pacing. 2010 American Heart Association Guidelines for Cardiopulmonary Resuscitation and Emergency Cardiovascular Care. *Circulation*, 2010,122:S706-S719.
3. Wiegand D. *AACN Procedure Manual for Critical Care*. 6th ed. St. Louis, MO: Elsevier Saunders, 2010.

附录十一

临时经皮心脏起搏器

一、适应证和禁忌证

(一)适应证

适应证包括:①症状性心动过缓(低血压、胸痛、晕厥、精神状态改变和心力衰竭等),药物使用无效者。②对药物治疗或电复律无效的心动过速患儿,需要进行超速起搏。

(二)禁忌证

禁忌证包括:①严重低体温患儿;②心跳已经停止的患儿。

二、物品准备

物品准备包括:①心脏起搏电极垫;②脉冲发生器;③连接导联;④必要的镇静和(或)镇痛药;⑤给氧装置(导管、面罩及其他所需的);⑥经脉搏血氧饱和度监测仪;⑦心肺监护仪;⑧静脉导管、输液管道、液体;⑨儿童和成年人用的抢救车。

三、操作步骤

操作步骤包括如下。

(1)分析心律失常及判断其严重程度。

(2)患儿准备。

(3)给没有静脉通路的患儿建立静脉通路。

(4)给氧,并监测血氧饱和度及心电监护。

(5)准备好相应的药物,包括阿托品、肾上腺素和(或)多巴胺等(遵循儿科高级生命支持指南)。

(6)安装仪器。

(7)放置电极。①前面、后面:a.将一个电极片放置在左侧锁骨下的心前区,尽可能靠近心尖搏动处。b.将另一个电极片后置于左肩胛骨的位置,在前面电极片的正下方,胸椎左侧。②前面、侧面:a.将一个电极置于右侧锁骨下的上胸骨处。b.将另一个电极放置于左侧腋中线中央,左侧乳头连线处。③必要时,需要剃除体毛以保证接触良好。

(8)根据需要和患儿的耐受性应用镇静或镇痛药物。

(9)将导联与起搏器链接。

(10)打开起搏器和监护仪。

(11)将起搏器频率设置为100次/min,并根据临床反应做必要的调整。

(12)向上调整起搏器功率(mA)至电子和机械心室夺获(阈值)出现为止(通常为20~60mA)。一般将起搏器的输出功率设置为比阈值高2mA,以保证一定的安全系数。在出现严重的症状或心动过缓的情况下,可以从最大功率开始,然后下降到阈值。

(13)要注意正确的电夺获标准。①起搏波后均有100%室性收缩波出现;②QRS波群宽大;③T波方向沿基线向QRS波群相反的方向偏转。

(14)评估机械夺获效果,测血压,触诊远端颈动脉的搏动,因为起搏器发出的电刺激会模拟颈动脉搏动。

(15)必要时,安装经静脉临时起搏器或永久起搏器。

四、儿科注意事项

儿科注意事项包括如下。

(1)儿童心动过缓常常继发于低氧血症。

(2)对于继发于低氧血症的心动过缓,可在完成呼吸道管理,给氧,通气,胸外心脏按压,肾上腺素静推(0.01mg/kg,1∶10000浓度)和肾上腺素输注,必要时阿托品静脉推注(0.02mg/kg,可重复使用;最小剂量为0.1mg和最大总剂量为1mg)后,再考虑进行起搏。

(3)这种情况下进行心脏起搏的有效性未经证实。

(4)即使心脏电夺获已完成,但如果没有机械夺获,那么心肌收缩性及血流量可能还是得不到改善。

(5)推荐使用尽可能大的或自粘电极片,以便紧密贴合胸壁但要避免重叠(电极之间至少相距3cm)。①对于体重>10kg(年龄>1岁)的儿童,使用大的成年人电极片;②对于体重<10kg(年龄<1岁)的儿童,使用小婴儿电极片(4.5cm)。

五、注意事项/并发症

注意事项/并发症包括如下。

(1)无法夺获(约20%的患儿)的原因通常与起搏延长有关。

(2)骨骼肌收缩引起疼痛。

(3)皮肤或组织的损伤。

(4)经皮起搏只是在应用静脉起搏前的一种过渡方式。

推荐阅读

1. American Heart Association. *Advanced Cardiovascular Life Support: Provider Manual*. Dallas, TX: American Heart Association, 2011.

2. Wiegand D. *AACN Procedure Manual for Critical Care*. 6th ed. St. Louis, MO: Elsevier Saunders, 2010.

附录十二

胸腔引流术

一、适应证/禁忌证

(一)适应证

适应证包括:①张力性气胸;②广泛的单纯性气胸;③有并发症的胸腔贯通伤(需要正压通气);④血胸;⑤症状性胸腔积液(胸腔穿刺术后复发);⑥脓胸;⑦乳糜胸。

(二)禁忌证

禁忌证如下。

(1)出凝血疾病:①非急诊胸腔引流术前(需纠正);②张力性气胸时必须接受出血的风险。

(2)不能吸出液体或空气,以确定有明显胸腔空间。①这适合所有情况,除非胸部穿透伤需要正压通气。②在胸腔空间尝试放置引流管有发生肺损伤的风险和潜在的致命性出血的风险。③最方便是通过胸腔切口前放置吸引管。④当有明显积液,胸片表现为“白化”时,引流是最重要的,影像学不能证实其自由流动的性质。实际上,这样的明显的积液也可以是固体肿瘤。而钝性剥离这样的肿瘤可能有破坏性的后果。

二、设　备

(一)胸腔穿刺针

胸腔穿刺针包括:①14～16号连针导管;②23号蝶型针(婴儿)。

(二)外科胸腔引流管

外科胸腔引流管包括:①无菌手套、手术服、眼睛保护罩、口罩、帽子和铺巾。②静脉导管、管子和液体。③供氧装置。④监护仪(超声心动图、脉搏血氧计)。⑤皮肤消毒。⑥无菌注射器和浸润针头。⑦局部麻醉。⑧#10或#15手术刀。⑨钳。⑩弯钳。⑪12～40寸胸腔引流管。a.小儿据年龄和体重选择胸腔引流管尺寸(见表A12-1)。b.在创伤处放置32～40寸的引流管,排空可能包含血块的急性血性胸水。在这种情况下,放置肋间空间允许下最大直径的引流管。⑫如果非紧急放置胸管,并且有有经验的医务人员在场,那么胸腔超声可以帮助定位肺部疾患(胸腔积液、气胸)和引导胸腔引流管正确定位。⑬水封的引流系统。⑭持针器。⑮0号丝线或0号聚丙烯缝合针线。⑯缝线剪。⑰1/4 寸宽胶带或涂药的扎带。⑱4×4 无菌纱布。⑲防腐软膏。⑳4 寸宽防渗带。㉑1 寸宽胶带。㉒抢救车。

表 A12-1 小儿胸腔引流管尺寸(据年龄和体重)[a]

年 龄	估算体重(kg)	管子号码
新生儿～9 月龄	3.5～8	12～18
10～17 月龄	10	14～20
18 月龄～3 岁	12～15	14～24
4～7 岁	17～22	20～32
8 岁	28	28～32
≥9 岁	≥35	28～38

注:[a] 新生儿通常使用 23 号蝶型针进行胸腔穿刺。

(三)沙丁格尔技术放置胸腔引流管

用沙丁格尔技术放置胸腔引流管所需的准备包括:①无菌手套、手术服、眼睛保护罩、口罩、帽子和铺巾;②静脉导管、管子和液体;③补充氧气;④显示器(超声心动图、脉搏血氧计);⑤皮肤消毒;⑥无菌注射器和浸润针头;⑦局部麻醉;⑧适当大小的引流管扩张器(见表 A12-1);⑨连接导管导丝;⑩ #10 或 #15 手术刀;⑪水封的排水系统;⑫4cm×4cm 无菌纱布;⑬防腐软膏;⑭4 寸宽防渗带;⑮1 寸宽胶带;⑯抢救车;⑰如果非紧急放置胸管并且有有经验的超声技师在场,那么胸腔超声可以引导定位肺部疾患(胸腔积液、气胸)和引导胸腔引流管正确放置。

三、技术:胸腔引流管放置外科技术

(一)镇痛/镇静

外科胸腔置管是一个痛苦的过程。在非急诊和半急诊情况下,静脉麻醉性镇痛和苯二氮䓬类药物滴注应至不影响血流动力学和呼吸状态。局部麻醉应通过胸管道渗透。

(二)初步胸腔引流

初步胸腔引流的步骤如下(见图 A12-1)。

(1)在放置胸腔引流管治疗张力性气胸前,予以快速姑息治疗。

(2)部位:①在锁骨中线第二肋间,必须在肋间隙穿透胸大肌和可能的乳腺组织。②在第五肋间腋中线,放置引流管需要穿透三角肌胸大肌和背阔肌,前锯肌到肋间。

(3)戴帽子、口罩、护眼镜和无菌手套。

(4)对于 2 月龄以下婴儿要快速准备穿刺部位,应用聚维酮碘溶液消毒;对于 2 月龄以上的儿童,用洗必泰溶液清洁穿刺部位。

(5)14 号导管套着针头接着注射器穿过肋间隙,立即在胸腔内抽吸。

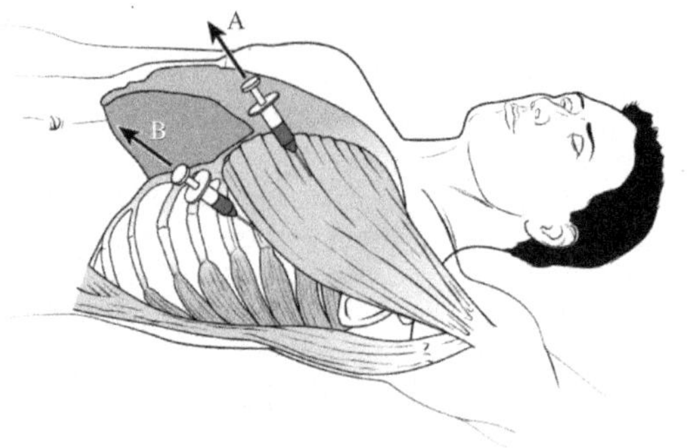

图 A12-1 胸腔穿刺部位

注:A 指锁骨中线第二肋间,B 指腋中线第五肋间隙。后者也是一个引流管置入切口部位,较少侵犯胸壁肌肉,无乳腺组织。

(6)当有空气被抽出后,完全推进导管,撤出针头和注射器。完成引流术后撤出导管。

(7)在抽吸的注射器内抽 1mL 的生理盐水,在注射器内见气泡提示导管在胸膜腔内。

(三)胸腔引流置管准备材料

胸腔引流置管准备材料如下。

(1)提供补充氧气。

(2)在非急诊情况下,建立静脉通道,行心电监护,监测脉搏血氧饱和度。

(3)组装水封瓶系统、1/4 寸宽胶带条或扎带固定胸腔引流管与水封瓶、4 寸宽防渗带固定敷料等无菌材料。

(4)确保有足够的照明。

(5)患儿取仰卧位,同侧手臂上伸。

(6)戴帽子、口罩、护眼和无菌手套。

(7)用消毒液清洁患儿的前、侧胸壁,脱去手套。

(8)穿无菌手术衣,戴手套。

(9)无菌工作空间,从左到右有序地摆出以下消毒的器械和材料:装有局麻药针头的注射器,带刀片的手术刀,镊子,弯钳,胸腔引流管,缝线,持针器,缝合剪以及含有 4cm×4cm 海绵的纱布敷料和防腐软膏。这些仪器和材料将按序使用。

(四)置　管

表 A12-1　置管材料和操作

材　料	操　作
注射器和局部麻醉针	·提起切口部位皮肤; ·深层渗透皮下组织
手术刀	·在图 A12-1 的 B 位置上做 3cm 的切口,在第 5 肋间位置通过皮肤和皮下组织; ·深层水平切开胸壁肌肉组织(注:皮肤切口平行肋间隙。它应该置在胸腔积液的最低位置,使深层皮下组织成为一个管道。这通道在拔管时可以自发关闭)
注射器和局部麻醉针	·通过伤口渗透皮下组织,向头侧切口

表 A12-1 置管材料和操作(续表)

材 料	操 作
镊 子	• 用左手,向头侧分离皮下组织与胸壁,在皮下组织和胸壁肌肉交界处产生间隙(见图 A12-2)
弯 钳	• 继续应用上述镊子牵引; • 右手持弯夹,在这个平面分离打开皮下组织和胸壁肌肉连接处(见图 A12-2)
注射器和局部麻醉针	• 通过伤口,渗透到肌肉和第 4 肋间胸膜; • 进针进入胸膜腔后抽吸注射器; • 出现的空气或液体确定在胸膜腔内
弯 钳	• 右手持弯钳,保持其尖端对准第 5 肋上方,钳凹面对着胸膜腔。 • 肋间隙切口必须在肋骨上缘,以避免损伤肋骨下神经血管束; • 弯夹通过肌肉(前锯肌和肋间肌)和胸膜进入胸膜腔(见图 A12-3)。注意:这个动作可能需要有强力的控制力道。突发阻力下降提示进入胸膜腔,随后流体和(或)空气流出。 • 确保钳尖保持在第 5 肋上,通过夹爪,广泛分离前锯肌,完全开放肋间肌、胸膜。 • 撤回弯钳,插入左手示指进入胸膜腔。光滑的胸膜触诊证实胸腔位置。把手指旋转 360°确保脏层和壁层胸膜之间没有黏连。这样的黏连和胸膜腔闭塞会导致患儿在置管时发生肺损伤
胸腔引流管	• 保持左手的示指在胸膜腔。 • 用右手使胸管引流管在左手示指端进入胸膜腔(见图 A12-4)。顺着胸腔放入管子保证管在胸腔内放置。 • 推进管子直到遇到阻力(约 15～25cm)。该管的近侧孔应驻在 2cm 深的胸膜腔。在理想的情况下,该管的尖端位于胸膜顶
水封瓶系统	• 将胸腔引流管与引流系统连接
缝线和持针器	• 通过伤口在胸腔引流管两侧放置 0 号不可吸收丝线。 • 拉紧两条缝合线以闭合伤口。 • 拉紧胸腔引流管的两条缝合线以固定引流管。 • 用额外缝线缝合伤口
1/4 宽胶带条或捆扎带	• 安全连接胸管和引流系统(见图 A12-5)。 • 不允许模糊连接,必须都在任何时候能够看到连接是完整的
纱布、纱布敷料、4cm×4cm 海绵、防腐软膏和不透水的胶带	• 用敷料盖住胸腔引流部位。 • 用不透水胶带固定敷料
1 寸固定带	• 在患儿的身边安全固定胸管和引流系统

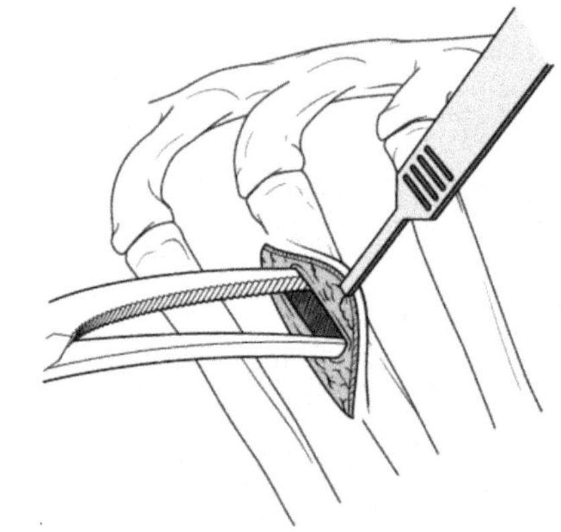

图 A12-2　钝性分离行胸腔闭式引流术

注:钝性分离皮肤、皮下组织和胸壁肌肉,而不是切开。

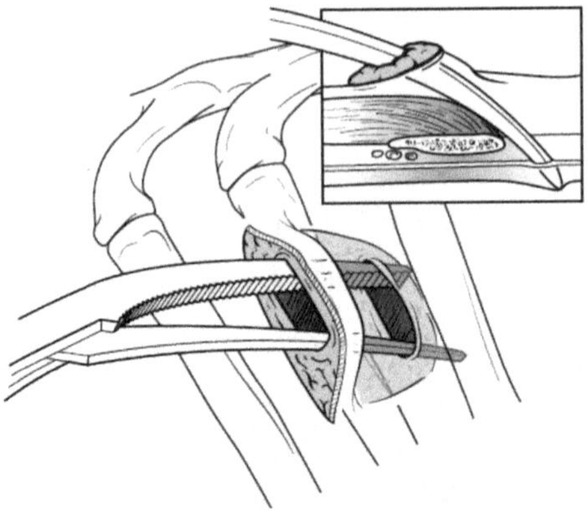

图 A12-3　胸膜腔的开放

注:弯钳通过切口的最上层,在第 5 肋上缘上方通过肋间肌肉、胸膜。其夹爪将撑开胸腔。开口应足够大,同时容纳一个手指和胸腔引流管。图片显示弯钳在横截面的路径。

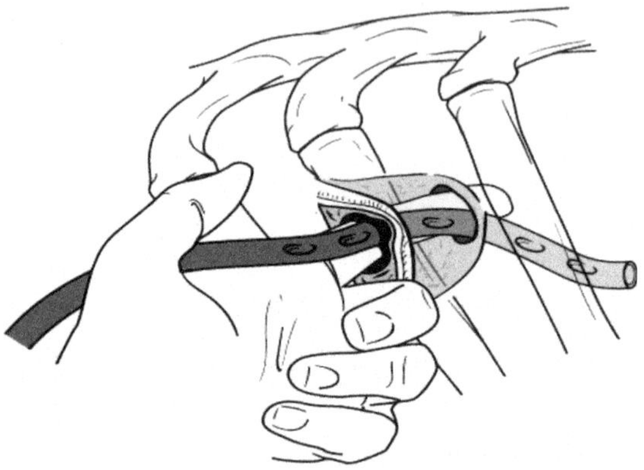

图 A12-4　胸腔管的置入

注:用左手示指代替弯夹,通过指尖将胸管保持在胸膜空隙内,确保胸腔引流管位置。

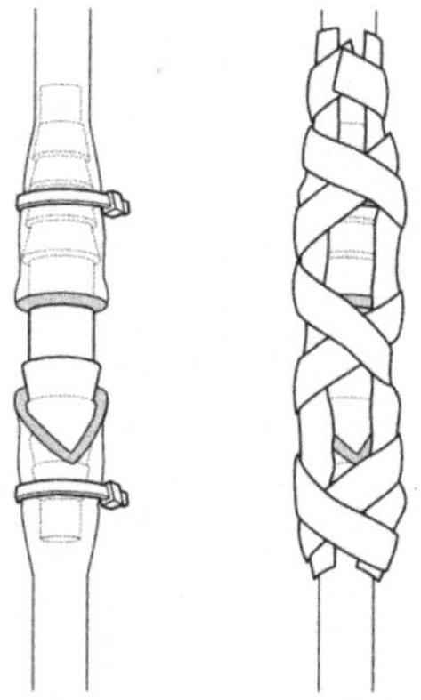

图 A12-5　胸腔引流管的连接

注：将引流系统和胸腔引流管以打结的方式固定在锥形连接器(A)或以螺旋方式胶带条纵向放置(B)。

四、技术：非外科技术胸腔引流管放置(连接技术)

(一)镇痛/镇静

镇痛/镇静包括：①非手术放置胸管不需要切开胸壁到达胸膜腔；②局部胸壁麻醉通常足以充分地缓解患儿的痛苦。

(二)初步针刺胸腔引流

初步针刺胸腔引流见图 A12-1，参照 Section Ⅲ B。

(三)非外科胸腔引流置管准备材料

非外科胸腔引流置管准备材料如下。

(1)提供补充氧气。

(2)在非急诊情况下，建立静脉通道，进行心电监护，监测脉搏血氧饱和度。

(3)准备水封瓶系统，1/4 寸宽胶带条或扎带固定胸腔引流管与水封瓶，4 寸宽防渗带固定敷料等无菌材料。

(4)确保有足够的照明。

(5)患儿取仰卧位，同侧手臂上伸。

(6)戴帽、口罩、护眼和无菌手套。

(7)消毒患儿的前、侧胸壁，脱去手套。

(8)穿无菌手术衣，戴手套。

(9)无菌工作空间，从左到右有序地摆出以下消毒的器械和材料：装有局麻药针头的注射器，带刀片的手术刀，镊子，弯钳，胸腔引流管，缝线，持针器，缝合剪以及含有 4cm×4cm 海绵的纱布敷料和防腐软膏。这些仪器和材料将按序使用。

(四)置　管

表 A12-2　非外科技术胸腔引流管放置技术

材　料	操　作
注射器和局部麻醉针	· 切口部位提起皮肤; · 深层渗透皮下组织,试图见到胸膜腔气体或液体
18 号注射器和针头	· 顺着已麻醉途径,在肋骨上缘插入 18 号穿刺针进入胸膜腔。一旦达到胸膜腔,回抽可见穿刺液或空气,断开针和注射器,确保不让空气进入胸腔
手术刀	· 在已麻醉的入口处行 1cm 的浅表皮肤切口,允许扩张器和胸腔引流管插入胸腔
连接线	· 连线通过中空孔的 18 号针,直到线达到胸膜腔,确保连线在针外露 2～3cm。收回针头放置在托盘上的一个安全位置
胸腔引流管和扩张器	· 将胸管引流管和最小的扩张器通过连线放置,直到感觉有阻力。然后,轻轻推动通过阻力(进入胸腔空间)。继续扩大通道,按顺序(从小到大)使用扩张器开放胸膜腔空间。顺着扩张器放置胸腔引流管,直到确信胸管孔在胸膜腔,然后取出扩张器
水封瓶系统	· 将胸腔引流管与引流系统连接
缝线和持针器	· 通过伤口在胸腔引流管两侧放置 0 号不可吸收丝线。 · 拉紧两条缝合线以闭合伤口。 · 拉紧胸腔引流管的两条缝合线以固定引流管。 · 用额外缝线缝合伤口
1/4 宽胶带条或捆扎带	· 安全连接胸管与引流系统(见图 A12-5)。 · 不允许模糊连接。必须都在任何时候能够看到连接是完整的
纱布,纱布敷料、4cm×4cm 海绵、防腐软膏和不透水的胶带	· 盖住胸腔引流部位。 · 覆以不透水胶带
1 寸固定带	· 在患儿的身边安全固定胸管和引流系统

(五)胸腔减压

胸腔减压包括:①调整吸引力到 20cmH_2O;②考虑预防性地应用抗生素。

(六)胸腔引流管监测

(1)胸腔引流管应经常使用便携式 X 线胸片监测,以确保胸腔引流管在适当的位置,避免医源性气胸。最后的胸腔引流管侧孔不透 X 线,可在 X 线片见到这条线的间隙。间隙应始终出现在胸腔内空间。

(2)水柱随着呼吸来回波动证明胸管是通畅的。这可以检测引流管、收集装置的管道或水密封室。由于胸腔空间是确定的,所以在解压后,将成为包裹性胸腔管,胸膜脏层和壁层周围粘连,呼吸变化会消失。

(3)必须经常评估胸腔引流量和性质。引流量明显减少的意义只能在胸部影像学检查确定。例如,血性引流减少可能意味着出血减少或胸管血凝块堵塞;在后者的情况下,胸片显示积液/血胸增加,但前者无。

(4)空气泄漏是明显的,有空气鼓泡通过水封瓶(不是吸引器)。在自然呼吸或机械通气情况下，少量空气泄漏将只有冒泡。在呼吸周期的两个阶段均有鼓泡，提示有大量空气泄漏。连续的空气泄漏可能表明支气管胸膜瘘或气管裂伤。

(七)胸腔引流管的拔除

(1)拔除胸管引流管的一般标准：①胸片提示肺完全扩张；②24h 的无空气泄漏；③超过 24h 引流量<100mL。

(2)准备一个防渗带、4cm×4cm 纱布、4 块海绵、凡士林纱布及防腐软膏。

(3)用无菌剪刀给固定引流管的缝线拆线。

(4)指导患儿采取充分的呼吸，屏住呼吸，执行 Valsalva 动作。按顺序练习几次。

(5)重复以上顺序，在患儿执行 Valsalva 动作时快速地拔出胸管，并立即将伤口包扎。

(6)不用缝线或其他材料缝合胸引部位。

(7)即时获得便携式 X 线胸片，以确保没有气胸。

五、预防/并发症

(1)可能损伤肋间动脉、静脉、神经。

(2)胸膜外管子的位置，包括膈下位置。

(3)皮下气肿。

(4)打破水封瓶，造成气胸。

(5)胸壁血肿或瘀斑。

(6)胸壁或胸腔内出血。

(7)感染：①插管部位蜂窝织炎；②切口感染；③脓胸。

(8)裂伤或胸/腹腔脏器膈膜。

(9)复发性气胸(拔管后，继发空气或肺大泡破裂)。

(10)当存在空气泄漏时，夹胸管可能导致危及生命的张力性气胸。

推荐阅读

1. Etoch S W, Bar-Natan M F, Miller F B, et al. Tube thoracostomy. Factors related to complications. *Arch Surg*, 1995,130:521-526.
2. Havelock T, Teoh R, Laws D, et al. Pleural procedures and thoracic ultrasound: British Thoracic Society Pleural Disease Guideline 2010. *Thorax*, 2010,65:ii61-ii76.
3. Light R W. Pleural controversy: Optimal chest tube size for drainage. Respirology, 2011,16:244-248.
4. Lotano V E. Chest tube thoracostomy. In: Parrillo J E, Dellinger R P, eds. *Critical Care Medicine*. 3rd ed. St. Louis, MO: Mosby, Inc., 2008: 271-279.
5. Martino K, Merrit S, Boyakye K, et al. Prospective randomized trial of thoracostomy removal algorithms. *J Trauma*, 1999,46:369-373.

附录十三

中心静脉置管

一、指　征

指征包括：①外周静脉置管不通畅；②给予多种具有配伍禁忌的药物；③给予血管活性药物、刺激性药物、腐蚀性药物或高渗液体；④监测血流动力学；⑤置入经静脉的心脏起搏管；⑥输注快速复苏液体；⑦需频繁采血，减少反复的静脉穿刺；⑧血液透析。

二、设　备

(1)无菌中心静脉置管(推荐抗生素浸润的导管)；导丝；根据导管大小选择 18G、22G 或者 25G 的针或者中心静脉导管包(单腔或多腔中心静脉导管)。

(2)用超声引导进行中心或者外周静脉穿刺，以减少穿刺次数，提高穿刺成功率。

(3)考虑经外周插入中心导管，可能适合静脉通道建立困难的患儿，需要输注刺激性或者高渗液体的患儿，需要反复采血的患儿。

(4)注射器、手术刀、扩张器、缝线、安全装置和穿刺针。

(5)生理盐水或肝素生理盐水。

(6)半透明隔离衣。

(7)根据机构具体规定，2 月龄及以上的患儿用氯己定浸润的补片。

(8)无菌纱布。

(9)局麻药物和镇静剂。

(10)无菌手套，隔离衣，口罩，护眼罩，帽子，铺巾。

(11)2 月龄以上的患儿用氯己定，2 月龄以下的患儿用聚维酮碘或者根据机构的规定。

(12)备用氧气。

(13)脉搏氧饱和度仪。

(14)心电监护仪。

(15)静脉管道和液体。

(16)抢救车。

三、改良 Seldinger 法的步骤

(1)取得患儿同意。

(2)告知患儿采用合适的方法。

(3)通知有资格的医务人员给予合适的镇静时间。

(4)选择导管大小和穿刺部位,清点物品。

(5)确保心电监护正常。

(6)核对患儿身份。

(7)确保周围静脉或骨髓通路通畅。

(8)用超声评估中心静脉导管穿刺的位置。

(9)戴上帽子、口罩和护眼罩。

(10)洗手。

(11)摆好患儿体位并确认穿刺部位的解剖标记(见表 A13-1)。

(12)洗手。

表 A13-1　穿刺部位及患儿体位

穿刺部位	患儿体位	标　记
颈内静脉	垂头仰卧位 • 将患儿的头转向对侧。 • 如果没有颈椎损伤,那么在患儿肩下垫上毛巾以伸展颈部和头颈内静脉标记	• 胸锁乳突肌腹侧中部与锁骨形成一个三角区。 • 颈内静脉在三角形顶点的动脉鞘内。 • 颈内动脉也位于动脉鞘内,颈内静脉内侧更深处
锁骨下静脉	垂头仰卧位 • 将患儿的头转向对侧。 • 如果没有颈椎损伤,那么将肩垫沿着脊柱垫在下面,使颈部过伸	• 触摸到锁骨
股静脉	仰卧位 • 穿刺侧髋关节外展小腿外旋。 • 垫高穿刺侧髋关节	• 触摸到髂前上棘与耻骨联合,确认腹股沟韧带。 • 在腹股沟韧带下触及股动脉。 • 股静脉在股动脉内侧 1cm 处与其平行

(13)穿无菌衣,戴无菌手套。

(14)消毒穿刺部位。如果有使用超声,要给超声探头戴上无菌罩。

(15)打开无菌中心静脉导管包。

(16)根据机构规定,对 2 月龄以下的婴儿,用聚维酮碘消毒穿刺部位;对于 2 月龄及以上的患儿,使用氯己定消毒,并晾干消毒部位。

(17)局部麻醉。

(18)按照厂家说明,用无菌生理盐水或者肝素生理盐水冲洗穿刺针和导管。①不管是否有超声引导,给穿刺针接上注射器以特定的角度和深度边进针边轻微地抽吸(见表 A13-2 和图 A13-1)。②如果选择颈部,颈内静脉比锁骨下静脉穿刺的成功率高,并且并发症少。

表 A13-2　基于解剖位的穿刺角度

穿刺角度	具体方法	插入深度
颈内静脉穿刺点	• 前路径：胸锁乳突肌前缘中点，朝同侧乳头方向，以 30°角进针。 • 中央路径：胸锁乳突肌的胸锁头和锁骨形成三角的定点，朝同侧乳头方向，以 30°角进针。 • 后路径：大约在胸锁乳突肌和锁骨的中间部位，即胸锁乳突肌后缘，朝胸骨切迹的方向	大约 1～2cm
锁骨下静脉穿刺点	• 锁骨下锁骨关节内侧中 1/3 交界处，朝胸骨上切迹以 45°角进针。 • 进针与额面平行，在锁骨内侧下方，略指向头侧，胸骨末端锁骨连接处的后方	大约 2～3cm
股静脉穿刺点	• 腹股沟韧带下一指距离，股动脉内侧以 30°角朝脐部方向	大约 1～2cm

(19)如果看到非搏动的黑色回血，则固定针头，脱离注射器，用戴手套的手指头堵住针后孔。

(20)如果看到搏动的红色动脉血，则拔出穿刺针并按压 5min。

(21)在正压通气或者自主呼气的过程中，将导丝插入针内，将遇到的阻力降到最低。

(22)在插入导丝时，监测心脏异位节律，因为导丝可能到达心脏。

(23)用手术刀在穿刺针附近轻微扩大穿刺部位，使其能容纳扩皮器和导管。

(24)拔出穿刺针，固定导丝不动。

(25)用扩皮器在针眼处轻微地扩皮和皮下组织。

(26)拔出扩皮器，固定导丝不动。①将导管通过导丝进入预期的位置，固定好导丝；②拔出导丝；③从导管的不同口子抽血；④一旦血液回抽成功，立即冲管；⑤将导管远端连接到监护仪上，确定中心静脉波形(非搏动)；⑥将导管缝线固定或者其他合适的方法固定；⑦对 2 月龄及以上的患儿使用氯己定浸润的补片；⑧无菌封闭敷料包敷；⑨拍摄胸部或者腹部 X 线片，以确认导管的合适位置；⑩连接静脉液体。

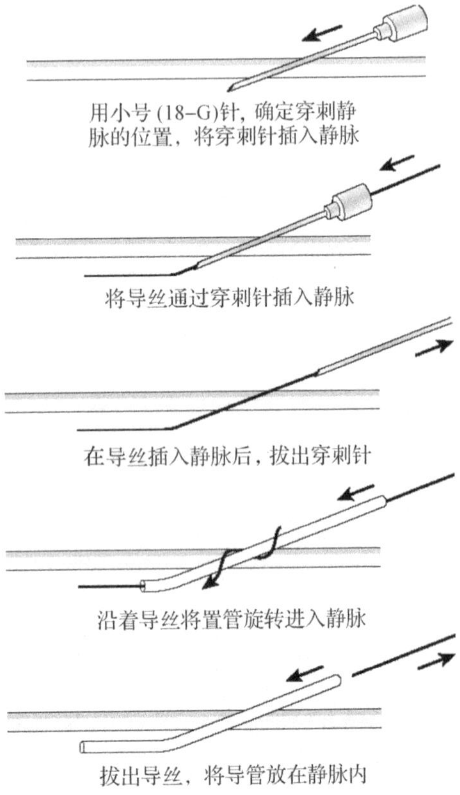

图 A13-1　改良的 Seldinger 技术

四、注意事项/并发症

注意事项/并发症包括：①胸腔积血；②气胸；③乳糜胸；④渗血/出血；⑤静脉栓塞；⑥动脉穿刺；⑦心脏穿孔；⑧空气栓塞；⑨感染；⑩心律失常；⑪导管或导丝栓塞；⑫局部皮下组织、神经、动脉或静脉损伤。

附录十四

转运和创伤的交接

1. 转运(SMEAC)

(1)情况:①患儿的具体地点;②患儿的既往病史、用药史、过敏史、禁食/NPO(不经口进食)状态;③相关临床事件;④治疗情况;⑤对治疗/干预的反应;⑥建议(包括护送准备)。

(2)任务:①院内转运/调查和急救;②目的包括患儿的恢复、复苏、稳定、转运。

(3)预期过程/最坏的情况。

(4)设备:①必要的转运人员,包括气道/呼吸/循环的考虑;②干预物资,包括标准化 ABCD 设备,特定病例物品(如抗生素、抗蛇毒素、血液制品、矫形外科器械),监护仪。

(5)实施:如协调、团队角色、记录和计时器。

(6)交流和命令链[如接触的协调员的姓名与电话,转交地点(记得换班,保证交接),转运团队]。返回之前,应用 ABCD 保证安全。①Airway(气道)/Breathing(呼吸):容易拿取的快速序贯插管设备。②C(AEIOU):应用增设装置建立功能通道,急诊药(血管活性药物、麻醉镇痛药物等),(侵袭性)监护仪,出量(即留置导尿、Foley、鼻胃管),不能预期的问题(血压紊乱、除颤仪/垫子)。③文档:影像学结果。④护送。

2. 创伤(MISTO)

(1)创伤机制。

(2)创伤持续。

(3)症状与体征。

(4)治疗与反应。

(5)观察与生命体征。

(6)其他:①既往病史;②过敏史;③用药史;④禁食/NPO 状态。

附录十五

儿童转运表格

日期：________________ 时间：________________

姓名：____________________ 年龄：____________________ 体重：____________________

诊断：____

转诊医院：____

转诊医师：__________________________ 转诊医院电话：____________________________

接诊医师：____

主管医师：____

病史/体格检查：

生命体征：体温：____________ 心率：________________ 呼吸：____________

血压：____________ 氧饱和度：____________ 吸入氧浓度：____________

病史：

体格检查：

实验室检查：

治疗/推荐规范：

讨论可能的干预措施：

与转运团队的讨论结果：

主管医师：

床位协调：联系时间____________ 同意接收（姓名）：____________时间：____________

转运团队出发时间：____________ □直升机 □固定翼飞机 □地面救护车

□儿科/NICU 专业团队 □ACLS 急救车

接收时间：________________ 入院于 □PICU □ER □儿科 □NICU

预计到达通知接收医师时间____

注：NICU 指新生儿重症监护室；CLS 指高级心肺生命支持；PICU 指儿科重症监护室；ER 指急诊室；ETA 指预计到达时间。

附录十六

动脉置管术

一、适应证

适应证包括：①高血压，低血压，血压不稳定；②收缩压、舒张压和平均动脉压持续监测；③使用血管活性药物（血管加压素、血管扩张剂或者其他心血管活性药物）；④频繁采集血液标本（动脉血气或者其他检查）。

二、设　备

（1）带有合适大小的安全带针套管的动脉穿刺包或者带有导丝导管的手术包（一般桡动脉用22～24G，股动脉使用20G）。

（2）超声定位动脉能提高穿刺的成功率，减少穿刺次数。

（3）2%氯己定、10%聚维酮碘或70%酒精溶液。

（4）消毒巾、手套和衣服。

（5）口罩。

（6）护眼罩。

（7）手术帽。

（8）胶布。

（9）纱布。

（10）前臂板，如果穿刺桡动脉。

（11）3.0或4.0缝线或者其他物品（如果动脉穿刺包中没有）。

（12）透明的透气敷料。

（13）局麻药物，比如利多卡因。

（14）必要时备用镇静药物。

（15）压力传感器、管道及压力监测仪。

三、方　法

（1）确保患儿及其家人明白穿刺程序并且已回答所有的问题。

（2）准备物品。

（3）确保静脉通路。

（4）洗手。

(5)根据机构具体政策,最后确认患儿身份。

(6)确保心肺监护仪功能正常。

(7)如果穿刺桡动脉,则进行改良 Allen 试验(见表 A16-1)。

(8)如果穿刺桡动脉,那么用前臂板固定。

(9)应用止痛药和(或)镇静剂。

(10)摆好患儿体位(见图 A16-1 和表 A16-2)。

表 A16-1 Allen 试验

步骤	具体操作
1	抬高手并握拳大约 30s
2	在尺动脉和桡动脉上加压,同时堵塞这两根血管
3	保持手抬高,展开手掌,手应该是苍白的
4	松开尺动脉,手的颜色大约在 7s 恢复
5	如果颜色没有恢复或者恢复时间>7s,那么说明尺动脉供血不足,穿刺桡动脉不安全

注:Allen 试验用来测试手的血供,在桡动脉采血或穿刺前进行。

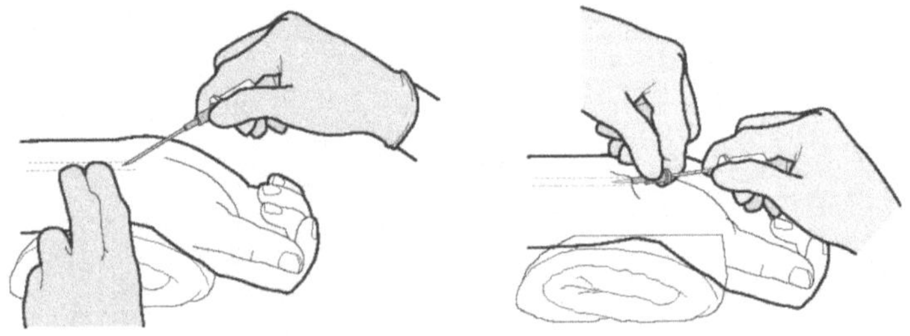

A　　　　B

图 A16-1　桡动脉穿刺技术

注:A 图指伸展和固定腕关节,可以触及桡动脉,以 20°～45°角度进针。B 图指穿刺进入桡动脉后,沿着针送入导管并退出针芯。

表 A16-2 穿刺的解剖位置[a]

动脉类型	穿刺方法
桡动脉	• 摆好患儿体位; • 腕关节背曲 45°～60°并用小毛巾垫在手腕下
股动脉	• 摆好患儿体位; • 用毛巾或毛毯垫在臀部,使其成蛙腿体位

注:[a] 腋动脉、足背动脉、胫后动脉和脐动脉不在此处描述。

(11)必要时可以采用超声定位血管。

(12)穿衣服,戴口罩、帽子和消毒手套。

(13)对 2 月龄以上的患儿用 2%氯己定消毒,10%聚维酮碘或者 70%酒精消毒穿刺部位。

(14)用消毒液来回擦拭穿刺部位(或者根据厂商的说明),然后按规定时间自然晾干。

(15)无菌区域准备,包括超声探头的无菌罩(如果置管时需要用超声定位)。

(16)明确标记,触摸动脉搏动。

(17)在穿刺部位注入麻醉药物。

(18)穿刺(见表 A16-3、表 A16-4 和图 A16-2)。

表 A16-3　穿刺的解剖部位

动脉类型	穿刺方法
桡动脉	·直接用安全置管或穿刺针,与皮肤呈 30°角刺入下面的动脉; ·缓慢进针,直到看到回血; ·采血后,移去针筒,针头下压靠近皮肤
股动脉	·与皮肤呈 45°角,针斜面朝上,在腹股沟折痕下方,离触及动脉搏动点数厘米处; ·刺入皮肤,将导引针插入股动脉; ·看到回血后,移去针筒,针头下压靠近皮肤

表 A16-4　置管方法

置管方法	具体操作
套管针	·将导管旋转推入接口,拔出针
改良沙丁格尔穿刺术	·用另一只手固定针; ·通过针将导丝缓慢插入,遇到阻力不可用力推; ·如果不能将导丝从针里拔出,则将导丝连针一起拔出; ·在固定导丝的同时拔出针; ·将套管套入导丝并插入接口处,如果遇到阻力,则不要强行插入; ·拔出导丝; ·将套管连接到带传感器的管子后并用胶带或者缝线固定,确保导管不会无意间滑出

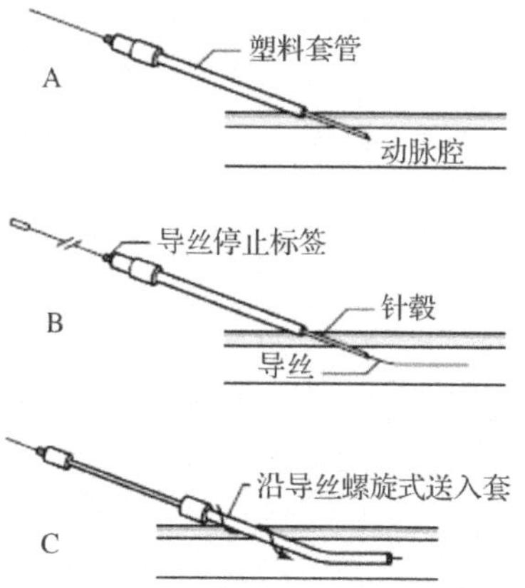

图 A16-2　改良股动脉穿刺术

注:A 图指穿刺针插入动脉。B 图指插入导丝直到定位点到达针头大接口处。C 图指沿着导丝将导管插入动脉内。

(19)在导管上接上传感器,便于观察动脉波形,便于冲洗和采血。

(20)用缝线或者非缝线装置固定。

(21)用氯己定浸润的纱布包敷,或根据机构具体规定。

(22)然后用透明的透气敷贴包敷,或根据机构具体规定。

(23)合理处理使用后的物品。

(24)去除个人保护装置。

(25)评估远端肢体的循环情况。

(26)洗手。

(27)操作文书包括:①操作类型;②知情同意;③风险/益处;④皮肤准备;⑤穿刺部位;⑥局部麻醉药物的使用或全身镇静/止痛药物的使用;⑦操作结束后患儿的状态;⑧意外结果。

四、措施的有效性和全身特征

(一)收缩期回流血压评估(图 A16-3)

(1)观察动脉波形。

(2)将人工血压袖带放在动脉置管同侧的肢体,充气直到动脉波形变平坦。

(3)缓慢释放袖带的气体,直到出现脉搏波形,并记下血压计上的血压。

(4)血压计测得的是真实的血压,并且应该与通过动脉置管监测得到的血压一致。

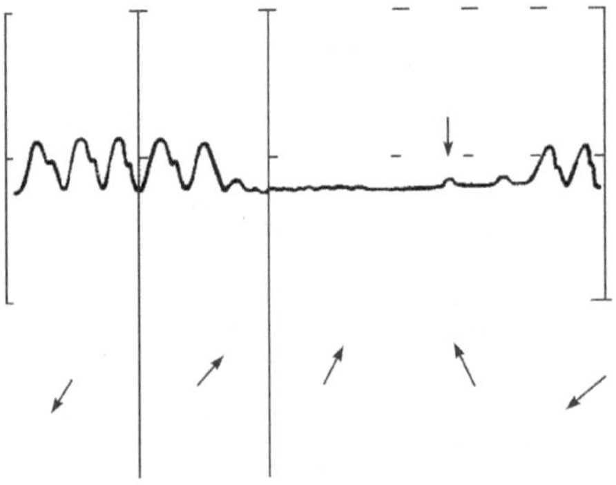

图 A16-3 收缩期回流血压监测说明

注:A 指观察动脉波形。B 指将血压袖带放在同侧桡动脉或者足背动脉置管的肢体,并充气,直到动脉波形变平坦。C 指缓慢释放袖带里的气体直到第一个脉搏波形出现。血压计测得的是回流或"真实"的血压。

(二)方波测试

(1)用于测试管道系统的特征(如长度、硬度、气泡情况)。

(2)快速冲洗动脉管道(见图 A16-4)。

(3)观察波形判断是阻尼过高还是过低(见图 A16-5 和图 A16-6)。

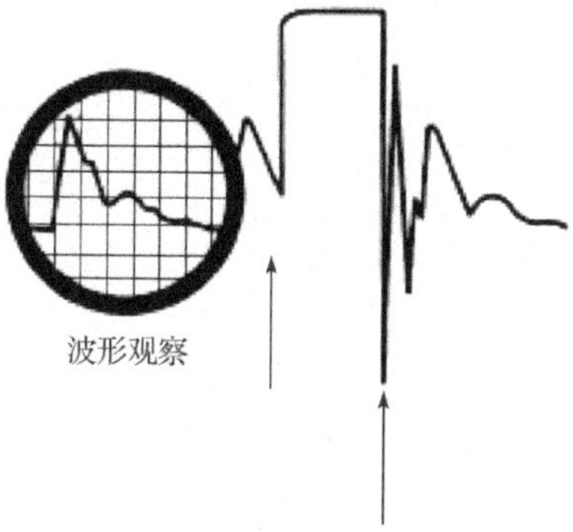

图 A16-4　方波测试

注:应用于导管内快速冲洗和相关监测系统的评估。第一个箭头指冲洗开始,第二个箭头表示释放后快速频率的反应。如果新生儿使用儿童用带输液泵的传感器,就不能使用冲洗装置进行方波测试。

复制许可:Edwards Life Science,Irvine,California,USA.

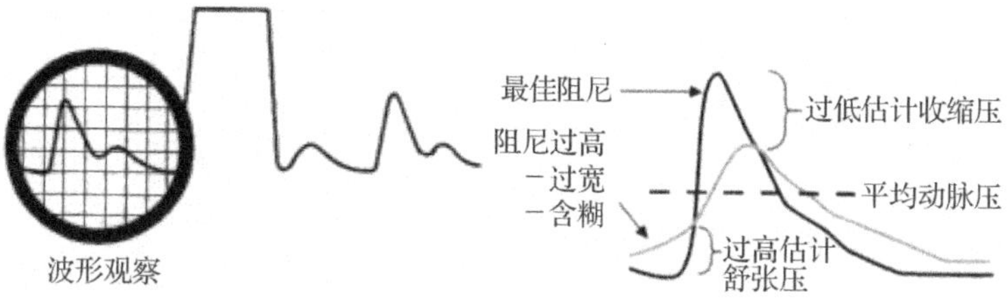

图 A16-5　阻尼过高

注:SBP 指收缩压;MAP 指平均动脉压;DBP 指舒张压。阻尼过高提示信号丢失,与连接松动、系统内有气泡和(或)液体和压力不足有关。

复制许可:Edwards Life Sciences, Irvine, California, USA.

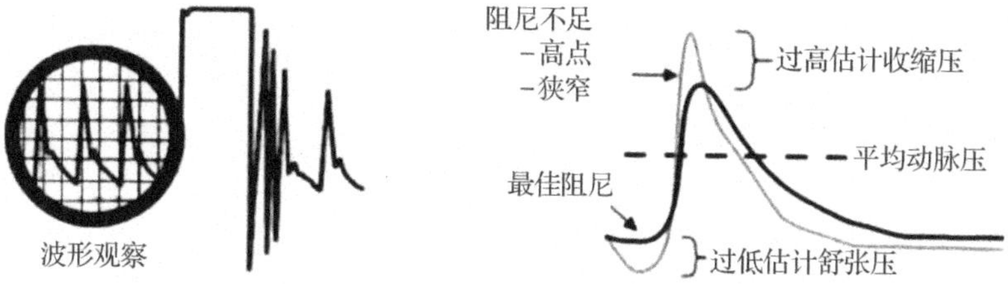

图 A16-6　阻尼过低

注:SBP 指收缩压;MAP 指平均动脉压;DBP 指舒张压。阻尼不足表示反应频率显著增加,并且与传感器失矫正有关,必须更换传感器。

复制许可:Edwards Life Sciences, Irvine, California,USA.

(三)影响监测准确度的因素

(1)阀门和界面的连接性。

(2)持续压力的应用(300mmHg)。

(3)血管壁弹性变化。

(4)来自血管壁或管路脉搏波的反射。

(5)这个系统的液体中的气泡。

(6)导管周围或里面的血栓。

(7)塑料置管的硬度和长度。

五、并发症

并发症包括：①穿刺部位或者穿刺部位远处的肢体循环障碍/缺血；②感染；③出血；④动脉气体栓塞；⑤动静脉瘘；⑥动脉瘤。

六、预防/禁忌证

预防/禁忌证包括：①肢体缺血；②穿刺部位感染；③雷诺病；④拟穿刺动脉曾有手术史或损伤史。

索引

Z